Ernährung für ein
neues Jahrtausend

JOHN ROBBINS

Ernährung für ein neues Jahrtausend

Titel der amerikanischen Originalausgabe:
Diet for a New America,
erschienen bei Stillpoint Publishing
© John Robbins, 1987

© der deutschen Ausgabe: Hans-Nietsch-Verlag, 1995

8. Auflage November 2017

Übersetzung: Eric Kearney
Lektorat: Gudrun Raether-Klünker, Ute Rudel
Gestaltung und Satz: David Barclay/Trisign, 61267 Neu-Anspach
Umschlaggestaltung: Kurt Liebig
Druck: FINIDR, s.r.o., Český Tĕšĕín/Tschechien

Hans-Nietsch-Verlag
Schauinslandstr. 136 h
D-79100 Freiburg

info@nietsch.de
www.nietsch.de

ISBN 978-3-929475-08-1

Inhalt

Danksagung

Meine tiefe Dankbarkeit gilt: DEO ROBBINS, die mich während des Schreibens dieses Buches immer wieder inspiriert und aufgerichtet hat und deren einzigartiger Humor stets eine Quelle der Hoffnung ist. Durch ihr Leben demonstriert sie eindrucksvoll, daß Gesundheit durch Liebe entsteht. DON ROSENTHAL, dessen hohe Anforderungen an dieses Buch mir halfen, meine Gedanken auf das Wesentliche zu konzentrieren; OCEAN ROBBINS, dessen Liebe für alles Lebendige eine fortwährende Inspiration für all jene ist, die ihn kennen; SALIMA COBB und MARTHA ROSENTHAL, die stets an meine Fähigkeit geglaubt haben, dieses Buch schreiben zu können, selbst als mein eigener Glaube erschüttert wurde; KALI RAE für ihre Unterstützung und Inspiration in der Anfangsphase dieses Projekts; ANTON CROSZ, ERROL SOWERS und all den anderen von *Stillpoint International*, für ihre hingebungsvolle Arbeit für ein weltweites spirituelles Erwachen.

ALL DEN TIEREN, die ich näher kennenlernen durfte. Indem sie einfach nur sie selbst waren, haben sie mich dazu ermutigt, eine Stimme für diejenigen zu sein, die nicht für sich selbst sprechen können.

Mein Dank gilt auch den zahlreichen Ärzten, Ernährungswissenschaftlern, Umweltschützern, Forschern und anderen Menschen, die mir wertvolle Hinweise beim Schreiben dieses Buches gaben.

Und all jenen, die von der Vision einer ERNÄHRUNG FÜR EIN NEUES JAHRTAUSEND inspiriert werden.

Mögen alle in ihrem Leben Gesundheit und die wunderbare Kraft der Liebe erfahren.

M ein Leben begann inmitten der großen amerikanischen Nahrungsmittelindustrie. Seit meiner Kindheit wurde von mir erwartet, daß ich eines Tages das Unternehmen meines Vaters leiten würde, das sich zum größten Eiscreme-Hersteller der Welt entwickelt hatte – das Unternehmen Baskin-Robbins. Jahr für Jahr wurde ich behutsam auf diese Aufgabe vorbereitet. Ich hatte die Möglichkeit, den großen amerikanischen Traum von Reichtum und Wohlstand im Land der unbegrenzten Möglichkeiten auszuleben, wie es nur den wenigsten Menschen vergönnt ist. Der eiswaffelförmige Swimmingpool in unserem Garten war ein Symbol für den Erfolg, der mich erwartete.

Als jedoch die Zeit der Entscheidung kam, sagte ich: „Nein danke! Danke für das Angebot!" Ich mußte so handeln, denn etwas anderes rief mich, und dies konnte ich trotz aller Bemühung nicht ignorieren.

Es gibt noch einen schöneren und erhabeneren Traum, den Traum eines Erfolges, an dem alle Lebewesen teilhaben. Und dieser Traum beruht auf der Ehrfurcht vor dem Leben, einem Leben im Einklang mit den Gesetzen der Schöpfung, in dem unsere Umwelt respektiert und behütet wird, in dem unsere natürlichen Ressourcen weise eingesetzt statt ausgebeutet werden. Es ist die Sehnsucht nach einer wahrhaft gesunden Gesellschaft, die in Weisheit und Mitgefühl ein harmonisches Ökosystem verwaltet.

Dies ist nicht nur mein Traum. Es ist eigentlich der Traum aller Menschen, die das Schicksal der Erde mit ihrem eigenen verbinden und die fühlen, daß es unsere Pflicht ist, die Welt, in der wir leben, zu respektieren und zu bewahren. Bis zu einem gewissen Grad teilen wir alle diese Sehnsucht. Doch nur wenig wird dafür getan, um diesen Traum zu verwirklichen.

Fast niemand weiß, welch entscheidende Rolle unsere Ernährungsgewohnheiten dabei spielen. *Ernährung für ein neues Jahrtausend* ist das erste Buch, das bis in alle Einzelheiten aufzeigt, wie unsere Ernährung auf alle Bereiche des Lebens einwirkt. Nicht nur unsere eigene Gesundheit wird durch sie beeinflußt, sondern ebenso die Vitalität unserer Gesellschaft, der Zustand unserer Umwelt und das Wohlbefinden aller Lebewesen. Und es stellt sich sogar heraus, daß wir Grund zur Dankbarkeit haben, denn *unser persönlicher Vorteil gereicht auch anderen Lebensformen zum Vorteil und erhält die ökologische Lebensgrundlage, von der wir alle abhängen.*

Je mehr ich über die dunkle Seite der modernen Praktiken der Lebensmittelherstellung erfuhr, desto mehr fühlte ich mich in meiner Entscheidung bestätigt, das Angebot der Teilhabe an diesem System ausgeschlagen zu haben. Gleichermaßen empfand ich zunehmend die Dringlichkeit, den Menschen die weitreichenden Konsequenzen ihrer Ernährungsgewohnheiten bewußt zu machen.

Ernährung für ein neues Jahrtausend enthüllt die Hintergründe und katastrophalen Wahrheiten über die Nahrung auf unseren Tellern. Es handelt sich dabei um Tatsachen, die meist nicht harmlos sind und von denen sich die Interessengruppen der Lebensmittelindustrie wünschten, daß sie niemals ans Licht der Öffentlichkeit gelangen. Wenn die Verbreitung dieser Tatsachen jedoch unser aller Gesundheit fördert und die Welt dadurch ein zunehmend freundlicher und lebenserhaltender Ort wird, so muß dies geschehen.

In den letzten Jahrzehnten wurden die Tiere, die in den Industrieländern für die Fleisch-, Milch- und Eierproduktion gehalten werden, zunehmend schlechteren Bedingungen ausgesetzt. Allein um die armen Kreaturen unter diesen Umständen am Leben zu erhalten, mußten fortlaufend mehr Chemikalien eingesetzt werden. Dadurch stiegen gleichermaßen die Mengen an Hormonen, Pestiziden, Antibiotika und zahllosen anderen Chemikalien und Medikamenten, die sich schließlich in Lebensmitteln tierischer Herkunft wiederfinden. Die schlimmsten Drogenhändler arbeiten nicht in den Straßen der Großstädte – sie leiten die heutigen Massentierhaltungsbetriebe.

Doch damit nicht genug. Der Verzehr von Produkten aus der Massentierhaltung macht uns alle unwissentlich zu Mitschuldigen am unvorstellbaren Elend dieser Tiere. Millionen von Menschen essen einfach unbedacht alles, was sich ihnen anbietet, ohne von dem Schmerz und den Krankheiten zu wissen, die sie mit jedem Bissen in ihre Körper aufnehmen. Wir konsumieren Alpträume zum Frühstück, zum Mittag- und zum Abendessen.

Ernährung für ein neues Jahrtausend offenbart den Einfluß einer grausamen und absolut unmenschlichen Nahrungsmittelindustrie auf unsere Gesundheit, unser Bewußtsein und die Lebensqualität auf dieser Erde. Auch wenn Sie weiterhin tierische Nahrungsmittel essen wollen, ist dieses Buch von großem Nutzen für Sie. Sie müssen nicht Vegetarier sein, um ein gesundheitsbewußtes und mitfühlendes Leben führen zu können. *Nicht das Töten der Tiere ist hier primäres Diskussionsthema, sondern das unbeschreibliche Leiden, das unsere Nutztiere heute erdulden müssen.*

Die Profithaie dieses Systems möchten verständlicherweise nicht, daß Sie erfahren, wie die Tiere gelebt haben, deren Fleisch, Milch und Eier in Ihren Körper gelangen. Ebensowenig sollen Sie von den gesundheitlichen Konsequenzen etwas wissen, die der Verzehr der Produkte dieses Systems nach sich zieht. Auch der Einfluß auf unsere Umwelt wird im Verborgenen gehalten. Die Drahtzieher hinter dem heutigen Massentierhaltungssystem wissen nur zu gut, daß die öffentliche Empörung nach dieser Enthüllung die Fundamente ihres Industriezweiges erschüttern würde.

Aber ich möchte, daß Sie alles erfahren. Ich lasse die Katze aus dem Sack. Mich interessieren die Profite der Unternehmen nicht. Am Herzen liegt mir vielmehr Ihre Gesundheit, Ihr Wohlbefinden und der Zustand unseres Planeten mit all seinen Kreaturen.

Essen sollte ein Vergnügen sein. Es sollte zelebriert werden, es sollte ein Akt der Vereinigung mit dem Leben selbst sein. Dieses Buch wird Sie auf völlig neue Weise uneingeschränktes Vergnügen am Essen lehren, da es nicht auf Kosten anderer geschieht und Ihnen auf wunderbare Weise zu strahlender Gesundheit verhilft.

In den letzten Jahrzehnten wurden hochinteressante Erkenntnisse über den Zusammenhang zwischen Ernährung und Gesundheit gewonnen. Der Ernährungswissenschaft gelangen enorme Durchbrüche, und zum ersten Mal erhalten wir unwiderlegbare wissenschaftliche Beweise für den Einfluß verschiedener Ernährungsweisen auf unsere Gesundheit. Wir wußten schon immer, daß eine „ausgewogene Kost" am besten ist. Doch erst jetzt finden wir allmählich heraus, was eine ausgewogene Ernährung wirklich ist. Bisher hatten wir völlig falsche Vorstellungen davon. Tausende von einwandfreien wissenschaftlichen Studien belegen heute, daß die traditionellen Ansichten über unseren Bedarf an Fleisch, Milchprodukten und Eiern falsch sind.

Erwiesenermaßen ist ein Übermaß gerade dieser Produkte, die einstmals als Grundlage gesunder Eßgewohnheiten galten, verantwortlich für die heutige Epidemie von Herz-Kreislauf-Krankheiten, Krebs, Osteoporose und vielen anderen Erkrankungen unserer Zeit.

Ernährung für ein neues Jahrtausend präsentiert als erstes Buch die neuesten Forschungserkenntnisse der Ernährungswissenschaft in einer für jedermann verständlichen Sprache. Gleichzeitig wird Ihre einzigartige Persönlichkeit mit den Ihnen eigenen speziellen Vorlieben, Bedürfnissen und biochemischen Besonderheiten gewürdigt. Es werden Ihnen keine starren Regeln vorgegeben, die es eisern zu befolgen gilt. Im Gegenteil, in jeder Dimension Ihres Wesens sollen Sie sich frei von jeglichem Zwang fühlen.

Ernährung für ein neues Jahrtausend enthält keine dogmatischen Listen von Geboten und Verboten. Es liefert Ihnen stattdessen Informationen für die richtige Wahl von gesundheitsfördernden und harmonisierenden Lebensmitteln. Sie erhalten Hinweise, wie Sie sich vor Herzinfarkten, Krebs, Osteoporose, Diabetes, Schlaganfällen und anderen weitverbreiteten Erkrankungen unserer Zeit schützen können. Sie werden erfahren, wie sich Cholesterin, gesättigte Fettsäuren, künstliche Hormone, antibiotikaresistente Bakterien, Pestizide und die zahllosen anderen krankmachenden Faktoren vermeiden lassen, die heute allzu häufig in vielen Lebensmitteln vorkommen. Es wird aufgezeigt, wie Sie Nahrung genießen können, ohne daß Geist und Herz vergiftet werden.

Als Menschen in einer reichen Industriegesellschaft sind wir wahrlich bei der Wahl einer optimalen Ernährungsform privilegiert. Für einen Großteil der Weltbevölkerung geht es um etwas viel Grundlegenderes, nämlich um das bloße Überleben. *Ernährung für ein neues Jahrtausend* zeigt Ihnen, daß die richtige Auswahl der Nahrung nicht nur für Ihr eigenes Leben von enormem Vorteil sein kann, sondern auch für die weniger Privilegierten dieser Welt. Dafür ist keine Selbstkasteiung nötig, sondern lediglich das Verständnis, daß die Nahrung, die Sie am meisten gesund erhält und ernährt und Ihnen am besten schmeckt, gleichzeitig einen schonenden und respektvollen Umgang mit der Natur ermöglicht.

Dies in die Tat umzusetzen, stellt ohne Zweifel einen außerordentlich praktischen, ökonomischen und erfolgsversprechenden Weg dar, unser eigenes Leben und das uns alle erhaltende Ökosystem zu heilen. Sie profitieren, der Rest der Menschheit profitiert, die Tiere profitieren und auch die Wälder und die Flüsse und der Boden und die Luft und die Meere.

Furchtbares Leiden herrscht heute auf der Welt, das Menschen verbreiten, die ihre Verbindung zur natürlichen Umwelt verloren haben. *Ernährung für ein neues Jahrtausend* bringt uns unsere Verbundenheit mit allen Lebensformen nahe und kann uns zur Erfahrung der tiefgründigen Heilkräfte verhelfen, die dieser Verbundenheit entspringen.

Sie werden lernen, Ihre Gesundheit und die Qualität Ihres Lebens zu verbessern. *Sie werden sehen, daß dieselben Ernährungsgewohnheiten, die Ihnen Kraft und Gesundheit verleihen, gleichzeitig in erheblichem Maße sinnloses Leid auf der Welt reduzieren können und einen großen Beitrag zur Bewahrung unseres Ökosystems leisten.* Ebenso werden Sie sich tief befreit fühlen, wenn Sie Ihre eigene Ernährungsweise mit den Grundlagen der Ökologie in Einklang bringen. Sie werden zunehmend feinfühliger und fähiger, Ihr Leben und Handeln in den Dienst einer grundlegenden spirituellen Erneuerung zu stellen.

Meine Weigerung, eine Hauptrolle in der großen amerikanischen Lebensmittelindustrie zu spielen und damit auf den amerikanischen Traum von unbegrenztem Reichtum zu verzichten, basierte auf dem Wissen, daß es noch einen schöneren Traum gibt. Ich handelte in dem Bewußtsein, daß in unseren Herzen noch immer die gemeinsame Sehnsucht nach einem besseren Leben und einer liebevolleren Welt brennt – trotz all unserer Verzweiflung und all unserem Zynismus. Das Buch in Ihren Händen ist ein Schlüssel, um die Sehnsucht nach einer neuen Realität mit Leben zu füllen.

John Robbins

Die Lebensbedingungen der Tiere, die heutzutage in den USA für die Nahrungsmittelproduktion gehalten werden, stehen in krassem Gegensatz zu unserer Hoffnung auf eine bessere und liebevollere Welt. Um die Bedeutung der Mißhandlungen an diesen Tieren voll zu begreifen, ist es hilfreich zu hinterfragen, was für Wesen Tiere wirklich sind. Dies also ist der Anfang unserer Entdeckungsreise – ein Einblick in die wahre Natur der Geschöpfe, die wir Tiere nennen, und ein Einblick in unsere Einstellung zu ihnen. Die erstaunliche Wahrheit könnte Sie ebenso überraschen, wie sie mich überrascht hat ...

Ernährung
für ein neues Jahrtausend

TEIL I

Die Menschen graben sich
mit ihren eigenen Zähnen ihre Gräber
weit häufiger
als durch die Waffen ihrer Feinde.
Thomas Moffett
in „Health's Improvement", 1600

Alle Geschöpfe Gottes
haben ihren Platz in der Schöpfung

Ich interessiere mich nicht sonderlich
für die Religion eines Menschen,
wenn sie nicht auch zum Nutzen
seines Hundes oder seiner Katze ist.
Abraham Lincoln

Auf dieser Welt gibt es wohl nicht so viele Ehrendenkmäler für Hunde. Aber auf einem öffentlichen Platz in Edinburgh, Schottland, bekannt als Greyfriar Square, befindet sich eine Statue, die von den Einwohnern als Erinnerung und Würdigung für einen kleinen Terrier namens Bobby errichtet wurde.

Der Anlaß für dieses Denkmal? Die Einwohner der Stadt hatten von diesem kleinen Hund, als er noch lebte, eine große und wichtige Lehre erhalten. Bobby, der Schottische Terrier, hatte keinen Besitzer. Wie es häufig bei streunenden Hunden vorkommt, wurde auch er sehr schlecht behandelt und er mußte die Abfälle durchstöbern, um überhaupt etwas zu fressen zu bekommen. Auch für einen Hund ist das nicht gerade ein ideales Leben.

Aber es ergab sich, daß in der Stadt ein sterbender alter Mann namens Jock lebte. In den letzten Tagen seines Lebens erkannte der alte Mann die Not des armen kleinen Hundes. Er konnte zwar nicht viel für ihn tun, aber er kaufte dem kleinen Kerl eines Abends im nächstgelegenen Restaurant eine Mahlzeit. Nichts Besonderes, nur ein paar Reste. Doch das Ausmaß der Dankbarkeit des kleinen Bobby war überwältigend.

Bald darauf starb Jock. Als die Trauernden seinen Körper zu Grabe trugen, folgte ihnen der Terrier. Die Totengräber versuchten, ihn davonzujagen, und warfen sogar mit Steinen nach ihm. Doch der Hund behauptete unerschütterlich seine Stellung. Von diesem Tage an, für nicht weniger als vierzehn Jahre, ehrte der kleine Bobby die Erinnerung an den einzigen Menschen, der gütig zu ihm gewesen war. Tag und Nacht, bei schweren Winterstürmen und an heißen Sommertagen, harrte er bei dem Grab aus. Er verließ die Grabstätte nur für einen kurzen Ausflug am Nachmittag zu jenem Restaurant, in dem er einst Jock getroffen hatte, in der Hoffnung auf ein paar Abfälle. Alles, was er bekam, trug er feierlich zurück zum Grab, um es dort zu fressen. Im ersten Winter hatte Bobby fast keinen Schutz, so daß er bei tiefem Schnee unter die Grabsteine kroch. Als der nächste Winter hereinbrach, waren die Dorfbewohner so gerührt von seinem tapferen und einsamen Ausharren, daß sie ihm einen kleinen Verschlag errichteten. Vierzehn Jahre später, als der kleine Bobby starb, begruben sie ihn dort, wo sie ihn fanden – neben dem Mann, dessen letzte gütige Geste er mit soviel Hingabe gewürdigt hatte.[1]

■ Das selbstloseste Tier der Welt

Nicht nur dieser kleine Schottische Terrier, dessen Denkmal noch heute in Edinburgh steht, zeigte solche Selbstlosigkeit. Es gibt noch andere Beispiele wie den Delphin namens Pelorus Jack. Für viele Jahre führte dieser Delphin Schiffe durch den Französischen Paß, einen durch die D'Urville Inseln bei Neuseeland führenden Kanal. Diese gefährliche Passage ist so reich an Felsen und starken Strömungen, daß sich in ihr Hunderte von Schiffsunglücken ereigneten. Solange Pelorus Jack seine Arbeit verrichtete, passierte jedoch nichts. Man kann kaum ermessen, wieviele Leben er rettete.

Er wurde zum ersten Mal vor einem Schiff aus Boston namens „Brindle" gesehen, das sich dem Kanal näherte. Als die Besatzung den Delphin vor dem Schiff im Wasser auf- und untertauchen sah, wollten die Seeleute ihn töten. Doch glücklicherweise konnte ihnen die Frau des Kapitäns ihr Vorhaben im letzten Moment noch ausreden. Zu ihrem Erstaunen geleitete der Delphin sie daraufhin sicher durch den engen Kanal. Fortan führte er in den nächsten Jahren nahezu jedes Schiff, welches diesen Weg nahm. So regelmäßig und zuverlässig waren die Dienste des Delphins, daß die Schiffe, die die Einfahrt des Französischen Passes erreicht hatten, nach ihm Ausschau hielten und, wenn er nicht in Sicht war, auf ihn warteten, um sicher durch die tückischen Riffe und Strömungen geleitet zu werden.

Aber dann ereignete sich ein Unglück. Ein betrunkener Passagier auf einem Schiff namens „Penguin" holte sein Gewehr und schoß auf Pelorus Jack. Die Matrosen waren außer sich vor Wut, und als sie Jack mit blutender Wunde davonschwimmen sahen, hätten sie den Passagier beinahe gelyncht.

Die „Penguin" mußte den Kanal ohne die Hilfe von Pelorus Jack durchqueren, ebenso wie alle anderen Schiffe in den darauffolgenden Wochen. Doch eines Tages erschien der Delphin erneut, anscheinend von seiner Verletzung erholt. Er hatte offensichtlich der menschlichen Rasse vergeben, da er fortan wieder Schiff auf Schiff durch den Kanal führte. Als allerdings die „Penguin" abermals aufkreuzte, verschwand der Delphin sofort. Für einige weitere Jahre eskortierte Pelorus Jack zahlreiche Schiffe durch den Französischen Paß – aber niemals die „Penguin", deren Crew ihn nie wieder sah. Ironischerweise erlitt die „Penguin" bald darauf Schiffbruch, bei dem eine große Anzahl der Passagiere und der Besatzung ertrank, als sie – ohne Führung – durch den Französischen Paß segelte.[2]

■ Das Tier – ein Objekt ohne Gefühle?

Bei einer Wissenschaftsmesse in San Francisco wurde kürzlich einem Schüler ein Preis für ein wissenschaftliches Projekt verliehen. Er hatte einem lebendigen Frosch mit einer Schere den Kopf abgeschnitten, um herauszufinden, ob Frösche besser mit oder ohne ihr Gehirn schwimmen.

Leider ist diese grausame Behandlung von Fröschen kein Einzelfall an unseren Schulen. Regelmäßig dürfen sie von Kindern seziert werden, angeblich, damit der Nachwuchs lernen kann, „wie das Leben funktioniert". Was aber hat dieser Junge durch sein Experiment gelernt? Er hat wohl gelernt, andere Lebewesen als gefühllos zu betrachten und sie wie Maschinen zu behandeln. Ganz sicher aber hat er Respektlosigkeit gegenüber dem Leben gelernt, und das halte ich nicht für richtig.

Die Jury der Wissenschaftsmesse war allerdings ganz offensichtlich anderer Meinung, da sie die sogenannten wertvollen Beiträge des Jungen für den Fortschritt der Wissenschaft lobte, ihm eine große Zukunft prophezeite und ihn für den Beweis auszeichnete, daß „Frösche bei fehlendem Gehirn nicht schwimmen, wenn man sie nicht reizt. Ein Frosch schwimmt besser mit unversehrtem Kopf."[3]

Die Einstellung, die wir im Kindesalter gegenüber Tieren entwickeln, begleitet uns meist für den Rest unseres Lebens. Sie beeinflußt fortwährend unsere Erlebnisse, nicht nur mit Tieren, sondern auch mit unseren Mitmenschen, uns selbst, und dem Leben an sich. Überall auf der Welt zeigt es sich, daß Menschen, die als Kinder für Tiere Verantwortung trugen, später besser für sich selbst und ihre Mitmenschen sorgen können. Demgegenüber haben

Menschen, die in ihrem Leben zu Kriminellen werden, häufig im Kindesalter Tiere mißhandelt. Wir können hohe statistische Übereinstimmungen in jedem Land und jeder Kultur finden, in denen zu diesem Thema Studien durchgeführt wurden.

So wie wir unsere Tiere behandeln, behandeln wir auch unsere Mitmenschen. Eine sowjetische Studie, die in Ogonyok veröffentlicht wurde, ergab, daß mehr als 87 % aus einer Gruppe von Gewaltverbrechern im Kindesalter Tiere verbrannt, erhängt oder erstochen haben.[4] In den USA hat eine großangelegte Studie von Dr. Stephen Kellert von der Yale-Universität gezeigt, daß bei Kindern, die Tiere mißhandeln, eine erheblich größere Wahrscheinlichkeit besteht, daß sie später einmal zu Gewaltverbrechern werden.[5]

Studien, die mit den Insassen verschiedener US-Gefängnisse durchgeführt wurden, offenbaren, daß fast keiner der Häftlinge als Kind ein Haustier hatte. Sie hatten somit nicht die Möglichkeit, Respekt und Fürsorge für das Leben eines anderen Geschöpfes zu erlernen, um an dieser Aufgabe zu reifen und ein Selbstwertgefühl aufzubauen.

Dennoch können diese Einstellungen verändert werden, auch bei Kriminellen. Herzberührende Ergebnisse brachten Untersuchungen mit kurz vor ihrer Entlassung stehenden Häftlingen, denen erlaubt wurde, Katzen in ihren Zellen zu halten. Das Ergebnis? „Von den Männern, die ihre Katzen liebten und für sie sorgten, mißlang es nicht einem einzigen, sich später als freier Mann wieder in die Gesellschaft einzufügen."[6] Und dies bei einem Strafsystem, in dem von über 70 % der entlassenen Häftlinge die baldige Rückkehr ins Gefängnis zu erwarten ist.

Die Einstellung zu Tieren, wie sie der Junge auf der Wissenschaftsmesse, aber auch die sowjetischen Häftlinge im Kindesalter gezeigt hatten, ist keineswegs ungewöhnlich. Wir alle sind in einem System aufgewachsen, das derartige Grausamkeiten duldet. Unser gesellschaftlicher Standpunkt ist im Grunde der, daß wir Tiere nach unserem Belieben behandeln können. Güte gegenüber Tieren und Einfühlungsvermögen für unsere Mitgeschöpfe ist demnach etwas, wofür sich manche Menschen freiwillig entscheiden mögen, was aber anscheinend nicht notwendig ist, ebensowenig wie die freundliche Behandlung von Plastikpuppen.

Diese Einstellung zu Tieren wurde sogar von modernen religiösen Führungspersönlichkeiten vertreten, von denen einer über das Schlachten von Tieren sagte:

„Ihre Schreie sollten kein unangebrachtes Mitgefühl erzeugen, ebenso-

*wenig wie die Schläge eines Hammers auf glühendrotes Metall, Samen,
die in der Erde verderben, das Knacken der Äste, die abgesägt werden,
Getreide, das abgeerntet wird oder Weizen, den man in einer Mühle zer-
mahlt.* "[7]

Für diesen religiösen Führer sind Tiere keine Kreaturen, die irgendeine Form
des Mitgefühls verdienen. Sie sind lediglich Maschinen, Bündel von Reflexen
und Instinkten, mechanische Dinge ohne erwähnenswerte Gefühle; Objekte,
die wir bedenkenlos in jeglicher Weise benutzen können. Diese Auffassung
ist weit entfernt vom Glauben Albert Schweitzers, der äußerte:

*„Jede Religion, die nicht auf einem Respekt vor dem Leben basiert, ist
keine wahre Religion ...*[8] *Bis er nicht seinen Kreis des Mitgefühls auf alle
Lebewesen ausdehnt, wird der Mensch selbst keinen Frieden finden."*[9]

Gegen Ende seines langen Lebens erhielt Schweitzer den Friedensnobelpreis
dafür, daß er sein ganzes Leben der Lehre gewidmet hat, die besagt:

*„Wir dürfen niemals zulassen, daß die Stimme der Menschlichkeit in uns
zum Schweigen gebracht wird. Es ist des Menschen Mitgefühl mit allen
Kreaturen, das ihn erst zum wahren Menschen macht."*[10]

■ Delphine als Lebensretter

Die katholische Kirche vertrat lange Zeit den Standpunkt, daß Tiere keine
Seele hätten. Bei einem kirchlichen Konzil des Mittelalters wurde darüber
abgestimmt, ob Frauen und Tiere Seelen haben. Die Frauen schafften es
knapp. Die Tiere allerdings erhielten zuwenig Stimmen.

Yvonne Vladislavich würde Ihnen aber sicherlich gute Argumente entge-
genhalten, wenn Sie ihr zu erklären versuchten, daß Tiere keine Seele hätten.
Im Juni 1971 war Yvonne an Bord einer Yacht, die explodierte und im
Indischen Ozean versank. In Todesangst mußte sie daraufhin in einem von
Haien wimmelnden Gewässer um ihr Leben schwimmen. Plötzlich sah sie,
wie sich ihr drei Delphine näherten. Einer von ihnen schwamm unter die
Frau und hob ihren Körper über die Wasseroberfläche empor. Währenddessen kreisten die beiden anderen um sie herum, um sie vor Haien zu schützen. Die Delphine trugen und beschützten Yvonne, bis sie schließlich eine
Boje erreichten und sie dort absetzten. Als ein Schiff die Frau von dieser Boje rettete, stellte man fest, daß die Delphine sie über mehr als 320 Kilometer
begleitet und beschützt hatten.[11]

Dies ist kein Einzelfall. Am 28. Mai 1978 verirrten sich vier Fischer vor der

Küste des südafrikanischen Dasseneilandes im Nebel. Sie wußten um die gefährlichen Riffe in dieser Gegend und befürchteten das Schlimmste, da sie im dichten Nebel fast nichts mehr sehen konnten. Auf einmal entdeckten sie eine Gruppe von Delphinen, die das Boot anstießen und dessen Kurs veränderten. Plötzlich wurden durch den Nebel scharfe, aus dem Wasser ragende Riffe sichtbar. Die Gefahr wurde erst offensichtlich, als das Boot bereits daran vorbei war, und die Fischer erkannten plötzlich, daß sie den Delphinen ihr Leben zu verdanken hatten. Diese setzten unterdessen ihren Geleitschutz fort, bis das Boot in ruhigere Gefilde gelangte. Daraufhin schwammen sie davon, offensichtlich in dem Wissen, daß ihre Arbeit getan war. Als sich der Nebel lichtete, waren die Männer überrascht, sich genau an der Küste wiederzufinden, von der sie am Morgen zuvor aufgebrochen waren.[12]

■ Des Menschen treuester Freund

Menschlicher Kontakt mit Delphinen ist sehr selten. In jüngster Vergangenheit war das Tier, mit dem die meisten von uns den engsten Kontakt hatten, der Hund. Man muß kein Hundeliebhaber sein, um zu wissen, daß diese Lebewesen uns über die Jahre ein bewundernswertes Maß an Geselligkeit, Hingabe und Loyalität entgegengebracht haben.

Fernsehsendungen wie „Lassie" waren keine reinen Phantasiegeschichten. Sie zeigten, wenn auch in eine fiktive Handlung eingebettet, die Loyalität, Hingabe und Intelligenz, zu denen Hunde befähigt sind. Tatsächlich gibt es Tausende wohldokumentierter und einwandfrei nachgewiesener Fälle, die noch bei weitem eindrucksvoller sind als die Abenteuer von Lassie.

Eines Tages im Jahre 1955 versuchte ein Mann namens Ken Wilson in Coeur d'Alene, Idaho, ein Pferd zu satteln. Ken achtete dabei überhaupt nicht auf seinen dreijährigen Sohn Stevie, den er beim Spielen bei den Nachbarn vermutete. Allerdings wußte er nicht, daß Stevie sich allein davongeschlichen hatte, in einen Teich gefallen und bis auf dessen Grund gesunken war. Taffy, der Hund des Jungen, beobachtete jedoch das Unheil und rannte sofort nach Hause. Er bellte lauthals und verlangte Mr. Wilsons Aufmerksamkeit. Als der Mann ihn ignorierte, versuchte Taffy, das Geschehene nachzuspielen, wobei er unentwegt so laut bellte, wie er nur konnte. Dann rannte er auf Mr. Wilson zu und versuchte abermals, sich Gehör zu verschaffen. Schließlich verstand Mr. Wilson, daß der Hund ihm Wichtiges mitzuteilen hatte, und stieg vom Pferd. Sofort rannte Taffy in Richtung Teich und gab dem verwunderten Mann durch lautes Bellen zu verstehen, daß er ihm folgen solle. Als Mr. Wilson den Teich erreichte, sah er die rote Jacke seines kleinen Sohnes auf der Wasseroberfläche schwimmen. Nachdem er endlich begriffen hatte, was geschehen war, sprang er kopfüber in das etwa 1,20 m tiefe Wasser und holte seinen bewußtlosen Sohn vom Grund des Teichs. Es dauerte sechs Stunden, bis Stevie sein Bewußtsein wiedererlangte. Das erste, was er sah, als er seine Augen öffnete, war sein kleiner Hund Taffy, der andächtig neben seinem Bett saß.[13]

Taffy ist nicht der einzige Hund, der Kindern das Leben gerettet hat. Es gibt Tausende solcher Fälle von geretteten Kindern, deren Authentizität einwandfrei belegt ist.

Ein solches Kind war der zweijährige Randy Saleh aus Euless, Texas. Der kleine Randy verirrte sich einst in der Nähe seines Zuhauses. Als seine Eltern ihn vermißten und nirgends finden konnten, riefen sie die Polizei. Doch selbst eine zweistündige polizeiliche Suchaktion brachte keinen Erfolg. Randys Eltern waren verzweifelt. Als sie feststellten, daß auch der Hund ihres Sohnes, der Bernhardiner Ringo, verschwunden war, beteten sie, daß der große Hund ihren kleinen Sohn beschützen möge.

Währenddessen mußte ein Mann namens Harley Jones sein Auto wegen eines Staus anhalten, der sich etwa 1200 m von Randys Zuhause gebildet hatte. Er stieg aus dem Auto und fragte nach der Ursache der Verzögerung. Es wurde ihm mitgeteilt, das Problem sei ein „verrückter Hund auf der Straße". Neugierig geworden, ging Jones zum Ort des Geschehens, um sich selbst ein Bild zu machen. Er sah einen Bernhardiner, der entschlossen und laut bellend in der Mitte des Highways stand und kein Auto passieren ließ. Jones entdeckte, daß der Hund einen kleinen Jungen beschützte, der mitten auf der stark befahrenen Straße glücklich spielte. Der Hund stoppte jedes Auto, das sich dem Jungen näherte, und rannte danach sofort zurück, um Randy auf die Seite der Straße zu bringen. Doch der kleine Junge hielt dies nur für ein Spiel und kehrte stets sofort auf die Mitte des Highways zurück.

Jones sprach beschwichtigend zu dem Bernhardiner und konnte ihn schließlich beruhigen. Aber kein einziges Auto ließ der Hund vorbeifahren, bis sich der kleine Randy in gebührendem Abstand zur Straße in Sicherheit befand.[14]

Sicher wäre es schwer, Randys Eltern davon zu überzeugen, daß Tiere rein mechanische Objekte sind.

Wenn Sie ähnlich fühlen wie ich, sind Sie vielleicht auch tief gerührt von solchen Ereignissen. Dies sind nicht nur Fälle von Hunden, die aus Panik in einem brennenden Haus ihre Besitzer wecken und schließlich als Lebensretter gefeiert werden. Dies ist nicht das Werk von gefühllosen Maschinen, die nur durch ihren Instinkt und ihre Reflexe gesteuert werden. Es sind Beweise von Mut, Hingabe und selbstloser Liebe. Es sind intelligente und tapfere Verhaltensweisen in Notsituationen.

■ Untypische Helden

Allerdings sind es nicht nur Hunde und Delphine, die Ehrfurcht und Hingabe gegenüber menschlichem Leben in oftmals mit hohem Eigenrisiko verbundenen Rettungstaten bewiesen haben. Das Tierreich, so stellt sich heraus, ist voller bemerkenswerter Samariter.

Im Jahre 1975 war eine verzweifelte Schiffbrüchige in den Gewässern bei Manila erstaunt, als sie plötzlich eine riesige Meeresschildkröte auf sich zuschwimmen sah, die der Frau offensichtlich ihre Hilfe anbot. Die erschöpfte Frau kletterte auf die Schildkröte, die daraufhin etwas tat, was Schildkröten angeblich „niemals tun". Meeresschildkröten verbringen ihre Zeit hauptsächlich unter Wasser. Dieses Tier wußte jedoch anscheinend, daß seine Hilfeleistung für diese arme Frau überlebensnotwendig war. Auch muß die Schildkröte den starken Wunsch gehabt haben, sich um die Frau zu kümmern. Sie blieb nämlich für zwei volle Tage an der Wasseroberfläche, ohne selbst Nahrung aufzunehmen, um die Frau tragen und am Leben erhalten zu können. Als dieses seltsame Paar schließlich von Menschen entdeckt wurde, hieß es: „Augenzeugen dachten, die Frau würde auf einem Ölfaß treiben, bis sie endlich an Bord des Schiffes war – worauf das ‚Ölfaß' noch zweimal einen großen Kreis schwamm und dann verschwand." [15]

Für ein Ölfaß gehalten zu werden, hätte die Schildkröte sicher nicht allzusehr verwundert. Denn Schildkröten wurden lange Jahre nach amerikanischem Recht nicht als Tiere anerkannt. Einer der ersten engagierten Tierschützer, Henry Bergh, versuchte die Verfolgung der Grünen Schildkröten zu verhindern. Diese wunderbaren Tiere, die Hunderte von Jahren alt und über 250 kg schwer werden können, sind begehrt als Suppenzutat und Steaks für Reiche. Die kleinen Jungschildkröten werden verspeist, wenn sie nur etwa 20 kg wiegen. Bergh erfuhr, daß man die Schildkröten per Schiff aus den Tropen zum Fulton Fischmarkt in New York transportierte. Auf diesem Weg reisten sie nicht gerade Erster Klasse. Die Grünen Schildkröten lagen wochenlang auf dem Rücken, ohne Wasser, ohne Nahrung, eingestaut wie gewöhnliches Gepäck. Sie wurden durch Seile fixiert, die man durch in ihre Flossen gestochene Löcher zog.[16]

Bergh tat alles, um diesen Handel zu stoppen. Als er jedoch die Verantwortlichen vor Gericht brachte, wurden diese vom Richter freigesprochen, da eine Schildkröte „kein Tier im Rahmen des Gesetzes" sei.[17] Daher, so urteilte der Richter, dürfe selbst das geringe Minimum an gesetzlichem Schutz vor Grausamkeiten, welches zur damaligen Zeit Tieren zuerkannt wurde, nicht für Schildkröten gelten.[18]

Die meisten von uns werden, wie dieser Richter, von einer Kultur konditioniert, die meint, daß Tiere so etwas wie maschinelle Roboter seien. Uns eine Meeresschildkröte als Retter von menschlichem Leben vorzustellen, liegt uns daher völlig fern. Genauso betrachten wir in der in unserer Kultur üblichen Denkweise einen Kanarienvogel nur als eine dekorative und farbenfrohe Bereicherung der Wohnungseinrichtung, mag er eine noch so schöne Stimme und hübsche Federn haben. Die Einwohner von Hermitage, Tennessee, wurden aber eines besseren belehrt.

Im Jahre 1950 lebte eine ältere Dame in Hermitage, die alle nur als Tante Tess kannten. Die alte Dame lebte allein mit ihrer Katze und ihrem Kanarienvogel namens Bibs. Einige hundert Meter entfernt lebten ihre Nichte und deren Mann, die sich Sorgen machten, daß der gebrechlichen Frau etwas passieren könnte, ohne daß es jemand bemerken würde.

Eines Nachts wurde das Ehepaar von einem Klopfen an ihrem Fenster geweckt. Es war nicht sehr laut, und sie versuchten, nicht darauf zu achten. Doch das Klopfen hielt an.

Schließlich stieg die Frau aus dem Bett und ging zum Fenster, um nachzusehen. Sie zog die Vorhänge zurück und sah zu ihrem großen Erstaunen Tante Tess' Kanarienvogel Bibs, der verzweifelt gegen die Fensterscheibe klopfte. Der kleine Vogel war niemals zuvor außerhalb des Hauses gewesen. Dennoch hatte er es geschafft, nicht nur aus dem Haus zu fliegen, sondern seinen Weg über mehrere hundert Meter bis zum Fenster von Tess' Nichte zu finden. Diese Aufgabe hatte dem kleinen Vogel jedoch alles abverlangt. Vor den Augen der erstaunten Frau fiel Bibs vor Erschöpfung tot um. Sie und ihr Mann rannten sofort zu Tess' Haus und fanden die alte Dame dort bewußtlos und blutend auf dem Fußboden liegend. Sie war schwer gestürzt und wäre womöglich gestorben, wenn sie nicht so zeitig Hilfe bekommen hätte. Der Kanarienvogel opferte sein eigenes Leben, um Tante Tess zu retten.[19]

Je mehr ich über Tiere erfuhr, desto mehr wurde mir meine von Vorurteilen geprägte Einstellung bewußt. Ich hätte mir niemals vorstellen können, daß ein Vogel zu einer solchen Leistung imstande ist. Genausowenig konnte ich mir ein Schwein als Lebensretter vorstellen. Und wiederum war ich verblüfft, als ich durch das folgende Ereignis eines Besseren belehrt wurde.

Vor einigen Jahren erschien in United Press International ein Foto und eine Geschichte, die daraufhin von vielen führenden Zeitungen der USA abgedruckt wurde. Das Foto zeigte Carol Burk, ihren elfjährigen Sohn Anthony Melton und ein Schwein. Mutter und Sohn waren in einem See in Houston schwimmen gegangen, wobei der Sohn versehentlich zu weit aufs Wasser hinaustrieb, in Panik verfiel und abzusinken drohte. Was nun die Geschichte so außergewöhnlich macht, ist, daß das Haustier des Jungen, das Schwein Priscilla, offensichtlich seine Notlage fühlte. Es sprang nämlich sofort ins Wasser und schwamm Anthony entgegen. Während Anthonys entsetzte Mutter hilflos zusah, schaffte es der Junge, sich über Wasser zu halten, bis das Schwein ihn erreichte und er sich an dessen Halsband festhalten konnte. Daraufhin beobachtete Anthonys Mutter mit großer Erleichterung, wie das Schwein ihren Sohn an Land zog.

■ Der Wert des Lebens

Als anthropozentrisches Wesen fällt es mir am leichtesten, die Heldentaten von Tieren zu bewundern, die zur Rettung von Menschenleben führen. Doch ebenso beeindruckend sind die vielen Fälle, in denen Tiere unerklärlicherweise alles riskierten, um das Leben anderer Tiere zu retten.

Die damals offizielle, regierungsgesteuerte sowjetische Nachrichtenagentur TASS verbreitete normalerweise keine aus „menschlicher" Sicht interessanten Beiträge. Aber im September des Jahres 1977 berichtete TASS über ein bemerkenswertes Ereignis, das sich im Schwarzen Meer zugetragen hatte. Ein russisches Fischerboot sah sich plötzlich von einer kleinen Gruppe von Delphinen umzingelt. Die Tiere wollten anscheinend irgend etwas von den Männern. Sie umkreisten das Boot, bis die verwunderten Männer schließlich den Anker einholten. Sofort schwammen die Delphine los, als hätten sie nur darauf gewartet, daß die Seeleute ihnen folgten. Die überraschten Männer beschlossen, der Sache auf den Grund zu gehen, und wurden daraufhin zu einer Boje geführt, in deren Nähe ein junger Delphin in einem Fischernetz gefangen war. Nun verstanden die Seeleute, was die Delphine von ihnen wollten, und so befreiten sie den gefangenen Delphin. Danach führten die Delphine das Boot genau zu der Stelle zurück, von der sie es zuvor weggelotst hatten.[20]

In diesem Fall arbeiteten Delphine mit Menschen zusammen, um das Leben eines Artgenossen zu retten. Es gibt allerdings auch viele, vielleicht noch bemerkenswertere Fälle, in denen Delphine und Menschen gemeinsam das Leben von Tieren anderer Arten, zum Beispiel von Walen, gerettet haben.

Am 30. September 1978 strandeten etwa 50 Wale etwas nördlich von Auckland, Neuseeland. Regierungsbeamte versuchten alles, um die großen Wale wieder ins Meer zu bekommen, da diese ansonsten mit Sicherheit ihren Tod gefunden hätten. Doch nichts schien zu funktionieren. Dann kamen die Beamten auf die Idee, eine Gruppe vorbeischwimmender Delphine in den Hafen zu locken. Nachdem sie dies getan hatten, verstanden die Delphine beim Anblick der Wale offensichtlich sofort die bedrohliche Situation. Ohne Zeit zu verschwenden, übernahmen die Delphine das Kommando und trieben die Wale zurück ins offene Meer, womit sie ihnen das Leben retteten.[21]

Von all den mir bekannten Berichten über Heldentaten von Delphinen stammt der vielleicht erstaunlichste Fall wiederum von TASS. Der Bericht enthält die Erlebnisse der Seeleute an Bord des Fischerbootes „Neverskoil", das am 14. August 1978 vor der Küste Kamchatkas segelte. Die Männer hörten einen Seelöwen um Hilfe wimmern und beobachteten, wie das Tier von einer Anzahl Killerwale umzingelt wurde. Doch bevor die Wale den Seelöwen fressen konnten, erschien eine Gruppe von Delphinen, die die Wale zum Rückzug zwangen. Die Seeleute sahen zu, wie die Delphine daraufhin davonschwammen, und glaubten, daß dieses Drama ein Ende gefunden hatte. Jedoch starteten die Wale einen erneuten Versuch, den Seelöwen zu erreichen, worauf dieser abermals ängstlich zu wimmern begann. Ich denke, was danach geschah, muß selbst diese harten Veteranen der Seefahrt überwältigt haben. Die Delphine, die die Hilfeschreie des Seelöwen vernahmen, erkannten, daß die Killerwale einen weiteren Versuch unternahmen, das arme Geschöpf zu töten. Daher eilten sie zurück an den Ort des Geschehens, sprangen über die Köpfe der Wale und formten einen schützenden Ring um den Seelöwen. Sie verließen diese Position nicht eher, bis die Killerwale außer Sichtweite waren.[22]

Es gibt Berichte über Delphine, die Walen während des Geburtsvorgangs Hilfe leisten. Wenn sich Haie in bedrohlicher Nähe aufhalten, formieren sich die Delphine um die Mutter und deren „Hebammen" und bilden einen Ring um die hilflose Mutter, während diese ihr Junges zur Welt bringt. Greifen die Haie an, so werden sie von den Delphinen mit ihren kräftigen Schnauzen abgewehrt.

Es gibt so viele Fälle von bewundernswerten Taten der Delphine, sowohl mit als auch ohne Beteiligung von Menschen, daß wir sie eigentlich als „Lebensretter der Meere" achten sollten. Obgleich dies mehr als angemessen wäre, ist die Art, wie wir Delphine behandeln, oftmals beschämend.

Eine Art von Delphinen, die Tümmler, schwimmt häufig im Wasser unmittelbar über den Lachsen und Thunfischen. Die derzeitigen Lachs- und Thunfischfangmethoden arbeiten mit riesigen Treibnetzen, mit denen die Fische eingefangen werden – allerdings auch die Delphine. In den letzten zehn Jahren wurden nach offiziellen Angaben 1.649.189 Delphine beim Thunfischfang getötet. Das 1972 erlassene Gesetz zum Schutz der Meeressäugetiere verlangte von den Fischern, die Zahl der bei ihrer Arbeit getöteten Tümmler stufenweise bis auf Null zu reduzieren. Allerdings konnte Präsident Reagans Regierung den amerikanischen Kongreß im September 1981 davon überzeugen, die komplette US-Thunfischfangflotte von diesen Auflagen zu befreien. Dies resultierte in der fortgesetzten Benutzung der riesigen Treibnetze, die neben Thunfischen auch Tausende von Delphinen einfangen und töten.

Es werden daher fünfzig Delphine ihr Leben lassen, während Sie dieses Kapitel lesen. Zwei werden getötet, während Sie diese Seite lesen. Dieses Massaker findet an 24 Stunden am Tag und an 365 Tagen im Jahr statt. Die großen Konzerne, denen die Thunfischflotten gehören, teilen der Öffentlichkeit mit, daß sie ihre Netze modifiziert hätten, um den Tümmlern den Tod zu ersparen. Aber sie verschweigen, daß viele der Tiere immer wieder gefangen und befreit werden, bis sie sich schließlich völlig erschöpft nicht mehr aus dem Wirrwarr der Fischnetze retten können und verenden. Die Reagan-Regierung gestattete auch den Japanern, während des Lachsfangs Tümmler aus US-Gewässern im Nord-Pazifik zu töten. Mehr als eine Million Delphine starben bereits in den riesigen japanischen Treibnetzen, in denen auch Robben und Vögel eingefangen werden und verenden. Daher haben amerikanische Organisationen wie die *Friends of Animals, Inc.* zu einem Boykott aller Thunfisch- und Lachsprodukte aufgerufen.

Je mehr ich über Tiere lernte, desto weniger konnte ich mich des Eindrucks erwehren, daß Tiere zu artenübergreifendem Respekt und Ehrfurcht vor dem Leben befähigt sind. Ein Tierarzt berichtet:

„Mir sind sechs Fälle von Hunden und Katzen bekannt, die depressiv wurden und trauernd wimmerten, nachdem ein im selben Haus wohnendes Tier fortgenommen und wegen eines unheilbaren Leidens eingeschläfert wurde. In allen Fällen zeigten die Tiere zu etwa jener Zeit, in der ihr Hausgenosse getötet wurde, eine plötzliche und auffällige Verhaltensänderung. In einem Fall wußte die Besitzerin nicht, daß der Tierarzt das andere Tier eingeschläfert hatte, bis sie eine Stunde später telefonisch nachfragte. Gleichwohl hatte ihre Katze seit einer Stunde verzweifelt geweint." [23]

Ich finde es schwer, derartige Berichte einfach abzutun und sie lediglich dem Instinkt zuzuschreiben. Vielmehr weisen sie für mich auf die Verbundenheit aller Geschöpfe im großen Netz des Lebens hin.

■ **Eine Ente als Blindenführer**

Eines der erstaunlichsten Beispiele dafür, wie Tiere füreinander sorgen können, wird von Cleveland Amory in seinem wunderbaren kleinen Buch *Animail* beschrieben. Der in DeBary, Florida, lebende Wissenschaftler Dr. Arthur Peterson beobachtete vor einigen Jahren merkwürdige Verhaltensweisen der in dem See auf seinem Grundstück lebenden Enten. Äußerst fasziniert von dem, was er sah, bemerkte er alsbald, daß eine männliche Ente (die er „John" nannte) sich unentwegt und mit großer Aufmerksamkeit um eine bestimmte weibliche Ente (die Dr. Peterson „Mary" nannte) kümmerte. Es war nicht Balzzeit, so daß keine offensichtliche Erklärung für dieses Verhalten vorlag. Dennoch war Dr. Peterson so neugierig, daß er weiterhin die beiden Enten aufmerksam beobachtete, in der Hoffnung, das Geheimnis hinter dieser seltsamen Verhaltensweise lüften zu können. Eines Tages sah er, daß John Mary für einen Moment allein gelassen hatte. Auf eine solche Gelegenheit hatte er lange gewartet. Dr. Peterson lief schnell zu ihr hin und fing sie mit einem Netz ein, um sie zu untersuchen. Zu seiner Überraschung stellte Dr. Peterson fest, daß Mary völlig blind war.

Gerührt von der Bedeutung seiner Entdeckung, ließ Dr. Peterson die blinde Mary wieder frei. Unmittelbar danach kam John zurück und lief sofort zu ihr hin. Die sehende Ente quakte mehrmals, um Mary zu beruhigen, und führte sie dann fort. [24]

■ Der Fallensteller und die Biberjungen

Auch Tiere, die nur selten mit Menschen in Kontakt kommen, können gütige und freundliche Eigenschaften besitzen. Ein Mann, der das Wesen dieser Tiere genauer kennenlernte, war der Engländer Archie Belanie, der später den Namen „Graue Eule" trug, nachdem er sich von seiner Vergangenheit abgewandt und den Lebensstil der amerikanischen Indianer übernommen hatte.[25] Er war ein außergewöhnlich erfolgreicher Fallensteller, der sich in eine Frau des Irokesenstammes namens Anahareo verliebte. Eines Tages fanden die beiden ein in der von ihnen aufgestellten Falle verendetes Biberweibchen. Sie waren dabei, sich mit dem Fell wieder auf den Weg zu machen, als sie zwei kleine Köpfe aus dem Wasser herausragen sahen. Auf Anahareos Bitte erklärte sich Graue Eule bereit, die beiden kleinen Biber zu retten, deren Mutter in seiner Falle gestorben war, und sie mit nach Hause zu nehmen. Die beiden Biberjungen näher kennenzulernen war für den großen Fallensteller eine so bewegende Erfahrung, daß er fortan nie wieder Fallen stellte. Er schrieb in rührender Weise von

„… ihrer fast kindlichen Intimität und ihren Zuneigungsbekundungen; ihrer übermütigen drolligen Geselligkeit nicht nur untereinander, sondern auch mit uns; ihrem scharfen Bewußtsein; ihrer Art des Erfassens von Situationen. Sie waren wie kleine Wesen von einem anderen Planeten, deren Sprache wir nicht ganz verstehen konnten. Solche Kreaturen zu töten erschien mir entsetzlich. Dies würde ich nie mehr tun."[26]

■ Wie Ihr sät, so werdet Ihr ernten

Alle Tiere, einschließlich derer, vor denen wir gelernt haben, uns zu fürchten, können auf Liebe reagieren und Liebe erwidern. Äußerst eindrucksvoll bewiesen dies Ralph Helfer und seine Frau Toni, die zu Hollywoods angesehensten Trainern wilder Tiere gehören. Helfer leitet einen Tierpark in Buena Vista, Kalifornien, in dem er die gefährlichsten Tiere trainiert. Die herkömmliche Ansicht besagt, daß man diese wilden Tiere nur durch Einflößen von Angst und das Brechen ihres Willens für kommerzielle Zwecke trainieren kann. Helfer ist jedoch mit einer vollkommen anderen Methode erfolgreich. Er schildert, wie ihm diese Idee erstmals in einem Krankenhausbett kam:

„Gewalt erzeugt Gegengewalt, dachte ich mir, als ich vor 25 Jahren in meinem Krankenbett lag, nachdem mich ein 250 kg schwerer Löwe übel

zugerichtet hatte. Die große Raubkatze wurde unter Angst trainiert, mit Peitschen, ‚Stühlen' und Schreien, so wie es traditionell mit in Gefangenschaft lebenden Tieren gemacht wird. Obwohl der Löwe seine Vorführungen gut beherrschte, hatte er keine Zuneigung zu Menschen. Ebenso wie ein mißhandeltes Kind im Erwachsenenalter die eigenen Kinder mißbraucht, wartet auch ein mißhandeltes Tier nur auf die Gelegenheit, anderen anzutun, was man ihm angetan hat. Mir hatte es der Löwe gebührend heimgezahlt, und ich hatte viel Zeit, während meiner langen Rekonvaleszenz darüber nachzudenken, warum. Der Löwe hatte mich attackiert, so wie viele andere Tiere seit Jahrhunderten Menschen angegriffen haben, nicht weil er ‚wild' war, sondern weil er keine Liebe bekam. Ihr Hund oder Ihre Katze ist nicht anders, ebensowenig Ihr Pferd oder Fisch oder Schwein oder Vogel.

Die Idee des auf Zuneigung beruhenden Trainings entstand in diesem Krankenbett. Tiere reagieren emotional, so überlegte ich. Wenn man ein Tier trainieren kann, indem man mit Drohungen und Bestrafungen seine negativen Emotionen anspricht, könnte man es wahrscheinlich auch mit der Aufforderung zu positiven Emotionen trainieren. Sicher wären die Ergebnisse noch besser, wenn man Liebe gibt, statt Schmerz zufügt, da das Tier zur Kooperation motiviert wäre. Wo Schmerz vielleicht ein Pferd zum Wasserlassen bringen kann, könnte es Liebe zum Trinken animieren. Seit jener Zeit habe ich meine Theorie mit nahezu jedem uns bekannten Tier unter Beweis gestellt. Ich bereiste die afrikanischen Dschungelgebiete und die Wälder Indiens und arbeitete mit fast allen Tierarten, vom Flußpferd bis zur Tarantula." [27]

Als ich das erste Mal von einem durch Zuneigung bestimmten Training wilder Tiere hörte, war ich skeptisch. Doch Helfers Erfolgsbilanz „mit fast allen Tierarten vom Flußpferd bis zur Tarantula" ist schwer von der Hand zu weisen. Seine Tiere wurden in vielen Fernsehsendungen, Filmen und Werbespots eingesetzt. Man muß aber bedenken, daß durch ein solch liebevolles Training nicht alles bewirkt werden kann.

Manche Zirkustricks, zu deren Ausführung man Tiere mit Drohungen und Schmerz zwingen kann, wird man mit positiven Mitteln nicht erreichen können. Der Grund hierfür ist einfach: Die Tricks, die wir in der Zirkusmanege sehen, beruhen oftmals auf groben Verstößen gegen die anatomische Struktur und die grundlegenden Instinkte der Tiere. Auf ihren Hinterhufen tanzende Pferde, rollschuhlaufende Bären, Hunde, die auf ihren Hinterpfoten gehen und dabei Kinderwagen vor sich her schieben, Katzen, die Kanonenschüsse abfeuern, Tiger, die durch brennende Reifen springen – all dies sind Vorführungen, die nicht die wunderbaren natürlichen Fähigkeiten der Tiere zur Schau stellen, sondern nur ihre degradierende Unterwürfigkeit gegenüber ihren Trainern offenbaren. Eine Unterwürfigkeit, die auf grausamste Weise erzwungen wurde. Die schnellste und billigste Methode der Zirkustrainer, den Willen der gefangengehaltenen Tiere zu brechen, ist der Einsatz von Peitschen, Elektroschocks, scharfen Haken, lauten Geräuschen – oder man läßt die Tiere einfach hungern. Das Training wird stets im Verborgenen durchgeführt. Falls regionale Behörden sich allzu störend einmischen, werden die Tiere einfach in fremde Länder gebracht, in denen es keinerlei Bestimmungen über die Behandlung von Tieren gibt.

Ein zum Tanzen und Mundharmonikaspielen trainierter Elefant wurde kürzlich als der wahrscheinlich bösartigste Elefant in den USA bezeichnet. Dies hat sicher seinen guten Grund.

■ Der einfachste Weg, sich wieder zu irren

Die in unserer Kultur vorherrschende Denkweise hält Tiere, im Gegensatz zu uns Menschen, für keine höheren Gefühlen wie etwa Mitgefühl, Liebe und Ehrfurcht vor dem Leben fähig. Wir können wohl schwer das Ausmaß unserer kulturell bedingten Vorurteile erkennen, die Tiere lediglich für mechanische Bündel von Instinkten und Reflexen ohne Herz oder Seele halten. Die wenigsten von uns hatten die Möglichkeit, die Tiere als das respektieren zu lernen, was sie wirklich sind – Kreaturen von wunderbarer Komplexität, Schönheit und Rätselhaftigkeit.

Tiere sich als Maschinen ohne Gefühle vorzustellen, war für so lange Zeit Bestandteil des allgemeinen Bewußtseins, daß sich daraus eine regelrechte Eigendynamik entwickelt hat. Wir haben uns tiefsitzende intellektuelle Barrieren geschaffen, gewohnheitsmäßige Denkweisen, die nicht leicht auszumerzen sind.

Die Gewohnheit ist oft, wie es Laurence Peter ausdrückte, „der einfachste Weg, sich wieder zu irren".

Diese Art der Beurteilung der Tiere wurde von der Kirche und von Philosophen wie Descartes unterstützt. Für Descartes waren Körper und Seele vollkommen voneinander getrennt. Das Denken und Fühlen waren Eigenschaften der Seele, nicht des Körpers. Der Körper wiederum war nach seiner

Anschauung eine reine Maschine.[28] Da Tiere nicht sprechen können, folgerte Descartes, können sie auch keine Seele und damit keine Gefühle haben. Laut Descartes' Philosophie, die noch in der heutigen Zeit das Denken stark beeinflußt, besitzen alle Tiere, von den Ameisen bis hin zu den von ihm als „Affen-Maschinen" bezeichneten, keinerlei Fähigkeit, Ideen oder Wissen jeglicher Art zu entwickeln. Ebenso billigte er ihnen weder Entscheidungsfreiheit beim Handeln noch Gefühle zu. Tiere seien ausschließlich instinktgesteuerte Roboter. Er verglich Tiere mit Uhren, die aus Zahnrädern, Federn, Getrieben und Gewichten bestehen. Wie wunderbar auch immer ihre Konstruktion sein mag, es sind dennoch, so Descartes, „reine Maschinen".[29]

Descartes trat manchmal seinen Hund, nur um „die Maschine quietschen zu hören".

■ **Können Tiere leiden?**

Der Glaube, daß Tiere nur Maschinen sind, ist leider auch heutzutage noch weit verbreitet. Er ist Teil unseres kulturellen Erbes, und ich bin selbst häufig überrascht, wie tief diese Konditionierung auch in mir sitzt. In unserer Gesellschaft ist diese Denkweise so allgemein akzeptiert, daß man sie kaum in Frage stellt.

Ich weiß zwar nicht, ob die Herren in Kewaskum, Wisconsin, noch immer ihre alljährlichen Kiwanis-Truthahn-Schießveranstaltungen abhalten. Bis zum Jahre 1971 sahen sie allerdings keinerlei Veranlassung, von ihrem jährlichen „Spaß und Sport"-Festival abzulassen. Was, könnte man einwenden, ist denn so verkehrt an dem „Sport", der den Kiwanis-Clubmitgliedern so viel Spaß bereitet? Nun, Truthähne, die unter den Siedlerpionieren Amerikas so großes Erstaunen auslösten, sind vielleicht nicht die intelligentesten Kreaturen Gottes. Dennoch besitzen sie eine würdevolle Ausstrahlung, die zum Symbol für die Freiheit in der Neuen Welt wurde, nach der sich so viele Europäer sehnten.

Doch auch ihre Würde konnte sie nicht davor bewahren, bei den alljährlichen Kiwanis-Schießfesten mit ihren Beinen in Käfigen so befestigt zu werden, daß ihre Köpfe als Zielscheiben für die Teilnehmer der „Gala"-Disziplin dienen konnten. Die Vögel konnten nichts tun, um sich zu befreien, während die betrunkenen Schützen das Feuer auf sie eröffneten. Sie wurden so sicher in ihren Käfigen fixiert, daß selbst die verzweifelsten Befreiungsversuche lediglich dazu führten, daß sie sich ihre Flügel oder ihre Beine brachen. Wohl aber blieben dabei ihre Köpfe in der Schußlinie, so daß die „mutigen" Jäger weiterhin ihren Spaß haben konnten.[30]

Vertreter der Auffassung, daß Tiere nicht so wie wir Schmerz empfinden, behaupten, daß Tiere rein instinktgesteuert seien. Daher verspürten die Kiwanisschützen ebensowenig Gewissensbisse, als hätten sie auf Zielscheiben aus Pappe geschossen. Sie glaubten wahrscheinlich aufrichtig, daß Truthähne nicht leiden können.

Allerdings ist ausgeprägtes Instinktverhalten etwas ganz anderes als das Unvermögen, Schmerz zu erleiden. Die Fähigkeit, Schmerz zu verspüren, ist offensichtlich von überlebensnotwendigem Wert für jede Tierart. Die Schmerzempfindung ermöglicht einem Lebewesen, die Ursachen von Gefahren zu erkennen und zu vermeiden. Wir registrieren Schmerz mit unseren Sinnen und unserem Nervensystem, nicht aber mit unserer Kapazität für abstraktes Denken. Das Nervensystem der Tiere ist nahezu perfekt auf ihre Umwelt eingestellt. Ihre Sinne sind in vielen Fällen erheblich feinfühliger als die unsrigen. Physiologisch gibt es keinerlei Grund für die Annahme, daß Tiere keinen Schmerz spüren können. Ganz im Gegenteil, und so schreibt Richard Serjeant in *The Spectrum of Pain*:

> „*Jegliches Beweismaterial unterstützt die Behauptung, daß die höheren säugenden Wirbeltiere über eine mindestens ebenso ausgeprägte Schmerzempfindung verfügen wie wir selbst. Abgesehen von der Komplexität der Großhirnrinde (die nicht direkt Schmerzen empfindet), ist ihr Nervensystem fast identisch mit unserem, so wie auch ihre Reaktionen auf Schmerz bemerkenswert ähnlich sind ...*"[31]

Die Sinneswahrnehmung der Tiere läßt unsere eigenen Sinne vergleichsweise schwach erscheinen. Nehmen wir zum Beispiel die für den Geruchssinn zuständigen ethmoidalen Zellen. Von diesen besitzen wir etwa fünf Millionen in unserer Nase. Im Gegensatz dazu hat ein Deutscher Schäferhund etwa 200 Millionen. Auch was das Hören angeht, können wir einem Vergleich nicht standhalten. Deutsche Schäferhunde können auf 180 Meter Entfernung Geräusche deutlich wahrnehmen, die wir nicht einmal aus 18 Metern hören würden. Selbst der so unbeliebte Hai verfügt über ein außergewöhnlich feinfühliges Gehör. Ein Australier namens Theo Brown machte sich dies durch die Konstruktion eines Gerätes zunutze, mit dem man durch musikalische Klänge Haie vertreiben kann. Er kam auf diese Idee bei der Entdeckung, daß man Haie aus großer Entfernung durch Foxtrott oder Walzer anziehen kann, während sie sich bei Rockmusik sofort davonmachen.[32]

■ Die Liebesfähigkeit der Tiere

Zwar geben manchmal Vertreter der Überzeugung, Tiere seien nur „für unseren Gebrauch da", zu, daß Tiere physisch leiden können. Aber sie behaupten, daß man das Leiden der Tiere nicht mit menschlichem Leiden vergleichen könne, da Schmerz für Tiere bedeutungslos sei. Es sei, so diese „Experten", nur eine Wahrnehmung. Demzufolge unterscheide sich ihr Leiden von unserem dadurch, daß ihre Schmerzwahrnehmung für sie keine emotionale Bedeutung habe.

Ich stimme dem nicht zu. Es gibt viele Formen des emotionalen Leidens, zu denen wir Menschen befähigt sind, die alle auf die eine oder andere Weise mit der Fähigkeit des Mitgefühls für andere Lebewesen verknüpft sind. Tiere verfügen ebenfalls über diese Fähigkeit.

Es besteht ein Zusammenhang zwischen der Fähigkeit eines Lebewesens zu lieben und seiner Fähigkeit zu leiden, unabhängig von der Tierart. Falls das Wesen, egal welcher Tierart, die Fähigkeit besitzt, Liebe zu geben und zu empfangen, so wird es mit Sicherheit leiden, wenn diese Fähigkeit unterdrückt wird. Dies ist einer der Gründe, weshalb alle weisen Traditionen der Welt die Aussage beinhalten, daß ein sicherer Weg, sich selbst unglücklich zu machen, darin besteht, seiner Liebe keinen Ausdruck zu verleihen.

Wir alle brauchen Liebe. Liebe ist die Nahrung für unsere Seele, ohne die wir sehr leiden würden, ebenso wie wir körperlich leiden, wenn wir hungern. Haben Sie jemals einen Säugling aufmerksam beobachtet, während er gestreichelt und geliebkost wird? Wir wissen alle, daß Babys diese Form der Zuneigung brauchen, doch haben Sie einmal auf die physiologischen Veränderungen dabei geachtet? Das junge Nervensystem der Säuglinge funktioniert nach einem deutlich erkennbaren Prinzip. Ihr Herzschlag wird ruhiger, die Muskeln entspannen sich, die peristaltischen Wellen nehmen zu und die Verdauungssäfte fließen. Unter anderem ermöglichen diese Veränderungen den so wichtigen Beziehungsaufbau zwischen Mutter und Kind. Dieser unterbleibt, wenn der Säugling nicht geliebkost und gestreichelt wird, wodurch die physiologischen Veränderungen ausbleiben.

Ein Resultat fehlender Liebe und Zuneigung wird sein, daß es das Baby im späteren Alter schwerer haben wird, soziale Bindungen einzugehen. Eine weitere Auswirkung des Liebesentzugs ist das buchstäbliche Zusammenschrumpfen des Säuglings. Da seine Verdauungssäfte nicht voll aktiviert werden, wird er nicht ausreichend genährt, wodurch sich sein Körperwachstum verlangsamt. Das Baby wird sein möglichstes tun, um unter derartigen Umständen zu überleben, was zur Entwicklung von neurotischen oder, in extremen Fällen, psychotischen Symptomen führen kann. Damit versucht der Säugling, die fehlende Mutterliebe zu kompensieren. Ist der Liebesentzug sehr ausgeprägt, wird das Kind diese Symptome für den Rest seines Lebens beibehalten.

Vielleicht überrascht es diejenigen, die Tiere für Objekte halten, aber diese Symptome der Säuglinge, ihre physiologischen und emotionalen Antworten auf Liebe und Streicheleinheiten und die Konsequenzen des Liebesentzugs findet man nicht nur bei Menschenkindern. In absoluter Übereinstimmung kommen sie ebenso bei kleinen Hunden, Katzen, Affen und einer Vielzahl anderer Säugetiere vor.[33]

Dr. Harry Harlow von der Universität Wisconsin führte umfangreiche Studien über den Einfluß von Liebe und Zuneigung auf das Leben von Primaten durch. In einem erschreckenden Experiment wurden kleine Äffchen allzu früh von ihren Müttern getrennt. Das Ergebnis?

„Sie entwickelten viele Anzeichen extremer Neurose und sogar Psychose. Die meisten von ihnen verbringen ihre Zeit damit, passiv herumzusitzen und in den leeren Raum zu starren, mit keinerlei Interesse an anderen Affen oder irgend etwas anderem. Einige von ihnen verkrampfen sich in gequälte Positionen, und andere reißen mit ihren Zähnen an ihrer Haut ... Dies sind allesamt Symptome, die man bei Menschen in Nervenheilanstalten findet.“

Mutter-Delphine stillen ihre Jungen 18 Monate lang, und die Mutter-Kind-Beziehung ist tief und dauerhaft. Vier bis sechs Jahre alte Delphine suchen manchmal ihre Mütter aus einer Gruppe heraus, wenn sie müde oder ängstlich werden. Diese Tiere sind untereinander so fürsorglich, daß sie einen in Not befindlichen Artgenossen niemals im Stich lassen würden, selbst wenn sie dies ihr eigenes Leben kostet. Verfängt sich ein kleiner Delphin-Säugling in einem Treibnetz, so wird seine Mutter alles versuchen, um das Schicksal ihres dem Tode geweihten Jungen zu teilen. Sobald sie sich ebenfalls im Netz befindet, kuschelt sie sich an ihr Baby und singt ihm beruhigend zu. Die Fischfangindustrie teilt lediglich mit, daß die Mehrheit der in ihren Netzen getöteten Delphine Weibchen und Säuglinge sind.[34]

Über eine solche Empfindsamkeit verfügen jedoch nicht nur Delphine. Sogar nüchterne Wissenschaftler, die Wölfe untersuchten, waren wiederholt erstaunt über das außergewöhnliche Maß ihrer Liebe und Zuneigung füreinander. Gordon Haber, der sich seit Jahrzehnten mit Wölfen beschäftigt und als einer der weltweit führenden Wolfsexperten angesehen wird, beschreibt, daß zu den herausragenden Eigenschaften dieser Tiere ihre tiefe Hingabe und Sorge füreinander zählt. So beobachtete er einst einen verletzten Wolf in Alaska, dessen Schulter, wahrscheinlich durch den Tritt eines Karibu, zertrümmert war und stark blutete. Der Wolf humpelte in einen verlassenen Unterschlupf und legte sich nieder, anscheinend um in Abgeschiedenheit zu sterben, wie es bei Tieren oft der Fall ist. Doch jede Nacht kroch ein anderer Wolf zu ihm in den Unterschlupf und fütterte seinen verwundeten Freund mit mitgebrachten Fleischbrocken. So sorgten Sie für den verletzten Wolf bis zu dessen Genesung.[35]

Nicht nur in der Mutter-Kind-Beziehung kann man die Liebe der Tiere entdecken. Viele Tiere, unter anderem Biber, Gänse, Adler, Wölfe, Falken, Pinguine, Luchse und Berglöwen, bleiben ihrem Lebenspartner ein Leben lang treu. Die Hingabe zu ihrem Partner ist so vollkommen, wie es sich viele verheiratete Menschen – die sich geschworen haben, zusammenzubleiben, „bis daß der Tod uns scheidet" – niemals vorstellen könnten. Tiere können genau deswegen leiden, weil sie die Fähigkeit und das Bedürfnis haben, Liebe zu geben und zu empfangen.

■ Intelligenz

Die Verblendung setzt sich dennoch fort. Diejenigen, die behaupten, daß Tiere nicht wirklich leiden, erklären häufig, daß diese gar keine Schmerzen fühlten, da sie zu dumm seien, um zu wissen, was Schmerz sei. Es erscheint mir äußerst begrenzt, ein Tier als dumm abzustempeln, nur weil es Intelligenz nicht so offenbart, wie wir sie verstehen.

Es entspricht ganz der menschlichen Eitelkeit
und Unverschämtheit, ein Tier dumm zu nennen,
nur weil es seiner schwachen Wahrnehmung
als dumm erscheint.
(Mark Twain)

Selbst unter uns Menschen können wir oftmals Formen der Intelligenz nicht erkennen, die vielleicht etwas von der Norm abweichen. Die Eltern von Albert Einstein waren sich sicher, daß ihr Sohn zurückgeblieben sei, da er, bis er neun war, nur mit Zögern sprach und selbst danach auf Fragen nur nach langem Überlegen antwortete. Außer in Mathematik war er so schlecht in der Schule, daß ihm ein Lehrer zum Austritt riet, und sagte: „Aus dir wird nie etwas, Einstein."[36] Charles Darwins schulische Leistungen waren so schwach, daß sein Vater zu ihm sagte: „Du bist eine Schande für dich selbst und Deine ganze Familie."[37] Thomas Edison wurde von seinem Vater als „Dummkopf" und von seinem Lehrer als „verwirrt" bezeichnet. Sein Schuldirektor meinte zu ihm, daß er „niemals mit irgendetwas Erfolg haben würde".[38] Henry Ford schaffte es nur knapp, mit minimalen Kenntnissen des Lesens und Schreibens, die Schule zu bestehen.[39] Sir Isaac Newton war so schlecht in der Schule, daß er diese nur weiterbesuchen durfte, weil er vollkommen unfähig war, die Familienfarm zu führen.[40] Pablo Picasso wurde mit zehn Jahren wegen ungenügender Leistungen aus der Schule genommen. Sein Vater engagierte einen Nachhilfelehrer, um seinen Sohn auf die Rückkehr in die Schule vorzubereiten, doch der Lehrer gab den hoffnungslosen Schüler bald auf.[41] Giacomo Puccini, der italienische Opernkomponist, war als Kind in jeder Hinsicht, einschließlich in Musik, so erfolglos, daß sein erster Musiklehrer verzweifelt aufgab und dem Jungen das Fehlen jeglichen Talents attestierte.[42]

Wenn wir uns so sehr täuschen können bei der Wahrnehmung von Intelligenzformen, die etwas vom Normalen abweichen, selbst bei den Mitmenschen, die später herausragende Leistungen vollbringen, dann darf man annehmen, daß uns eventuell auch Formen der Intelligenz entgehen, über die andere Arten von Lebewesen verfügen.

Wissenschaftler haben eingehende Studien des tierischen und menschlichen Gehirns durchgeführt. Die meisten dieser Forschungsprojekte hatten das Ziel, eine biologische Grundlage für die Annahme zu finden, daß ein grundlegender Unterschied zwischen menschlichen und tierischen Intelligenzformen besteht. Es kristallisierte sich jedoch keine eindeutige Unterscheidungsmöglichkeit heraus. Im Vergleich der „Struktur und Funktion des menschlichen Gehirns mit den Gehirnen von Tieren haben Wissenschaftler entdeckt, daß Menschen und Tiere

„... bei weniger Dingen Unterschiede aufweisen, als wir denken würden. Überraschenderweise sind die Gemeinsamkeiten größer als die Unterschiede ... Eine erstaunliche Übereinstimmung zwischen dem menschlichen und dem nicht-menschlichen Säugetiergehirn liefern die elektrischen Aktivitätsmuster im Elektroenzephalogramm (EEG). Ein Hund zum Beispiel hat die gleichen Aktivitätszustände wie ein Mensch. Die EEG-

Muster sind fast identisch, ob beim Wachsein, leichten Schlaf, Träumen oder Tagträumen. Was die Chemie des zentralen und endokrinen Nervensystems angeht, wissen wir, daß kein Unterschied im Aufbau zwischen Menschen und Tieren besteht. Die Biochemie bei physiologischen und emotionalen Zuständen (Streß und Sorge beispielsweise) unterscheidet sich kaum bei Mäusen und Menschen. "[43]

■ Unglaubliche Reisen

Es gibt so viele Fälle, in denen Tiere hohe Intelligenz bewiesen haben, daß ich mich, ehrlich gesagt, manchmal über die Intelligenz derjenigen Menschen wundere, die darauf bestehen, daß Tiere dumm sind. Jeder von uns hat schon von Geschichten gehört, in denen Hunde angeblich über große Entfernungen auf ihnen unbekannten Wegen gelaufen sind, um ihre Besitzer wiederzufinden. Was Sie möglicherweise nicht wissen, ist, daß viele dieser Geschichten wohldokumentiert, bewiesen und, wie unglaublich auch immer, absolut wahr sind.

So zogen zum Beispiel das Ehepaar Martin einst von Des Moines nach Denver um. Ihr Deutscher Schäferhund Max fühlte sich jedoch offensichtlich in Des Moines wohler, da er über 1200 schneebedeckte Kilometer allein zurücklief.[44]

Ein anderer Deutscher Schäferhund, der in Italien lebte, vermißte so sehr seinen Besitzer, der kurz zuvor ohne seinen Hund von Brindisi nach Mailand umgezogen war, daß er ebenfalls nahezu 1200 km zurücklegte. Dafür benötigte er vier Monate, doch schaffte er es obendrein, seinen Besitzer in einer Gegend aufzuspüren, die er niemals zuvor gesehen hatte.[45]

Noch bemerkenswerter ist eine kürzere Reise von „nur" 320 Kilometern, die Sheila Burnford in ihrem Buch *The Incredible Journey* beschreibt. Drei Tiere – ein Englischer Bullterrier, ein junger Labrador Retriever und, erstaunlicherweise, eine Siamkatze – suchten sich gemeinsam ihren Weg durch 320 km rauhe kanadische Wildnis im Nordwesten Ontarios.[46]

Ich hätte niemals eine Katze zu einer solchen Leistung fähig gehalten. Mit Erstaunen erfuhr ich, wieviele dokumentierte und nachgewiesene Berichte es von Katzen gibt, die über große Distanzen zu ihren Besitzern zurückkehrten. Die längste Reise, die meines Wissens von einer Katze zurückgelegt wurde, ist außerdem eine der am sichersten erwiesenen. Bei einem Umzug von New York nach Kalifornien ließ ein Tierarzt seine Katze zunächst zurück, um sie erst später zu sich zu holen. Allerdings verschwand die Katze vorzeitig, so daß der Tierarzt davon ausging, sie niemals wiederzusehen. Fünf Monate später lief die Katze jedoch „ruhig ins (neue) Haus und sprang in ihren Lieblingssessel". Wie Sie sich vorstellen können, war der Tierarzt überrascht. Für einen Augenblick stand er nur geschockt mit offenem Mund da. War dies seine Katze? Dann erinnerte er sich an einen schlimmen Kampf, in den seine Katze einst verwickelt gewesen war, aus dem sie eine spürbare Narbe auf dem vierten Wirbel ihres Schwanzes davontrug. Daraufhin befühlte der Tierarzt ihren Schwanz, und siehe da, er fand das Erkennungsmerkmal![47]

Es wäre mit Sicherheit nicht falsch, die Möglichkeit in Betracht zu ziehen, daß Tiere Zugang zu einer Form von Intelligenz jenseits unseres Verständnisses haben. Man kann derartige Leistungen nur schwerlich mit Instinkt erklären.

■ Ein Elefant, der Süßigkeiten liebte

Falls Sie bislang Elefanten nur im Zoo gesehen haben, dann haben Sie nur die unglücklichsten und am meisten mißhandelten Individuen dieser großartigen Tierart erlebt. Doch selbst in Gefangenschaft lebende Elefanten sind zu hochintelligenten Taten imstande. Ein fünf Tonnen schwerer weiblicher Elefant namens Bertha wurde lange Jahre im *Nugget Casino* in Las Vegas gehalten. Seine Betreuerin, Jenda Smaha, wurde, wenn es Zeit zum Aufstehen für eine Show war, stets durch Berthas Wimpern geweckt, die diese sanft über ihre Wangen strich!

Außerdem hatte Bertha eine clevere Art, um an die Süßigkeiten zu gelangen, die Jenda ihr während der Shows gab, aber sonst in einer Kommode in Berthas Haus versteckt hielt. Selbstverständlich hätte Bertha, die ein enorm kräftiges Tier war, mit Leichtigkeit die Kommode in Stücke treten können, um die Süßigkeiten zu naschen. Doch dies war offensichtlich für ein so feinfühliges Wesen eine zu plumpe Strategie. Statt dessen faßte Bertha mit ihrem Rüssel ins Haus kommende Fremde am Arm. Sie können sich den Schrecken der Leute vorstellen! Deshalb ging die äußerst einfühlsame Bertha so zart mit ihnen um, wie sie nur konnte. Falls sich aber der so Gefangene loszureißen versuchte, verstärkte sie ihren Griff, um zu zeigen, wer hier der Boß war. Daraufhin wurde der Fremde zu der Kommode geführt, in der sich die Süßigkeiten befanden. Bertha legte dessen Hand auf den Griff und hoffte, daß der Mensch genug Intelligenz besitzen würde, um ihren Wunsch zu erfüllen. In einem Fall war jedoch die Kommode unerwarteterweise verschlossen und die arme Frau in Berthas Gewalt wußte nicht, wie sie sich helfen sollte. Als Bertha sie losließ, begab sie sich schnurstracks in Richtung Tür, um so schnell wie möglich davonzueilen. Dabei bemühte sie sich, ihre Bewegungen nicht zu auffällig zu gestalten, um das „dumme Tier" nicht in Panik zu versetzen. Doch kurz bevor sie die Tür erreichen konnte, fühlte sie ein Klopfen auf ihrer Schulter. Verwundert drehte sie sich um und sah den großen Elefant direkt vor sich stehen. In ihrem Rüssel hielt Bertha den Schlüssel zur Kommode, den sie vorsichtig in die Hand der Frau fallen ließ.[48]

Nahezu immer ist das, was wir für reine Dummheit bei Tieren halten, nur ein fehlendes Verständnis unsererseits. Strauße zum Beispiel sind für ihre „Dummheit" bekannt, ihre Köpfe in den Sand zu stecken, wenn sie nicht gesehen werden wollen. Die Wahrheit ist allerdings, daß Strauße keineswegs ihre Köpfe in den Sand stecken. Wenn sie ihre großen Eier bebrüten, sind ihre langen Hälse und hervorstehenden Köpfe ein auffälliges und angreifbares Ziel, das ihre Feinde kilometerweit erspähen können. Daher haben sie eine raffinierte und effektive Methode entwickelt, um sich selbst zu tarnen, wenn sie Gefahr wittern, jedoch auf ihren Eiern bleiben müssen. Indem sie ihre Hälse nach unten entlang des Sandes ausstrecken, sind sie nicht nur weniger auffällig, sondern sehen aus der Distanz sogar wie kleine Sandhügel aus.

Je mehr ich über Tiere lerne, desto mehr erstaunen sie mich. Es gibt Vögel, die um den halben Erdball fliegen, und dennoch Jahr für Jahr wieder an denselben Ausgangspunkt zurückkehren. Es gibt Delphine, die als Hebammen fungieren und Neugeborene für ihren ersten Atemzug emporheben, während die übrigen Delphin-Geburtshelfer bei der Mutter bleiben und sie umsorgen. Manche Wale kommunizieren miteinander durch Geräuschmuster von solch wunderbarer Schönheit, daß manche sie als wohltuender empfinden als eine Symphonie von Beethoven.

Und dennoch erscheint es manchmal, als würden wir Menschen ihre Formen der Intelligenz nur dann wertschätzen, wenn wir mit ihnen in unserer eigenen Sprache beim Tee diskutieren können.

■ Frisch aus dem Schoß Gottes

Für mich ist es immer etwas Bewundernswertes, wenn ich ein neugeborenes Rehkitz oder ein frisch geschlüpftes Entchen oder ein neugeborenes Kalb oder ein Junges jeglicher Tierart, einschließlich menschlicher Neugeborener, sehe. Diese Neuankömmlinge auf unserer Welt haben etwas Strahlendes, ein besonderer Glanz ist um sie und sie bringen ein leuchtendes Zeichen von Frische ins Leben. Für mich zeugt das unbeschreiblich süße Leuchten menschlicher Säuglinge und auch Neugeborener aller Tierarten von unserem gemeinsamen Ursprung. Sie werden geboren wie wir – frisch vom Schoß Gottes, und sie streben danach, ihre Qualitäten im Dienst des Göttlichen Funkens, den sie in sich tragen, zu entwickeln. Sie werden wie wir geboren, mit dem Drang zu leben. Sie werden geboren, so wie wir, mit dem Verlangen, all das zu sein, was sie sind, und das zu werden, was sie werden können.

Sie möchten ihre Rolle im Universum spielen. Sie sehnen sich danach, das Leben zu leben, für das sie geboren wurden. In vieler Hinsicht bleiben sie wie Babys, während sie älter werden, selbst wenn sie die stattliche Größe eines Elefanten erreichen. Ihr Leben ist immer reich an Spontanität, reich an Emotionen und Sinneserfahrungen.

Tiere sind ein Teil unserer Welt, ein Teil unserer Existenz. Sie geben uns Anlaß, das Leben zu zelebrieren. Sie sind ein Teil von uns.

Manchmal bringen sie uns Herausforderungen, manchmal geben sie uns die Möglichkeit, ihnen zu helfen, und manchmal leisten sie uns Gesellschaft. Oft bringen sie uns Verspieltheit, Schönheit und Freude, indem sie einfach nur damit beschäftigt sind, sie selbst zu sein. Wie würden wir sie vermissen, wenn sie nicht da wären!

„Wenn die Sterne in nur einer Nacht von tausend erschienen, wie die Menschen glauben und bewundern würden!"

So sprach Ralph Waldo Emerson. Können Sie sich vorstellen, wie wir uns fühlen würden, wenn dies das Schicksal der Tiere wäre?

■ Ein Erlebnis der Kinder

Manchmal verstehen Kinder diese Dinge besser als wir. Eine junge Pfadfinderin namens Karyl Carter schrieb einen einfachen Bericht, der dies sehr eindrucksvoll vermittelt.

> *„Ein inmitten von kanufahrenden Pfadfinderinnen schwimmender, tauchender und purzelbäumeschlagender Biber – dies hätten Sie diesen Sommer im Sacajawea Camp für Pfadfinderinnen in Nefield, New Jersey, erleben können.*
>
> *Es war eine Entdeckung am späten Vormittag. Die Mädchen der Holly*

Shores Pfadfinderversammlung nahmen Kanuunterricht, als ein großes Knäuel sich vor uns zu bewegen und Schwimmkünste vorzuführen begann. Der Uferaufseher hörte das Lachen, Schreien und Quietschen, ruderte zu den Mädchen hinaus und identifizierte das Knäuel als echten Biber. Den Mädchen am Ufer rief er zu: ‚Holt die anderen ... so etwas haben sie noch nie gesehen.' Sofort waren alle Campbesucher am Wasser und schauten einem höchst talentierten, wenn auch etwas ungewöhnlichen Schwimmer zu.

Der Campdirektor, der begeistert, aber vorsichtig war, erzählte den Kanuten: ‚Fahrt einfach weiter, streichelt den Biber nicht und genießt das Schauspiel'. In der Zwischenzeit rannte ein interessierter Beobachter in das Büro des Camps und rief Hope Buyukmihci, Naturforscherin und Autorin, im fünf Kilometer entfernten Unexpected Wildlife Refuge *an. ‚Vermissen Sie einen Biber ... einen ganz lustigen und zutraulichen Biber?' Die Antwort war Ja. Der Biber war Chopper, ein Waise, den Frau Buyukmihci seit dem Säuglingsalter aufgezogen hatte. Er war jetzt etwas über ein Jahr alt und begann damit, sich in freier Wildbahn allein zurechtzufinden.*

Minuten später war Hope bei uns im Lager, um Chopper nach Hause zu holen. Doch schon am nächsten Tag war Chopper wiederum in Sacys See und unterhielt die Camper mit seiner Schwimmakrobatik. ‚Vielleicht haut er einen Damm und will eine Familie aufziehen', sagten einige seiner jungen Bewunderer.

Alle von uns waren von diesen Aussichten begeistert. Wir informierten Hope über Choppers Aufenthaltsort. Sie sagte, daß er bleiben könne, und war froh über seine Selbständigkeit.

Jeden Tag berichteten die Campleiter Hope von Choppers Aktivitäten. ‚Er versucht vielleicht, in euer Boot zu klettern, aber das ist nur Spiel. Er wird sofort wieder wegtauchen. Möglicherweise schwimmt er auch neben euch her oder ringt mit euch, wenn ihr im Wasser seid', sagte sie. An den nächsten drei Tagen beobachteten, streichelten, fütterten und genossen alle im Lager Anwesenden Chopper. Die Pfadfinderinnen lernten etwas über die Gebärden, die Ernährung, die Gewohnheiten und das Temperament eines Bibers, der sich an die Welt der Menschen gewöhnt hatte.

Während dieser Biber-Tage veränderte sich die Atmosphäre im Camp drastisch. Man spürte die allgemeine tiefgreifende Erkenntnis, daß es tat-

sächlich etwas Lebendiges und Freundliches da draußen in den Wäldern und Gewässern gab.
Eines Nachmittags wollte der Campdirektor ein paar Fotos von Chopper machen. Er fand ihn in einem sumpfigen Gebiet in der Nähe ehemaliger Indianerlagerplätze. Als begeisterter Tierfreund ging der Direktor sofort in das Sumpfgebiet, machte Fotos und wurde prompt von Chopper verspielt am Bein festgehalten. Der folgende Tag war hektisch, da das Lager geschlossen wurde und die Besucher abreisten. Es dauerte bis zum späten Sonntagnachmittag, bis einige verbliebene Leute zum See gingen, um sich von Chopper zu verabschieden.
Als wir das Ufer erreichten, fanden wir dort weitere Biberfreunde vor, die sich zum Abschied versammelt hatten. Sie schrien ,Kommt schnell!!!' Wir rannten zu ihnen hin und sahen Chopper am Rand des Docks liegen, tot. Diese Leute, unter ihnen viele junge Camper, waren soeben Zeuge geworden, wie ein unbekannter Angler Chopper böswillig zu Tode geprügelt hatte ...
Es schien, als hätte Chopper diesen vorbeikommenden Mann bei seinem Sport gestört. Der Angler, den wir noch wegrudern sahen, rief zu uns hinüber: ,Dieses Ding versuchte, in mein Boot zu klettern, so daß ich es mit meiner Angel schlug. Dann gab es zischende Laute von sich. Ich mußte es mit meinem Ruder schlagen.'
Wir wickelten Chopper in ein Badehandtuch.
Wir weinten ...“ [49]

■ Mein Traum

Ich habe einen Traum. Ich sehe uns Menschen das Verständnis entwickeln, daß die Kraft, die in unseren Herzen wohnt, auch die Herzen der Tiere durchdringt. Ich sehe uns mit der Einsicht, daß es viele Formen von Intelligenz gibt, viele Arten von Seelen, viele Arten des Leidens und des Strebens. Ich sehe uns das Wissen erlangen, daß alle Kreaturen den gleichen Wunsch nach Leben haben wie wir. Ich stelle mir vor, wie wir diesen Wunsch der Tiere respektieren lernen, so wie wir uns Respekt wünschen würden, wären wir in der schwächeren Position und sie auf der Erde dominierend.

Ich sehe uns in Dankbarkeit für die Freude, die uns ihre Gesellschaft beschert.

Ich sehe uns ein durch die Tiere bereichertes Leben führen. Ich stelle mir vor, wie wir mit Tieren in Freundschaft leben. Ich stelle mir unsere Städte übersät mit wilden Plätzen, Stränden, Parks, Wäldern und Bächen vor, in denen Tiere leben können. Ich sehe das harmonische Zusammenspiel aller Lebensformen, die gemeinsam das Potential dieses Planeten zur Entfaltung bringen.

Ich sehe uns Verständnis und Wertschätzung entwickeln für die unterschiedlichen Bedürfnisse, unterschiedlichen Intelligenzformen und unterschiedlichen Aufgaben der verschiedenen Tierarten. Ich sehe uns Einfühlungsvermögen aufbringen für die Einzigartigkeit ihres Fühlens, Denkens, Leidens und Liebens.

Ich sehe uns respektvollen Umgang mit Tieren entwickeln, die aus umfassender Sichtweise lediglich unsere jüngeren Brüder und Schwestern sind. Ich stelle mir vor, wie wir zu der Einsicht gelangen, daß auch sie, auf ihre individuelle Art und Weise, ein Ausdruck der universellen Lebenskraft sind. Ich stelle mir vor, wie wir unser Handeln auf das Wissen ausrichten, daß es die gleiche Gottes-Kraft ist, die uns alle mit Leben erfüllt.

Ich sehe uns mit der Einsicht, daß alle Geschöpfe Gottes ihren Platz in der Schöpfung haben.

᠔

Das Schicksal der Hühner

Ein Kind zu lehren, nicht auf eine Raupe zu treten,
ist ebenso wichtig für das Kind wie für die Raupe.
Bradley Miller

Die Größe einer Nation läßt sich daran ermessen,
wie sie ihre Tiere behandelt.
Gandhi

Wie die meisten von uns sehne auch ich mich danach, das unnötige Leiden auf der Erde zu reduzieren. Ich möchte der sinnlosen Gewalt ein Ende bereiten und, wo immer ich kann, das positive Streben nach einer liebevolleren Welt unterstützen. Aber – wie die meisten Menschen – war ich mir kaum bewußt, welchen Einfluß meine Ernährungsweise auf die Zustände dieser Welt hat. Natürlich war mir klar, daß Tiere für die Fleischerzeugung getötet werden, aber ist dies nicht der Lauf der Dinge in der Natur? Ist es nicht naturgemäß, daß eine Tierart auf Kosten einer anderen existiert?

Ich erfuhr jedoch, daß die heutigen Nutztiere nicht nur getötet werden. Es geschieht noch etwas anderes mit ihnen. Diese Entdeckung hat mein Leben für immer verändert.

Je mehr ich darüber in Erfahrung brachte, desto mehr fühlte ich, daß die Menschen sich in ihrem Ernährungsverhalten ganz anders entscheiden würden, wenn sie nur wüßten, was wirklich hinter den Kulissen geschieht. Diese Veränderungen wären nicht nur gesundheitlich von großem Vorteil, sondern könnten auch das Leiden auf der Welt beträchtlich verringern.

Lassen Sie uns mit dem Schicksal der Hühner im heutigen Nahrungsmittelproduktionssystem beginnen. Um verstehen zu können, was mit diesen Tieren geschieht, ist es hilfreich, sie in ihrem Wesen näher kennenzulernen. Leider haben wir ihnen gegenüber meist eine eher stereotype Einstellung. Die Bezeichnung „dummes Huhn" erfreut sich in unserem Sprachgebrauch großer Beliebtheit. Im Englischen ist „Huhn" ein Synonym für „Feigling". Die hochempfindlichen und schreckhaften Hühner sind jedoch alles andere als feige, zurückhaltende Kreaturen. Hähne sind bekannt für ihren Stolz, ihre Leidenschaft und ihr unbeugsames Durchsetzungsvermögen. In vielen Kulturen werden diese Eigenschaften in als „Sport" bezeichneten Hahnenkämpfen ausgebeutet. Außerdem verbinden viele Kulturen weltweit die Kraft des Hahnes so sehr mit Männlichkeit, daß sein Name als Synonym für den männlichen Penis verwendet wird.[1] In vielen Sprachen der Welt ist das Wort für Hahn ein Ausdruck männlicher Potenz.[2]

Hennen sind auch nicht die dummen und feigen Kreaturen, für die sie oft gehalten werden. Sie beschützen ihre Jungen mit wilder Entschlossenheit, sogar gegen weit überlegene Feinde wie große Raubvögel. Der Wissenschaftler E.L. Wilson, der sich jahrelang mit Hühnern beschäftigte, beobachtete, wie eine Mutterhenne ihre kleinen Küken gegen die gefürchteten Angriffe eines Raben verteidigte.

„Ich kannte eine alte kleine Henne, die ihre Küken an der abgelegenen Westküste Schottlands in der Nähe von Klippen aufzog, auf denen Raben ihre Nester bauten. Normalerweise sind Raben die Erzfeinde der Hühner, die sich beim ersten Anblick der gefürchteten schwarzen Vögel sofort in Sicherheit bringen. Sie fürchten die ihnen an Kraft weit überlegenen Schnäbel der Raben. (Doch) diese kleine Mutter von zehn Küken verteidigte mit wild herausforderndem Blick ihre Position. Sie war so mutig, daß sie nur eines ihrer Küken bei der Abwehr zweier Raben verlor."[3]
Hühner sind nicht die ängstlichen Kreaturen, für die man sie oft hält. Ebenso entbehrt die allgemein verbreitete Ansicht über ihre Dummheit einer realen Grundlage.

Ich behaupte zwar nicht, daß Hühner die intellektuell am weitesten entwickelten Tiere sind. Dennoch weiß ich, daß unser Verständnis von dem, was Intelligenz ausmacht, äußerst relativ ist. Wenn zum Beispiel ein Aborigine einen I.Q.-Test entwirft, würde die westliche Zivilisation bei diesem wahrscheinlich nicht besonders gut abschneiden. Wir haben eine sehr bequeme und egozentrische Art, Intelligenz zu definieren. Die Handlung eines Tieres begründen wir mit dem Instinkt. Führen wir die gleiche Handlung aus den gleichen Gründen durch, bezeichnen wir dies als Intelligenz.

Persönlich würde ich mich davor hüten, die Intelligenz von Hühnern allzu schnell zu definieren. Ich würde mich scheuen, sie an einem Standard zu messen, der für sie gänzlich irrelevant ist. Denn je mehr ich über ihr Wesen und ihre Fähigkeiten erfuhr, desto mehr wurde ich von ihrer einzigartigen Form von Intelligenz beeindruckt.

44

Ein Naturforscher gab einst einer Henne 21 Guinea-Vogeleier, nur um zu sehen, was passieren würde. Diese kleinen Eier mit dicker Schale unterscheiden sich schon vom Aussehen her ganz erheblich von Hühnereiern. Trotzdem nahm sich die Henne dieser Aufgabe an und schaffte es irgendwie, sich mit mütterlicher Hingabe um alle 21 Eier zu kümmern. Voller Vorurteile nahm ich zunächst an, die Henne sei lediglich zu dumm, um zu merken, daß dies gar nicht ihre eigenen Eier waren. Als die Küken schlüpften, schien sie nicht im geringsten über die Tatsache verstört zu sein, daß es sich bei ihnen nicht um Hühner handelte. Ihr kleines rebhuhnähnliches Aussehen und ihre ungewöhnlichen Eigenschaften stellten für sie offenbar kein Problem dar. Wiederum dachte ich, daß schiere Dummheit sie davon abhielt, zu erkennen, daß dies keine Hühner waren. Doch hierbei täuschte ich mich gewaltig. Die Henne war weitaus realitätsverbundener, als ich vermutete. Nachdem sie die Guinea-Küken einige Tage bemuttert hatte, nahm sie sie unter einige Sträucher mit. Anstatt von ihnen nun das Fressen von für Hühner üblicher Nahrung zu erwarten, suchte sie in Ameisenhaufen nach weißen Larven. Hühner essen die niemals, wohl aber Guinea-Vögel! Die kleinen Küken machten sich mit großem Genuß an den Verzehr.[4]

Wie konnte die Henne dies wissen? Welche Form von Intelligenz offenbarte sie? War sie vielleicht einfühlsam genug, um irgendeine Art von Botschaft aus ihrem gemeinsamen Bewußtsein zu empfangen? Das übersteigt die Fähigkeit von Menschen!

In einem anderen Fall gab ein Naturforscher einer Henne Enteneier. Sie bebrütete die Eier und sorgte für sie, als wären es ihre eigenen. Keinerlei Verwirrung machte sich bei ihr breit, als kleine Entchen statt Hühnerküken sich als Lohn ihrer Arbeit präsentierten. Völlig unbeeindruckt schickte sie sich nun an, etwas zu tun, was weder sie selbst, noch die anderen Hühner der Gegend jemals getan hatten. Sie lief auf eine Planke, welche den Bach überbrückte. Daraufhin lud sie die kleinen Entchen glucksend dazu ein, ins Wasser zu springen.[5]

Es ist für mich ein Rätsel, wie diese Mutterhennen genau wissen konnten, welche Bedürfnisse die Babys anderer Tierarten hatten, denen sie beim Ausschlüpfen halfen. Doch irgendwie wußten sie es. Es hat den Anschein, als würde der Ausdruck „jemanden unter seine Fittiche nehmen" sich auf eine ganz besonders bemerkenswerte und einfühlsame Art der Fürsorge beziehen.

In dem so weit von der Natur entfremdeten Leben, das die meisten von uns führen, haben wir nicht mehr viel persönliche Erfahrung mit Hühnern, so daß wir uns ihrer wunderbaren mütterlichen Eigenschaften nicht bewußt sind. Dennoch hat das Huhn im Laufe der Geschichte immer als höchstes Symbol für vorbildliche mütterliche Liebe gegolten. Die Römer hielten so viel von den mütterlichen Qualitäten der Henne, daß sie regelmäßig den Ausdruck „Sohn einer Henne" für einen glücklichen und wohlumsorgten Mann benutzten.[6]

■ Nackt in Ruinen

Obgleich die meisten von uns aus früheren Erfahrungen unbegründete Vorurteile gegen Hühner haben, fällt es uns schwer, das anrührende Gefühl beim Anblick frisch geschlüpfter Küken zu vergessen, wenn sie ihre kleinen gelben Köpfe unter den Federn ihrer Mutter vorschieben und mit ihren winzigen gelben Schnäbeln mit dem Herumpicken beginnen. Für viele von uns sind frisch geschlüpfte Küken der Inbegriff von Unschuld und Bewundernswertem. Doch vielleicht deuten sie auch auf etwas Tieferes, Inspirierendes hin. Wenn sie sich ihren Weg aus dem Ei herauspicken, könnten sie damit unser Bedürfnis nach dem Überwinden alter Begrenzungen symbolisieren, unsere tiefe Sehnsucht, Grenzen zu überwinden, die möglicherweise ihren Sinn gehabt haben, nun jedoch überschritten werden müssen. In dieser Sichtweise stehen die Kleinen für das genaue Gegenteil der Dummheit und Feigheit, mit der sie in westlichen Kulturen assoziiert werden. Sie symbolisieren Mut. Sie picken sich ihren Weg heraus, ohne zu wissen, was sie erwartet. Draußen angelangt, stehen sie nackt unter den Ruinen einer Vergangenheit, in die sie durch ihre unwiderrufliche Reise ins Unbekannte niemals zurückkehren können, einfach weil dies ihre Bestimmung ist.

Manchmal erinnern mich diese kleinen Küken an die Tapferkeit des Menschlichen Strebens und an die Situation, in der wir Menschen uns befinden. Werden nicht auch wir von einer evolutionären Kraft getrieben, einem Ruf nach eigenem Wachstum und Entfaltung unseres Potentials? Stehen wir nicht auch, als menschliche Rasse, inmitten der Überbleibsel unserer geschichtlichen Vergangenheit, ohne zu wissen, was uns erwartet, und doch schon von den Sternen träumend?

Eines ist sicher. Hühner sind weit einfühlsamer, als die meisten von uns ihnen zugestehen. Eine Studie des *Virginia Polytechnic Instituts* ergab, daß Hühner prächtig gedeihen, wenn man sie mit Zuneigung behandelt. Die Forscher sprachen und sangen sanft vor einer Gruppe von kleinen Küken. Als Ergebnis waren diese Hühner freundlicher und nahmen mehr an Gewicht zu als Hühner, die bei derselben Nahrungsmenge nicht weiter beachtet wurden. Außerdem waren die gut behandelten Tiere gegenüber Infektionen weitaus weniger anfällig als die anderen Hühner. [7]

▪ Willkommen im Hühnerparadies

Die Hühnerzucht in den USA ist für diese Tiere jedoch kein von Mitgefühl durchdrungenes Unternehmen. Ebensowenig gleichen die modernen Hühnerhaltungsbetriebe dem Bauernhof, an den die meisten von uns denken, wenn wir uns das Leben der Hühner vorstellen. Tiefgreifende Veränderungen haben sich in den letzten 30 Jahren vollzogen. Früher liefen Hühner im Freien herum und suchten im Boden nach Raupen, Regenwürmern, Gras und Larven. Sie kannten die Sonne und den Wind und die Sterne. Der zu Tagesbeginn krähende Hahn war nur ein Beispiel für die tiefe Verbundenheit dieser Tiere mit den natürlichen Rhythmen von Licht und Dunkelheit.

Heute sieht alles ganz anders aus. Die Aufzucht von Hühnern in den USA wurde vollkommen industrialisiert. Wir leben nicht mehr im Zeitalter der Bauernhofhühner. Es ist dies das Zeitalter der Fließbandhühner.

Hinter den heutigen Geflügel- und Eierprodukten verbirgt sich etwas, das wir nie vermuten würden, wenn wir auf die sauberen kleinen Packungen blicken, die in hell erleuchteten Supermärkten zum Verkauf angeboten werden. Es sieht alles so ordentlich und zuverlässig aus, so vorsichtig verpackt und beschriftet. Wenn ich in einem geschmackvoll eingerichteten Supermarkt stehe, angenehme leise Musik im Hintergrund höre und Eierkartons und Geflügelpackungen mit schönen Bildern von lächelnden Hühnern betrachte, finde ich es wirklich schwer, mir vorzustellen, daß etwas an dieser heilen Welt nicht stimmen könnte. Alles wird unternommen, um uns den Glauben zu vermitteln, daß die heutigen Hühner kaum glücklicher und besser umsorgt sein könnten und keine Kosten gescheut werden, um uns mit qualitativ hochwertigen Eier- und Geflügelprodukten zu versorgen. Werbeanzeigen wie jene von *Perdue, Inc.*, einem der größten amerikanischen Geflügelproduzenten, sind typisch. In ihnen teilt uns der Vorsitzende des Unternehmens mit, daß seine Hühner in „einem Haus leben, das ein wahres Hühnerparadies ist". [8]

Es stellt sich jedoch heraus, daß die Bezeichnung moderner Hühnerunterkünfte als „Hühnerparadies" kaum etwas mit der Wahrheit zu tun hat.

Zunächst einmal sind die heutigen Hühnerfarmen keine wirklichen „Farmen" mehr, sondern das, was man besser als „Hühnerfabriken" bezeichnet; Fabriken, da die Hühner ihr ganzes Leben in Gebäuden ohne jegliches natürliches Licht verbringen. Die Zeit der Bauernhöfe ist längst vorbei. Es gibt keinen Auslauf mehr in der heutigen mechanisierten Welt der Geflügelproduktion, nur noch Fließbänder, Förderbänder und fluoreszierendes Licht. Es sind dies Fabriken, in denen diese stolzen und empfindsamen Kreaturen wie reine Ware behandelt werden, in völliger Verachtung ihrer Wesensnatur, ohne jede Spur von Mitgefühl oder Güte angesichts der Tatsache, daß sie lebende und atmende Tiere sind; Fabriken, in denen den Hühnern systematisch jede Möglichkeit der Äußerung ihrer natürlichen Bedürfnisse entzogen wird.

Die heutigen Fabrikhühner sind nicht Teil der bäuerlichen Landwirtschaft, wie wir sie uns vorstellen. Sie sind lebende Beispiele für die praktizierte Einstellung, daß Tiere Objekte sind; Rohstoffe, die wir nach eigenem Gutdünken verbrauchen können.

Ich wünschte, dies sei eine maßlose Übertreibung. Ich wünschte, daß dies nur auf vereinzelte Fälle von Vernachlässigung und schlechtem Management zuträfe. Doch leider handelt es sich hierbei um eine akkurate Beschreibung der üblichen Arbeitsmethoden der Eier- und Geflügelindustrie der Gegenwart. Ich beschreibe die Situation in den Unternehmen, die 98 % unserer Eier und Geflügelwaren produzieren. Ich beschreibe Techniken und Praktiken, die jeden Tag von amerikanischen Fachzeitschriften wie *Poultry World*, *Poultry Tribune*, *Poultry Digest*, *Farmer and Stockbreeder* und *Farm Journal* vorgegeben und besprochen werden.

(*Anmerkung des Übersetzers:* Im folgenden geht der Autor auf die Tatsache ein, daß im amerikanischen Sprachgebrauch die Bezeichnungen *broilers* für die zur Fleischerzeugung bestimmten und *layers* für die zum Eierlegen eingeteilten Hühner üblich sind.) Hühner werden in den heutigen Fabriken demnach nicht mehr bei ihrem eigentlichen Namen genannt. Dass Ihnen statt dessen Namen entsprechend ihrer Verwertbarkeit als Nahrungsmittellieferanten gegeben werden, ist zwar an sich eher nebensächlich. Dennoch ist dies Teil des Prozesses, der uns dazu führt, die Tiere nicht mehr als würdevolle Lebewesen zu betrachten. Die Branche hat es sich zum wichtigen Anliegen gemacht, die Tiere nicht als Tiere zu sehen.

Die moderne Henne ist letzten Endes nur eine sehr effiziente Umset-
zungsmaschine, die die Rohstoffe – das Futter – in das fertige Produkt –
das Ei – umwandelt, abzüglich der Betriebskosten, versteht sich.
(Farmer and Stockbreeder)[9]

■ Geburtstagsfeiern nach Art des Hauses

Männliche Hühner sind aus verständlichen Gründen bei der Erzeugung von
Eiern von geringem Wert. Was also, glauben Sie, passiert mit ihnen? Wie
werden diese kleinen Wesen begrüßt, nachdem sie sich ihren Weg aus Scha-
len gepickt haben und, den warmen Empfang ihrer Mutterhenne erwartend,
um sich blicken und danach streben, ihr Leben auf der Erde zu beginnen?
„Sie werden buchstäblich weggeworfen. Wir beobachteten, wie die für
das Ausschlüpfen zuständigen Arbeiter die Männchen heraussuchten und
diese in dicke Plastiktüten warfen. Uns wurde dazu erklärt: ‚Wir tun sie
in eine Tüte und lassen sie ersticken.'"[10]
Dies ist kein Bild, um einer Mutter Freude zu bereiten, werden doch mehr
als eine halbe Million kleiner Küken pro Tag in den USA auf diese Weise
„entsorgt". In der Zeit, die Sie für das Lesen dieses Absatzes benötigen, werden über 2000 neugeborene männliche Küken von menschlicher Hand in
Mülltüten geworfen, um sie dort neben ihren Brüdern ersticken zu lassen,
ohne jegliche Anerkennung ihrer Lebendigkeit.
    Dennoch gehören sie vielleicht zu den Glücklicheren. Für die Küken,
denen man das Überleben gestattet, beginnt nämlich ein „Leben", das man
wahrlich nur als Alptraum bezeichnen kann.
    In den heutigen modernen Fabriken erblicken die für die natürlichen
Rhythmen von Tag und Nacht hochempfindsamen Wesen niemals das Licht
der Sonne. Die für die Fleischerzeugung bestimmten Hühner erreichen die
Produktionsstätte per Förderband in Schüben von Zehntausenden kleiner
Küken. Frisch aus den Brutkästen und mechanisierten Ausschlüpfanlagen
kommend, piepsen die erst wenige Stunden alten flauschigen Kleinen mit ihren zarten Stimmen nach ihren Müttern. Allerdings werden sie die Stimme
ihrer Mutter niemals kennenlernen, ebensowenig wie die Wärme ihres Körpers oder die Geborgenheit ihres Schutzes. Es wird für sie kein Herumpik-
ken nach leckeren Insekten auf natürlicher Erde geben, kein Herumstöbern
und Erkunden, kein Krähen, um den Tagesanbruch zu verkünden.
    Diese kleinen Küken werden mit einer Gott-gegebenen Lebenserwar-

tung von 15 bis 20 Jahren geboren. Unter den Bedingungen der heutigen Massentierhaltung schaffen die modernen, der Fleischproduktion dienenden Hühner jedoch lediglich das stolze Alter von zwei Monaten. Im Vergleich hierzu ist eine Legehenne ein wahrer Methusalem – sie könnte möglicherweise bis zu zwei Jahre alt werden.

Je mehr ich diese Fabriken kennenlernte, desto ironischer erschien es mir, sie als „Hühnerparadies" zu bezeichnen. Diese fensterlose, Lagerhäusern ähnliche Einrichtung, in der zwischen Boden und Decke Käfige aufeinandergestapelt sind, wurde systematisch zur Profitmaximierung der Agrarwirtschaftskonzerne, denen die Anlagen und die Vögel gehören, konzipiert. In keiner Weise wurden die natürlichen Bedürfnisse oder gar die Gesundheit der Hühner berücksichtigt.

In den fensterlosen Hallen ist jeder Aspekt des Umfelds der Tiere vollkommen kontrolliert, um schnellstmögliches Wachstum, die größtmögliche Zahl gelegter Eier und die geringstmöglichen Kosten des Unternehmens sicherzustellen. Übrigens sind die Konzerne, denen die amerikanischen Hühnerfabriken gehören, normalerweise gar keine Agrarunternehmen, wie Sie vielleicht annehmen würden. Wie Peter Singer in seinem exzellenten Buch *Befreiung der Tiere* aufzeigte, sind es Unternehmen wie *Textron, Inc.*, die Bleistifte und Hubschrauber herstellen. Diese Konzerne beteiligen sich an Nutztiergeschäften nur, weil sie ihnen als lohnenswerte Investition erscheinen.[11] Dementsprechend wenden sie die gleichen Vorgehensweisen, die sonst der Produktion von Bleistiften und Helikoptern dienen, bei Hühnern an und behandeln diese atmenden, gefühlslebendigen Tiere mit der gleichen Aufmerksamkeit, die sie für Bleistifte haben.

■ **Das Sozialverhalten der Hühner**

Der bekannte britische Verhaltensforscher Desmond Morris, Autor von *The Naked Ape*, schrieb über die heutigen Methoden der Hennenaufzucht in Käfigen (auch „Batterien" genannt):

„Jeder, der das Gesellschaftsleben der Vögel eingehend studiert hat, wird wissen, daß sie in einer einfühlsamen und komplexen Welt leben, in der die Nahrungsaufnahme nur einen kleinen Teil ihrer Verhaltensbedürfnisse ausmacht. Das Gehirn jedes Vogels ist mit einer Anzahl komplizierter Triebe und Reaktionen programmiert, die – zusätzlich zur Nahrungsaufnahme – das Tier auf den Weg zu einem Leben führt, das geprägt ist von

*speziellen Gebietsansprüchen, dem Anlegen von Nest- und Schlafplatz,
der Pflege, der Aufzucht von Jungen und aggressiven und sexuellen Aktivitäten. All diese Aktivitäten werden den Hühnern in Legebatteriebetrieben total verwehrt."* [12]

Hühner sind ihrer Natur gemäß sehr gruppenverbundene Tiere. Im Zusammenleben unter natürlichen Bedingungen, auf dem Bauernhof oder in freier Wildbahn, formen sie eine soziale Hierarchie, bekannt als „Hackordnung". Jeder Vogel läßt, am Futtertrog und auch sonst, dem vor ihm in der Rangfolge Stehenden den Vortritt und hat selbst den Vorrang vor den nach ihm Plazierten.

Diese Rangfolge ist für die Vögel von enormer Bedeutung. Laut Studien, die in *The New Scientist* veröffentlicht wurden, können Hühner eine feste Hackordnung befolgen, in der jeder Vogel alle anderen Individuen und seinen Platz unter ihnen kennt, selbst bei Gruppen von bis zu 90 Hühnern. [13] Bei mehr als 90 Vögeln kann die Situation jedoch außer Kontrolle geraten. Selbstverständlich würden unter natürlichen Bedingungen die Gruppen niemals auch nur annähernd diesen Umfang erreichen. Allerdings sind die Gruppen in den heutigen „Hühnerparadiesen" meist etwas größer als diese 90 Vögel.

Wieviel größer? *Poultry Digest* berichtet, daß die Hühnerzahl in einer typischen Eierfabrik bei 80.000 Vögeln pro Halle liegt! [14]

■ Ganz wie eine Mutterhenne

In einer solchen Situation sind die Vögel gänzlich unfähig, eines ihrer grundlegenden und wichtigsten naturgemäßen Bedürfnisse zu befriedigen, nämlich die Ermittlung einer Hackordnung und ihre Stellung in dieser.

Die Auswirkungen dieser unnatürlichen Zustände sind nicht allzu schön. Außerstande, ein geordnetes Sozialleben und die sich daraus ergebende Eigenidentität aufzubauen, kämpfen die zusammengepferchten Tiere permanent untereinander. Sie werden durch den Platzmangel und die Unterdrückung ihres elementaren Bedürfnisses nach einer Hackordnung in den Wahnsinn getrieben. In ihrer Frustration hacken sie sich untereinander bösartig auf die Federn. Regelmäßig versuchen sie, einander zu töten und sogar sich gegenseitig zu fressen. Die Konzerne registrieren diese Entwicklungen, aber nur in bezug auf die Profitbeeinträchtigung.

Federnhacken und Kannibalismus werden leicht zu ernsthaften Lastern bei den unter extremen Bedingungen gehaltenen Vögeln. Sie bedeuten geringere Produktivität und verlorene Profite.

(The Farming Express)[15]

Jegliches Verhalten unter den Hühnern, das die Profite gefährdet, wird in der Branche als „Laster" bezeichnet. Es ist dies ein Ausdruck, der mich wahrlich verblüfft. Wo liegt die Tugend in der Aufzucht von Vögeln unter diesen Bedingungen?

Da die Tiere auf ihrem Verhalten als stolze und empfindsame Kreaturen beharren und selbst unter diesen widrigen Umständen versuchen, ihre natürlichen Bedürfnisse auszuleben, müssen die Experten, die die heutigen Massentierhaltungsbetriebe leiten, reagieren. Sie müssen etwas tun, denn wenn sich viele der Vögel untereinander töten, geht viel Geld verloren, und dies ist das Übel, welches es um jeden Preis zu vermeiden gilt. Sie wissen, daß das verrückte Verhalten der Vögel aus den unnatürlichen Bedingungen resultiert, unter denen die Tiere gehalten werden. Was also tun die Leiter dieser Fabriken? Sie machen die Bedingungen noch unnatürlicher, was sonst?

Die beliebteste Methode der Unternehmen besteht darin, den Hühnern einen Teil ihres Schnabels abzuschneiden.[16] Dies verändert nichts an den widrigen Umständen, die die Hühner erst dazu veranlassen, sich gegenseitig anzugreifen. Allerdings hindert es sie daran, dem Profit der Konzerne zu schaden.

Die Leute, die die heutigen Geflügelfabriken leiten, sind nicht allzu besorgt über die Tatsache, daß das Abschneiden eines Teils des Hühnerschnabels einen Einschnitt in höchst empfindliches Gewebe erfordert, vergleichbar mit der zarten empfindlichen Haut unter dem menschlichen Fingernagel, und den Tieren erhebliche Schmerzen zufügt. Ebensowenig stört es sie, daß sie die Tiere dadurch verstümmeln und eines ihrer wichtigsten Körperteile beschädigen. Die heutigen Geflügelproduzenten sind mit diesem Verfahren des Schnabelverstümmelns höchst zufrieden. Diese heutzutage fast universell in der Branche eingesetzte Methode[17] ermöglicht den Produzenten, ihre Hühner unter den aufreibenden, inhumanen und von maßloser Überfüllung geprägten Bedingungen, die die eigentliche Ursache für die Aggressionen und den Kannibalismus sind, am Leben zu erhalten.

Dennoch sind diese Verhältnisse sogar aus einer rein finanziellen Sichtweise mit einigen Nachteilen behaftet. Wie eine Fachzeitschrift registrierte:

52

*„ Manchmal macht es das ungleichmäßige Wachstum des Schnabels bei ei-
nem am Schnabel verstümmelten Vogel für diesen schwierig oder unmöglich zu trinken, wo ein normaler Vogel keine Probleme hätte.* "[18]
Die Experten der Massentierhaltungsbetriebe sind keineswegs erfreut über
diese Tendenz der undankbaren jungen am Schnabel verstümmelten Vögel,
entweder zu verdursten, da sie an den kleinen Tränkmaschinen nicht trinken
können, oder wenige Zentimeter vor ihrem Futter zu verhungern, weil sie
dieses nicht fressen können. Ebensowenig sind sie über jene Vögel erfreut,
die zwar überleben, aber nicht nach Plan Gewicht zulegen, weil sie beim
Fressen große Probleme haben. Diese Entwicklungen registrieren die Verantwortlichen mit großem Bedauern, da Hühnerfleisch nach Gewicht verkauft wird.

Die einfallsreichen Produzenten sind allerdings nicht durch den Tod und
die Versehrtheit am Schnabel verstümmelter Vögel in Verlegenheit zu bringen. Mit Hilfe von innovativen Werbestrategien versuchen sie, derartige Verluste zu kompensieren und den Profit erneut anzukurbeln. Sie behaupten
einfach in der Öffentlichkeit, daß ihre Hühner „nicht glücklicher sein könnten". Ein großer amerikanischer Geflügelproduzent, Paramount Chickens,
zeigte im Fernsehen Werbespots, in denen eine lächelnde Pearl Bailey (die
wahrscheinlich ebensowenig wie die meisten von uns die Wahrheit kennt)
versichert, daß Paramount ihre Hühner „ganz wie eine Mutterhenne" umsorgt.[19]

Dies ist eine bemerkenswerte Aussage. Von wievielen Mutterhennen ist
bekannt, daß sie die Schnäbel ihrer Küken abschneiden und diese zum Dasein unter Verhältnissen zwingen, in denen sie kein normales Sozialverhalten
entwickeln können und dadurch zur Verzweiflung gebracht werden?

■ Erleuchtet?

Sie kennen wahrscheinlich das wunderbare Krähen der Hähne zu Tagesbeginn, die leidenschaftliche, lauthalse Verkündung des Sonnenaufgangs. Die
Laute, mit denen sie den Tag begrüßen, offenbaren nicht nur ihr stolzes und
leidenschaftliches Wesen, sondern auch ihre Empfindsamkeit gegenüber den
Lichtverhältnissen. Dies ist eine Tatsache, die sich die modernen Geflügel-
hersteller ohne Zögern zunutze machen.

In den fensterlosen Lagerhallen, die wir für „Hühnerparadiese" halten
sollen, wird die künstliche Beleuchtung so manipuliert, daß die Profite maxi-

miert und die Kosten auf ein Minimum reduziert werden. Die Hühner, die der Fleischerzeugung dienen, werden oft in ihren ersten zwei Wochen 24 Stunden am Tag dem grellen Licht ausgesetzt. Daraufhin wird das Licht etwas gemäßigt und alle zwei Stunden an- und ausgeschaltet.[20] Im Alter von etwa sechs Wochen sind die Tiere durch diese Praktiken derart verrückt geworden, daß das Licht völlig ausgeschaltet werden muß, um sie zu beruhigen. Trotzdem führt unter den Vögeln das Fehlen jeglicher Möglichkeit, ihre natürlichen Energien und Triebe auszuleben, zu ständigen Kämpfen, in denen die am Schnabel verstümmelten Vögel im Dunkeln aufeinander einhacken und sich dabei trotz ihrer Versehrtheit häufig umbringen. Das „Mitgefühl" der Verantwortlichen gipfelt in Aussprüchen wie diesem:

Es ist eine verdammte Schande, wenn sie sich untereinander umbringen. Das bedeutet, daß wir all das Futter, das wir in sie reingestopft haben, verschwendet haben.

(Herbert Reed, Geflügelproduzent)[21]

Die Lichtverhältnisse der jungen Legehennen sind etwas anders als die der Fleischhühner, allerdings auch nicht gerade natürlich. Die Tiere werden in Gebäuden gehalten, die, außer zur Fütterungszeit, durchgehend in Dunkelheit belassen werden.[22] Wenn die Hennen das Alter erreichen, in dem sie Eier legen können, ändern sich die Verhältnisse schlagartig. Nachdem sie bis auf die Fütterungszeiten ihr gesamtes Leben in völliger Dunkelheit lebten, werden die Hennen nun permanent grellem Licht ausgesetzt.

„In einem Betrieb wurde eine Beleuchtungsdauer von 23 Stunden pro Tag getestet."[23]

■ Die Agrarwirtschaft legt ein Ei

Die Leute, die die als „Hühnerparadiese" bezeichneten Produktionsstätten entwerfen, sind höchst erfinderisch, wenn es darum geht, die Lebensbedingungen der Tiere auf maximalen Profit auszurichten. Wenn die Produktivität einer Legehenne nachläßt, lassen die Verantwortlichen dies nicht einfach tatenlos geschehen. Sie verfügen schließlich über eine Methode, mit deren Hilfe die Eierproduktion erheblich gesteigert werden kann.[24] Die bereits in Panik und Erschöpfung verfallene Henne wird sich plötzlich in völliger Dunkelheit wiederfinden. Die künstliche Belichtung, die bislang für teilweise mehr als 17 Stunden am Tag eingeschaltet war, fehlt nun gänzlich, während ihr gleichzeitig Nahrung und Wasser entzogen werden. Nach zwei Tagen des Hungerns ohne Flüssigkeitszufuhr in absoluter Dunkelheit gibt man dem Vogel Wasser, aber noch immer weder Nahrung noch Licht. Bald darauf wird die in diesen Betrieben „normale" Lichteinstrahlung und Nahrungszufuhr wieder eingeführt. Bei denjenigen Hennen, die diese einfallsreiche Prozedur überleben, stellen sich schockartig physiologische Prozesse ein, die unter natürlichen Bedingungen bei dem saisonbedingten Verlust des Gefieders und dem Nachwachsen neuer Federn auftreten. Nach der Durchführung dieser sogenannten „force-moulting"-Methode erreichen die arg gebeutelten überlebenden Hennen möglicherweise eine solche Produktivität, daß man sie weitere zwei Monate am Leben erhält. Dann teilen sie das Schicksal der vorzeitig Verendeten und landen in unserer Hühnersuppe.

Während der letzten 30 Stunden vor der Schlachtung wird das Tier abermals kein Futter erhalten. Eine Überschrift in der *Poultry Tribune* erinnerte Geflügelproduzenten daran, den „erschöpften Hennen das Futter zu entziehen".[25] Die Fachzeitschrift argumentierte in überzeugender Manier, daß das den Hennen in den letzten 30 Stunden ihres Lebens verabreichte Futter sich in dieser kurzen Zeit nicht mehr in Fleisch verwandeln kann. Es verbleibt im Verdauungstrakt und stellt so, nach dem Urteil der Experten, eine reine Nahrungsverschwendung dar.

■ **Der Alarmknopf**

Obgleich sie in den heutigen Hühnerfabriken wie Maschinen behandelt werden, weigern sich die Hühner dickköpfig, sich einfach mit ihrem Schicksal abzufinden und sich zielstrebig und hingebungsvoll der Aufgabe zu widmen, in der geringstmöglichen Zeit so viele Eier, wie sie nur können, zu legen und so fett wie möglich zu werden. Statt dessen beharren sie darauf, sich selbst als Tiere mit Trieben und Bedürfnissen zu sehen.

Allerdings werden den Hühnern heutzutage keinerlei natürliche Verhaltensweisen gestattet. Sie können nicht herumlaufen, im Boden herumpicken, ein Nest bauen und nicht einmal ihre Flügel ausbreiten. Jeder Instinkt wird unterdrückt. Die seltsamen Manipulationen der Lichtverhältnisse erlauben diesen lichtempfindlichen Kreaturen nicht die Spur eines naturgemäßen Schlafzyklus. Sie können keine Hackordnung und damit keine soziale Identität ausbilden. Sie können sich nicht gegenseitig aus dem Weg gehen, und dadurch haben die schwächeren Vögel keine Fluchtmöglichkeit vor den stärkeren, die aufgrund dieser grotesken Lebensbedingungen verzweifelt sind. Angesichts solcher Zustände leben diese leidenschaftlichen Geschöpfe in einem Zustand permanenter Panik. Es kommt bei der geringsten Störung zu einem Aufruhr. Die Tiere zeigen in jeder Hinsicht, daß sie vollkommen verrückt gemacht wurden. Ein Naturforscher schrieb:

„Die Batteriehühner, die ich beobachtete, haben allem Anschein nach schon in dem Alter den Verstand verloren, in dem sie normalerweise von ihrer Mutter etwas unabhängiger werden und im Unkraut selbständig nach Grashüpfern jagen. Die Legebatterie wird zum reinsten Irrenhaus.“ [26]

Ein Journalist berichtet:

„Die Vögel in den Legehallen sind hysterisch ... Vögel kreischen, gackern und glucksen, während sie übereinander herstürzen, um an den automatisch gesteuerten Getreidetrog oder die Wasserstelle zu gelangen. Auf diese Weise verbringen die Hennen ihr kurzes Leben der endlosen Eierproduktion.“ [27]

Ein weiterer Bericht, diesmal von einem Wissenschaftler, der sein ganzes Leben lang das Verhalten der Tiere studierte, sagt aus, daß die Hühner heutzutage die Tendenz haben zu

„... wilden Fluchtversuchen. Ohne offensichtlichen Grund ergreift eine Welle der Hysterie den gesamten Batteriebestand; wildes unnatürliches Gegacker und ungeordnetes Geschrei und ein Geflatter, als sei jede Feder eines jeden Huhnes besessen und wahnsinnig.“ [28]

In ihrer Panik türmen sich die Vögel manchmal aufeinander, so daß einige von ihnen ersticken. Geflügelproduzenten gehören nicht generell zum eher sentimentalen Menschentyp, aber weil erstickte Vögel eine „Futterverschwendung" darstellen, liegt angesichts derartiger Vorfälle in ihren Betrieben akuter Handlungsbedarf vor. Mit genialem Einfallsreichtum haben sie einen Weg gefunden, das Problem des Auftürmens einzuschränken, indem sie nämlich die Hühner so dicht in Drahtkäfigen zusammenpferchen, daß die Tiere sich kaum bewegen können. Auf diese Weise können sie sich unter Panik nicht mehr übereinander auftürmen.

Die Käfige schaffen jedoch selbst einige Probleme, so daß die Bezeichnung „Hühnerparadies" noch trügerischer ist: Die eingesperrten Hennen versuchen noch immer, sich so zu verhalten, wie es von der Natur vorgesehen ist und wie es dem Leben auf Erdboden angemessen wäre. So setzen beispielsweise ihre Fußkrallen das Wachstum fort. Ohne festen Boden, auf dem sich die Krallen abnutzen, werden diese sehr lang und können sich um die Käfigmaschen herumwickeln. Der ehemalige Vorsitzende eines amerikanischen Geflügelunternehmens schrieb in *Poultry Tribune* über die vielen Fälle, in denen man eine Anzahl Hennen aus ihren Käfigen entfernen mußte:

„... wir entdeckten Hühner, die buchstäblich an ihren Käfigen festgewachsen waren. Es hat den Anschein, daß die Fußkrallen sich irgendwie in den Drahtmaschen verfingen und nicht lösen ließen. Nach einiger Zeit wuchs dadurch das Fleisch ihrer Füße vollständig um den Draht.“ [29]

Es erübrigt sich zu erwähnen, daß diese Vögel, die im Käfig festgehalten waren, wo sie weder Futter noch Wasser erreichen konnten, verdursteten oder verhungerten.

Wiederum waren jedoch die schlauen Köpfe, die diese ganze Situation geschaffen hatten, mit einer einfallsreichen Lösung dieses Problems zur Stelle, um eine derartig sinnlose „Futterverschwendung" zu vermeiden. Die Idee bestand darin, den kleinen Küken einfach im Alter von ein bis zwei Tagen die Fußkrallen abzuschneiden.

In den meisten Käfigen gibt es mindestens einen armen Vogel, der unter diesen grotesken Bedingungen seinen Lebenswillen vollkommen verloren hat. Diese traurigen Kreaturen wehren sich nicht mehr dagegen, beiseite geschoben und von den anderen Vögeln herumgestoßen und getreten zu werden. Dies sind wahrscheinlich Vögel, die sich in einer Hühnerschar unter natürlichen Bedingungen in der Hackordnung weit unten befänden. Obwohl sie den anderen den Vortritt überlassen und nicht viel Ansehen genießen, spielen sie dennoch eine notwendige Rolle im Leben der Gruppe. Sie sorgen für Nachwuchs, ziehen ihre kleinen Küken auf und leben einfach ihr Leben. In den Käfigen der Massentierhaltungshallen ist das Leben allerdings nicht besonders gütig zu solch kleinen Wesen:

„... diese Tiere können nichts anderes tun, als in einer Ecke zu hocken, gewöhnlich an der tiefsten Stelle des abschüssigen Bodens, wo die anderen Tiere in dem Versuch, an die Futter- und Wasserstelle zu gelangen, auf ihnen herumtrampeln.“ [30]

■ **Fläche zu vermieten**

Ich habe eine ganze Reihe von Leuten getroffen, die Hühner anscheinend für Gemüse halten. Wenn jemand sagt, daß er oder sie Vegetarier ist, antworten diese Leute mit einer Frage wie: „Ja, aber Huhn essen Sie doch, oder?" Ich bin mir ziemlich sicher, daß die meisten heutigen Geflügelproduzenten ihren Bestand gut genug kennen, um zu wissen, daß Hühner kein Gemüse sind. Trotzdem sind sie offensichtlich außerstande, die Tatsache anzuerkennen, daß es Tiere sind und als solche grundlegende Gebietsansprüche haben. In einem Betrieb in Mt. Morris, New York, fand der Naturforscher Roy Bedichek vier und teilweise sogar fünf Hennen, die in Käfigen mit einer Fläche von 30 x 30 cm gehalten wurden.[31] Angesichts dieses Platzmangels waren die Vögel noch nicht einmal in der Lage, einen einzigen Flügel zu heben. Sie waren so dicht zusammengepfercht, daß sie sogar große Probleme dabei hatten, sich auf der Stelle herumzudrehen. Dies wird von den Verantwortlichen allerdings nicht als negativ empfunden. Mit dem erzwungenen permanenten Körperkontakt von allen Seiten nehmen sie die Körperwärme ihrer Mitinsassen auf und reduzieren somit die Heizkosten.

Dieser Betrieb ist ein extremes Beispiel. Dennoch ist die branchenübliche Norm kaum besser. Ein überraschend hoher Prozentsatz der in Los Angeles verzehrten Eier stammt aus der 140 Hektar großen *Egg City* in Moorpark, Kalifornien.[32] Hier werden täglich 2,2 Millionen Eier von drei Millionen Hühnern gelegt. Fünf Hennen teilen sich einen 40 x 45 cm großen Käfig.[33]

Um diese Bedingungen aus der Sicht eines Huhns zu betrachten, stellen Sie sich vor, wie Sie in einem vollbesetzten Fahrstuhl stehen. Der Fahrstuhl ist so überfüllt, daß Sie an jeder Seite Körperkontakt mit den übrigen Mitfahrenden haben. Selbst das Herumdrehen auf der Stelle ist kaum möglich. Eines müssen Sie bei dieser Vorstellung noch berücksichtigen – dies bleibt Ihr ganzes Leben so. Es ist nicht nur eine vorübergehende Unbequemlichkeit, bis Sie ihren Stock erreicht haben. Dies bleibt für immer so. Ihre Erlösung erfolgt erst durch die Hände des „Scharfrichters".

Übrigens, während Sie sich dies ausmalten, haben Sie sich die anderen Personen im Fahrstuhl vielleicht als vorsichtige, ruhige Menschen vorgestellt, die Ihnen die Situation so angenehm wie möglich zu machen versuchen. Aber was ist, wenn all die anderen nicht die Möglichkeit haben, diese Situation zu verstehen? Was, wenn sie auf die Angst mit reinem Instinkt reagieren, ohne jede Spur von zivilisiertem Benehmen? Was, wenn die anderen ebenso wie Sie unnachgiebig ihre Platzansprüche geltend machen, wenn sie die Frustration der Lage in den Wahnsinn getrieben hat, der mit oder ohne Provokation zu jeder Sekunde ausbrechen könnte?

Stellen Sie sich weiterhin vor, daß der Boden des Fahrstuhls, in dem Sie sich befinden, nach unten abfällt, so daß die Schwerkraft Sie alle in die gleiche Richtung zieht. Die Decke ist so niedrig, daß Sie und die anderen nur zu einer Seite aufrecht stehen können. Der Boden besteht aus Drahtmaschen, die furchtbar unbequem für Ihre Füße sind. Um diesen bildhaften Vergleich mit den Zuständen der heutigen Massentierhaltung zu vervollständigen, stellen Sie sich vor, was passieren würde, wenn einige der mit Ihnen Eingeschlossenen dem Kannibalismus verfallen würden?

Das sind die Verhältnisse, die uns die Branche als „Hühnerparadiese" verkaufen will.

Es sind die tatsächlichen Lebensbedingungen der Hühner, deren Fleisch und Eier die Amerikaner verzehren.

■ **Die Züchtung „besserer" Hühner**

Hühnerzüchter geben sich viel Mühe, ein „besseres" Huhn zu entwickeln, mit einem ihren Vorstellungen entsprechenden abnorm hohen Körpergewicht. (Bedenken Sie, daß sich der Preis nach dem Gewicht berechnet.) Das Ergebnis dieser Versuche ist ein Tier, dessen Skelett Jahr für Jahr schlechter in der Lage ist, das ständig steigende Körpergewicht zu tragen. Die massigen Körper der für die Fleischerzeugung gehaltenen Hühner wachsen so schnell, daß ihre Knochen und Gelenke nicht mithalten können. Die Fachzeitschrift *Broiler Journal* berichtet, daß die Fleischhühner durch ihre Fettleibigkeit kaum noch stehen können, so daß sie die meiste Zeit zusammengedrängt „am Boden hocken".[34]

„Krankheiten des Skelettsystems sind häufig. Viele dieser Tiere hocken oder humpeln unter großen Schmerzen auf ihren beschädigten Füßen und Beinen."[35]

Derartige Probleme werden von den Verantwortlichen nicht besonders interessiert zur Kenntnis genommen, und sie versichern uns, daß sie sich „wie eine Mutterhenne" um ihre Hühner kümmern. Lahmheit betrifft schließlich nur das lebende Tier, nicht den Fleischpreis. Das Fleisch kann unabhängig davon verkauft werden, ob die Tiere verkrüppelt sind oder nicht.

Die gleichen Züchter, die uns diese extrem fleischigen Vögel bescherten, widmen sich intensiv der Entwicklung weiterer durch Gentechnik ermöglichter grotesker Eigenschaften der Tiere. Sie mögen vielleicht denken, so wie ich es tat, daß Gott sich einigermaßen sicher war, was Er tat, als Er die Tiere erschuf. Allerdings haben die Forscher im *Animal Research Institute of Agriculture* (Landwirtschaftliches Tierforschungsinstitut) in Kanada eine bessere Idee. Der Direktor des Instituts, R. S. Gowe, gewährte mir diese erleuchtende Einsicht, als er auf einer Konferenz in Ottawa im Dezember des Jahres 1978 über „zuchttierintensive Methoden der Produktion" referierte. Stolz verkündete Gowe:

„Im Tierforschungsinstitut versuchen wir Tiere ohne Beine und Hühner ohne Federn zu züchten." [36]

Ich muß eingestehen, daß es einiger Zeit bedurfte, bis ich verstand, warum irgendjemand Hühner ohne Federn züchten würde. Doch dann wurde mir klar, warum mindestens sechs Universitäten in den USA und Kanada derzeitig diesen Versuch unternehmen.[37] Hätten die Hühner keine Federn, dann bliebe den Leuten, die sie „wie eine Mutterhenne" umsorgen, der Ärger mit dem Herauszupfen der Federn erspart.

■ **Ausgeflippt**

Es gibt viele andere Dinge außer dem Gefieder, mit denen die Hühner für Schwierigkeiten sorgen. *Poultry Digest* beschreibt das wachsende Problem des Umkipp-Syndroms (Flip-Over-Syndrome) folgendermaßen: Dabei *„springen die Vögel in die Luft, geben manchmal ein lautes Kreischen von sich und fallen schließlich tot um."* [38]

Die daraufhin durchgeführten Autopsien zeigen, daß die Herzen der Tiere voller Blutgerinnsel sind. Es ist jedoch nicht bekannt, ob dies Folge oder Ursache ihres Verendens ist. Das Problem des „Umkipp-Syndroms" verwirrt die Experten. Sie haben keine Vorstellung, was die Tiere dazu bringt, plötzlich in die Luft zu springen und zu sterben. Ich weiß es zwar auch nicht, aber dennoch denke ich, man darf sich zu der Behauptung erkühnen, daß die Vögel nicht deswegen in die Luft springen, weil sie ein spontanes Gefühl von Freude und Entzücken nicht unterdrücken können.

■ **Die gute Küche des Hühnerparadieses**

Was, glauben Sie, erhalten die glücklichen Einwohner der heutigen Hühnerparadiese als Nahrung, bevor sie uns als Nahrung dienen? Forscher, die den Artikel „Geflügelproduktion" in der Zeitschrift *Scientific American* schrieben, untersuchten die heutzutage übliche Hühnernahrung. Sie äußerten ihre ernsthafte Besorgnis angesichts der von ihnen vorgefundenen Qualität:

„Das heutige Geflügel wächst mit einer Ernährung auf, die fast vollkommen von jeder in der Natur vorkommenden Nahrung abweicht. Ihre Kost ist ein Produkt des Labors." [39]

Ein Geflügelproduzent äußerte sich diesbezüglich:

„Praktisch alle heutzutage in den Vereinigten Staaten aufgezogenen Hühner erhalten eine Nahrung voller Antibiotika, von ihrem ersten bis zu ihrem letzten Tag. Ohne Antibiotika könnte die Branche die intensiven Zuchtmethoden nicht aufrechterhalten. Eine beträchtliche Zahl der Tiere stirbt dennoch, bevor wir aus ihnen Profit ziehen können. Ohne Antibiotika? Nun, das wäre ein Rückschritt zu den überholten Methoden der Vergangenheit." [40]

Gott behüte! Damals wurden den Hühnern die kontinuierliche Verabreichung von Sulfa-Medikamenten, Hormonen, Antibiotika und Nitrofuranen vorenthalten. [41] Außerdem mußten die armen Vögel ohne arsenhaltige Substanzen leben! Mehr als 90 % der Hühner werden heutzutage mit Arsenverbindungen gefüttert. [42]

Ich nahm an, daß die den Hühnern verabreichte Nahrung nach ihrem Gesundheitswert ausgewählt würde. Doch dies, so fand ich heraus, ist keineswegs der Fall. Hühnerfleisch wird nach Gewicht bezahlt, nicht nach Gesundheitszustand des Tiers. Daher ist das Hühnerfutter ausschließlich nach dem Kriterium zusammengestellt, das Körpergewicht der Tiere so billig wie möglich zu maximieren. Ebenso orientiert sich die Kost, die den Legehennen verabreicht wird, nur an der Zielsetzung, die Eierproduktion mit den geringstmöglichen Kosten anzukurbeln.

Das Ergebnis ist, daß diese Hühner nicht gerade die gesündesten Tiere sind. Laut *Poultry Digest* leidet eine ständig zunehmende Zahl der Tiere in den modernen Hühnerzuchtbetrieben unter einem Erschöpfungszustand, der nur die in Käfigen gehaltenen Legehennen befällt („Caged Layer Fatigue"). Bei diesen Vögeln kommt es in den Knochen und Muskeln zu Mineralienentzugserscheinungen, die darin kulminieren, daß die Tiere noch nicht einmal mehr stehen können. [43]

Dieser Erschöpfungszustand ist eigentlich nur eine von einer Vielzahl von Gesundheitsstörungen, die sich unter den Hühnern ausbreiten, die mit diesen modernen Methoden gezüchtet werden. Die Futterzusammensetzung fördert die Krankheitsentstehung sogar. In dem Klassiker über die heutigen Tierzuchtmethoden, *Animal Factories*, berichten Peter Singer und Jim Mason:

„Mangelnde Vitamingaben, typisch für heutige Geflügelfabriken ... resultieren in verschiedenartigsten krankhaften Zuständen, wie z. B. Wachstumsstörungen, Augenschäden, Blindheit, Lethargie, Nierenschäden, gestörter Sexualentwicklung, Knochen- und Muskelschwäche, Gehirnschäden, Lähmungen, innere Blutungen, Blutarmut und deformierte Schnäbel und Gelenke. Ernährungsmängel und andere massentierhaltungsbedingte Ursachen bewirken eine Vielzahl körperlicher Mißbildungen. Bei Geflügel zählen instabile Knochen, gerissene Sehnen, verdrehte Beine und geschwollene Gelenke zu den Symptomen, die von Mineralienmangel im Futter ausgelöst werden ... Einige Geflügelkrankheiten bewirken bei den Vögeln mißgebildete Rückenknochen, verdrehte Hälse und entzündete Gelenke." [44]

Diese armen Tiere werden von allen möglichen Krankheiten arg gebeutelt. Aufgrund der Gefahr, sich an den Krankheiten der Hühner anzustecken, bezeichnet das Arbeitsministerium der USA die geflügelverarbeitende Industrie sogar als eine der gefährlichsten Branchen überhaupt. [45]

Viele der Gesundheitsstörungen, die diese traurigen Kreaturen regelmäßig befallen, waren noch vor wenigen Jahren unbekannt. Es ist heutzutage bei den in Käfigen gehaltenen Vögeln üblich, daß sie ihre Federn verlieren. Es ist nicht bekannt, ob dies wegen der permanenten Reibung gegen den Käfigdraht geschieht oder ob dies ein Ergebnis des Federnhackens untereinander ist. Vielleicht ist es auch das Resultat der völlig unnatürlichen Nahrung und des Mangels an Sonnenlicht. Doch was auch immer die Ursache sein mag, das unschöne Resultat des Federnverlustes ist, daß die Haut der Hühner fortan direkt gegen den Draht reibt. [46] Als ich zum ersten Mal solche Vögel sah, war ich erschrocken von dem Anblick. Ich erkannte nicht einmal, daß dies Hühner waren. Ihre Haut war rauh, wund und hellrot. Sie sahen mehr wie eine wandelnde Wunde als wie ein Vogel aus.

Man kann den Gesundheitszustand der heutigen Massentierhaltungshühner kaum unterschätzen. Sie leben in einem permanenten Zustand der Hysterie. Ihre nackte Haut reibt ständig gegen den Draht des Käfigs, in dem sie wie lebende Ölsardinen eingepfercht sind. Ein enorm hoher Prozentsatz dieser Tiere entwickelt Krebs. Ein Regierungsbericht ermittelte, daß mehr als 90 % der Hühner fast aller Tierhaltungsunternehmen der USA von Hühnerkrebs (Leukose) befallen sind! [47]

Sie und ich mögen an dem Gesundheitswert von Nahrungsmitteln zweifeln, die einem System entspringen, die derart die Gesundheit und das Wohlbefinden der Tiere mißachten. Doch den heutigen Geflügelproduzenten sind derartige Überlegungen fremd. Sie sind eine fleißige Gruppe von Geschäftsleuten, die sich hingebungsvoll und zielstrebig der Profitmaximierung gewidmet hat. Ihr Ziel ist nicht, wie Sie vielleicht gedacht haben, die Erzeugung von gesunden Nahrungsmitteln. Fred C. Haley, Leiter einer Geflügelfirma mit 225.000 Hennen in Georgia, USA, äußerte sich folgendermaßen: *„Das Bestreben in der Eierproduktion liegt darin, Geld zu verdienen. Wenn wir dieses Ziel aus den Augen verlieren, dann haben wir vergessen, worum es eigentlich geht."* [48]

Das Geld, von dem Mr. Haley spricht, läßt sich nicht von einem Bauern verdienen, der seinen Tag mit den Tieren verbringt. Das Geld verdienen die großen Agrarwirtschaftskonzerne. Der Bauer ist lediglich eine Arbeitskraft, ein kleines Rädchen im Getriebe der mächtigen Nutztierunternehmen. Der Hühnerzüchter ist es, der täglich mit den Vögeln Kontakt hat. Er kennt die modernen Haltungsmethoden und muß mit den Tieren leben. Wahrscheinlich hat er auch Gefühle und begreift, was den Hühnern angetan wird. Sollte er jedoch Protest anmelden, würde alsbald ein für diesen Job „besser Geeigneter" seine Position übernehmen. Nicht der Bauer hat die heutigen, in der Branche üblichen Produktionsstrategien entwickelt. Obgleich er diese Methoden anwenden muß, ist nicht er es, der durch sie profitiert. Eine Studie des Leiters des Landwirtschafts-Rentabilitäts-Projekts, Jim Hightower, zeigte im Jahre 1974, als das Pfund Hühnerfleisch in den USA 80 bis 90 Cent kostete, daß die Bauern hiervon lediglich zwei Cent pro Pfund bekamen. [49]

Selbstverständlich legen die Manager der Multikonzerne, die das große Geld verdienen, größten Wert darauf, sich selbst der Öffentlichkeit als altmodische Bauern zu präsentieren. In einem Fall erschien eine Anzahl von Topmanagern eines den amerikanischen Markt dominierenden internationalen Kartells zu einer Anhörung des US-Kongresses in Overalls gekleidet.

■ Ein Fließband-Huhn in jedem Topf

Die Amerikaner sind eine Nation mit einem Fließband-Huhn in jedem Topf. Wir Konsumenten wissen nicht, daß wir die Körper und die Eier von gequälten Kreaturen essen. Wir wissen nicht, daß man sie mit Hormonen und Antibiotika geimpft und vollgestopft hat oder daß man sie mit Farbstoff präpariert hat, damit ihr Fleisch und ihr Eigelb eine „gesund aussehende" gelbliche Färbung annehmen. Wie sehr wir doch unser natürliches

Empfinden verloren haben, nicht nur für Tiere, sondern auch in bezug auf unseren Geschmackssinn, daß wir uns derartig täuschen lassen können!

Einige Personen fangen jedoch an zu vermuten, daß mit den heutigen Geflügelprodukten etwas nicht stimmt. Der Komödiant George Burns sagte, als er das erste Mal Rührei ohne Ketchup aß:

„Ich wußte nie, daß Eier so schmecken. Das Rührei schmeckt, als ob die Hühner nicht für ihre Produkte bezahlt würden."

Es bedarf keiner Erwähnung, daß die Branche nicht tatenlos zusieht, wie ihre Hühner zunehmend an Geschmack verlieren, wenn Geld im Spiel ist. Das Fachblatt *Broiler Industry* entwickelte eine Idee, wie man ihrer Meinung nach das Problem angehen sollte. Diese von Experten ersonnene Strategie ist ein gutes Beispiel für die allgemeine Denkweise in der Nahrungsmittelproduktion:

„Wir werden beschuldigt, Hühner mit minderwertigem Geschmack im Vergleich zu den ‚früheren' Hühnern zu verkaufen ... Versuche werden unternommen, das Geschmacksproblem mit Hilfe von Injektionen zu lösen." [50]

Damit sollte die Sache erledigt sein!

In einer anderen Ausgabe macht *Broiler Industry* den bemerkenswerten Vorschlag:

„Es sollte möglich sein, einen Stoff oder mehrere Substanzen zu finden, die den Hühnern den ‚alten Geschmack' wiederverleihen." [51]

Falls sich auch dies nicht als passende Lösung entpuppt, sollten Sie nicht denken, daß die Agrarwirtschaftsexperten eine Niederlage eingestehen würden. Obwohl immer größere Mengen an Chemikalien und Medikamenten in der heutigen Eierproduktion eingesetzt werden, schlägt ein Branchenführer eine Marketingstrategie vor, die dieses Geschmacksproblem ein für allemal aus dem Weg räumen soll. Seine Idee?

„Auf die Verpackung der Eierkartons schreiben wir folgende Aussage: ‚Eier sind gesunde Lebensmittel. Eine für den Menschen natürliche Nahrung. Keine Zusatzstoffe, keine Konservierungsstoffe.'" [52]

Ich finde die jüngsten Entwicklungen in der Geflügelproduktion beängstigend. Die großen multinationalen Konglomerate und die Unternehmen, die mit ihnen konkurrieren müssen, wenn sie nicht bankrott gehen wollen, offenbaren in ihren Geschäftspraktiken eine absolute Gefühlskälte gegenüber dem Leiden unschuldiger Tiere. Sie haben sich von etwas sehr Grundlegendem vollkommen entfremdet.

Die Konsumenten von Eiern und Geflügel wissen von alledem nichts. Wir werden bewußt in Unwissenheit über die modernen Geflügelproduktionsmethoden und deren Auswüchse gelassen. Uns wird nichts über die entsetzliche systematische Quälerei mitgeteilt, mit der die Hühner leben müssen. Täglich essen Menschen das Fleisch und die Eier dieser armen Kreaturen, von deren Leid sie keine Vorstellung haben. Was sind die Auswirkungen des Verzehrs der Produkte eines solchen Systems? Könnte es sein, daß wir auch etwas von der Krankheit, dem Leid und der Angst ihres Lebens in uns aufnehmen, wenn wir das Fleisch und die Eier dieser armen Tiere essen? Könnte es sein, daß wir auch etwas von der Qualität ihres Lebens, das sie erleiden mußten, in uns aufnehmen, wenn wir ihr Fleisch und ihre Eier konsumieren? Instinktiv würde ich sagen, daß es wohl so sein muß.

■ In der Hölle

Die Geflügelproduzenten halten sich für vollkommen unschuldig. Sie sehen nichts Verkehrtes an dem, was sie tun. Sie sagen, daß sie durch ihre Methoden die Preise herabsetzen, die wir für unsere Eier und unser Geflügel bezahlen. Demzufolge sind sie einfach nur Personen, die sich einem klaren Ziel gewidmet haben: der Aufzucht von Hühnern für die Fleischerzeugung und der Aufzucht von Legehennen für die Eierproduktion – verbunden mit den geringstmöglichen Kosten. Daß dies die brutale Ausbeutung von Milliarden unschuldiger Tiere bedingt, ist nach ihrer Meinung unwesentlich.

Die Agrarwirtschaftsunternehmen haben sich voll und ganz auf die nackten Zahlen fixiert. Sie merken dabei nicht, daß ihnen das Wesentliche und Wichtigste entgeht. Obwohl sie die weitreichenden Konsequenzen ihrer Handlungen nicht erkennen können, gibt es diese Konsequenzen. Keiner von uns ist immun gegen die Auswirkungen unserer Taten und Entscheidungen. Wie wir säen, so werden wir ernten.

Es gibt ein Schicksal, das uns alle zu Brüdern macht,
Niemand geht seinen Weg allein –
Alles, was wir in das Leben anderer aussenden,
Kommt zurück in unser eigenes Leben.
(Autor unbekannt)

Ich weiß nicht, wie das Schicksal derjenigen aussieht, die für die heutigen Massentierhaltungsbetriebe verantwortlich sind. Doch was auch immer die

Zukunft bringen mag, diese Menschen leben bereits in einer herzlosen Welt. Sie behandeln Tiere wie Maschinen. Sie haben sich vollkommen von der Natur abgewandt und leben in Isolation von der Verbundenheit allen Lebens. Sie befinden sich bereits in einer Art Hölle.

Wenn wir die Produkte dieses Systems kaufen und essen, schaffen wir uns nicht mit ihnen gemeinsam diese Hölle?

Ist es das, wofür wir mit unserem Leben einstehen möchten?

᷍᷍

Das meist verschmähte aller Tiere

Wann immer Menschen sagen, wir sollten nicht sentimental sein,
kann man daraus schließen, daß sie etwas Grausames vorhaben.
Und wenn sie hinzufügen: „wir müssen realistisch sein",
meinen sie damit, daß sie dabei Geld verdienen werden.
Brigid Brophy

Es gibt einen einzigen Zauber, eine einzige Kraft, eine einzige
Erlösung und ein einziges Glück, und man nennt es die Liebe.
Hermann Hesse

In unserer menschlichen Verblendung gegenüber den Gefühlen, der Intelligenz und der Empfindsamkeit von Tieren gibt es insbesondere ein Tier, über das wir vollkommen falsche Vorstellungen haben. Wäre es möglich, unser fehlendes Verständnis unseren Mitgeschöpfen gegenüber auf einer Skala zu veranschaulichen, dann wäre unsere Ignoranz gegenüber diesem Tier wahrscheinlich am größten. Es ist ein Tier, das seit Jahrhunderten von Menschen mißhandelt und bespottet wurde, obwohl es eigentlich ein freundliches, umgängliches, intelligentes und fröhliches Tier ist, wenn man es nicht mißbraucht. Ich spreche, was Sie vielleicht überraschen wird, vom Schwein.

■ Das unbekannte Wesen der Schweine

Einen Menschen als „Schwein" oder als „Sau" zu bezeichnen, gehört zu den schlimmsten Beleidigungen in unserer Sprache. Diese Tatsache ist weniger ein Beleg für das wahre Wesen der Schweine als vielmehr für unsere Meinung über diese Tiere. Es beweist, wie wenig wir eigentlich über sie wissen. Die weitverbreitete Vorstellung von Schweinen als gierige, fette, dreckige Kreaturen, die alles wegfressen, was nicht niet- und nagelfest ist, und ohne Einfühlungsvermögen auf egoistische Weise ihre niedersten Triebe befriedigen, könnte von der Wahrheit kaum weiter entfernt sein.

Schweine haben einen der höchsten gemessenen Intelligenzquotienten, höher als der I. Q. von Hunden. Sie sind freundliche, umgängliche und spaßliebende Wesen. Der Verhaltensforscher W. H. Hudson kannte sich mit

Schweinen sehr gut aus. In seinem vielgepriesenen Werk *Book of a Naturalist* schrieb er:

„Ich habe eine freundliche Gesinnung gegenüber Schweinen. Ich halte sie für die intelligentesten Tiere, intelligenter als Elefanten und Menschenaffen ... Ich mag auch die Einstellung der Schweine gegenüber anderen Arten, insbesondere dem Menschen. Das Schwein ist nicht mißtrauisch oder allzu unterwürfig wie Pferde, Kühe oder Schafe. Es ist nicht so gleichgültig wie die Ziege oder so abweisend wie die Gans. Auch ist es nicht hochnäsig wie die Katze oder ein sich einschmeichelnder Parasit wie der Hund. Das Schwein betrachtet uns von einem vollkommen anderen, sozusagen demokratischen Standpunkt als Mitbürger und Familienmitglieder. Es hält es für selbstverständlich, daß wir seine Sprache verstehen. Ohne Unterwürfigkeit oder Überheblichkeit besitzt es eine natürliche, angenehme, kameradschaftliche Art im Umgang mit uns Menschen." [1]

Im öffentlichen Ansehen sind Schweine ekelhafte Kreaturen. Eigentlich ist das einzig Eklige jedoch nur unsere Einstellung ihnen gegenüber. Sie sind verspielte, empfindsame, freundliche Tiere, die gerne herumtoben und sich an Dingen reiben. Sie fühlen sich auf dem Erdboden wohl und betrachten ihn nicht als Schmutz, von dem man sich besser fernhalten sollte. Unter natürlichen Bedingungen genießen Schweine es, sich im Matsch zu wälzen, so wie es auch Hirsche, Büffel und viele andere Tiere tun, besonders an heißen Sommertagen, wenn sie von Fliegen geplagt werden. Doch Schweine mögen den Schlamm nicht ohne Grund. Sie benutzen ihn, um sich abzukühlen und um die Fliegen zu vertreiben. Bei diesem Wälzen im Matsch haben Schweine viel Spaß, da sie es lieben, sich in der Natur zu vergnügen. Personen, die sie beim Schlammwühlen beobachtet haben, behaupten, daß sie dreckige Tiere seien. Diese Menschen verstehen nicht, daß die Schweine einfach nur die Erde lieben. Denn wenn Schweine unter einigermaßen natürlichen Bedingungen leben, sind sie so sauber wie jeder andere Waldbewohner. [2] Wenn irgend möglich, besudeln sie niemals ihren eigenen Schlaf-, Freß- oder Wohnplatz.

Demgegenüber herrschte früher in Europa die Meinung, je schmutziger die Verhältnisse, unter denen Schweine gehalten werden, desto besser der Geschmack ihres Fleisches. Daher war es üblich, Schweine so zu halten, daß es für sie unmöglich war, sauber zu bleiben. Selbst unter diesen Voraussetzungen taten sie jedoch alles, um ihre Lebensbedingungen so sauber wie möglich zu halten.

■ Hudsons Schwein

Wußten Sie, daß Schweine Menschen erkennen? Daß sie sich genau an einzelne Personen erinnern können und freundschaftlichen Kontakt zu Menschen sehr wertschätzen? Der Naturforscher W. H. Hudson schrieb einen wunderschönen Bericht über ein Schwein, das

„… *ohne meine Absichten zu kennen, mich zunächst fragend anblickte und etwas zurückwich, als ich ihn das erste Mal besuchte. Als er aber erkannte, daß ich Äpfel und Zuckerwürfel für ihn in meinen Jackentaschen mitgebracht hatte, wurde er sofort überaus freundlich und folgte mir. Er streckte mir seinen Kopf entgegen, um gestreichelt zu werden, und leckte mit seiner rauhen Zunge an meinen Fingern, um mir zu erkennen zu geben, daß er mich mochte. Jedes Mal, wenn ich die Kühe und Pferde besuchte, mußte ich kurz am Schweinestall anhalten, um das Tor zum Feld zu öffnen. Und stets stand das Schwein auf, lief auf mich zu und begrüßte mich mit einem freundlichen Grunzen. Ich tat so, als könnte ich ihn weder sehen noch hören, denn es machte mich krank, in seinen Stall zu schauen, in dem er bis zum Bauch in stinkendem Schlamm steckte. Ich schämte mich bei dem Gedanken, daß ein so intelligentes und umgängliches Tier unter derart scheußlichen Bedingungen leben mußte …*

Eines Morgens, als ich an dem Stall vorbeiging, grunzte – oder, ich möchte sagen, sprach – er auf eine so angenehme Weise, daß ich anhalten mußte, um seinen Gruß zu erwidern. Ich nahm einen Apfel aus meiner Tasche und legte ihn in seinen Trog. Mit seiner Schnauze drehte er den Apfel um, sah zu mir auf und sagte soviel wie ‚Danke schön‘ mit mehreren sanften Grunzlauten. Dann nahm er einen kleinen Biß und fing an zu fressen. Mit vielen kleinen Bissen verzehrte er genüßlich den Apfel. Danach erwartete er stets von mir, auf eine Minute bei ihm zu bleiben, um mit ihm zu sprechen, bevor ich weiterging. Ich wußte dies durch seine Art, mich zu grüßen. Bei diesen Gelegenheiten brachte ich ihm immer einen Apfel mit. Diesen fraß er allerdings nie gierig. Es war ihm offensichtlich wichtiger, mit mir zu sprechen als zu fressen. Schließlich verstand ich nach und nach, was er mir sagen wollte. Er sagte, daß er sehr dankbar sei für meine freundlichen Absichten, ihn mit Äpfeln zu beschenken. ‚Doch‘, so fuhr er fort, ‚um die Wahrheit zu sagen, ist es nicht das Obst, das ich besonders wertschätze. Ich kenne den Geschmack von Äpfeln, da ich sie manchmal mit meinem Futter bekomme, meist die kleinen unreifen oder die madi-

gen, vom Baum gefallenen. Dennoch kann ich nicht sagen, daß ich sie nicht mag. Ich bekomme auch fettarme Milch, die ich recht lecker finde. Außerdem gibt man mir einen Eimer Brei, der ganz gut satt macht. Aber am meisten mag ich Kohl, den ich leider nicht sehr oft bekomme. Ich denke mir manchmal, wenn ich nur aus diesem schmutzigen Stall herausgelassen würde, um wie die Schafe und die anderen Tiere auf dem Feld herumzulaufen, dann könnte ich vieles finden, was viel besser schmeckt als das, was man mir hier gibt. Abgesehen vom Essen muß ich noch zugeben, daß ich es liebe, auf dem Rücken gekratzt zu werden.'

Also kratzte ich ihn kräftig mit meinem Stock, so daß er sich genußvoll auf der Stelle drehte und über das ganze Gesicht freundlich strahlte. Dann sagte ich zu mir selbst: ,Was könnte ich bloß noch tun, um ihm Freude zu bereiten?' Obwohl man ihn zum Tode verurteilt hatte, war er unschuldig. Er war ein guter, ehrlicher Kerl, und ich fühlte mich dazu verpflichtet, ihm den Rest seines leidvollen Daseins ein wenig angenehmer zu machen.

Während ich überlegte, was ich noch für ihn tun könnte, sah ich hinter mir im Garten einen Strauch leckerer Holunderbeeren, die ich sofort herbeiholte und ihm in den Futtertrog legte. Er schnupperte erst etwas skeptisch, sah mich an und machte ein, zwei Grunzlaute. Dann fing er behutsam mit dem Verzehr der Früchte an, zunächst mit wenigen Beeren, die er sich genüßlich auf dem Gaumen zergehen ließ, bevor er sie runterschluckte. Zwischen den Bissen sah er immer zu mir auf und bemerkte: ,Sonderbare Früchte! Habe noch nie so etwas gegessen. Ich kann noch nicht genau sagen, ob sie mir schmecken oder nicht.'

Nach mehreren Bissen und häufigem Hinaufsehen zu mir hatte er schließlich das ganze Obst vertilgt. Daraufhin drehte er sich um und ging zurück zu seinem Schlafplatz. Mit einem sanften Grunzen gab er mir zu verstehen, daß ich nun zu den Kühen und Pferden weitergehen durfte.

Am nächsten Morgen begrüßte er mich so aufgeregt mit erwartungsvoll klingender Stimme, daß ich daraus schloß, daß er wohl viel über die Beeren des Vortags nachgedacht hatte und allzugern noch ein paar verspeisen würde. Ich holte ihm einige Früchte, die er schnell konsumierte, während er zwischendurch kurz verlautbaren ließ: ,Vielen Dank, sehr lecker, wirklich sehr lecker!' Es war eine kleine Sensation in seinem armseligen Leben und es machte ihn glücklich. Es war fast so gut wie ein Tag in Freiheit auf den Feldern und Wiesen und saftigen grünen Hügeln.

Von diesem Tage an besuchte ich ihn zwei- bis dreimal täglich, um ihm reichlich Holunderbeeren zu bringen. Der Baum trug so viele, daß man einen ganzen Wagen damit hätte füllen können. Auch die Vögel bedienten sich reichlich.

Eines Morgens hörte ich einen Schrei der Entrüstung aus dem Garten. Ich sah, wie mein Freund, das Schwein, an Händen und Füßen festgebunden, von einem Käufer mit Hilfe des Bauern auf einen Wagen verladen wurde ... " [3]

Es machte Hudson glücklich, die letzten Tage dieses umgänglichen und empfindsamen Tieres, das man zum Tode verurteilt hatte, etwas fröhlicher gestaltet zu haben. Natürlich kann man von einem Durchschnittsmenschen nicht das gleiche Verständnis für die Laute und Gesten des Schweins erwarten wie von einem erfahrenen Naturforscher. Dennoch möchte ich die Freundlichkeit der Schweine nochmals betonen, die wir doch so schlecht behandeln und deren Namen wir als üble Beschimpfung benutzen.

Aber warum haben wir eine so auffällige Geringschätzung für ein Tier, das hochintelligent und voller Lebensfreude ist? Warum verachten wir eine Kreatur, die zu tiefen und anhaltenden Freundschaften mit Menschen befähigt ist? Es wäre leichter zu verstehen, wenn wir zum Beispiel dem Krokodil mit einer solchen Feindseligkeit gegenüberträten, da es seit jeher eine Bedrohung für unser Leben darstellt und etwas Dunkles, Geheimnisvolles an sich hat. Aber das Schwein? Das treue, freundliche, liebenswerte Schwein?

Zumindest einen Grund hierfür wissen wir. Das Schwein ist schuldig, Fleisch zu besitzen, das Menschen wohlschmeckend finden.

Der Mensch verfügt über die unbegrenzte Fähigkeit,
seine zügellose Gier zu rationalisieren,
insbesondere wenn es um etwas geht, das er essen möchte ...
(Cleveland Amory)

Da heutzutage nur die wenigsten von uns noch direkte Erfahrungen mit Schweinen haben, können wir über sie als dreckige und eklige Tiere denken und sprechen, ohne uns dabei von den tatsächlichen Fakten stören zu lassen. Im Laufe der Geschichte haben die Halter von Schweinen meist sehr wohl die unbestreitbare Intelligenz und Freundlichkeit dieser Tiere gespürt. Nur die vollkommene Blindheit für die Realität machte es den Menschen möglich, ihre Taten zu rechtfertigen, mit denen sie sich ihr Schweinefleisch verschafften. In ähnlicher Weise rechtfertigten auch die weißen Sklavenhalter die gnadenlose Ausbeutung der farbigen Bevölkerung. Die Entwürdigung und Entmenschlichung begann im Denken der Ausbeuter.

■ Das Schwein von Albert Schweitzer

Als Albert Schweitzer in Afrika ein Krankenhaus leitete, äußerte er gegenüber der einheimischen Bevölkerung den folgenden Wunsch. Er würde sie für jedes Tier, das sie ansonsten getötet hätten, bezahlen, wenn sie es statt dessen zu ihm brächten. Auf diese Weise rettete er etliche Tierleben und versammelte eine beträchtliche Zahl an Geschöpfen um sich herum. Außerdem zeigte er den Einheimischen neue Möglichkeiten, um mit den dort ansässigen Tieren auszukommen. Er schrieb einen bemerkenswerten Bericht über seine Begegnung mit einem Schwein.

„Eines Tages brachte mir eine schwarze Frau ein etwa zwei Monate altes zahmes Wildschwein. ‚Es heißt Josephine und wird Ihnen wie ein Hund gehorchen‘, sagte sie. Wir einigten uns auf den Preis von fünf Francs. Meine Frau war gerade für ein paar Tage verreist. Dank der Hilfe meiner beiden Krankenhausgehilfen Joseph und Kendju errichtete ich sogleich einen Stall. Meine schwarzen Assistenten grinsten.

‚Ein Wildschwein wird nicht im Stall bleiben; es gräbt sich seinen Weg hinaus‘, sagte Joseph. Woraufhin ich antwortete: ‚Nun, ich würde gerne sehen, wie dieses kleine Wildschwein sich trotz all der Drahtnetze befreien soll‘. ‚Sie werden sehen‘, entgegnete Joseph.

Bereits am nächsten Morgen hatte sich das Tier befreit. Ich war fast erleichtert, denn ich hatte meiner Frau versprochen, unserem Zoo nicht ohne ihre Erlaubnis ein weiteres Tier hinzuzufügen. Ich hatte das ungute Gefühl, daß sie möglicherweise von einem Wildschwein nicht sonderlich begeistert sein würde.

Als ich allerdings aus dem Krankenhaus zum Mittagessen nach Hause kam, erwartete mich dort vor meiner Haustür Josephine. Sie blickte mich an, als wollte sie sagen: ‚Ich werde Dir ein treues Tier sein, aber den Trick mit dem Stall darfst Du nicht noch einmal versuchen.‘ Natürlich erfüllte ich ihr diesen Wunsch.

Als meine Frau zurückkehrte, zuckte sie nur mit den Schultern. Sie genoß nie Josephines Vertrauen und bemühte sich auch nicht darum. Josephine besaß ein sehr ausgeprägtes Einfühlungsvermögen für derlei Dinge. Nach einiger Zeit, als sie verstand, daß es ihr nicht gestattet war, die Veranda zu betreten, wurde alles etwas einfacher. An einem Samstagnachmittag einige Wochen später war Josephine plötzlich verschwunden. Gegen Abend begegnete ich vor meinem Hause dem Missionar, den ich über meinen Verlust einweihte. Auch er wurde von Josephine sehr gemocht.

‚Ich bin mir sicher, daß sie im Kochtopf irgendeines Schwarzen gelandet ist‘, sagte er. ‚Es war unvermeidlich.‘

‚Für die Einheimischen zählt ein Wildschwein, selbst wenn es zahm ist, nicht zu der Kategorie der Haustiere. Es ist für sie ein wildes Tier, welches demjenigen gehört, der es tötet.‘ Während er jedoch diese Worte sprach, erschien Josephine. Ein Neger mit einem Gewehr ging hinter ihr.

‚Ich stand in der Lichtung bei den Ruinen des Hauses des ehemaligen amerikanischen Missionars‘, sagte er. ‚Auf einmal sah ich dieses Wildschwein. Als ich mit meinem Gewehr auf das Tier zielte, kam es geradewegs auf mich zu und rieb sich an meinen Beinen! Ein außergewöhnliches Wildschwein! Doch Sie werden kaum glauben, was es dann tat. Es führte mich direkt hierher. Gehört es demnach Ihnen? Wie erfreulich, daß dies nicht einem Jäger passierte, der nicht über einen ebensolchen Scharfsinn verfügt wie ich.‘

Ich verstand seine Andeutung, dankte ihm von Herzen und überreichte ihm ein schönes Geschenk …“ [4]

Später schrieb Schweitzer, wie dasselbe Schwein in die Kirche kam und einen Aufruhr verursachte, als es sich wie ein wildes Tier benahm. Nach einiger Zeit lernte es dann jedoch ein „etwas gesitteteres Benehmen in der Kirche". Schweitzer wurde ein ums andere Mal von dem Wesen dieses Tieres beeindruckt. Er schrieb:

„Wie kann ich nur Deiner Weisheit mit meinen Worten gerecht werden, Josephine! Um zu vermeiden, in der Nacht von Mücken gestört zu werden, gingst Du stets in den Schlafsaal der Männer und legtest Dich dort unter eines der vielen großen Moskito-Netze. Wie oft mußte ich wegen dieser Deiner Verhaltensweise die Männer, denen Du Dich als Schlafgenosse aufgezwungen hast, mit Tabakblättern entschädigen. Und als die Flöhe sich so tief in Deine Pfoten hineinbohrten, daß Du kaum noch gehen konntest, kamst Du ins Krankenhaus gehumpelt, um Dich von uns versorgen zu lassen. Wir durften Dich auf den Rücken drehen und mit einem Messer Deine Pfoten behandeln. Auch das Brennen der Jodtinktur ertrugst Du würdevoll. Als alles vorüber war, bedanktest Du Dich mit einem aufrichtigen Grunzen." [5]

■ Der Duft des Bauernhofes

Seitdem ich herausgefunden habe, daß Schweine überaus liebenswerte und freundliche Tiere sind, betrachte ich Schweinekotelett völlig anders als früher. Es gibt noch etwas, was meine Einstellung in dieser Hinsicht für immer verändert hat. Ich entdeckte, daß die Schweinezüchter im großen und ganzen die Methoden der Geflügelzucht übernommen haben. Anstelle von Bauernhöfen mit Schweineställen haben wir heute fast nur noch Schweinefabriken. Das Ergebnis dieser Entwicklung ist für die Schweine nicht besonders erfreulich.

Einige der heutigen Fabriken sind riesige Industriekomplexe, in denen über 100.000 Schweine gehalten werden. Sie könnten annehmen, daß dies einer enormen Zahl an Schweineställen bedarf. Doch der Schweinestall wird, ebenso wie der Hühnerstall, sehr bald der Vergangenheit angehören. Tag für Tag werden immer mehr von diesen robusten Kreaturen in Käfige gezwängt, in denen sie sich kaum rühren können.

Bei der Besichtigung eines solchen Gebäudes würden Sie nahezu endlose Reihen von Schweinen erblicken, die jedes für sich isoliert in ihren engen Stahlkäfigen stehen. Wie Autos auf einem Parkplatz zeigen alle Käfige in die gleiche Richtung.

Aber Sie würden das Gesehene kaum wahrnehmen, denn Sie wären von dem nahezu unerträglichen Gestank überwältigt. Die unbeschreibliche ammoniakgesättigte Luft in einem modernen Schweinezuchtbetrieb ist etwas, das man nie mehr vergißt.

Viele der heutigen Schweinekäfige enthalten nach unten abfallende Böden, so daß der Urin und Kot der Tiere automatisch in darunter befindliche große Löcher fällt. Tausende solcher Systeme sind in Betrieb, trotz der vielen ernsthaften Krankheiten, die durch die giftigen Gase (Ammoniak, Methan, Schwefelwasserstoff) der Exkremente verursacht werden. Diese Gase setzen sich von den gesammelten Exkrementen ab und durchdringen das gesamte Gebäude. [6]

Schweine haben einen hochentwickelten Geruchssinn. Ihre Nase ist unter natürlichen Bedingungen in der Lage, den Duft der verschiedenartigsten eßbaren Wurzeln auszumachen, sogar wenn sich diese Wurzeln unter der Erde befinden. In den heutigen Massentierhaltungsbetrieben atmen sie jedoch Tag und Nacht den Gestank der Exkremente von Hunderten von

Schweinen ein, die mit ihnen im selben Gebäude gehalten werden. Wie sehr sie auch entfliehen möchten, was immer sie auch versuchen mögen, es gibt kein Entkommen.

Der Schweinezuchtbetrieb, den ich beschreibe, ist leider kein Ausnahmefall. Es ist die gegenwärtige Norm in der Branche. Erst vor wenigen Jahren wurden die Lehman-Farmen in Strawn, Illinois, vom amerikanischen Schweinezüchterverband und der Schweinezüchtervereinigung des Staates Illinois als bester Zuchtbetrieb ausgezeichnet. Die Lehman Farm wird als Vorzeigebetrieb angesehen. Sie ist tatsächlich eines der fortschrittlichsten Unternehmen der heutigen Zeit. Dennoch läßt die Farm einiges zu wünschen übrig. Zumindest aus der Sicht der Tiere, die in ihr zu Hause sind. Als ein „Hirte" der Lehman Farmen namens Bob Frase über die Auswirkungen der ammoniakschwangeren Luft auf die Schweine befragt wurde, antwortete er:

„Das Ammoniak zerfrißt förmlich die Lungen der Tiere. Sie werden teilnahmslos und wollen nicht mehr fressen. Sie fangen an, Gewicht zu verlieren, und als nächstes bekommen sie schwere Atemwegserkrankungen – Lungenentzündung oder irgendsowas. Dann sieht man sie zusammengedrängt beieinander knien, um warm zu werden. Schließlich hört man sie husten und keuchen. Die schlechte Luft ist ein Problem. Nachdem ich hier eine Zeitlang gearbeitet habe, kann ich es auch in meinen eigenen Lungen spüren. Aber ich komme hier abends wenigstens raus. Die Tiere nicht, und daher müssen wir ihnen Tetracyclin geben ..." [7]

■ **„Ve r g e s s e n S i e , d a ß d a s S c h w e i n e i n T i e r i s t "**

Bei meinen Besuchen in modernen Massentierhaltungsbetrieben mußte ich stets an die Schweine denken, die ich in meinem Leben kennengelernt habe. Es waren stets umgängliche Wesen wie Albert Schweitzers Josephine. Tiere mit der Fähigkeit zu freundschaftlichen Beziehungen mit Menschen. Ich erinnerte mich an ihr freundliches Grunzen und die Freude, die sie beim herzlichen Kontakt mit Menschen verspüren. Deswegen fällt es mir so schwer, die Ratschläge der heutigen Schweinemäster zu akzeptieren:

Vergessen Sie, daß das Schwein ein Tier ist. Behandeln Sie es genauso wie eine Maschine in einer Fabrik. Gehen Sie beim Umgang mit den Schweinen wie beim Ölen eines Gerätes vor. Die Vermehrung der Schweine sollte wie ein Fließbandprozeß betrachtet werden. Der Verkauf der Ware ist einfach nur das Handeln mit fertigen Gütern.

(Hog Farm Management, September 1976)[8]

Moderne Schweinezüchter, die sich gern als „Fleischproduktionsingenieure" bezeichnen, sind stolz darauf, anhand klar definierter Richtlinien zu arbeiten. Das Fachblatt *Hog Farm Management* formulierte dies folgendermaßen:
„*Unser Bestreben ist es, die Umgebung des Tieres so zu gestalten, daß wir unseren Profit maximieren können.*"[9]
Selbst wenn ein einzelner Schweinezüchter mit den Tieren in seiner Obhut Mitleid hätte, bliebe ihm dennoch nichts anderes übrig, als sich den Arbeitsweisen der Agrarindustrie unterzuordnen. Er hätte gar nicht die Möglichkeit, den Schweinen natürlichere Bedingungen zu bieten. Der neueste Trend wird stets von den großen Unternehmen festgelegt. Fachzeitschriften wie *Hog Farm Management, National Hog Farmer, Successful Farming* und *Farm Journal* fordern die Bauern permanent dazu auf, „Schweine auf moderne Art zu züchten".

Die Branchenzeitschriften sind geradezu feindselig gegenüber allem, was nicht den mechanisiertesten agrarwirtschaftlichen Methoden der Schweineproduktion entspricht. Kürzlich wurde das Blatt *National Hog Farmer* derart zornig auf das amerikanische Landwirtschaftsministerium USDA, daß der Herausgeber schrieb: „Warum übergeben wir nicht gleich das ganze Landwirtschaftsministerium den sanftmütigen Besserwissern?"[10] Was um alles in der Welt hatte das USDA denn getan, um einen derart furchtbaren Gedanken zu provozieren? Das Landwirtschaftsministerium hatte vorgeschlagen, 0,02 % ihres Budgets für zwei kleine Projekte zu verwenden, die die kleinbäuerliche, ortsansässige Lebensmittelproduktion sowie den Direktverkauf ab Hof und das Anlegen von Gemeindegärten fördern sollten.

Man muß sich vergegenwärtigen, daß sich die Fachzeitschriften durch ihre Anzeigenkunden finanzieren. Dies sind genau jene Interessengruppen, die von den hochtechnisierten Massenzuchtmethoden profitieren. Es sind die Unternehmen, die den Bauern die Maschinen und die Medikamente verkaufen. Konzerne, die in ganzseitigen Anzeigen verkünden: „Wie Sie 12.000 Dollar verdienen können, ohne selbst etwas tun zu müssen!"[11] Gerade solche Aussagen werden von erschöpften Bauern, die den ganzen Tag hart arbeiten müssen, gern gelesen. Also liest der Bauer weiter, um alsbald zu erfahren, daß der Weg zum Erfolg in der heutigen Schweinemast darin liegt, ein Gerät wie das *Bacon Bin* („Schweinekasten") zu erwerben.[12] Diese wunderbare neue Möglichkeit, Geld zu verdienen, so wird verlautbart, „ist nicht bloß eine neue Art der Schweineunterbringung … Es ist ein profitträchtiges Schweinefleischproduktionssystem."[13]

In Wahrheit handelt es sich hierbei um ein völlig automatisiertes System, dessen Erfinder offensichtlich die Einstellung, daß Schweine empfindsame Wesen sind, für gänzlich überholt und altmodisch halten. In einem solchen System werden um die 500 Schweine in individuelle Käfige gesperrt, so daß jedes Tier 2,13 m² Lebensraum hat. Es ist nicht leicht, sich vorzustellen, wie eingeengt diese Tiere leben. Jedes Schwein verbringt sein ganzes Leben in einem Käfig, dessen Größe weniger als ein Drittel eines Doppelbettes beträgt.

Dieses *Bacon Bin* -System hat in jedem Käfig abfallende Böden und einen automatisierten Fütterungsmechanismus. Daher benötigt man nur eine Arbeitskraft, um die ganze Produktionsstätte zu unterhalten. Ein weiterer Vorteil dieses Systems ist, daß die Schweine sich aufgrund ihrer Eingeengtheit nicht bewegen können. Somit verbrennen sie keine Kalorien bei „nutzlosen" Aktivitäten wie Laufen. Dadurch legen sie schneller und billiger Gewicht zu und bringen mehr Profit.

Ein typisches Beispiel für dieses mechanisierte Mastverfahren wurde stolz in der Zeitschrift *The Farm Journal* beschrieben. Der Artikel „Produktivitätssteigerung in der Schweinemast"[14] beginnt mit der verheißungsvollen Verkündung:

„In diesem eine halbe Million Dollar teuren Komplex in der Nähe von Worthington, Minnesota, sehen die Schweine vom Anfang bis zum Ende ihres Lebens kein Tageslicht."[15]
Sollte man darauf wirklich stolz sein?

■ Das Problem mit den Schweinepfoten

Die Pfoten der Schweine dienen in der Natur der Nahrungssuche und im Bedarfsfall der eigenen Verteidigung. Sie eignen sich zum Stehen und Laufen auf den verschiedenartigsten natürlichen Bodenverhältnissen. In den heutigen Massentierhaltungsbetrieben besteht der Boden jedoch aus Metallbalken oder Beton. In ihrem Buch Animal Factories beschreiben die Autoren Peter Singer und Jim Mason, was mit den Schweinepfoten unter diesen Bedingungen geschieht.

„Bei den meisten Schweinen ist die äußere Hälfte ihrer Pfoten länger als die innere. In der freien Natur wird dieser Längenunterschied durch den weichen Erdboden ausgeglichen. Unter den Massentierhaltungsbedingungen führt allerdings der Zement- oder aus Metallplanken bestehende Boden dazu, daß das Gewebe der Schweinepfoten nachgeben muß. Dadurch bekommen viele der Tiere schmerzhafte Wunden an ihren Pfoten, die sich manchmal öffnen und infizieren können. Schweine mit solchen Verletzungen entwickeln in der Regel ... abnorme Körperhaltungen, um die Schmerzen zu verringern. Nach einiger Zeit wird diese Behinderung allerdings noch sehr viel schlimmer, wenn nämlich die unnatürlichen Bewegungen und die ungleichmäßige Gewichtsverteilung die Gelenke und Muskeln an den Beinen, dem Rücken und anderen Körperteilen der Tiere überstrapazieren und verschleißen." [16]

Eine Studie aus Nebraska ermittelte, daß nahezu 100 % aller Schweine, die auf Metall- oder Betonböden gehalten werden, beschädigte Pfoten und Beine haben.[17] Dieses Problem könnte durch die Bereitstellung von Schlafplätzen aus Stroh gelöst werden.[18] Den für unseren Verzehr gemästeten Schweinen wird derartiger Komfort jedoch aus Kostengründen versagt. Stroh kostet schließlich Geld. Außerdem bewirken die Verkrüppelung und das Leiden der Tiere keinerlei finanzielle Einbußen für die Unternehmen. Selbstverständlich wissen die Schweinezüchter, daß der unnatürliche Boden für die Tiere eine Qual ist. Grund zur Besorgnis ist dies für sie allerdings nicht. Die Herausgeber des Blattes *Farmer and Stockbreeder* erklären hierzu:

„Der künstliche Boden hat ganz offensichtlich mehr Vorteile als Nachteile. Das Tier wird in der Regel geschlachtet, bevor es zu ernstzunehmenden Deformitäten kommt." [19]

Mit anderen Worten werden die Schweine geschlachtet, bevor ihr rasant verfallender Gesundheitszustand den Preis für ihr Fleisch beeinträchtigt. Ein Unternehmer brachte die in der Branche übliche Denkweise so zum Ausdruck:

„Wir werden nicht dafür bezahlt, daß unsere Tiere eine gute Körperhaltung haben. Wir werden pro Pfund bezahlt!" [20]

■ Die schöpferische Ader der Schweinezüchter

Es ist vielleicht nicht sehr sinnvoll, den Versuch zu unternehmen, der Natur ins Handwerk zu pfuschen. Die Konsequenzen könnten verheerend sein.

Dennoch können Sie sicher sein, wenn das Vorhaben profitträchtig ist, wird sich irgendjemand daran versuchen. Das Hauptinteresse der heutigen Schweinemastunternehmen besteht darin, jedes Jahr mehr Ferkel pro Sau zu „produzieren". Man versucht, die Mutterschweine in lebende Produktionsmaschinen zu verwandeln.

Die trächtige Sau sollte man ansehen und behandeln wie eine kostbare Maschine, deren Funktion darin liegt, wie eine Wurstmaschine kleine Ferkel auszupumpen.

(National Hog Farmer, März 1978)[21]

Auf einem Bauernhof gebärt eine Sau etwa sechs Ferkel im Jahr. Die modernen Mastmethoden haben ihre Produktivität schon auf über 20 Ferkel pro Jahr gesteigert. Forscher sagen bereits voraus, daß binnen kurzer Zeit die Zahl 45 erreicht sein wird.[22] Die Züchter sind begeistert von der Aussicht, die Schweine so manipulieren zu können, daß sie siebenmal mehr Ferkel pro Jahr gebären, als von der Natur vorgesehen.

Aus dem Züchten der Tiere wird ein nüchterner wissenschaftlicher Vorgang. Zuerst werden die Ferkel ihren Müttern entrissen, lange bevor dies jemals unter natürlichen Verhältnissen geschehen würde. Ohne das Stillen ihrer Jungen versiegt die Milchproduktion der Muttersau erheblich früher, so daß man sie unter Zuhilfenahme von Hormonen schon bald wieder fruchtbar machen kann. Dadurch lassen sich pro Jahr bedeutend mehr Ferkel aus ihr herausholen.

Leider ist das Denken der Mutterschweine noch nicht modern genug, um die Wunder der heutigen Produktionsmethoden angemessen wertschätzen zu können. Die Sau verbringt ihr ganzes Leben damit, einen Wurf nach dem anderen zu produzieren, nur um so schnell wie möglich nach der Geburt ihrer Babys beraubt zu werden. Das Mutterschwein ruft und schreit nach seinen Jungen, aber niemals finden seine verzweifelten Bitten Gehör. Ohne den Sinn der fortlaufenden Produktionssteigerungen zu erfassen, lebt es sein Leben lang mit dem ununterdrückbaren Instinkt, seine verschollenen Babys wiederzufinden und für sie zu sorgen.

Die meisten Schweinemäster haben herausgefunden, daß sie die Ferkel wenigstens ein paar Wochen bei ihrer Mutter lassen müssen, bevor sie sie fortnehmen. Ansonsten sterben die Kleinen, und der ganze Aufwand war umsonst. Dennoch erkannte mindestens ein führender Hersteller der Massentierhaltungsmaschinerie, was für eine große Zeitverschwendung dies dar-

stellt. Dieses Unternehmen erfand daher ein Gerät, das als „Schweinemama"
auf den Markt gebracht wurde.[23] Es handelt sich hierbei um künstliche Zit-
zen, die vollständig das Säugen an der Mutterbrust ersetzen sollen. Dadurch
kann der Züchter die Ferkel sofort nach der Geburt ihrer Mutter entreißen,
so daß diese nicht unnötig lange von ihrer wertvollen Arbeit abgehalten
wird. Bereits wenige Stunden nach der Geburt wird sie erneut geschwängert.
Das *Farm Journal* schrieb anerkennend über diese neue Entwicklung, daß
man sich auf „das Ende der Stillzeit in der Schweinemast" freuen dürfe.[24]
Das Resultat, so wurde mit Begeisterung verkündet, wird eine „gewaltige
Steigerung der von einer Sau pro Jahr produzierten Ferkel" sein.[25]

Seit einigen Jahren sind die Schweinezüchter intensiv damit beschäftigt,
zunehmend fettere Schweine zu produzieren. Bedauerlicherweise sind die
Körper der Tiere, die aus diesen Versuchen entsprungen sind, derart überge-
wichtig, daß ihre Knochen und Gelenke buchstäblich unter ihnen zusam-
menbrechen.[26] Allerdings sehen die Zuchtexperten nichts Negatives an dieser Tatsache. Schließlich bedeutet das zusätzliche Gewicht auch eine Profit-
steigerung.

Und doch gibt es einige Probleme mit dem „neuen Typ von Schwein",
der über die Fließbänder der modernen Massentierhaltungsbetriebe rollt.
Sogar die Experten sind hierüber etwas beunruhigt. Singer und Mason beschreiben einige dieser Probleme in *Animal Factories*:

> *Die einseitige Förderung der Ferkelanzahl pro Wurf und die Zunahme*
> *des Körpergewichtes der Tiere ohne die gleichzeitige Pflege der Fortpflan-*
> *zungsorgane führte zu ... einer hohen Geburtssterblichkeit dieser*
> *Schweine. Die neuen verbesserten Säue gebären so viele Ferkel, daß sie*
> *sich unmöglich um jedes einzelne kümmern können. Daher suchten sich*
> *die Züchter diejenigen Tiere mit den meisten Zitzen aus. Zu ihrem*
> *Bedauern mußten sie jedoch feststellen, daß diese zusätzlichen Zitzen gar*
> *keine Milch haben.*"[27]

Mit ungebrochenem Ehrgeiz setzen die Züchter dennoch ihre Versuche fort,
das Schwein zu „verbessern". Ihr Ziel ist die Umwandlung dieses gutmütigen
und robusten Wesens in eine noch leistungsfähigere Fabrikmaschine.

> *Zuchtexperten sind dabei, Schweine mit flachem Hinterteil, geradem*
> *Rücken, gleichmäßigen Zehen und anderen Merkmalen zu züchten, da-*
> *mit die Tiere sich noch besser an die Fabrikbedingungen adaptieren*
> *können.*"[28]

▨ Der Segen der Hormone

Was nicht mit Genmanipulation erreichbar ist, versuchen die fortschrittlichen Schweinezüchter mit Hormongaben wettzumachen. Hormone sind, wie Sie vielleicht wissen, äußerst wirksame Substanzen, die in winzigen Dosierungen von den Drüsen aller Tiere und Menschen ausgeschüttet werden. Kleinste Mengen dieser Substanzen regulieren essentielle Vorgänge in unserem Organismus. Wenn unsere Geschmackspapillen genauso feinfühlig wären wie die Zellen in unserem Körper gegenüber Hormonen, könnten wir eine Messerspitze Zucker aus einem Swimmingpool voller Wasser herausschmecken.[29]

Viele Wissenschaftler sind ernsthaft besorgt über den Einsatz von Hormonen in der Tierzucht. Wir wissen noch immer nur sehr wenig über die potentiell gefährlichen Auswirkungen dieser Substanzen. Selbst in Konzentrationen, die nur von den hochmodernsten Laboratorien entdeckt werden können, haben Hormone einen enorm großen Einfluß auf die Fortpflanzungsorgane der Tiere. Die Zuchtexperten sehen all dem jedoch mit Gelassenheit entgegen. Als sie erstmals erkannten, welche Macht sie durch diese neuen Drogen über die natürlichen Abläufe, nämlich die Fruchtbarkeitsphasen der Tiere, erlangten, veranlaßte sie dies zu überschwenglicher Freude.

Die Kontrolle über die Vermehrungsfähigkeit öffnet das Tor zur Massenproduktion von Schweinen. Die Einflußnahme auf die weiblichen Zyklen ist das fehlende Glied im Fließband-Zuchtsystem.
(Farm Journal)[30]

Ein Schweinemäster war so begeistert von dieser neuen Entwicklung, daß er sie umschrieb als *„größten Fortschritt in der Schweinezucht seit der Erfindung der Antibiotika".*[31]

Eine weitere Entdeckung, die die Branche sehr erfreut, ist der „Embryo-Transfer".[32] Hierbei werden einer speziell ausgewählten Sau hochdosiert Hormone verabreicht, so daß sie eine Vielzahl von Eizellen anstatt der üblichen ein bis zwei produziert. Diese Eizellen werden künstlich befruchtet. Daraufhin entfernt man sie operativ aus dem Leib des Tieres und pflanzt sie anderen Weibchen ein. Es kommt nicht selten vor, daß eine Sau etliche Male diesen Vorgang über sich ergehen lassen muß, bis der Streß sie umbringt.

An der Universität von Missouri laufen Forschungsprojekte, bei denen man in Reagenzgläsern die Sperma- und Eizellen von speziell ausgewählten Nutztieren verschmelzt.[33] Diese künstlich befruchteten Eier werden dann normalen Weibchen eingepflanzt.

Sobald eine Sau in den heutigen Massentierhaltungsbetrieben trächtig wird, injiziert man ihr Gelbkörperhormone oder Steroide, um die Zahl der Ferkel in ihrem Wurf zu erhöhen. Ferner verabreicht man ihr Produkte wie das neue Futterzusatzmittel des *Shell*-Ölkonzerns. Es heißt XLP-30 und wurde entwickelt, um die „Schweineanzahl pro Wurf anzukurbeln".[34] Der Name des Mittels klingt so, als sollte man es eher für Motoröl als für Tierfutter verwenden. Fast unglaublich mutet die Aussage eines Sprechers des *Shell*-Konzerns an, der zugestand: „Wir wissen nicht, warum es funktioniert."[35] Gleichgültig gegenüber solchen Wissenslücken tut die Tierzuchtindustrie alles ihr mögliche, um die Fortpflanzungssysteme der Tiere zu manipulieren, deren Fleisch für den menschlichen Verzehr bestimmt ist. Alles, was das Fließbandverfahren und die Profitmaximierung unterstützt, wird dankbar angenommen.

■ Ein Leben des Leidens

Es ist für uns schwer vorstellbar, wie sehr die Schweine in den heutigen Massenzuchtanstalten leiden. Ihr gesamtes Leben verbringen sie in Käfigen, in denen sie sich kaum bewegen können. Wider jeden natürlichen Instinkt müssen sie in ihren eigenen Exkrementen stehen. Ihr empfindlicher Geruchssinn ist permanent dem Gestank der Kot- und Urinmassen Tausender anderer Schweine ausgesetzt. Ihr Knochengerüst ist deformiert, und ihre Beine vermögen kaum das unnatürliche Gewicht ihres Leibes zu tragen. Ihre Pfoten sind voller Wunden durch den aus Beton- und Metallstäben bestehenden Boden, auf dem sie stehen müssen.

Ich sah diesen Tieren in die Augen – und es war ein fürchterlicher Anblick! Diese empfindsamen gequälten Kreaturen sind geradewegs in den Wahnsinn getrieben worden.

In dieser Hinsicht haben sie etwas mit den Hühnern gemeinsam, die in den heutigen „Hühnerparadiesen" leben. Sie erinnern sich vielleicht, daß Hühner, die in total überfüllten Käfigen gehalten werden, „Laster" wie Federnhacken und Kannibalismus entwickeln. Unter ähnlich furchtbaren Verhältnissen drehen auch die Schweine vollkommen durch. Ein Journalist schrieb:

„Einige Tiere werden so ängstlich, daß sie sich vor jeglicher Bewegung scheuen, selbst dem Fressen und Saufen. Sie mergeln aus und sterben. Andere sind ständig in panikartiger Bewegung, als Ausdruck der neurotischen Perversion ihres Fluchtinstinkts. Kannibalismus findet man häufig ... in Schweinemastbetrieben.“ [36]

Eines der meistverbreiteten Probleme in modernen Schweinemastfabriken bezeichnet die Branche als „Schwanzbeißen“ (*tail-biting*). Die Fachzeitschriften veröffentlichen zahlreiche Artikel über das „Schwanzbeißen“ und über das, was man diesbezüglich unternehmen sollte. Als ich das erste Mal die Bezeichnung „Schwanzbeißen“ hörte, dachte ich etwas naiv an ein verspieltes Herumbalgen der Schweine. Seitdem habe ich jedoch erfahren, daß es sich dabei um etwas grundlegend anderes handelt. „Schwanzbeißen“ ist die branchenübliche Bezeichnung für die geistesgestörten und verzweifelten Aktionen kräftiger Tiere, die durch die Unterdrückung all ihrer natürlichen Bedürfnisse in den Wahnsinn getrieben werden.

„Akutes Schwanzbeißen ... resultiert oftmals in Verstümmelung und Tod ... Häufig wird zuerst der Schwanz gebissen, woraufhin die angreifenden Schweine sich immer weiter in den Rücken hineinfressen. Gerät die Situation außer Kontrolle, wird das attackierte Schwein sterben und gefressen werden.“ [37]

Schwanzbeißen ist verständlicherweise den Managern der Schweinemastbetriebe ein Dorn im Auge, da sie schließlich kein von anderen Schweinen gefressenes Tier verkaufen können. Da sie sich aber nicht so leicht tatenlos um ihren Profit prellen lassen, haben sie eine ganze Reihe seltsamer Ideen entwickelt, um den drohenden Verlusten entgegenzuwirken.

Eine solche Strategie besteht darin, die Schweine in völliger Dunkelheit zu halten. Eine im März 1976 erschienene Ausgabe des *Farm Journal* beinhaltete den Artikel „Weniger Licht und dadurch weniger Schwanzbeißen“. Den Schweinemästern wurde versichert:

„Sie können immer noch fressen – völlige Dunkelheit hat keinen Einfluß auf ihren Appetit.“ [38]

Die bevorzugte Methode, um das Schwanzbeißen in den Massentierhaltungsbetrieben zu verhindern, besteht jedoch in einem Trick, den sich die Schweinemäster von den Geflügelzüchtern abgeschaut haben. Sie können den Schweinen nicht die Schnäbel abschneiden, da Schweine nicht über solche verfügen. Dennoch haben sie einen Weg gefunden, das Schwanzbeißen zu verhindern, ohne auch nur im geringsten auf die Ursachen einzugehen, die die Schweine erst zu einem solch grotesken Verhalten treiben. Sie schneiden den Schweinen die Schwänze ab.

Dieser Vorgang, in der Branche als „Schwanz-Stutzen" (*tail-docking*) bekannt, ist in den Schweinemastbetrieben der USA heutzutage ein Standardverfahren.[39] Es wird fast überall praktiziert, obwohl es den Tieren erhebliche Schmerzen bereitet und sie noch wahnsinniger macht. Ich befragte einen Schweinezüchter über das Schwanz-Stutzen. Mit ärgerlicher Stimme sagte er:

„Sie hassen es! Die Schweine finden es schrecklich! Ich denke, daß wir wahrscheinlich ohne das Schwanz-Stutzen auskommen könnten, wenn wir den Tieren mehr Platz geben würden. Sie werden nicht so verrückt und gemein, wenn sie mehr Platz haben. Wenn sie sich bewegen können, sind sie eigentlich sehr angenehme Tiere. Aber wir können es uns nicht leisten. Diese Hallen kosten viel Geld." [40]

Diese Aussagen des Züchters offenbaren nicht nur seine eigenen Gedanken. Sie sind typisch für die Rechtfertigung aller Vorgänge, die die Schweinemast zunehmend mechanisieren. Nachdem die Unternehmer riesige Summen in die Zuchthallen und automatisierten Futtertröge investiert haben, meinen sie, alles Erdenkliche tun zu müssen, um schnelle und große Profite zu machen. Sie versuchen, die maximale Zahl an Ferkeln pro Mutterschwein zu erzielen und pferchen so viele Tiere wie möglich in die Hallen.[41]

Das Branchenfachblatt *Hog Farm Management* meint sogar erkannt zu haben, wie man das übliche parkplatz-ähnliche Aneinanderreihen der Käfige noch verbessern kann. Wie wäre es, die Schweine in ihren Käfigen aufeinanderzustapeln, so wie man es mit Schiffscontainern in großen Lagerhallen macht? Man stelle sich vor, wieviele Tiere mehr man auf diese Weise in jedem Gebäude unterbringen könnte. Man kann den vorhandenen Raum viel besser nutzen, indem man die Schweinekäfige nicht nur auf den Boden stellt, sondern sie auch noch aufeinandertürmt. In der Präsentation ihrer Idee lieferten die Herausgeber eine brillante Begründung für dieses Verfahren:

„In einem typischen mechanisierten einstöckigen Mastbetrieb wird zuviel Raum verschwendet. Die Kosten des Gebäudes sind einfach zu hoch, um diesen Faktor außer acht zu lassen. Das Aufeinanderstapeln der Käfige verteilt die Kosten auf mehr Schweine." [42]

Einige der größten Schweinemastfabriken waren so begeistert von dem Vorschlag, daß sie keine Zeit verschwendeten, diesen in die Tat umzusetzen. Sie mögen denken, daß es einem Schwein, das sich in seinem kleinen Käfig kaum rühren kann, egal sein könnte, ob sich über ihm noch weitere Schweine befinden. Es ist ihm aber nicht egal. Die Exkremente der Schweine in den oberen Etagen fallen kontinuierlich auf die unter ihnen stehenden Tiere.

■ Ärger und Tränen eines Schweinemästers

Es ist schon so weit gekommen, daß viele der Schweinezüchter heutzutage Dinge tun müssen, die sie selbst abscheulich finden. Ich spreche hier nicht über Menschen, die gegenüber Tieren eine ganz besondere Zuneigung empfinden. Dies sind Menschen, die es vor langer Zeit als normal akzeptiert haben, Tieren routinemäßig die Schädel einzuschlagen oder ihnen die Kehle durchzuschneiden. Es sind dies hartgesottene Veteranen, die sich in der tagtäglichen Brutalität der Massentierhaltungszucht bewährt haben. Und sogar diese Menschen empfinden die jüngsten Entwicklungen als immer abstoßender.

In einer 1976 erschienenen Ausgabe von *Farmer and Stockbreeder* schilderte ein erfahrener Züchter in einem Leserbrief seine Bedenken. Er schrieb als Antwort auf die Vorstellung eines neuen Käfigsystems für Schweine:

„Ich distanziere mich vehement auch nur von der bloßen Andeutung, daß dies eine tolerierbare Form der Tierzüchtung ist. Ich hoffe, daß mir viele meiner Kollegen zustimmen, wenn ich sage, daß wir bereits Zuchtmethoden tolerieren, die, gelinde gesagt, absolut grausam sind … Kosteneffektivität und Übertragbarkeitsquoten können ja in einem Umfeld von Robotern maßgebend sein. Aber wenn so die Zukunft aussieht, dann kann ich nur sagen, je schneller ich aus der Tierzucht und Nutztiermedizin aussteige, desto besser." [43]

Im selben Jahr schickte ein pensionierter Tierarzt, der für Nutztiere zuständig war, dem Massentierhaltungsblatt *Confinement* einen nachdenklichen Leserbrief.

„Ich entwickle eine immer stärker werdende Abneigung gegenüber dem sich schneeballartig ausbreitenden Trend, Masttiere einzupferchen und völlig zu isolieren … Wenn wir alle diese unnatürlichen Vorgänge als akzeptabel ansehen, wie sieht dann die Zukunft von uns Menschen aus? … Wie kann ein wirklich humaner Mensch Tieren Lebensbedingungen aufzwingen, die er selbst niemals ertragen könnte? Die Freiheit der Bewegung und des Ausdrucks der natürlichen Bedürfnisse sollten nicht ausschließlich dem Menschen vorbehalten sein … Wie also wird das mensch-

liche Verhalten der Zukunft aussehen? Wird es auf den Tiefpunkt der Verabscheuung alles Natürlichen und Schönen absinken? Werden wir alle, ohne daß wir unseren Abstieg bemerken, zu Schwanzbeißern verkommen?" [44]

Diese beiden Briefe wurden im Jahre 1976 geschrieben, als die total mechanisierten Massentierhaltungsbetriebe unter den Schweinezüchtern gerade in Mode kamen. Seitdem hat sich trotz dieser und anderer warnender Stimmen der Trend fortgesetzt. Noch mehr Einengung, noch mehr Unterdrückung aller natürlichen Bedürfnisse der Tiere, noch mehr Technik und Maschinerie, mehr Drogen und mehr Fließband-Schweinefleisch.

Was passiert mit jenen Züchtern, die es einfach nicht länger ertragen können, intelligente Tiere, die die Fähigkeit besitzen, mit Menschen dauerhafte Freundschaften zu unterhalten, derartig grausam zu behandeln? Die meisten von ihnen haben der Branche mit Abscheu den Rücken gekehrt. Andere haben kapituliert und frustriert weitergemacht. Ständig müssen sie sich der harten wirtschaftlichen Realität der modernen Tierzucht unterordnen. Ein solcher Züchter sagte ärgerlich zu mir:

„Manchmal wünsche ich mir, daß Ihr Tierliebhaber einfach tot umfallen würdet! Fallt einfach in irgendeinen Abgrund und verschwindet. Es ist hart genug, heutzutage finanziell über die Runden zu kommen, auch ohne die Sorgen über all dieses Zeug!"

Etwas später am selben Abend, nach einem Abendessen und einem langen Gespräch, offenbarte dieser Mann seine wahren Gefühle. Er hatte Tränen in den Augen, als er sagte:

„Es tut mir leid, daß ich vorhin so wütend auf Sie wurde. Es ist nicht Ihre Schuld. Sie zeigen mir nur, was ich bereits weiß, aber zu verdrängen versuche. Es bringt mich fast um, was wir diesen Tieren manchmal antun. Diese Schweine haben niemals jemandem etwas getan, und wir behandeln sie wie, wie, ach, ich weiß nicht wie. Nichts auf der Welt verdient eine solche Behandlung. Es ist eine Schande. Es ist eine jämmerliche Schande. Ich weiß einfach nicht, was ich tun soll."

■ Die amerikanische Schweinezuchtkönigin spricht

Der amerikanische Schweinezüchterverband und ähnliche Organisationen investieren jährlich Millionen von Dollar, um die Öffentlichkeit davon zu überzeugen, daß die Schweine in den modernen Betrieben absolut glücklich über die Bedingungen sind, unter denen sie gehalten werden. Im Mai 1987 verkündete besagter Verband in einer offiziellen Mitteilung unverhohlen, daß die Schweinezüchter „traditionsgemäß ihre Tiere mit der höchstmöglichen Sorgfalt und großem Respekt behandeln". Jedes Jahr schickt der Schweinezüchterverband eine offizielle „amerikanische Schweinezuchtkönigin" durchs Land, um Schulen und Gemeinden über die Freuden der heutigen Schweinemast aufzuklären. Eine solche amerikanische Schweinezuchtkönigin, Pam Carney, erklärte einst über ihre Arbeit:

„Nun, ich erzähle bei meinen Vorträgen stets aus der Perspektive eines Schweins ... Sie müssen wissen, wir erhalten viele besorgte Anfragen von Personen, die sich für Tierrechte einsetzen und darüber besorgt sind, daß Schweine in zu kleinen Käfigen gehalten werden. Also erzähle ich, wie wir Schweine unser neues Zuhause viel mehr schätzen als das Leben draußen in der natürlichen Umgebung. Schließlich kann ein Hirte immer dicht bei uns sein und darauf achtgeben, daß wir nicht krank werden. Er kann uns Wärme geben, gutes Futter und sauberes Wasser ..." [45]

Die amerikanische Schweinezuchtkönigin versichert uns, daß die Schweine in den modernen Zuchthallen „gutes Futter und sauberes Wasser" erhalten. Aber die Wahrheit, wie Sie vielleicht ahnen werden, sieht etwas anders aus. In der Natur stöbern die Schweine bei ihrer Nahrungssuche mit ungestümer Lebensfreude auf der Erde herum. Selbst auf einem Bauernhof wandern sie soviel wie möglich umher, und ihre Nahrung besteht aus Tischresten und allem, was sie auf der Erde an Freßbarem finden können. Heutzutage wird ihnen eine gänzlich unnatürliche Kost verabreicht, mit dem Hintergedanken, sie mit den geringsten Kosten so fett wie möglich zu machen. Ihrer Nahrung werden routinemäßig Antibiotika, Sulfa-Medikamente und zahllose andere Laborprodukte beigemengt. Es ist ein Menü, das häufig wiederverwerteten Abfall enthält.

Ein moderner Schweinemäster ließ im *Hog Farm Management* stolz verlautbaren, daß in seinem System trächtige Säue 90 Tage lang nicht gefüttert werden müssen. In der Präsentation seiner Methode prahlte er damit, daß bei ihm die Säue nur die herunterfallenden Exkremente der über ihnen aufgetürmten, für die Schlachtung bestimmten Schweine fressen dürfen. Auch die Tatsache, daß die Ernährungsbedürfnisse der Schweine während der Schwangerschaft, wie bei jedem Säugetier, ganz besonderer Beachtung bedürfen, tat seiner Begeisterung über die enormen finanziellen Einsparungen keinen Abbruch.

Die branchenübliche Norm sieht nicht viel besser aus. Schweine bekommen heutzutage wiederverwerteten Abfall verabreicht, der in den meisten Fällen hohe Rückstände von Medikamenten und giftigen Schwermetallen wie Arsen, Blei und Kupfer enthält.[46] Oftmals gibt man den hilflosen Kreaturen einfach rohes Geflügel oder Schweinekot.[47]

Ich weiß zwar nicht, was Sie davon halten, aber die Idee, den Schweinen ihre eigenen Exkremente aufzutischen, scheint mir nicht gerade die beste Ernährungsform zu sein.

Doch selbst wenn das Futter, welches die Schweine in den heutigen Massentierhaltungsbetrieben bekommen, etwas zu wünschen übrig läßt, ist es noch immer geradezu lecker im Vergleich zu dem Wasser, das man ihnen zumutet. Manchmal fließt das einzige Wasser, das die Tiere erhalten, aus einem *„Oxidationsgraben, der die Flüssigkeit aus den in der Fabrik stehenden Urin- und Kotbehältern zu den Tieren zurückführt. Sie müssen es trinken, weil es das einzige ‚Wasser‘ ist, das man ihnen anbietet."*[48]

Bemerkenswerterweise bekundet die Branche in der Öffentlichkeit eifrig, die Gesundheit und das Wohlbefinden der Schweine seien heutzutage besser als jemals zuvor.

Trotzdem haben über 80 % der aus den Massentierhaltungsbetrieben stammenden Schweine zum Zeitpunkt ihrer Schlachtung eine Lungenentzündung. In einem Betrieb in Minnesota wurde bei 95 % der untersuchten Schweine eine Lungenentzündung diagnostiziert. Schon 1970 hatten 53 % aller Schweine in den USA Magengeschwüre. Das *Livestock Conservation Institute* berichtet, daß Schweinezüchter jährlich über 187 Millionen Dollar durch Krankheiten wie Ruhr, Cholera, Abszesse, Trichinose und andere bei Schweinen häufig auftretende Gesundheitsschäden verlieren.[49] Eine Krankheit, bekannt als Pseudo-Tollwut, hat im Mittelwesten seit 1973 ganze Schweineherden aus den Massentierhaltungsbetrieben dahingerafft.[50] Der amerikanische Schweinezüchterverband verlangt von der Regierung die Finanzierung eines fünfjährigen Projekts zur Ausrottung der Pseudo-Tollwut. Die Zeitschrift *Hog Farm Management* schätzt, daß dies die Steuerzahler 90 Millionen Dollar kosten würde.[51] Doch dies ist nicht allzuviel Geld verglichen mit jenen Beträgen, die die Bekämpfung einer anderen Krankheit verschlingt. Um das Afrikanische Schweinsfieber, womit sich langsam immer mehr mit modernen Methoden gezüchtete Schweine infizieren, unter Kontrolle zu bringen, bedürfte es laut den Erwartungen des *National Hog Farmer* einer Investition von circa 290 Millionen Dollar.[52]

Die Branche behauptet, daß diese Krankheiten lediglich kleine technische Probleme in der Fließbandproduktion der Schweine seien. Mit der Unterstützung des Steuerzahlers und dem Einsatz von noch mehr Medikamenten, so meinen sie, könne das Problem schnell gelöst werden. Die Möglichkeit, daß die Schweine sich vielleicht doch nicht allzu bester Gesundheit erfreuen, wird mit dem Argument abgetan, daß sie schließlich ein beeindruckendes Gewicht erreichen. Das Körpergewicht wird als Beweis angeführt, daß die Tiere so robust und widerstandsfähig wie möglich seien. Dies ist eine wahrlich bemerkenswerte Aussage. Die systematisch herbeigeführte Fettsucht der Tiere wird mit einem guten Gesundheitszustand gleichgesetzt. Auf den Menschen bezogen wäre eine solche Behauptung reiner Unsinn. Warum sollte sie auf Schweine zutreffen?

■ Der letzte Gang

Die Schweine, die ich gekannt habe, waren freundliche und empfindsame Wesen, so wie Albert Schweitzers Josephine. Sie können uns gute Freunde sein, sie sind verspielt, treu und liebevoll. Es ist ganz und gar nicht leicht für mich, dabei zuzusehen, was man diesen gutherzigen Kreaturen in den heutigen Massentierhaltungsfabriken antut. Jeder Schritt des modernen Schweinefleischproduktionssystems ist ein Zeichen der tiefen Verachtung für diese Schweine, die doch unsere Mitgeschöpfe und bis zu ihrem Tod fühlende Wesen sind.

„Vor ihrer Schlachtung werden die Schweine geduscht. Aus jedem Winkel spritzt das Wasser auf sie ein, um den Gestank der Fabrik abzuwaschen. Danach wird es eng für die Schweine. Der Weg, durch den sie getrieben werden, verengt sich wie ein Trichter. Die Arbeiter hinter ihnen zwingen die Schweine voran, bis sie schließlich eins nach dem anderen auf eine sich bewegende Rampe gelangen … Jetzt fangen sie an zu schreien. Sie waren noch nie auf einer solchen Rampe und sie haben noch nie den Gestank, den sie jetzt wahrnehmen, gerochen. Ich möchte nichts überdramatisieren, da Sie all dies schon mal gelesen haben. Aber es war eine beängstigende Erfahrung, ihre Angst zu spüren und so viele von ihnen vorbeifahren zu sehen. Es erinnerte mich an Dinge, an die niemand mehr erinnert werden möchte, an Hysterien, Todesmärsche, Massenmord und Exekutionen …" [53]

■ Gehört die Zukunft den Vegetariern?

Dabei zuzusehen, was mit den Schweinen heutzutage geschieht, ist sehr schwer für mich, da ich weiß, was für freundliche Tiere sie von Natur aus sein können. Wir stellen uns Schweine nur als überfettet vor, weil sie so gezüchtet und gemästet werden. Schweine sind nur dann gemein, wenn man sie quält und ihnen jeglichen Ausdruck ihrer Lebensenergien versagt hat. Wir haben sie zu dem gemacht, was sie heute sind.

Könnte es demzufolge sein, daß wir etwas von ihren Erfahrungen in uns aufnehmen und in unser eigenes Leben übernehmen, wenn wir das Fleisch von Tieren essen, die mit derartiger Verachtung behandelt wurden? Könnte es sein, daß der Verzehr von Produkten eines solch wahnsinnigen Systems erheblich dazu beiträgt, das heutzutage immer häufiger aufkommende Gefühl zu bestärken, die Erde sei eine Art Irrenhaus des Universums?

Bedeutende Persönlichkeiten der Geschichte wie Platon, Tolstoi und Gandhi haben kein Fleisch gegessen. Heutzutage hat jedoch die Frage des Fleischverzehrs eine noch viel weitreichendere Bedeutung als in der Vergangenheit. Die Bedingungen, unter denen moderne Nutztiere für die Fleischerzeugung gehalten werden, sind einfach unerträglich. Tiere wurden auch früher grausam behandelt, in manchen Fällen sogar sadistisch gequält. Aber niemals zuvor war die Grausamkeit gegenüber Tieren ein so fest etabliertes gesellschaftliches Ritual wie heute. Und niemals zuvor wurde die kalte Macht moderner Technologie und Pharmakologie zu solchen Zwecken eingesetzt.

Es gab zu jeder Zeit der Geschichte Menschen, die fühlten, daß das Essen von Fleisch unnötig getöteter Tiere uns nicht dem Ziel näherbringt, den Frieden in uns selbst und auf der ganzen Welt zu fördern. Je mehr ich über die moderne Fleischerzeugung erfuhr, desto mehr fühlte ich, daß die Botschaft dieser Menschen heutzutage wichtiger ist als jemals zuvor.

Wenn wir selbst die lebenden Gräber
ermordeter Tiere sind,
  wie können wir dann auf dieser Welt
  ideale Bedingungen erwarten?
(George Bernard Shaw)

*Ich habe keinen Zweifel, daß es ein Teil
der evolutionären Entwicklung des Menschen ist,
das Essen von Tieren einzustellen,
ebenso wie die Naturvölker aufhörten,
sich untereinander zu essen,
als sie mit den Zivilisierten in Kontakt kamen.*

(Thoreau)

*Die Zeit wird kommen, in der die Menschen
den Mord an Tieren ebenso als Verbrechen betrachten
werden wie den Mord an Menschen.*

(Leonardo da Vinci)

Heilige Kuh

Mir wird angst und bange um die Menschheit,
wenn ich mir vorstelle, daß Gott gerecht ist.

Thomas Jefferson

Jeder Mensch ist verdammt,
bis in ihm die Menschlichkeit erwacht.

Blake

Daß wir das Leiden der Tiere in den heutigen Massentierhaltungsbetrieben akzeptieren, ist für mich Anlaß zu ernsthafter Besorgnis. Wenn in unserer Gesellschaft Mitgefühl und Ehrfurcht vor dem Leben lebendig sein sollen, wie können wir dann eine solch extreme Mißhandlung unserer Mitgeschöpfe dulden?

Das Problem liegt darin, daß die Drahtzieher der modernen Agrarwirtschaft auf die Maximierung ihrer Profite aus sind, ohne auch nur im geringsten ethische Empfindsamkeit oder gar Verantwortungsgefühl für die Tiere zu besitzen, die sich in ihrer Gewalt befinden. Darüber hinaus existieren gegenwärtig praktisch keine Gesetze, die die grausame Behandlung von Tieren einschränken, wenn diese der Nahrungsproduktion dienen.

Ich sehne den Tag herbei, an dem all diese Mißstände korrigiert sein werden. Den Tag, an dem wir mit unserem Bewußtsein in Frieden leben können, da wir als Gesellschaft mit allen Lebensformen in Harmonie leben. Ich freue mich auf die Erlassung von Gesetzen, die diese Grausamkeiten an Tieren unterbinden. Wir brauchen solche Bestimmungen, um die Menschheit dazu zu bringen, im Einklang mit den Schöpfungsgesetzen zu leben. Nicht nur den Tieren würde dies zugute kommen, sondern auch in besonderem Maße uns Menschen.

Obwohl ich sehr oft über die grausame Mißhandlung unschuldiger Tiere zornig war, weiß ich dennoch, daß viele der heutigen Massentierhaltungsbauern eigentlich anständige Menschen sind, die sich in einem Teufelskreis von wirtschaftlichen Zwängen befinden und keine andere Möglichkeit sehen, als sich an den Vorgaben der multinationalen Konzerne zu orientieren. Gesetze zum Schutz der Tiere wären nötig, um auch diejenigen zu bändigen, die in ihrer Unempfindsamkeit zu Instrumenten der Grausamkeit werden. Wahre Gerechtigkeit bestraft nicht um der Strafe willen, sondern bemüht sich um die Vermittlung von Erlebnissen, die erziehen und reformieren. Die Unempfindsamkeit gegenüber der Natur ist ein Problem, das sich nicht durch Schuldzuweisungen lösen läßt. Vielmehr sollte man den Unglückseligen, die zu solcher Tierquälerei fähig sind, ein Bewußtsein für das Wesen und die Bedürfnisse anderer Lebewesen vermitteln, so daß sie ihr eigenes Potential als Mitglieder der großen Schöpfungsfamilie erkennen.

Menschen, die so sehr von anderen Wesen entfremdet sind, daß sie diese mißhandeln, benötigen einen tieferen Respekt gegenüber dem Leben und ihrer eigenen Identität. Sie benötigen ein tieferes Verständnis ihres Selbstwertgefühls und ihrer wahren Lebensaufgabe. Wie sehr doch diese Menschen profitieren würden, wenn man ihnen nicht so freizügig ihre grausamen Handlungen gestatten würde, mit denen sie sich immer weiter vom Wesen des Lebens entfernen!

Interessanterweise gab es früher einmal, so berichtet eine überlieferte Legende, eine wahrhaft weise Form der Rechtsprechung. Es war dies eine Zeit, so heißt es, in der die Menschen danach trachteten, im Einklang mit den Gesetzen der Schöpfung zu leben. Wann immer es Konflikte und Unstimmigkeiten gab, wurden bewundernswerte Lösungen gefunden.

Die nun folgende Erzählung ist ein solcher Fall, der aus dem alten Ägypten stammt. Die Zeiten haben sich verändert, doch die Aussage ist zeitlos und universell. Ein 15jähriger Junge fällt immer wieder durch seine brutalen Tierquälereien auf. Obgleich sein Vater ihn jedesmal hart bestraft, setzt er seine Untaten unbeirrt fort. Schließlich bitten Nachbarn der Familie einen Richter um Hilfe. Der Richter ordnet an, den Jungen ohne dessen Wissen bei seinen Handlungen zu beobachten. Kurz darauf ertappt man den Jungen dabei, wie er eine Katze bei lebendigem Leibe begräbt. Als man ihn zur Rede stellt, zeigt er weder Reue noch Scham und behauptet herausfordernd: „Ihr könnt mich schlagen, aber das ist mir egal. Es macht mir nichts aus, geschlagen zu werden, aber ihr könnt mich nicht zum Schreien bringen!" Daraufhin reißt er sich sein Hemd vom Leib und zeigt voller Stolz all die Narben, die an frühere Bestrafungen seines Vaters erinnern. Dem Psychologen, der ihn besuchen kommt, erzählt er voller Stolz von den vielen Tieren, die er gefoltert hat, und von all dem Schmerz, den man ihm als Bestrafung zufügte.

Es ist kein leichter Fall für den Richter. Glücklicherweise erkennt ein weiser alter Mann, wie es tief im Innern des Jungen aussieht und wie es dazu kommen konnte, daß er so gefühlskalt wurde. Der Weise erkennt das Verhaltensmuster, in dessen Fängen sich der Junge befindet. Er versteht, wie in der Psyche des Jungen die Grausamkeit an Tieren ein verzweifelter Versuch ist, die Schuldgefühle zu unterdrücken, die er durch den Tod seiner Mutter in sich trägt. Sie starb während seiner Geburt, und sein Vater konnte ihm dies nie verzeihen. Der Weise erkennt, wie sinnlos die Bestrafung des Jungen wäre, da dies nur die Schuldgefühle verstärken würde, die ihn erst zu seinen Missetaten animieren.

Der Weise beschließt, drastische Maßnahmen zu ergreifen.

Am nächsten Tag wird dem Essen des Jungen ein giftiges Mittel beigemischt. Während er sich vor Leibschmerzen krümmt, wird ihm gesagt, daß er unter einer seltenen und sehr gefährlichen Krankheit leidet, die ihn das Leben kosten wird, wenn er nicht tapfer und gehorsam ist. An den folgenden Tagen gibt man ihm weitere Mittel, die ihm starke Schmerzen bereiten und ihn so stark schwächen, daß er kein Verlangen danach hat, seine Unabhängigkeit und sein gewohntes Bild von sich selbst aufrechtzuerhalten. Als würde er tatsächlich an einer ernsthaften Krankheit leiden, wird er von einer in der Ausbildung befindlichen Heilerin betreut. Das Mädchen ist 20 Jahre alt, bildhübsch und sehr einfühlsam. Sie hält seine Hand, um ihm das Ertragen der Schmerzen zu erleichtern, und streichelt seine Stirn, bis er einschläft. Sie wäscht und füttert ihn wie ein kleines Kind. Als er allmählich wieder zu Kräften kommt, erzählt sie ihm Geschichten über den Weg des Friedens und der Liebe.

Während seiner Genesung entwickelt er eine tiefe Hingabe und Dankbarkeit gegenüber seiner Pflegerin. Er bittet sie darum, ihr bei einer ihrer Aufgaben behilflich sein zu dürfen. Sie erzählt ihm, daß es zu ihren Aufgaben gehört, die Gänse zu betreuen. Sie bietet ihm an, die Gänse zu füttern und ihr so bei der Erfüllung ihrer Pflichten zu helfen. Während sie ihm dies sagt, erinnert er sich an seine früheren Grausamkeiten. Weinend beichtet der Junge, daß er sich kaum traue, ihr diesen Wunsch zu erfüllen, da er manchmal fast gegen seinen Willen Tieren Leid zugefügt habe. Er befürchte, daß er ihren Gänsen etwas antun könne, was ihm nun ein unerträglicher Gedanke sei.

Sie sagt ihm daraufhin: „Du warst so krank, daß du fast gestorben wärst. Ich bat die Götter darum, dich wiederauferstehen zu lassen. Sie erhörten mein Gebet, und du wurdest gesund. Die Grausamkeiten, die du einst verübt hast, und die Schmerzen, die du erleiden mußtest, gehören der Vergangenheit an. Sie sind tot, aber du bist am Leben. Durch die Verbundenheit zwischen dir und mir wirst du auch niemals wieder die Verbindung zwischen dir und deinen jüngeren Brüdern und Schwestern vergessen."

Der Junge ist voller Hoffnung, kann aber dennoch ihren Worten noch keinen vollen Glauben schenken. Sie bringt ihm ein kleines Kätzchen, aber er protestiert und sagt, daß man ihm mit Tieren nicht trauen dürfe. Sie lächelt ihn an und zeigt ihm, wie sehr das Kätzchen es genießt, wenn man es sanft an Hals und Kopf streichelt. „Es mag dich", sagt das Mädchen. „Es weiß, daß man dir trauen kann, und ich weiß es auch. Also werde ich dich nun mit dem Kätzchen allein lassen."

Der Junge ist verwirrt. Er protestiert abermals, doch das Mädchen lächelt nur und küßt ihn auf die Stirn.

Als sie nach einigen Stunden zurückkehrt, sieht sie den schlafenden Jungen und das laut schnurrende Kätzchen dicht beieinander liegen.

Der Junge wird später zu einem der gütigsten und liebevollsten Tierärzte des Landes. Sein Umgang mit Tieren ist so sanft und beruhigend, daß sogar die gequälten und unglücklichsten von ihnen instinktiv spüren, daß sie diesem Menschen bedingungslos vertrauen können. [1]

Es erscheint mir, als ob viele der Männer, die in den modernen Massenzuchtbetrieben Tiere mißhandeln, sich nicht allzu sehr von diesem Jungen unterscheiden. Etwas in ihrem Inneren schreit nach weiser und gütiger Hilfe. Die mangelnde Fürsorge für Tiere ist ein Zeichen der Entfremdung von ihrem eigenen Selbst und dem Leben an sich. Es ist nicht innere Grausamkeit, die sie so handeln läßt. Diese Menschen zu beschuldigen und zu hassen, trägt nicht dazu bei, die Isolation und die Abkapselung, die die wahren Ursachen ihrer Untaten sind, zu heilen. Unser Ziel sollte sein, ihnen dabei zu helfen, ihr Handeln an einem wahrhaftigen Respekt für das Leben anderer Geschöpfe zu orientieren. Auf diese Weise können sie die Verbundenheit allen Lebens erkennen und ihre eigene Aufgabe als wichtigen Teil der Schöpfung begreifen. Wir benötigen dringend Gesetze, um diese Menschen in die richtige Richtung zu lenken.

In manchen Fällen führen erst sehr drastische Maßnahmen zum Erfolg. Manchmal bedarf es eines enormen Aufwandes, um bei einigen Individuen Mitgefühl für andere Geschöpfe zu erwecken. Hier ist ein weiteres Beispiel aus einer früheren Hochkultur:

Ein Mann wird beschuldigt, seine Ochsen zu mißhandeln. Der Richter sieht sich die Tiere genau an und stellt fest, daß sie tatsächlich gequält wurden. Ihre Schultern sind voller Wunden, die von zu eng geschnürten Gurten herrühren. Der Richter sagt dem Halter der Tiere, daß sich die Tiere in einem schlechten Zustand befinden. Er denkt, der Halter der Ochsen sei vielleicht nur sehr dumm oder unachtsam und habe so das Leid der Tiere nicht wahrgenommen. Daraufhin protestiert der Mann lauthals, seine Tiere seien nur so ausgemergelt, weil sie zu faul zum Fressen seien. Die Arbeit der Ochsen auf dem Felde sei so leicht, daß sie von einem Kind durchgeführt werden könnte. Man könne die Ochsen angesichts ihres einfachen Lebens nur beneiden, so der Mann. Der Richter erwidert: „Fortan besteht kein Grund mehr, die Ochsen zu beneiden. Von nun an wirst du ein ebenso leichtes Leben genießen. Du wirst ab morgen selbst an den Pflug gespannt und kannst eigenhändig die Arbeit verrichten, die, wie du selbst sagst, ein ‚Kinderspiel‘ ist. Bis das ganze Feld gepflügt ist, wirst du den Pflug unter der heißen Sonne immer wieder hin und her ziehen."

Der Richter übergibt die Ochsen des Verurteilten dessen Nachbarn, der seine Tiere stets mit großer Fürsorge behandelt. Schließlich ordnet der Richter an, daß man dem Mann seine Ochsen zurückgeben solle, wenn er mit dem Pflügen des Feldes fertig sei. Außerdem würden seine Ochsen zukünftig regelmäßig untersucht. Sollte man erneut eine Mißhandlung feststellen, so werde ihm angetan, was er seinen Tieren angetan hat. Doch stelle man fest, daß er seine Ochsen gut behandelt, so wisse man, daß man ihm Tiere anvertrauen kann. In diesem Fall würde man seine Herde erweitern.[2]

Wenn ein Mensch sich immer wieder davor verschließt, sich selbst in die Situation anderer Kreaturen einzufühlen, besteht oftmals die einzige Lösung darin, ihm auf physische Weise diesen Einblick zu vermitteln.

In vielen Fällen müssen die Tiere in den heutigen Massentierhaltungsbetrieben leiden, weil Profitsucht die Verantwortlichen gleichgültig gegenüber ethischen Gesichtspunkten werden läßt. Sie können dann das Leid, welches sie verursachen, überhaupt nicht mehr wahrnehmen. In solchen Fällen müßte man nicht nur die Tiere aus dieser Unterjochung befreien, sondern auch das Bewußtsein der Verblendeten wiedererwecken.

Eine weitere Erzählung aus vergangenen Zeiten offenbart die Gefahren der Profitgier und des Geizes. In einem Dorf streiten sich zwei Männer um den Besitz eines wilden Esels. Beide behaupten, den Esel zuerst gesehen zu haben und ihn daher ihr eigen nennen zu dürfen. Einer der Männer ist viel reicher als der andere. Dennoch beklagt der Wohlhabendere der beiden seine eigene angebliche Armut. Er jammert über die Zahl seiner Kinder, seine unfruchtbaren Felder und behauptet, daß man ihm den Esel geben müsse, da er viel ärmer und bemitleidenswerter sei als sein Kontrahent. Ein weiser Richter urteilt daraufhin: „Du sagst, daß du viel bedürftiger als der andere Mann bist. Du meinst, er würde lügen, wenn er sich als den ärmeren von euch bezeichnet. Daher werde ich ein Urteil sprechen, welches das Unrecht wiedergutmacht, das er dir antut. Du, als der ärmere von euch beiden, erhältst den wilden Esel. Und um dich vollends zufrieden zu stellen, werdet ihr beide all eure Besitztümer untereinander austauschen."

Daraufhin jammert der Mann voller Selbstmitleid, daß man ihn beraubt hätte. Der Richter gibt sich überrascht. „Beraubt? Wenn ich dir all den Reichtum deines Mitstreiters übertragen habe? Du schenkst doch sicher seinen Behauptungen keinen Glauben, daß er fast nichts besitzt. Du selbst hast doch gesagt, er würde nur lügen und sei in Wahrheit sehr wohlhabend. Als ehrlicher Mann mußt du zugeben, daß das Urteil dich großmütig bevorteilt." [3]

■ Eine Kuh auf dem Zeugenstand

In unserer Gesellschaft ist die Rechtsprechung in den Gerichtssälen nicht immer so poetisch und weise. Doch auch unsere Richter gelangen mitunter auf kreativste Art und Weise zur Aufklärung eines Falles.

Am 6. Juli 1953 wurde der Kalifornier Mike Perkins angeklagt, von der Farm seines Nachbarn ein Kalb gestohlen zu haben. Es wurde ihm vorgeworfen, das Kalb daraufhin mit seinem eigenen Brandzeichen markiert zu haben, um den Diebstahl zu verschleiern. Mike stand vor dem Richter und dementierte jegliche Anschuldigungen. Er gab an, sein Nachbar hätte die Klage aus purem Neid erhoben.

Der Richter war drauf und dran, Perkins als unschuldig zu entlassen, da seine Aussage gegen die seines Nachbarn stand. Doch dann kam ihm eine Idee. Er beauftragte den Sheriff, von Perkins Farm alle Kälber herbeizuholen, die etwa so alt waren wie das vermeintlich gestohlene Tier. Die Kälber wurden in ein nahe des Gerichtssaales gelegenes Gehege transportiert. Dann schickte er den Sheriff auf die Farm des Nachbarn, um die Mutterkuh des angeblich gestohlenen Kalbes zu holen.

Als die Mutterkuh eintraf, begann sie laut zu rufen und bahnte sich ihren

Weg zu den jungen Kälbern im Gehege. Der Richter befahl, ihr den Weg freizumachen. Als sie die Kälber erreichte, machte sie vor dem Gericht eine unmißverständliche Aussage. Sie lief direkt auf eines der Kälber zu und fing an, es immer wieder an der Hüfte abzulecken. Genau auf jener Stelle, an der sich Perkins Brandzeichen „P" befand.

Mike Perkins wurde verurteilt.

■ Die Kuh – sanft, intelligent und friedfertig

Als ich von diesem Vorfall hörte, war ich sehr überrascht. Ich bildete mir ein, ziemlich genau zu wissen, was Kühe können und was sie nicht können. Eine solche Leistung hätte ich ihnen nicht zugetraut. Dennoch war ich noch immer, mehr als mir seinerzeit bewußt war, gefangen in der Denkweise, daß Tiere eine Art instinktgetriebene Maschinen mit einem geringen Hauch von Intelligenz seien. Aber alles, was ich seitdem gelernt habe, zeigte mir, wie falsch meine Vorstellungen waren.

Die Wahrheit ist, daß Kühe eine ganz besondere Form von Intelligenz und Empfindsamkeit besitzen. Doch weil sie so geduldige und sanftmütige Wesen sind, die kaum einmal eilig oder hektisch handeln, halten wir sie eher für dumme Tiere. Wir verkennen ihre würdevolle Ruhe als Lethargie und Dummheit. Kühe haben eine tiefe Verbindung zu den natürlichen Zyklen der Erde und besitzen eine geradezu bewundernswerte Friedfertigkeit. Es stört sie längst nicht alles, was uns Menschen stören würde, und wenn sie ängstlich werden – meist durch Dinge, die sich unserer Sinneswahrnehmung entziehen – geraten sie kaum einmal in Panik.

Aldous Huxley sagte einst, daß wir in diesem Jahrhundert zu den sieben Todsünden noch eine weitere hinzugefügt hätten – die Rastlosigkeit. Zumindest was diese Sünde anbelangt, sind Kühe Heilige.

Nur wenige von uns haben heutzutage noch die Gelegenheit, Kühe so kennenzulernen, wie sie wirklich sind. Da wir sie nicht wirklich kennen, schließen wir uns leicht den üblichen Vorurteilen an. Der mit Kühen wohlvertraute Naturforscher W. H. Hudson schrieb von

> *„... der sanften, intelligenten, umgänglichen Kuh, die mit ihrer rauhen*
> *blauen Zunge unsere Hand und unser Gesicht ableckt und mehr als jedes*
> *andere Tier wie eine Schwester des Menschen erscheint – die majestätische,*
> *wunderschöne Kreatur mit den warmherzigen Augen ..."* [4]

In der Vergangenheit hatten viele Kulturen, die in engerem Kontakt mit der

Natur lebten, großen Respekt vor diesen geduldigen und sanftmütigen Seelen. Vor 2000 Jahren schrieb der Dichter Ovid:

„Oh, Ochse, wie großartig Du bist! Ein Wesen ohne Heimtücke, harmlos, einfach, arbeitswillig ..." [5]

■ Was nun, liebe Kuh?

Seit unzähligen Generationen leisten uns diese Tiere ihre treuen Dienste. Sie ziehen unsere Pflüge und versorgen unsere Kinder mit Milch. Heutzutage sieht jedoch der Dank für ihre jahrhundertelangen Dienste so aus, daß diese friedfertigen, geduldigen Kreaturen genauso behandelt werden wie die Hühner und Schweine in den modernen Massenzuchtanlagen. Sie mögen denken, daß Gesetze ihre humane Behandlung garantieren. Aber dem ist nicht so. Das amerikanische Tierschutzgesetz versagt ausdrücklich all jenen Tieren das Anrecht auf „humane" Behandlung, die für die Nahrungsmittelproduktion gehalten werden. [6] Obgleich der Gesetzestext Beschränkungen darüber enthält, wie grausam Tiere behandelt werden dürfen, haben diese Bestimmungen für Kühe, Schweine und Hühner offensichtlich keine Gültigkeit. Nach der gegenwärtig vorherrschenden Denkweise kann man Tiere so grausam behandeln, wie man will, wenn das Tier später gegessen wird.

Sie mögen sich fragen, wie die Menschen, die die Tiere versorgen, ihr Verhalten rechtfertigen können. Ich fragte auf einer Nutztierversteigerung einen Arbeiter namens George Kennedy, ob er sich jemals in seiner Haut unwohl fühle angesichts der immensen Leiden, die die Tiere tagtäglich vor seinen Augen durchmachen müssen. Er antwortete:

„Also, Sie wollen schließlich Fleisch haben, und dies ist der einzige Weg, wie Sie es bekommen können. In unserer Branche gibt es keinen Platz für die ‚Sei-nett-zu-Tieren-Einstellung'. Es gibt nämlich Arbeit, die getan werden muß, und das ist alles."

Etwas später hatte ich die Gelegenheit, mit dem Leiter der Auktion zu sprechen. Der Mann hieß Henry F. Pace. Ich fragte, was er von den Anschuldigungen der Tierrechtsbewegungen hält, daß die Versteigerungen grausame Tierquälerei seien. Er sah mich einen Moment lang an, ohne so recht zu wissen, was er von mir halten sollte. Dann sagte er:

„Es stört mich nicht. Wir unterscheiden uns nicht von anderen Branchen. Diese Tierrechtler beschuldigen uns, unser Vieh zu mißhandeln. Doch wir sind der Meinung, am effektivsten arbeiten zu können, wenn wir nicht

emotional sind. Wir machen Geschäfte. Wir sind kein Wohltätigkeits-
verein. Unsere Arbeit besteht darin, Ware mit Profit zu verkaufen. Es ist
genau wie der Verkauf von Büroklammern oder Kühlschränken."
Was die gesetzlichen Bestimmungen anbelangt, hat Henry Pace Recht. Es
gibt kaum rechtliche Einschränkungen bei der Behandlung von Tieren, die
später auf unseren Tellern landen.

Ein im Jahre 1906 erlassenes Gesetz beinhaltet gewisse Auflagen, was
den Transport von Kühen per Zug betrifft. Dieses Gesetz war nötig, um den
Auswüchsen einer Grausamkeit Einhalt zu gebieten, wie man sie sich eher
in weniger aufgeklärten Zeiten vorstellt. Allerdings enthält dieses Gesetz
keinerlei Bestimmungen über die Behandlung von Tieren, die per Lkw
transportiert werden. Es gab eben zu jener Zeit noch keine Lkw. Offensichtlich hat die Tierzuchtlobby seither erfolgreich die Erlassung von Gesetzen
blockiert, die den Transportmittelentwicklungen dieses Jahrhunderts Rech-
nung tragen.

Mit derartigen Gesetzeslücken im Rücken transportiert die Fleischindustrie ihre Kühe fast ausschließlich per Lkw. Es wird Sie sicher nicht überraschen, daß die Belüftung der Transportwagen furchtbar ist. Die Temperaturen variieren von kochend heiß im Sommer bis bitterkalt im Winter. Kühe
sind Wiederkäuer, deren Verdauungstrakt auf eine kontinuierliche Nahrungszufuhr angewiesen ist. Dennoch wird diesen Tieren häufig drei Tage
und Nächte lang jegliches Futter und Wasser versagt. Ein Experte schrieb:
„Wir können uns nur schwer vorstellen, wie sich diese Kombination aus
Angst, Reiseübelkeit, Durst, größtem Hunger, Erschöpfung und (im Win-
ter) klirrender Kälte auf die Kühe auswirkt. Bei jungen Kälbern, die mö-
glicherweise erst ein paar Tage zuvor den Streß der Entwöhnung und
Kastration erlitten haben, ist die Wirkung noch schlimmer."[7]
Die abgehärteten Rinderzüchter betrachten es als normal, daß einige der Tiere während des Transports sterben. Diese Verluste werden einkalkuliert. Sie
finden es profitabler, durch Tod und Verletzungen der Kühe Einbußen hinzunehmen, als die Tiere etwas rücksichtsvoller zu behandeln. Der Tod einiger Tiere wird einfach als ein Kostenfaktor des Transports angesehen, ebenso wie der Benzinverbrauch.

Die meisten der Todesfälle werden durch eine Form der Lungenentzündung verursacht, die man bezeichnenderweise „Transportfieber" (*shipping*
fever) nennt.[8] Mehr als eines von hundert Tieren, die zum Markt verfrach-
tet werden, stirbt an dieser Krankheit. Das *Livestock Conservation Institute*

nannte es die derzeit kostspieligste Tierkrankheit in den USA.[9] Aus diesen Gründen benutzen die Tierzüchter routinemäßig das gefährliche Antibiotikum Chloramphenicol, um das Transportfieber zu behandeln. Es hat sich als wirksames Mittel herausgestellt, die Zahl der Todesfälle zu reduzieren und damit den Gewinn zu steigern.

Die in den USA für die Zulassung von Lebensmitteln und Medikamenten zuständige Behörde FDA zeigt sich allerdings nicht allzu erfreut über die Verwendung von Chloramphenicol in der Rinderzucht. Ich kann ihren Standpunkt durchaus nachvollziehen. Eine ärztliche Publikation, die sich mit den Irrtümern der modernen Medizin beschäftigt, stellt das Chloramphenicol aufgrund seiner potentiell verheerenden Wirkungen auf eine Stufe mit Contergan und ähnlichen Mitteln.[10] Der Grund hierfür ist, daß bei einem gewissen Prozentsatz aller Menschen selbst geringste Mengen an Chloramphenicol eine tödlich verlaufende Blutkrankheit, die aplastische Anämie, verursachen. In bestimmten Fällen, wenn es um Leben und Tod geht und kein anderes Antibiotikum wirkt, mag Chloramphenicol ein probates medizinisches Mittel sein. Dennoch ist es ein sehr gefährliches Medikament. Selbst minimale Dosierungen führen zum Tod der anfälligen Menschen durch die Verhinderung der Produktion roter Blutkörperchen im Knochenmark. Es besteht leider keine Möglichkeit, im voraus zu wissen, bei wem diese Gefahr besteht! Laut Angaben des für die amerikanische Lebensmittel- und Arzneimittelzulassungsbehörde tätigen Tierarztes Dr. Joseph A. Settepani haben selbst so geringe Mengen wie 32 Milligram Chloramphenicol bei einigen Menschen den Tod verursacht. Eine solche Menge könnten Sie schon durch den Verzehr von etwas über 100 Gramm Fleisch abbekommen, wenn es Rückstände von acht Teilen pro Million enthält. Handelsübliches Rindfleisch von Tieren, die zur Behandlung des Transportfiebers Chloramphenicol erhielten, wies in Kontrolluntersuchungen Rückstände auf, die um das Hundertfache über diesem Wert lagen.[11]

Wenn man den Transport der Kühe näher untersucht, stellt sich heraus, daß das Transportfieber nur eine von zahlreichen Todesursachen ist. Es gibt noch viele andere. Keine dieser Todesursachen führt zu einem besonders angenehmen Tod für diese sanftmütigen Tiere. Im Winter erfrieren manche Kühe. Im Sommer brechen einige von ihnen zusammen und sterben durch die unerträgliche Hitze und den Wassermangel. Wieder andere sterben, weil in scharfen Kurven andere Tiere auf sie geschleudert werden und sie erdrücken.

Würden Sie die ankommenden Tiere nach ihrem Transport sehen, so würden Sie feststellen, daß auch die Überlebenden sich nicht gerade in allerbester Verfassung befinden. Nicht nur, daß sich diese Tiere das Transportfieber zugezogen haben könnten. Die meisten von ihnen haben schmerzhafte Wunden und Verletzungen. Einige der Tiere sind durch die Fahrt, während der sie permanent hin- und hergeschleudert wurden, verkrüppelt. In diesem Zusammenhang ist es bemerkenswert, daß die Branche ein „verkrüppeltes" Tier folgendermaßen definiert:

> „... ein Tier, das aus dem Transportfahrzeug getragen oder geschleift werden muß."[12]

Mit anderen Worten zählt ein Tier nicht als verkrüppelt, wenn es sich auf beschädigten und gebrochenen Gliedern irgendwie noch fortbewegen kann. Ebenso wird ein Tier erst dann offiziell als „verletzt" bezeichnet, wenn sein Fleisch als für den menschlichen Verzehr ungeeignet eingestuft werden muß. Verletzungen werden also nur beachtet, wenn sie den Gewinn beeinträchtigen.

■ Gemütliches Zuhause?

Für die Tiere, die die Fahrt überleben, bedeutet die Ankunft nicht, daß sie sich jetzt ausruhen und entspannen können. Ausgelaugt, überanstrengt, krank und völlig verstört durch die unbarmherzige Behandlung, die man ihnen zukommen läßt, erhalten diese friedfertigen Wesen oftmals zur Begrüßung in ihrem neuen Zuhause ein Vollbad in Insektiziden. Daraufhin könnte ihnen die Kastration blühen oder das Verstümmeln ihrer Hörner, die Brandmarkierung oder die Injektion diverser Chemikalien.

Alles in allem ist es nicht gerade ein herzlicher Empfang.

Die Kastration besteht in der Entfernung der Hoden, um aus einem Stier einen Mastochsen zu machen. Dieser Vorgang ist für die Tiere enorm schmerzhaft. Ich dachte früher immer, der Grund für diese Maßnahme liege in dem Bestreben, noch ruhigere und pflegeleichtere Tiere zu produzieren. In der Tat ist dies einer der Gründe. Der Hauptgrund ist allerdings, daß Mastochsen einen höheren Körperfettanteil als Stiere haben. Die Industrie teilt die Wertigkeit des Fleisches nämlich anhand des Fettgehalts ein. Am teuersten ist Fleisch, das mit viel nicht entfernbarem Fett durchsetzt ist. Für einen Fleischproduzenten ist dies Grund genug, um den Tieren die unerträglichsten Schmerzen zuzufügen. Kastrierte Tiere haben mehr Fett und sind somit profitträchtiger.

Die Entfernung der Hoden vermindert ganz erheblich die natürliche Hormonproduktion des Stiers, was allerdings für die modernen Züchter kein Problem darstellt. Man verabreicht den Mastochsen einfach künstliche Hormone, um den durch die Kastration bedingten Mangel an körpereigenen Hormonen zu kompensieren.[13] Die Tatsache, daß dies zu krebserregenden Rückständen im Fleisch der Tiere führen kann, wird von der Branche lediglich als Herausforderung für die Vermarktungsstrategie angesehen.

„Das Kastrieren ist eine bestialische Maßnahme, selbst für den abgehärteten Schweinemäster", schrieb das britische Fachblatt *Pig Farming*.[14] Ich frage mich, wenn es sogar für „abgehärtete Schweinemäster" unangenehm ist, wie entsetzlich müssen dann die Leiden für das Schwein oder den Stier sein. Und wenn es selbst in Großbritannien als „bestialisch" angesehen wird, wo die Verwendung von Betäubungsmitteln gesetzlich vorgeschrieben ist, wie viel schlimmer muß es dann in den USA sein, wo keine derartigen Gesetze existieren und schmerzbetäubende Medikamente nur ganz selten verwendet werden.

Die Männer, die diese Arbeit durchführen, wissen genau, wie furchtbar dieser Eingriff ist. Ein kalifornischer Rinderzüchter namens Herb Silverman sagte zu mir:

„Ich hasse es, sie zu kastrieren. Es ist einfach scheußlich. Nach dem Plazieren des Rings um den Hodensack legt sich das Kalb hin und macht eine halbe Stunde oder länger wilde Tritte und Verrenkungen, bis die Taubheit endlich eintritt. Es ist eine entsetzliche Quälerei. Danach dauert es etwa einen Monat, bis der Hoden abfällt. Man kann mit einer speziellen Zange diesen Vorgang auch beschleunigen, aber ich benutze sie nicht, weil ich es nicht ertragen kann, wie sich die Tiere dabei verhalten."

Von Natur aus zählen Kühe zu den sanftesten und ruhigsten Tieren. Kühe werden fast nie ärgerlich, es sei denn, man fügt ihnen dauerhaft große Schmerzen zu. Falls Sie jemals ein modernes Rodeo gesehen haben, erschienen Ihnen die Stiere vielleicht als gemein, zornig und gewalttätig. Die Rodeo-Sprecher bezeichnen sie als „stampfende wilde Bestien". Es werden stets derartige Ausdrücke für die Tiere benutzt, um die Zuschauer vor Angst auf ihren Plätzen erzittern zu lassen. Auch wenn Sie den Show-Aspekt der Veranstaltung durchschaut haben, wußten Sie wahrscheinlich nicht um die extremen Anstrengungen seitens der Verantwortlichen, um diese friedfertigen Tiere in rasende Furien zu verwandeln.

Um dies zu bewerkstelligen, wird ein Stier im Bereich seiner Genitalien mit einem einschnürenden Riemen versehen. Der Stier versucht daraufhin alles, um sich von dieser Peinigung zu befreien. Er stampft nicht unkontrolliert umher, weil er ein wildes und gewalttätiges Biest ist, sondern weil die Einschnürung seiner Geschlechtsteile und Verdauungsorgane ihm unbeschreibliche Schmerzen zufügt. Gebräuchlich ist auch die Verwendung von Nägeln, Reißzwecken, Stacheldraht oder anderen scharfen Metallgegenständen, die man unter dem Riemen anbringt, um den Stier noch mehr zu quälen. Kurz bevor man den Stier aus seiner Box in die Showarena entläßt, gibt man ihm noch den „heißen Schuß", wie es in der Branche heißt. Hierbei wird dem Tier ein Elektroschock in sein Hinterteil verpaßt, damit es wie wahnsinnig in die Arena hinausstampft. Dadurch steigert man den „Show-Effekt", der ausschließlich auf die unsägliche Folter, die der Stier erleidet, zurückzuführen ist.

Die Züchter haben festgestellt, daß keine Notwendigkeit besteht, Rindern ihre Hörner abzuschlagen, wenn man sie unter normalen Bedingungen hält. Diese friedliebenden Tiere tun einander nicht weh, solange sich dies durch ausreichenden räumlichen Abstand der Rinder voneinander vermeiden läßt. Die Züchter wissen auch, daß die Verstümmelung der Hörner extrem schmerzhaft ist und häufig zu Blutungen, Maden- und Parasitenbefall und zu Infektionen führt.[15] Dennoch werden den Rindern heutzutage routinemäßig ihre Hörner abgeschlagen, weil die modernen Zuchthallen, in denen die große Mehrheit der Tiere die letzte Hälfte ihres Lebens verbringt, so grenzenlos überfüllt sind.

Es ist nicht absehbar, daß die nahe Zukunft das Ende dieser Überfüllung bringen wird. Ganz im Gegenteil. Der Trend geht sogar in die Richtung, noch mehr Tiere auf noch weniger Raum unterzubringen. Das Ziel ist das Erreichen einer möglichst hohen „Bestandsdichte", wie es in der Branche heißt.[16] Forschungen der Universität von Minnesota ergaben, daß man den Profit optimieren kann, wenn man jedem dieser großen Tiere $4,26\,m^2$ Lebensraum gestattet.[17] Um sich vorzustellen, was dies bedeutet, sollten Sie sich vor Augen halten, daß ein geräumiges amerikanisches Schlafzimmer $25\,m^2$ mißt. Stellen Sie sich jetzt sechs Rinder, die jeweils eine halbe Tonne wiegen, in diesem Schlafzimmer vor, und Sie wissen in etwa, wieviel Raum die Tiere zum Leben haben.

◼ Der pharmazeutische Bauernhof

Wir stellen uns das Leben der Kühe oft noch so vor, wie es vor Jahrzehnten ausgesehen hat, nämlich als ein ruhiges Dasein auf saftigen grünen Wiesen. Dabei ist es kaum zu glauben, wie hoch der Einsatz von Chemikalien, Hormonen, Antibiotika und einer Vielzahl anderer Substanzen in der modernen Rinderzucht ist.[18] Es ist ein reines Geschäft, und noch dazu mit einem harten Wettbewerb. Selbst die kleinen Betriebe verwenden alles, was die Pharmaindustrie ihnen als Erleichterung ihrer Arbeit anpreist. Jegliches Mittel ist recht, wenn es die Tiere schneller Gewicht zulegen läßt, Krankheitssymptome und Streß unterdrückt und den gewinnbringenden Verkauf des Tiers an ein Schlachthaus fördert. Das einzige Auswahlkriterium ist die Steigerung der eigenen Wettbewerbsfähigkeit auf dem Markt.

Ich fragte den Rinderzüchter Herb Silvermann, was er über den hohen Einsatz von Medikamenten denkt. Er antwortete:

„Es ist nicht gut. Anstatt die Zuchtmethoden zu verbessern, um die Gesundheit der Tiere zu fördern, stopfen wir sie einfach mit Medikamenten voll. Es ist der billigere Weg. Und weil es nun mal ein hartumkämpfter Markt ist, muß ich es auch machen. Aber mittlerweile wird die Öffentlichkeit sehr hellhörig und besorgt über die hohen Rückstände im Fleisch. Und ich sage Ihnen noch etwas. Sie haben allen Grund zur Besorgnis."

Der lawinenartig ansteigende Gebrauch von Medikamenten vollzog sich während der letzten 20, 30 Jahre, parallel zu der Abkehr von den traditionellen Zuchtmethoden, bei denen die Kühe sich auf der Weide befinden. Vor 1950 verbrachten fast alle amerikanischen Rinder ihr Leben auf saftigen Wiesen und genossen viel Auslauf. All dies gehört jedoch weitestgehend der Vergangenheit an. Bereits in den frühen 1970er Jahren befanden sich drei Viertel aller amerikanischen Rinder ihr halbes Leben lang in Massentierhaltungsbetrieben.[19]

In manchen der größeren Unternehmen sind bis zu 100.000 „Einheiten" untergebracht. Die Tiere werden mit einem Futter gemästet, das nur ein Kriterium erfüllen muß, nämlich die Tiere so schnell und so billig wie möglich fett zu machen. Derartige Speisen enthalten mitunter Köstlichkeiten wie Sägespäne mit Antibiotika und Federn vermischt, zerrissenes Zeitungspapier (inklusive der giftigen Farbstoffe von Anzeigen und Farbbildern), „Plastikheu", wiederverwertete Abwässer, ungenießbares Wachs und Schmiere, Geflügelabfälle, Zementstaub und Fetzen aus Pappe. Ganz zu schweigen von den Insektiziden, Antibiotika und Hormonen, die ebenfalls Zugang zum Rindermenü finden. Künstliche Aromastoffe und Geschmacksverstärker werden beigemengt, um die armen Tiere zum Fressen dieser Gemische zu verleiten.[20] Unterdessen erforschten Wissenschaftler von der Universität Arizona die biologischen Prozesse, die den Appetit der Kühe einschränken. Der Sinn dieser Forschung?

„Ganz offensichtlich würde es enorm viel bedeuten, wenn der Faktor nur gefunden und beseitigt werden könnte, der ein Rindfleischtier dazu bewegt, mit dem Fressen aufzuhören."[21]
Das ist zweifellos richtig, denn es geht ja nur darum, die Tiere schnell und billig fett zu machen. Die machtvollen agrarwirtschaftlichen Konzerne, denen die Massentierhaltungsunternehmen gehören, sind begeistert von der Aussicht, mit Chemikalien den Appetit der Tiere ins Grenzenlose steigern zu können.

Die Branche erkennt an, daß ernsthafte Gesundheitsprobleme durch die gängigen Fütterungsmethoden hervorgerufen werden. Aber es ist ihnen egal, ob das Tier krank ist, selbst wenn die Krankheit tödlich verläuft, wenn man nur die Tiere mit Hilfe von Medikamenten so lange am Leben erhalten kann, daß man sie schlachten und ihr Fleisch an den Verbraucher verkaufen kann.

■ Milch von glücklichen Kühen?

Wenn schon das Leben in einem Massentierhaltungsbetrieb nicht gerade das Beste ist, was einer Kuh passieren könnte, so kann man dies ebensowenig vom Leben in einer modernen Milchfabrik behaupten. Das Problem ist, daß die Kühe noch immer darauf pochen, ihrem natürlichen Wesen Ausdruck zu verleihen. Sie wollen noch immer das tun, was Kühe früher gemacht haben: hingebungsvoll für ihre Jungen sorgen, in Ruhe grasen und fressen und geduldig im Einklang mit den Zyklen der Erde ihr Leben führen.

Derartig altmodische Ideen widersprechen aber verständlicherweise den Vorstellungen einer Industrie, die die Kuh nur als vierbeinige Milchpumpe betrachtet; als Maschine, deren einzige Aufgabe es ist, Milch abzuliefern, die man mit Gewinn verkaufen kann. Die Kuh wird ausschließlich für diesen Zweck gezüchtet, gefüttert, künstlich befruchtet, manipuliert und mit Medikamenten behandelt: maximale Milchmengen zum geringstmöglichen Kostenaufwand.

Die Industrie verweist mit großem Stolz auf die Tatsache, daß die durchschnittliche Kuh heutzutage mindestens dreimal mehr Milch im Jahr produziert als ihre rückständigen Vorfahren. Es wird jedoch verschwiegen, daß das Euter der Kühe so groß ist, daß die Kälber nur schwerlich an ihm saugen könnten und es leicht beschädigen würden, wenn man sie heranließe. Ebensowenig wird erwähnt, daß unter natürlichen Bedingungen eine Kuh 20 bis 25 Jahre alt wird. In dem von unerträglichem Streß gezeichneten Dasein einer Kuh in den modernen Milchfabriken wird sie allerdings dermaßen ausgebeutet, daß sie nur mit Glück ihren vierten Geburtstag erlebt.

Eine Kuh verbringt mitunter ihr ganzes Leben in einem Stall aus Beton oder, was für ihre Beine und Hufe noch schlimmer ist, auf einem Boden aus Metallstäben. Sie ist permanent schwanger, und ihr Nervensystem ist durch das Leben in nahezu völliger Bewegungslosigkeit und durch die Zuchtmethoden, die ausschließlich die Milchproduktion berücksichtigen, so zerrüttet, daß dieses sanftmütige und geduldige Tier sich völlig verändert. Die Kuh wird so angespannt, nervös und hyperaktiv, daß ihr häufig Beruhigungsmittel verabreicht werden müssen.

Diejenigen Kühe, die in Fabriken mit mobilen Melkmaschinen gehalten werden, verbringen Monate angekettet in ihrem eingeengten Stall. Sind die Kühe jedoch in einer Fabrik beheimatet, die über stationäre Melkmaschinen verfügt, ist der Tagesablauf für die Tiere auch nicht gerade angenehm. Eine Methode, die Kühe zu den Melkgeräten zu transportieren, wurde von der schwedischen Firma Alfa-Laval entwickelt.

„Jede Kuh wird auf eine ‚Unicar' genannte Konstruktion gestellt. Es handelt sich dabei um eine Art Käfig auf Rädern, der sich entlang eines Bahngleises bewegt. Die Käfige samt den in ihnen befindlichen Kühen stehen die meiste Zeit in einer Warteschlange in den Zuchthallen. Zwei- bis dreimal am Tag drückt der Bauer auf einen Knopf, woraufhin sich Reihen von Kühen in Bewegung setzen und wie ein langer Zug zu den Melkmaschinen anrollen. Bei der Bewegung lösen die fahrenden Käfige Mechanismen für die Futter- und Wasserversorgung der Tiere und die Reinigung der Käfige aus. Nach dem Melken rollen die Kühe in ihren Käfigen zurück an den Anfang der Schlange, um auf die nächste Runde zu warten. Die Kühe leben zehn Monate im Jahr in diesen Käfigen. Während dieser Zeit können sie weder laufen noch sich drehen."[22]

Um die Milchproduktion anzukurbeln, verabreicht man den Tieren große Mengen an Hormonen. Dennoch läßt unter diesen Bedingungen die Produktivität der Kühe sehr bald nach. Die altgedienten Kühe müssen nun ausgelaugt und erschöpft den Lastwagen zum Antritt der letzten Reise besteigen.

■ Die kleinen Kälber

Eine Mutterkuh erfährt nie, was mit ihren Babys geschieht, die man ihr kurz nach der Geburt entreißt. Und wahrscheinlich ist es gut, daß sie das Schicksal ihrer Jungen nicht mitansehen muß. Ihre weiblichen Nachkommen werden in aller Regel aufgezogen, um das Los ihrer Mutter zu teilen. Doch ihre männlichen Kälber können nicht in vierbeinige Milchpumpen verwandelt werden. Ihnen steht anderes bevor.

Im zarten Alter von nur einem Tag werden diese kleinen Kerle zu Auktionen gebracht. Dort werden die verwirrten und ängstlichen Kälber, die kaum stehen können und noch immer die Nabelschnur als Erinnerung an ihre Mütter tragen, gekauft, um sie binnen vier Monaten zu Kalbfleisch zu verarbeiten.

Es ist dies ein Vorgang, der nach meiner Meinung den Gipfel aller abscheulichen Grausamkeiten in modernen Tierfabriken darstellt.

Jeder, der schon einmal mit kleinen Kälbern gespielt hat, vielleicht um ihnen zu zeigen, wie man aus einem Eimer Wasser trinkt, weiß, wie stark, eigensinnig und lebendig sie sein können. Sie lecken an dem Finger, den man ihnen in den Mund steckt, trinken hastig ihre Muttermilch, drehen interessiert ihre Köpfe und ziehen an allem, was sie sehen. Junge Kälber sind verspielt und überschwenglich. Die Neugeborenen sind sehr verletzlich, und ihre Augen sind wunderschön, voller Unschuld und Ehrfurcht.

Doch in den heutigen Massentierhaltungsbetrieben werden diese kleinen Wesen bereits Stunden nach ihrer Geburt auf ein Kalbfleisch-Produktions-Fließband gestellt. Die meisten Menschen denken, das zarte Kalbfleisch stammt von einer besonderen Kälberart, die eigens für die Kalbfleischproduktion gezüchtet wird. Aber dem ist nicht so. Das Fleisch stammt von den männlichen Kälbern der Milchkühe.

■ Fortschrittliche Kalbfleischproduktion

In der Speisekarte eines Hotels, in dem ich kürzlich übernachtete, fand ich unter den Spezialitäten des Hauses drei Gerichte. Allesamt waren Kalbfleischgerichte. Kalb ist teuer und hört sich sehr vornehm an. Die Gerichte waren mit italienischen Namen versehen und sollten den Anschein kulinarischer Hochgenüsse erwecken. Kaum jemand ist darüber informiert, welche Revolution der Kalbfleischproduktion sich in den letzten Jahrzehnten vollzogen hat. Der Koch James Beard schrieb in seinem Buch über amerikanische Kochkunst:

Gutes Kalbfleisch war schon immer schwer zu finden. Doch unlängst erreichte eine holländische Innovation unseren Kontinent und ermöglicht uns die Erzeugung von Kalbfleisch, welches eine nie zuvor dagewesene Qualität aufweist ... Die Kälber ... haben zartes rosa-weißes Fleisch und gut sichtbares Fett. Sie schmecken köstlich.

(James Beard, American Cookery)[23]

Als ich erfuhr, wie diese neue holländische Innovation solch zartes, rosaweißes, köstliches Fleisch produziert, wurde meine Sichtweise für immer verändert.

Das Kalbfleisch, das traditionell von Gourmets wegen seines weißen Fleisches und zarten Geschmacks geschätzt wird, stammt von Muskeln, die nie benutzt wurden. Dieses Fleisch kommt von sehr jungen Kälbchen, die nur Muttermilch bekamen. Normalerweise beginnen Kälber einige Tage nach ihrer Geburt damit, Gras und andere feste Nahrung zu verspeisen. Dadurch nimmt ihr Fleisch, welches zuvor noch weiß war, eine rosa Farbe an. In Europa war Kalbfleisch stets ein Luxusprodukt.

Dann jedoch setzte nach dem Zweiten Weltkrieg das revolutionäre Denken ein. Es begann in Holland und wurde von dem Unternehmen *Provimi, Inc.* aus Watertown, Wisconsin, nach Amerika gebracht. Provimi ist stolz auf ihren Verdienst, das „neue und komplette Konzept der Kälberzucht", welches heutzutage den amerikanischen Markt völlig dominiert, eingeführt zu haben. Doch wie Sie gleich sehen werden, ist es nicht gerade etwas, worauf man allzu stolz sein sollte.

Die Schlachtung eines Kalbes mußte schon immer kurz nach der Geburt erfolgen, um der Rotfärbung des ursprünglich weißen Fleisches zuvorzukommen. Das Kalb durfte ausschließlich Muttermilch erhalten, und die Beanspruchung und Entwicklung seiner Muskulatur mußte vermieden werden. Üblicherweise wurde ein Kalb bei Erreichung eines Gewichts von etwa 70 kg geschlachtet, was nur knapp über seinem Geburtsgewicht liegt. Die Provimi-Methode ermöglicht jedoch einen erheblich größeren Profit pro Kalb. Dem Unternehmen gelang es, das Fleisch der Kälber bis zu einem

Gewicht von 170 kg weiß und zart zu erhalten. Die Besonderheit der Provimi-Methode liegt eben darin, diese kleinen Kälbchen zu mästen, ohne daß eine Verfärbung ihres Fleisches oder eine Entwicklung der Muskulatur eintritt.

Zunächst wird das Kalb unmittelbar nach der Geburt seiner Mutter entrissen. Die Kalbfleischproduzenten sind sich darüber im klaren, daß durch diese Maßnahme den kleinen Wesen wichtige Immunschutzfaktoren aus der Muttermilch vorenthalten werden, was sie gegenüber Krankheiten sehr anfällig macht. Dennoch erfolgt die Trennung sofort nach der Geburt, denn das übergroße Euter einer modernen Milchkuh könnte durch das Säugen leicht beschädigt werden. Außerdem produziert die Kuh mehr Milch, wenn man sie an eine Maschine anschließt. Dr. Jack Albright von der Perdue-Universität betont als Berater der Kalbfleischindustrie, daß man unbedingt die Mutter-Kind-Beziehung, die ein Stillen mit sich bringen würde, vermeiden müsse. Wird das Kalb erst nach dem Zustandekommen dieser Bindung von seiner Mutter entfernt, wird die Kuh einen Riesenaufstand verursachen und sogar Zäune umzureißen versuchen, um ihr Kälbchen wiederzufinden.

Die neugeborenen Kälber werden daraufhin in Boxen untergebracht, die sie bis zu ihrer Schlachtung im Alter von vier Monaten nicht mehr verlassen. Vorausgesetzt natürlich, daß sie nicht schon frühzeitig sterben. So furchtbar sind die Bedingungen, daß ein hoher Prozentsatz der Tiere nicht einmal vier Monate überleben kann.

Die Boxen wurden mit der Zielsetzung entworfen, das Fleisch der Kälber „zart genug für den Verkauf als Babynahrung" zu erhalten. Gestattet man den Tieren auch nur ein wenig Bewegungsfreiheit, so würde es alsbald durch die lebendige ausgelassene Natur dieser Tiere zur Kräftigung ihrer Muskulatur kommen. Und dies muß unter allen Umständen vermieden werden. Also sperrt man die Kälbchen sofort in Boxen, die ihnen keinerlei Bewegung ermöglichen.

Jedes Jahr werden in den USA eine Million neugeborener Kälber in solche Boxen eingepfercht, um sie für die Kalbfleischerzeugung aufzuziehen. Nicht nur, daß diese jungen Tiere niemals die Möglichkeit haben, zu spielen oder herumzutollen. In ihrem ganzen Leben dürfen sie nicht einmal laufen! Erinnern Sie sich daran, daß dies kleine Babys sind, die man so einpfercht. Sie sind nur ein paar Tage alt und wurden gerade erst ihrer Mutter entrissen.

Die neugeborenen Kälber werden in Boxen isoliert, die 56 cm breit und 137 cm lang sind. Der Kofferraum vieler Autos bietet wesentlich mehr Platz.

Die Boxen sind so winzig, daß die Tiere sich fast überhaupt nicht rühren können. Um sich hinzulegen, müssen die Kälber Positionen einnehmen, in die sie sich unter normalen Bedingungen nie begeben würden. Ihre naturgemäße Schlafposition ist durch die Enge völlig unmöglich. Umdrehen können sie sich auch nicht. Die Kälbchen sind am Hals angekettet, so daß sie noch nicht einmal ihren Kopf drehen können, um sich abzulecken und zu pflegen, was eines ihrer Grundbedürfnisse ist. Sie können sich nur wenige Zentimeter vor, zurück und zur Seite bewegen. Ihre Box ist durch ihren Körper so ausgefüllt wie eine vollbeladene Transportkiste. Im Laufe der Wochen verlieren die Kälber allerdings durch ihr Körperwachstum auch noch den ihnen verbleibenden minimalen Bewegungsspielraum.

■ Die wahre Bedeutung der „Spezial-Ernährung"

Die Haltung von Kälbchen in Boxen, die ihnen nicht einen einzigen Schritt gestatten, ist Provimis geniale Methode, um die Muskelentwicklung der Kälber zu unterbinden, wodurch das Fleisch „zart genug für den Verkauf als Babynahrung" bleibt. Um die rosa-weiße Färbung, die man traditionell mit Qualitätskalbfleisch assoziiert, zu erhalten, entwickelte Provimi eine weitere makabre Idee. Das Unternehmen entwarf eine Diät, die zu den Bezeichnungen „Spezial-Ernährung" und „Milch-Ernährung" der Kälber führte. Provimi ist äußerst stolz auf die Einführung dieser „speziellen" Kostformen, mit deren Hilfe die Kälber bis zu einem Gewicht von 170 kg gemästet werden können, ohne dabei die weiße Farbe des Fleisches eines Neugeborenen zu verlieren.

Als ich zum ersten Mal den Ausdruck „Spezial-Ernährung" für Kälber hörte, dachte ich an etwas ganz Besonderes. Da Kalbfleisch eine teure Delikatesse ist und stets mit erstklassiger Küche assoziiert wird, folgerte ich, daß es sich bei der „Spezial-Ernährung" um etwas qualitativ Hochwertiges handeln müsse. Ich dachte, daß dieses Futter sicher sehr teuer sei und die damit ernährten Kälber sich bester Gesundheit erfreuen. Ich dachte, daß die für die Kalbfleischerzeugung bestimmten Kälbchen die Privilegierten seien.

Doch ich irrte mich gewaltig. Die „spezielle" Ernährung, die diese Kälber erhalten, erfüllt die Zielsetzung, das Fleisch der Kälber weiß zu halten, indem es bei den jungen Tieren systematisch eine Anämie erzeugt. Es handelt sich nämlich um ein Futter, das ganz frei von Eisen ist.

Kälber werden mit Eisenvorräten in ihrem Körper geboren, und zwar vorrangig in Form von reichhaltigem Hämoglobin in ihrem Blut. Außerdem speichern die Leber, die Milz und das Knochenmark der Tiere geringe Eisenmengen. Im Laufe der vier Monate ihres Lebens verringern sich diese Eisenvorräte von Tag zu Tag. Die Kalbfleischproduzenten sind erfreut, ihr Ziel zu erreichen: Das Fleisch der Kälber bleibt weiß, trotz stetiger Gewichtszunahme.

Die Züchter würden die Kälber gern noch weiter mästen, doch nach vier Monaten, wenn die Tiere ein Körpergewicht von etwa 170 kg erreicht haben, ist ihre Blutarmut so schwerwiegend, daß die überlebenden Kälber bald in ihren Boxen sterben würden.

Durch den systematischen Eisenentzug entwickeln die kleinen Kälbchen ein unstillbares Verlangen nach diesem Spurenelement. Bei dem verzweifelten Versuch, ihren Eisenbedarf zu decken, lecken sie an allen erreichbaren Gegenständen, die Eisen enthalten. Doch die Züchter wissen von diesem Bestreben und ergreifen diesbezüglich Vorsichtsmaßnahmen. Provimi rät den Produzenten:

„Der Hauptgrund für die Verwendung von Boxen aus Hartholz statt Metall ist der, daß das Metall die helle Farbe des Kalbfleischs beeinträchtigen könnte ... Lassen Sie also keinerlei Eisenteile in Reichweite Ihrer Kälber."[24]

Die Züchter werden auch davor gewarnt, ihren Tieren Zugang zu rostigen Nägeln oder anderen Metallgegenständen zu verschaffen, da die Kälber daran lecken würden. Kein Stroh oder anderes Schlafplatzmaterial wird den Tieren zugestanden, weil sie dieses in ihrem Verlangen nach Eisen fressen würden. Den Produzenten wird angeraten, den Eisengehalt des Wassers zu testen, welches für die Zubereitung des Tierfutters verwendet wird. Man solle sich nicht davor scheuen, einen Eisenfilter einzusetzen. Alle möglichen Eisenquellen müssen konsequent von den jungen Kälbern ferngehalten werden. Dies ist einer der Gründe, warum die Boxen so eng gehalten und die Kälbchen am Hals angekettet werden.

Die Auswirkungen dieser Behandlung sind nicht sehr erfreulich. Zum Beispiel gehen Kälber, ebenso wie Schweine, unter normalen Bedingungen nicht in die Nähe ihres eigenen Kotes und Urins. Doch weil ihr Urin winzige Mengen an Eisen enthält, würden die Kälber, die diesen Mineralstoff so dringend benötigen, den Boden ablecken, auf den ihr Urin fällt. Allerdings sind die Kalbfleischproduzenten sich dessen durchaus bewußt. Daher haben sie durch die extreme Einengung der Kälber dafür gesorgt, daß sich die Tiere nicht drehen können, um auf diese bemitleidenswerte Weise an etwas Eisen zu gelangen.

Unter der Obhut ihrer Mutter trinken die Kälbchen durchschnittlich 16mal am Tag. Das Saugen und Lutschen ist ihr wahrscheinlich stärkstes natürliches Bedürfnis. Getrennt von ihrer Mutter und weitab von jeglichen interessanten und stimulierenden Dingen sehnen sich die kleinen Kälbchen nach etwas, an dem sie lutschen können. Dieses natürliche Bedürfnis ist von Anfang an sehr stark und wird, wenn es unterdrückt wird, immer unkontrollierter. Nach einiger Zeit versuchen die Kälber in ihrer Verzweiflung, an irgendeinem Teil ihrer Box zu lutschen. Doch auch in dieser Hinsicht beweisen die Kalbfleischproduzenten ihren profitorientierten Einfallsreichtum. Sie haben die Boxen bewußt so ausgestattet, daß die Kälber absolut nichts vorfinden, an dem sie lutschen können.

Sollten Sie sich je dem Kopf eines Kalbes nähern, das unter solchen Bedingungen gehalten wird, so wird es verzweifelt versuchen, an Ihrer Hand zu lecken, oder Ihrem Arm, Ihrer Tasche, Ihrem Regenschirm oder was auch immer Sie bei sich tragen. Sie könnten sich kaum des Eindrucks erwehren, daß diese Kälbchen keine Kalbfleischmaschinen sind, sondern kleine Babys, die sich verzweifelt danach sehnen, aus ihrer Misere erlöst zu werden.

■ **Asse im Ärmel**

Es ist nicht leicht, sich vorzustellen, wie man die Bedingungen für diese armen Tiere noch schlimmer machen könnte. Dennoch haben die modernen Kalbfleischproduzenten weitere Asse im Ärmel, mit denen sich die pro „Einheit" erzielbaren Profite nochmals steigern lassen. Eine dieser Methoden besteht darin, den Kälbern kein Wasser zu geben. Auf diese Weise müssen die Kälber ihren Durst mit der einzigen Flüssigkeit stillen, die ihnen zur Verfügung steht, nämlich mit der aus Regierungsbeständen stammenden Überschuß-Magermilch, die mit einem Fettgemisch angereichert ist. Diese Taktik zwingt die Tiere dazu, weit mehr von diesen Produkten zu konsumieren, als sie es jemals freiwillig tun würden. Obwohl die Tiere es nicht mögen, müssen sie es trinken, um nicht zu verdursten.

Viele der zur Kalbfleischproduktion bestimmten Kälber müssen eine weitere Mißhandlung über sich ergehen lassen: Sie werden mit Ausnahme von zwei Fütterungszeiten am Tag in vollkommener Dunkelheit gehalten. Die Verantwortlichen sind mit dieser Maßnahme ganz besonders zufrieden, da man die Tiere dadurch noch fetter machen kann. Die Erblindung vieler Kälber unter diesen Bedingungen läßt die Züchter völlig kalt.

Es gibt allerdings Anzeichen dafür, daß die Kälber selbst nicht allzu erfreut über diese Entwicklung sind. Viele von ihnen sterben unmittelbar nach dem Verlust ihres Augenlichts.

■ Bei bester Gesundheit?

Obgleich die „Spezial-Ernährung" das Leben der Tiere vorerst zu erhalten imstande ist, bedingt die zunehmend schlimmer werdende Anämie eine hohe Anfälligkeit der Kälber für Lungenentzündungen und Krankheiten des Verdauungstrakts. Selbst der massive und permanente Einsatz von Antibiotika und anderen Medikamenten vermag nicht zu verhindern, daß viele der Tiere das erwünschte Lebensalter von vier Monaten nicht erreichen. Experten der modernen Kalbfleischerzeugung sagen, die Kälber

> „... werden trotz aller Vorsichtsmaßnahmen krank und müssen häufig mit Medikamenten behandelt werden. Zwei der vier gebräuchlichsten Medikamente hierfür sind Nitrofurazon und Chloramphenicol ..."[25]

Nitrofurazon ist als krebserregend anerkannt. Chloramphenicol, wie Sie sich von der Beschreibung des Transportfiebers her erinnern mögen, verursacht bei einem beachtlichen Prozentsatz der Menschen selbst in minimalen Dosierungen eine tödliche Blutkrankheit.

Solche gefährlichen Substanzen müssen eingesetzt werden, um die kleinen Kälber am Leben zu erhalten. Die Tiere sind in einem so schlechten Zustand, daß harmlosere Medikamente nicht wirkungsintensiv genug sind.

Die amerikanische Organisation FACT (*Farm Animals Concern Trust*), die sich um die Verbesserung der Lebensbedingungen der Kälber bemüht, erhebt in einem Informationsschreiben folgende Vorwürfe gegenüber den Tiermastbetrieben:

„Kälber werden:
* *nicht lange genug in der Nähe ihrer Mütter gelassen;*
* *auf Auktionen verkauft, wenn sie erst ein bis zwei Tage alt sind;*
* *zusammen mit kranken und sterbenden Tieren gehalten;*
* *an Kalbfleischfabriken verkauft, in denen sie für den Rest ihres Lebens in Einzelboxen gehalten werden, die nur 56 cm breit sind;*
* *mit der Überschuß-Milch aus Regierungsbeständen gefüttert;*
* *ohne jegliche feste Nahrung aufgezogen;*
* *vorsätzlich krank gemacht, indem man bei ihnen einen Zustand hochgradiger Blutarmut erzeugt;*

- *im Dunkeln gehalten, um ihre Rastlosigkeit abzubauen;*
- *von schweren Krankheiten der Atemwege und des Verdauungstrakts geplagt;*
- *so gehalten, daß sie sich nicht einmal normal hinlegen können;*
- *ohne Stroh oder andere ihrem Wohlbefinden dienende Materialien gehalten;*
- *gehalten, ohne jemals laufen zu dürfen, geschweige denn herumzutollen oder zu spielen.*"

Ein Kalbfleischproduzent, der mit diesen Anschuldigungen direkt konfrontiert wurde, konnte nichts von alledem abstreiten. Er sandte daher das Schreiben an den Herausgeber des führenden Branchenfachblatts und forderte diesen auf, eine überzeugende Stellungnahme zu verfassen. Der Herausgeber von *The Vealer USA*, ein Mann namens Charles A. Hirschy, antwortete: *„Vielen Dank für die Informationen über FACT. Wir haben ihre Schrift gelesen und bedauern, daß wir ihren Ausführungen nicht widersprechen können.*" [26]

Die besagte Organisation FACT hat eine neue Zuchtmethode entwickelt, bei der nicht-anämische Kälber auf Weideland in der freien Natur gehalten werden. Doch erst einige wenige Unternehmen beschreiten diesen erheblich humaneren Weg der Kalbfleischproduktion.

■ Der Wolf im Schafspelz

Die amerikanische Humanitäre Gesellschaft beschäftigt sich normalerweise nicht mit dem Schicksal von Nutztieren. Dennoch hat diese Organisation die Kampagne „Kein Kalbfleisch bei dieser Mahlzeit" unterstützt, mit der die Öffentlichkeit über die dunklen Seiten dieses weißen „Gourmet"-Fleisches aufgeklärt wird. Ebenso hat die Humanitäre Gesellschaft Karten mit der Aufschrift „Kein Kalbfleisch" gedruckt, die bei Restaurantbesuchen von den Gästen zurückgelassen werden sollen. Auf der Karte steht: „Sehr geehrter Gastwirt, ich habe meine Mahlzeit bei Ihnen genossen. Ich habe jedoch auf Kalbfleischgerichte verzichtet, da ich der Meinung bin, daß die milchgefütterten Kälber unter inhumanen Bedingungen gehalten werden. Ich würde es begrüßen, wenn Sie diese Kalbfleischprodukte nicht in Ihre Speisekarte aufnehmen würden."

Die Humanitäre Gesellschaft steht mit ihrer Anprangerung moderner Kälbermastmethoden nicht allein da. Auch die amerikanische Gesellschaft für die Vermeidung von Grausamkeiten an Tieren wählte 1987 das Kalb zum „Tier des Jahres". Damit verbunden waren Aufklärungskampagnen über die furchtbaren Bedingungen, unter denen die Tiere gehalten werden, die der Fleischproduktion dienen. Zur gleichen Zeit engagierte sich auch der Verein für humane Zuchtmethoden für die Kälber. Dieser Verein leitet eine landesweite Kampagne gegen die Mißhandlung von Tieren in Massentierhaltungsbetrieben. Darüber hinaus wurden in den gesamten USA Kalbfleisch-Boykott-Demonstrationen vor Restaurants und vor Läden, in denen Kalbfleisch angeboten wird, abgehalten. Aufgrund solcher Aktionen wurde in allen Medien über das Thema diskutiert. Einige Restaurants haben daraufhin sofort die Verwendung dieser Produkte eingestellt. Außerdem fanden die Gesetzesvorschläge des Vereins für humane Zuchtmethoden großen Anklang, nach denen die Aufzucht von Kälbern in zu kleinen Boxen verboten werden soll. Es wären dies die ersten gesetzlichen Bestimmungen, die sich mit dem Platzmangel und der dadurch hervorgerufenen Bewegungsunfähigkeit der Tiere beschäftigen.

Der Aufruf zu einer humaneren Behandlung der für die Kalbfleischproduktion gemästeten Kälber rief auch bei *Provimi, Inc.*, eine Reaktion hervor. Dieses Unternehmen ist praktisch ein Synonym für die Kalbfleischindustrie in den USA. *Provimis* Antwort bestand darin, die Industrie zu einem Boykott der Humanitären Gesellschaft aufzurufen. Um die Kampagne „Kein Kalbfleisch" zu bekämpfen, haben sie 200.000 Dollar bereitgestellt.

Auch der amerikanische Verband der Kalbfleischproduzenten sah in der zunehmenden öffentlichen Entrüstung über Kälbermastmethoden eine ernsthafte Gefahr. Diese Interessengruppe leitete daher Schritte ein, um die Vorbehalte gegenüber ihrer Tätigkeit abzubauen. Allerdings werden die Kälber kaum von dieser Maßnahme profitieren können. Der Verband engagierte nämlich eine Werbeagentur – *Jackson, Jackson and Wagner*, um ihr ramponiertes Ansehen in der Öffentlichkeit wieder aufzupolieren.[27]

Für einige Jahre unterhielt die Industrie die „Koalition für Tierhaltung und Landwirtschaft", deren einzige Aufgabe darin bestand, die Massentierhaltung zu verteidigen und öffentlich anzupreisen. Aufgrund des harschen Windes, welcher der Kalbfleischlobby durch die Aufklärungskampagnen der Humanitären Gesellschaft und anderer Bewegungen in jüngster Zeit ins Gesicht bläst, bediente sich die „Koalition für Tierhaltung und Landwirtschaft" eines brillanten Schachzuges. Sie änderte ihren Namen in „Verein für artgerechte Tierhaltung" und präsentiert sich nunmehr der Öffentlichkeit als

Organisation, deren Anliegen die Verbesserung der Lebensbedingungen der Nutztiere ist. [28]

Der Schatzmeister des „Vereins für artgerechte Tierhaltung" ist Vize-Präsident von *Provimi, Inc.* [29]

Der Verkaufsmanager von Provimi, John Mahlman, verteidigte die Kalbfleischindustrie mit der Aussage: „Es geht hier um das Welthungerproblem." [30] Bedauerlicherweise versäumte er es, den Zusammenhang zwischen anämischem Kalbfleisch, welches 9 bis 14 Dollar pro Pfund kostet, und dem Welthungerproblem näher zu erläutern.

Trotz all dieser Ablenkungsmanöver seitens der Kalbfleischindustrie beginnen immer mehr Fernsehsender, sich mit der Kälbermast zu beschäftigen. KARE-TV in Minneapolis und KRON-TV in San Francisco ließen eigene Teams recherchieren, die ihre Entdeckungen kürzlich in ausführlichen Sendungen präsentierten. Das Ausstrahlen dieser Beiträge war nicht ganz im Sinne der Kalbfleischlobby, denn schon die Titel „Menü voller Leiden" und „Ungenießbare Behandlung" deuteten an, welchen Standpunkt die Berichterstattung vertreten würde. Es wurden Interviews mit Tierzüchtern gezeigt, die, nach meinem Empfinden, beispielhaft das amerikanische Sprichwort bestätigten, welches da lautet: „Wenn man es mit einem Narren zu tun hat, so ist es das Beste, ihn zum Sprechen aufzufordern, damit alle mitbekommen, was man von ihm zu halten hat."

Ein Kälberzüchter namens Marv Pratt berichtete den Fernsehzuschauern von seinen Tieren: „Hey, sie leben wie Könige!"

■ Außer Kontrolle geraten

Die Kälbermäster stehen nicht allein mit ihren Untaten da. Sie sind lediglich ein besonders eklatantes und groteskes Beispiel für eine außer Kontrolle geratene Industrie. Alle der Nahrungsmittelproduktion dienenden Tiere – die stolzen und emotionsgeladenen Hühner, die freundlichen und treuen Schweine, die sanftmütigen Kühe – werden heutzutage auf eine Art und Weise behandelt, die, so glaube ich, jeden offenherzigen Menschen, der sich mit diesem Problem auseinandersetzt, zutiefst abstoßen würde.

Im Laufe der Geschichte gab es viele Menschen, die es vorzogen, sich vegetarisch zu ernähren, weil sie der Meinung waren, daß es nicht rechtens sei, Tiere zu essen, wenn man sich auch mit anderen Lebensmitteln gesund ernähren kann. Doch angesichts der Bedingungen, unter denen die Tiere in den Massentierhaltungsbetrieben existieren müssen, ist heutzutage die Frage, ob man Fleisch essen soll oder nicht, dringlicher als je zuvor. Noch nie wurden Tiere so behandelt. Niemals zuvor wurden so viele Tiere unter solch grausamen Bedingungen gehalten. Niemals zuvor waren die Entscheidungen eines jeden Menschen so wichtig.

Wurst bleibt Wurst

Ein Missionar wanderte einst in Afrika, als er plötzlich das
bedrohliche Stapfen eines Löwen hinter sich vernahm. „Herr
Jesu", begann der Missionar sein Gebet, „gewähre in Deiner
Güte, daß der Löwe hinter mir ein guter christlicher Löwe ist."
Und dann, in der Stille, die folgte, hörte der Missionar auch
den Löwen beten: „Herr Jesu" betete er, „wir danken Dir für
die Speise, die Du uns bescheret hast."
Cleveland Amory

Bräuche und Traditionen können die Menschen
an jegliche Abscheulichkeit gewöhnen.
George Bernard Shaw

Es wird oft kritisiert, daß viele anständige und vernünftige Menschen untätig zusahen, wie Adolf Hitler an die Macht kam. Sie ahnten, welche Gefahr von ihm ausging, und doch taten sie nichts. Sie wußten, daß sich hinter seinen rhetorischen Kampagnen ein unersättlicher Machthunger verbarg, der vor nichts zurückschrecken würde. Dennoch sahen diese Menschen schweigend dabei zu, wie die Nazis die Macht übernahmen, weil sie Angst davor hatten, offen ihre Meinung zu sagen.

Einer der wenigen Mutigen, die ihre Meinung offen verkündeten, war Edgar Kupfer. Für seinen Versuch, das Bewußtsein seiner Landsleute zu erwecken, mußte er mit großem Leiden bezahlen. Während des Zweiten Weltkriegs war Kupfer Gefangener des Konzentrationslagers Dachau. Sein Vergehen? Er war Pazifist.

In dieser Hölle gelang es Edgar Kupfer, Papierfetzen und abgenutzte Bleistiftreste zu stehlen. Heimlich führte er ein Tagebuch. Zwischen den wenigen kostbaren Momenten, die ihm das Schreiben ermöglichten, versteckte er sein Tagebuch in einem Erdloch. Er wußte, daß die Nazis es auf keinen Fall finden durften.

Am 29. April 1945 wurde Dachau befreit. Unter den Überlebenden befand sich auch Edgar Kupfer. Seine Dachau-Tagebücher werden heute in einer speziellen Sammlung der Universitätsbibliothek von Chicago aufbewahrt. In einem Aufsatz mit dem Titel „Tiere, meine Freunde" schrieb Kupfer:

„Die folgenden Seiten wurden im Konzentrationslager Dachau inmitten von entsetzlichen Grausamkeiten geschrieben. Ich habe sie heimlich in der Krankenbaracke, in der ich während meiner Krankheit lag, verfaßt. Zu jener Zeit griff der Tod Tag für Tag nach uns, und innerhalb von viereinhalb Monaten starben Zwölftausend meiner Mitgefangenen ...
Du fragst mich, warum ich kein Fleisch esse, und wunderst Dich ... Ich weigere mich, Tiere zu essen, weil ich mich nicht von den Leiden und dem Tod anderer Kreaturen ernähren kann. Ich weigere mich, weil ich selbst so viel gelitten habe, daß ich die Schmerzen anderer durch die Erinnerung an mein eigenes Leid nachempfinde ...
Ich predige nicht ... Ich schreibe diesen Brief an Dich, der Du ein bereits erwachter Mensch bist, der seine Emotionen rational kontrolliert und sich für seine Gedanken und Taten verantwortlich fühlt. Du weißt, daß unser höchster Richter in unserem eigenen Bewußtsein sitzt ...
Es ist nicht meine Absicht, belehrend meinen Finger zu erheben ... Ich denke, daß es vielmehr meine Pflicht ist, mein eigenes Bewußtsein zu reinigen ...
Das ist meine Hoffnung: Ich möchte in einer besseren Welt leben, in der ein höheres Gesetz mehr Freude und Glück ermöglicht; eine neue Welt, in der Gottes Gebot regiert: Ihr sollt einander lieben.“ [1]

Edgar Kupfer hatte genug vom Gegenteil gesehen, um sich nach einer Welt zu sehnen, in der die Liebe regiert. Mögen seine Gebete erhört werden.

Nach dem Krieg zog Edgar Kupfer nach Chicago. Hierin liegt eine traurige Ironie, denn in Chicago befand sich jahrelang der zentrale Schlachthof der USA, wo noch immer Millionen von Tieren jedes Jahr getötet werden. Der ehemalige Mittelpunkt der Schlachtindustrie von Chicago, die berüchtigten *Union Stockyards*, ist heute geschlossen. Alles, was übrigblieb, ist das Eingangstor, welches von Bürgermeister Daley unter Denkmalschutz gestellt wurde. Bemerkenswerterweise wird gesagt, dieses Tor weise eine „sehr große Ähnlichkeit" mit jenem Tor auf, das am Eingang des Konzentrationslagers Dachau steht. [2]

Während des Krieges waren sich Millionen von Deutschen der Tatsache vage bewußt, daß die Nazis Juden, Zigeuner und Pazifisten wie Edgar Kupfer in Lager wie Auschwitz und Dachau deportierten. Aber sie wußten nicht um das Ausmaß der Grausamkeiten, die an diesen Orten verübt wurden. Die meisten von ihnen, so muß man zugeben, wollten es auch lieber nicht zu genau erfahren. Als einige tapfere Individuen wie Edgar Kupfer sich bemühten, das humane Potential der Deutschen anzusprechen, wurden sie meist zum Schweigen gebracht.

Das schwere Gewicht der Unterdrückung lastete auf dieser Zeitperiode. Die Menschen wandten sich scharenweise von der Realität ab und schauten in die andere Richtung. Sie wollten nichts hören, nichts sehen und nichts fühlen von alledem, was hinter verschlossenen Türen geschah. Sie wollten den unerträglichen Schmerz vermeiden, den das Erkennen der Wahrheit verursacht hätte.

Auch in den eroberten Gebieten fand diese psychische Betäubung statt. Obgleich es immer Menschen gab, die den Nazis Widerstand leisteten und ihr Leben riskierten, um den Verfolgten beizustehen, so ignorierten doch die meisten den Horror der Geschehnisse. Sie beschäftigten sich mit anderen Dingen, isolierten ihr Bewußtsein und schauten einfach weg. Sie versuchten sich einzureden, daß alles in Ordnung sei, versuchten alles zu verdrängen.

Auch heute scheuen sich viele Menschen davor, den Tatsachen ins Auge zu sehen. Wir wissen alle, daß sich unsere Welt in großer Gefahr befindet. Wir wissen um die möglichen Folgen atomarer Katastrophen, um die Zerstörung der Umwelt, den Hunger und die zunehmende Armut, die die Hälfte aller Menschen dieses Planeten betrifft. Uns erreichen permanent Hilfeschreie aus allen Teilen dieser Erde. Ein wesentlicher Teil des weltweiten Leids stammt aus den Massentierhaltungsanstalten und Schlachthöfen. Allzugern verschließen wir unsere Augen vor dem, was dort geschieht. Das Erkennen der Wahrheit kann schmerzhaft und beängstigend sein.

Dennoch führt die Verdrängung der Realität immer mehr zum Verlust unserer Menschlichkeit und erzeugt in uns Gefühle der Hilflosigkeit, Isolation und Auswegslosigkeit. Je mehr wir unserem Schmerz angesichts der Leiden dieser Welt ausweichen, desto mehr kapseln wir uns von anderen ab. Wir vermeiden bewußt Informationen, die zu diesem Schmerz beitragen. Doch wir benötigen diese Informationen, auch wenn sie unangenehm sind, um uns für die Veränderung dieser unhaltbaren Zustände einsetzen zu können. Nur indem wir das Ausmaß des Leidens kennen, finden wir in uns selbst die Antworten, wie wir den Grausamkeiten ein Ende bereiten und die Tiere von diesen sinnlosen Qualen erlösen können.

Jeder Akt der Verdrängung, bewußt oder unbewußt,
bewirkt eine Schwächung unserer Fähigkeit,
auf Herausforderungen zu reagieren.
(Joanna Rogers Macy)

Wenn wir diese Probleme lösen wollen, dürfen wir sie nicht länger ignorieren. Wir müssen sie annehmen und unseren Gefühlen über diese Katastrophen ohne Entschuldigungen oder Zurückhaltung Ausdruck verleihen. In unserem Mitgefühl für das Leid anderer erfahren wir unsere Verbundenheit miteinander und erkennen den Einfluß, den jeder von uns auf den Lauf der Dinge hat.

Als ich mich mit dem Leiden der Tiere beschäftigte, mußte ich ein ums andere Mal die in mir aufkommende Tendenz, zu verdrängen und abzustumpfen, bekämpfen. Es gab Zeiten, in denen ich voller Verzweiflung und Wut glaubte, mich nicht weiter mit der Aufdeckung dieser scheinbar endlosen Grausamkeiten beschäftigen zu können. Es gab Zeiten, in denen ich einfach nur vergessen wollte, jemals von einer Massentierhaltungsanstalt gehört zu haben. Aber in meiner Bereitschaft, diesen Unermeßlichkeiten ins Auge zu sehen, stieg etwas ebenso Unermeßliches aus der Tiefe meines Daseins auf. Eine Kraft entwickelte sich in mir angesichts dieses Entsetzens, eine Kraft, die meine Isolation, Gleichgültigkeit und Passivität in die Verpflichtung verwandelt hat, diesen Wahnsinn ohne irgendeine Beschönigung aufzudecken.

■ **Lügengeschichten**

Mächtige Interessengruppen profitieren davon, daß die Allgemeinheit die Zustände in den Massentierhaltungsbetrieben verdrängt. Es ist zu ihrem Vorteil, daß wir nicht allzuviel erfahren, kein Interesse an den Vorgängen in Zuchthallen und Schlachthöfen haben. Sie wollen nicht, daß wir etwas über das Leben und den Tod jener Tiere erfahren, deren Fleisch sie verkaufen.

Diese Menschen sind besonders darum bemüht, Kinder vor der Wahrheit zu „beschützen". Kinder können nicht so leicht rationalisieren und gleichgültig werden wie Erwachsene. Daher wird alles getan, um Kindern märchenhafte Vorstellungen über die Bedingungen in der Tierhaltung einzuprägen. Die Samen der Verdrängung werden somit schon früh und tief gesät.

Für den amerikanischen Verband der Tierzüchter und Fleischerzeuger ist es von entscheidender Wichtigkeit, „die Kinder des Landes in einem jungen Alter zu erreichen", um sie dadurch auf „Fleischkonsum während des ganzen Lebens vorzubereiten". In ihrem 1975 erschienenen Bericht heißt es:

> *„Die 37 Millionen Grundschul- und 15 Millionen Oberschulkinder in den Vereinigten Staaten sind eine besondere Zielgruppe des Verbandes der Fleischerzeuger."* [3]

Endlich ist der ganz besondere Tag gekommen. Sie ist sehr stolz, als sie auf ihr erstes Ei schaut. Sie gluckst und gluckst voller Zufriedenheit.

Üblicherweise legt sie bereits nach einigen Tagen im Legehennen-Haus ihr erstes Ei. Hühner „glucksen" oder „singen" tatsächlich, nachdem sie ein Ei gelegt haben. Übrigens gibt es keine männlichen Hühner in diesen Legehennen-Häusern. Die Henne legt ihre Eier einfach ganz natürlich. Das männliche Huhn wird für ein befruchtetes Ei benötigt.

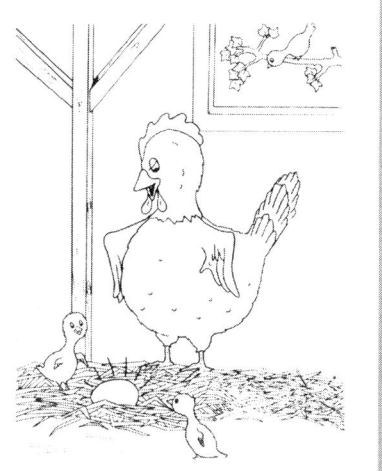

Die Kuh geht nun mit vielen anderen auf die Weide, um zu trinken und Gras zu fressen. Einige halten an Salzbehältern an, um etwas Salz zu lecken.

Im Sommer werden die Kühe auf die Weide gelassen, damit sie Gras fressen können. Der Milchbauer stellt einen Salzbehälter auf die Weide, weil die Kühe Salz brauchen. Außerdem benötigen Kühe viel Wasser. Es ist wichtig für ihren Verdauungsvorgang und für ihre Milchproduktion. Mit dem Wasser können sich die Kühe im Sommer auch abkühlen. Eine Kuh trinkt bis zu 75 Liter Wasser am Tag.

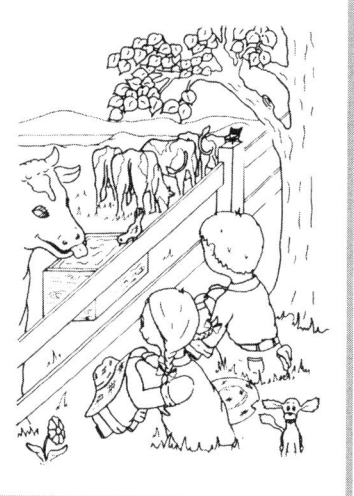

„Informatives" Malbuch für Kinder, als „wahrheitsgetreue Geschichte" vom Verband amerikanischer Eierproduzenten, dem Nationalen Milchverband der USA und der Milchindustrie-Stiftung vorgestellt
KNOW-ABOUT PUBLICATIONS, INC., HARRISBURG, PENNSYLVANIA, 1975/1976

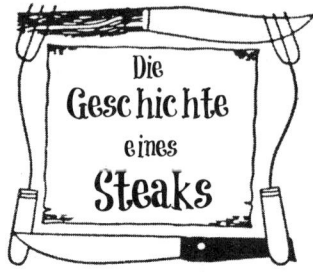

Die Geschichte eines Steaks

Bevor wir ein Steak essen können, muß eine Kuh ein Kalb gebären. Dies ist die Geschichte eines solchen Kalbs:

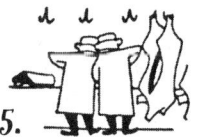

5.

Im Fleischbetrieb verwandelt die „Rindfleisch-Crew" Rindfleisch auf Hufen in Rindfleisch für den Laden. Das Fleisch wird kontrolliert und tiefgefroren. Es erhält ein Gütesiegel und wird für den Transport vorbereitet.

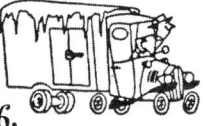

6.

Das tiefgekühlte Fleisch wird nach New York transportiert – über 2000 km entfernt von Texas, wo das Kalb geboren wurde.

1.

Dieses Kalb wurde auf einer Farm in Texas geboren. Mehr als ein Hektar Land sind nötig, um die Kuh und das Kalb zu versorgen.

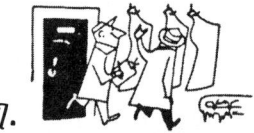

7.

Die Besitzer eines Fleischmarktes in Brooklyn vergleichen Preis und Qualität und entscheinden sich, ein Viertel unseres Mastochsen zu kaufen.

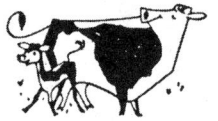

2.

Unser Kalb wurde schon in einem jungen Alter an einen Bauern in Iowa verkauft, der es fütterte und umsorgte. Das richtige Zufüttern von Mais und Eiweißpräparaten macht unser Rindfleisch schwerer und qualitativ hochwertiger.

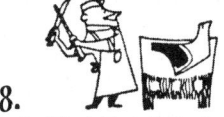

8.

Im Geschäft wird das in Steaks, Hamburger und Wurst verarbeitete Fleisch zum Verkauf angeboten.

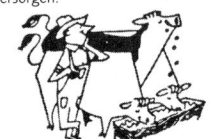

3.

Nach einigen Monaten ist unser Kalb bereits ein ausgewachsener Mastochse, der per Zug oder Lkw zu einem Markt transportiert wird, auf dem man ihn zum Verkauf anbietet.

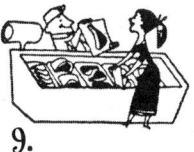

9.

Gestern hat sich eine Hausfrau die im Laden angebotenen Fleischwaren genau angesehen, die Preise verglichen und sich schließlich für ein Stück Steak entschieden, das ihren Vorstellungen entsprach.

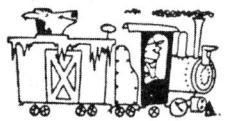

4.

Die Käufer von verschiedenen Fleischproduktionsunternehmen bemühen sich um den Kauf des Ochsen. Unser Ochse ist einer von mehreren, die von einem Fleischbetrieb aus Ohio erworben wurden.

Aus: „Die Geschichte des Rindfleischs" vom Amerikanischen Fleischinstitut in Chicago.

Die Bezeichnung der Kinder als „besondere Zielgruppe des Verbandes der Fleischerzeuger" läßt keine besonders noblen Absichten in bezug auf das Bildungsniveau unseres Nachwuchses erkennen. Schauen Sie sich das Bild auf Seite 123 an, welches einem „informativen Malbuch" für Kinder entnommen wurde. Diese Malbücher versichern uns, nur „auf Tatsachen beruhende Geschichten" zu enthalten, deren Wahrheitsgehalt offiziell bestätigt wurde – in einem Fall von dem Verband amerikanischer Eierproduzenten und in einem anderen vom Nationalen Milchproduktverband und der Milchindustrie-Stiftung!

Schöne Bilder, nicht wahr? Süß, romantisch und anziehend. Ich wünschte nur, sie wären wahr.

Bilder wie diese prägten vielleicht auch Ihre Vorstellungen vom Leben der Hühner und Kühe, bevor Sie sich genauer mit dem Thema beschäftigten. Bei mir war es jedenfalls so.

Das Amerikanische Fleischinstitut beliefert Tausende von Schulen mit „Informationsmaterial". Eines dieser Werke ist die auf Seite 124 vorgestellte „Geschichte des Rindfleisches". Allerdings werden Sie in diesem Märchen vielleicht etwas vermissen: Es wird nicht ein einziges Mal angedeutet, daß das Tier während all dieser Vorgänge leidet. Zunächst wird das Kalb gezeigt, wie es unschuldig neben seiner Mutter umhertollt. Als nächstes sehen wir es glücklich und zufrieden an einem Futtertrog. Dann sehen wir das Kalb sichtlich erfreut über seinen Transport zum Verkauf an ein Schlachthaus. Schließlich sehen wir, wie das Kalb hocherfreut darüber ist, wie verschiedene Unternehmen sich darum bemühen, es töten zu dürfen.

Das überglückliche Tier, so scheint es, amüsiert sich köstlich während all dieser Vorgänge. Es ist entzückt darüber, daß wir sein Fleisch so gerne mögen und es deswegen schlachten wollen.

Andere „Informationsmaterialien" enthalten ähnlich phantasiereiche Versionen von den Erlebnissen der Tiere. In der „Geschichte des Schweinefleisches" wird den Kindern ein Schwein gezeigt, das freudestrahlend und glücklich alles mit sich geschehen läßt, um es „in ein Lebensmittel zu verwandeln".

Laut Angaben des Managers des Kalifornischen Rindfleischverbandes erhalten etwa die Hälfte aller öffentlichen Schulen in Kalifornien, nämlich circa 800, das „Verbraucher-Informations"-Programm des Rindfleischverbandes. Jedes Jahr, so sagt er, werden allein in kalifornischen Schulen ungefähr eine halbe Million Schriften verteilt. Mehr als 1000 Lehrern werden „Rindfleisch-Broschüren, Lehrpläne, Tabellen und andere Materialien" zugesandt. Stolz verkündet der Manager des Kalifornischen Rindfleischverbandes:

„Wir haben uns als verantwortungsvolle und unvoreingenommene Informationsquelle über Rindfleisch und die Fleischindustrie etabliert.“

Es ist für mich unfaßbar, wie der Kalifornische Rindfleischverband uns glauben machen will, diese Organisation sei „unvoreingenommen", wo doch der einzige Zweck ihrer Existenz darin besteht, den Verkauf von Rindfleisch zu fördern. Es würde mich zum Beispiel sehr wundern, wenn der Rindfleischverband den Schulkindern eine Führung durch einen Massentierhaltungsbetrieb oder ein Schlachthaus anbieten würde.

Keines dieser „Informationsmaterialien" vermittelt den Kindern auch nur einen Hauch von Wahrheit über die Behandlung der Tiere in den Massenzuchtanstalten. Ebensowenig erfahren die Kinder, daß Hühner, Schweine und Kühe von Menschenhand getötet werden, um sie zu Fleisch zu verarbeiten. Es wird nicht mit einer Silbe erwähnt, daß Fleisch von geschlachteten Tieren stammt. Worte wie „töten" oder „schlachten", die zwar kaum die Grausamkeit der Vorgänge widerspiegeln, aber dennoch richtige Bezeichnungen für die Geschehnisse sind, werden gar nicht erst benutzt. Statt dessen werden Ausdrücke wie „abfertigen" oder „verarbeiten" verwendet. Sehr interessant sind auch folgende Beschreibungen: „Rindfleisch auf Hufen wird in Rindfleisch für den Laden verwandelt" und „das Schwein wird in eßbares Fleisch verwandelt". Es wird den Kindern verschwiegen, daß Hamburgerfleisch aus durch den Fleischwolf gedrehten Kühen besteht.

McDonald's, die multinationale Hamburger-Kette, gab etliche Millionen Dollar für Werbekampagnen aus, die dem Nachwuchs abenteuerliche Versionen der Realität präsentierten. Offensichtlich in dem Glauben, daß die Wahrheit ignoriert werden könne, wenn man sich an Kinder wendet, produzierte *McDonald's* eine Reihe von Werbespots, in denen ein liebenswerter Clown namens Ronald McDonald seinen neugierigen jungen Zuhörern mitteilt, wie Hamburgerfleisch auf Hamburger-Plantagen wächst. (Nebenbei sei gesagt, daß der Mann, der lange Zeit die Rolle des Ronald McDonald spielte, Jeff Juliano, offensichtlich mittlerweile herausgefunden hat, daß Hamburger gar nicht in Wirklichkeit auf Hamburger-Plantagen wachsen. Er ist jetzt Vegetarier.)

Die meisten Kinder lieben Tiere und sind entsetzt, wenn sie die wahren Zusammenhänge erkennen und begreifen, was ein Stück Fleisch wirklich ist. Doch meist werden sie vor solchen Konfrontationen mit der unangenehmen

Realität „beschützt". Wie können Kinder auch die Wahrheit erfahren, wenn sie von ihrer Lehrerin Broschüren wie „Ein Hoch auf den Hot Dog" erhalten, die umsonst in Schulen als „Ernährungsinformationen" verteilt werden!

Das Bild, welches Kindern vom Fleisch vermittelt wird, ist reine Poesie, aber keine mit unschuldigem Hintergrund.

Der *Oscar Mayer*-Fleischkonzern ist sehr stolz auf seine Bemühungen, junge Schulkinder „aufzuklären". Ich erinnere mich noch gut an den Spaß, den wir als Kinder hatten, wenn das *Oscar Mayer*-„Wienermobil" vorbeikam. Es war immer sehr lustig, und wir erhielten kleine Würste und Schinkenstücke, während man uns eine unterhaltsame Show bot. Bei all dieser Heiterkeit kamen wir überhaupt nicht auf die Idee, daß man uns indoktrinierte. Mit Vorliebe sang ich als Kind das Werbelied des Konzerns, das ich so oft im Fernsehen gehört hatte:

„Oh, ich wünschte, ich wär ein Oscar Mayer-*Wiener,*
denn das ist es, was ich wirklich gerne wär.
Denn wäre ich ein Oscar Mayer-*Wiener,*
wären alle verliebt in mich."

Dieses Werbelied stand jahrelang im Mittelpunkt einer Fernsehwerbekampagne, die sich an die amerikanische Jugend richtete. In den Werbespots wurde das Lied von einem fröhlichen Kinderchor gesungen, und als Kind machte mir das Mitsingen vor dem Fernseher viel Freude. Natürlich wußte ich überhaupt nichts von alledem, was hinter den Kulissen geschah, und ahnte nicht, daß in diesem Liedchen eine gefährliche Lüge steckt. Das Lied wurde mit dem Ziel verbreitet, jungen Kindern beim Verzehr von *Oscar-Mayer*-Wienerwürsten das Gefühl zu geben, sie würden dadurch die Tiere „lieben", die angeblich nichts lieber täten, als möglichst schnell zu Würsten verarbeitet zu werden.

Wenn wir Absurdes glauben,
werden wir Abscheuliches tun.
(Voltaire)

Gegenwärtig verteilt der *Oscar Mayer*-Konzern das von ihm als „Ernährungserziehung" bezeichnete Material an Schulen in den gesamten USA. Diese Schriften enthalten eine ausführliche Vorstellung des Liedes „Ich wünschte, ich wär ein *Oscar Mayer*-Wiener", komplett mit Text, Noten und Anregungen für die musikalische Präsentation. Es wird vorgeschlagen, das Lied im „Marsch-Tempo" zu singen.

In einer neuen Werbung des Konzerns, die sich wiederum an Schulkinder wendet, sieht man eine Gruppe von Kindern, die Würste essen und dabei frohlocken: „Meine Wurst hat einen Vornamen." Abermals wird versucht, die Vorstellung zu erzeugen, daß Tiere sich mit Hochgenuß den Kindern zum Verzehr anbieten.

Der amerikanische Verband der Milcherzeuger verteilt an Schulen kostenlos den Film *Onkel Jims Milchfarm: Ein Besuch bei Tante Helen und Onkel Jim.* Der darin gezeigte Familienbetrieb sieht tatsächlich sehr anziehend aus. Die Vorstellungen, die Kinder von modernen Milchproduktionsstätten bekommen, hat mit der Realität nicht das geringste zu tun. Es erinnert mich an eine Werbung, in der eine menschliche Stimme, die sich als Kuh ausgibt, sagt: „Wir Kühe tun unser Bestes für euch." Als ob die Kühe so gerührt wären von der liebevollen Behandlung, die man ihnen entgegenbringt, daß sie uns als natürlichen Ausdruck ihrer Dankbarkeit mit Milch beschenken. In einer anderen Werbung erzählt uns eine tiefe männliche Stimme, die Milch eines bestimmten Unternehmens stamme von „zufriedenen Kühen".

■ Frische Hühner – tote Hühner

Seitdem unsere Kultur existiert, wurden uns immer wieder romantische, märchenhafte Versionen über das Leben von Nutztieren aufgetischt. Wir haben unsere Scheuklappen so lange getragen, daß wir sie kaum als solche erkennen können, besonders dann nicht, wenn auch unsere Eltern sie trugen und die Gesellschaft als Ganze diese Verdrängung als selbstverständlich ansieht.

Ich habe Eierkartons mit Bildern von lächelnden Hennen gesehen, die uns die Botschaft vermitteln sollen, daß diese Tiere geradezu verzückt über ihre Lebensbedingungen sind und uns mit strahlender Freude den Konsum ihrer Eier gestatten. Ich frage mich, was die Tiere von all diesen Werbetricks halten würden – diese armen lebenden Hühner, die in ihren Drahtkäfigen eingepfercht sind und denen man den Schnabel abgeschnitten hat, damit sich die unterdrückten Tiere in ihrer Panik und Verwirrung nicht gegenseitig töten.

In meinem Briefkasten fand ich heute morgen einen Werbeprospekt eines nahegelegenen Supermarktes. Ich schaue gerade auf die Karikatur eines Bullen, der mir mit einem breiten Grinsen auf seinem Gesicht zuzwinkert. Er ist offensichtlich ein Rindfleischexperte, denn er zeigt lässig mit seinem Schwanz auf verschiedene Fleischangebote und fordert mich auf, diese einmal zu probieren. Diese und Millionen vergleichbarer Werbungen meißeln die Vorstellung in unser Gehirn, daß die Tiere es fantastisch finden, daß wir ihr Fleisch so gerne mögen.

Ich habe Werbeanzeigen gesehen, die Sie in vergleichbarer Form sicher auch kennen, in denen Tiere sich uns zum Verzehr anbieten, so daß man meinen könnte, man tue ihnen einen Gefallen, wenn man dieses Angebot annimmt. In einem Fernsehspot wurden fröhlich tanzende Karikatur-Hennen gezeigt. Was, so könnte man fragen, stimmt sie so glücklich? Sie besingen voller Vorfreude, wie lecker uns ihre Beine schmecken werden.

Auch nicht „ohne" ist die Werbung, in der sich Charlie der Thunfisch gebrochenen Herzens beklagt, daß er nicht getötet und in Thunfischdosen verpackt wurde.

In vielen Kochbüchern findet man „süße" kleine Abbildungen neben den Rezepten. In einem dieser Bücher fand ich zu einem mexikanischen Geflügelgericht ein Bild von einem zufriedenen Huhn, das sich genußvoll auf einem Liegestuhl sonnt und dabei einen großen Sombrero trägt. Neben einem Hühnertoast-Rezept sehen wir ein mit Enthusiasmus auf einer Scheibe Toast surfendes Huhn.

Immer wieder bemühen sich die Werbestrategen, uns davon zu überzeugen, daß die Tiere es einfach lieben, wenn wir sie essen, und mit Begeisterung bei allen Vorgängen der Fleischerzeugung mitwirken.

Viele Menschen streicheln sich nach einer Mahlzeit über ihren Bauch und sagen: „Hmmh, das war ein gutes Huhn." Ich wage zu behaupten, daß sich das Tier nicht sehr viel aus dem Kompliment macht. Kaum einmal sagen diese Menschen, was sie wirklich meinen: „Hmmh, ich mag den Geschmack dieses toten Hühnerleibes."

Erst gestern befand ich mich in einem Laden, der stolz behauptete, „frische" Hühner zu führen. Und ich dachte immer, daß nur „tote" Hühner verkauft würden. Ich schlug dem Manager vor, jeglichen Mißverständnissen vorzubeugen und den Wortlaut des Angebotes in „frisch getötete Hühner" zu verändern. Mein Vorschlag stieß bei ihm allerdings auf keine allzu positive Resonanz.

■ Licht in der Finsternis

Was empfindet ein Mensch, der für einen kurzen Augenblick etwas Licht in die Finsternis dieser verdrängten Tatsachen bringt? Eine solche Einsicht kann wirklich schockierend, verwirrend und beängstigend sein. Henry S.

Salt schildert uns seine Eindrücke in seinem Buch *Seventy Years Among Savages* (Siebzig Jahre unter Wilden):

> „… *und dann entdeckte ich mit einer Verwunderung, die noch immer anhält, daß jenes Fleisch, welches die Grundlage unserer Ernährung darstellt und das ich ebenso wie Brot, Obst oder Gemüse als wichtigen Bestandteil einer gepflegten Küche betrachtet hatte – in Wirklichkeit totes Fleisch ist, das Fleisch von Ochsen, Schafen, Schweinen und anderen Tieren, die in rauhen Massen geschlachtet werden.*"[4]

Eine andere Person berichtet:

> „*Ich war schockiert und sprachlos. Ich saß einfach da und starrte auf meinen Teller. Es war ein gottverdammter Truthahn, den ich aß! Ich konnte es kaum glauben! Da waren seine Beine, direkt vor mir, versteckt unter all den Preiselbeeren und der Soße! Wofür hätte dieser Truthahn an diesem wunderbaren Erntedankfesttag dankbar sein können?*"

Die Fleischindustrie ist darauf angewiesen, daß wir die unangenehme Erkenntnis verdrängen, tote Leiber zu verzehren. Daher existieren in der amerikanischen Sprache euphemistische Bezeichnungen wie *sweetbreads* für die Innereien von ganz kleinen Lämmern und Kälbern. „Rocky-Mountain-Austern" ist der Name für eine Speise, die wir vielleicht nicht mehr so lecker finden würden, wenn wir wüßten, worum es sich dabei tatsächlich handelt – nämlich um Schweinehoden.

Sogar unsere Sprache wird zum Instrument der Verdrängung. (*Anmerkung des Übersetzers*: Im Englischen wird das Fleisch von Kühen als *beef* statt als *cow meat* und das Fleisch von Schweinen als *ham* oder *pork* anstatt als *pig meat* bezeichnet.) Wir wurden systematisch darauf trainiert, die Dinge niemals aus der Sichtweise des Tieres zu sehen und nicht im entferntesten daran zu denken, daß das Tier ein lebendes Wesen ist.

In Alexandra Tolstois Buch *Tolstoi: Das Leben meines Vaters* erzählt die Tochter des großen russischen Schriftstellers von einem Abend, an dem ihre Tante zum Abendessen kam. Zu diesem Anlaß beschloß Leo Tolstoi, die Mauer niederzureißen, mit der ihr Gast die Wahrheit über ihre Ernährungsweise verdrängte:

> „*Meine Tante liebte das Essen, und wenn man ihr nur Vegetarisches anbot, entlud sich ihre Entrüstung mit der Äußerung, daß sie nicht jeden alten Dreck essen würde. Daraufhin verlangte sie nach Fleisch, vorzugsweise Geflügel. Als sie uns das nächste Mal zum Abendessen beehrte, war sie erstaunt, ein lebendes Huhn festgebunden auf ihrem Platz vorzufinden.*

Auf ihrem Teller lag ein großes Messer.
‚Was soll das?‘, fragte sie.
‚Du wolltest Huhn‘, sagte Tolstoi, der kaum in der Lage war, seine Erheiterung zu verbergen. ‚Keiner von uns will es töten. Also haben wir alles vorbereitet, damit du es selbst tun kannst.‘"

Offensichtlich war die Tante entsetzt über den Gedanken, das Tier, welches sie essen wollte, selbst zu töten. Wie die meisten von uns wollte auch sie nicht daran erinnert werden, wo Fleisch tatsächlich herkommt. Die meisten von uns sind bereit, das Fleisch von Tieren zu essen, aber wir halten uns lieber fern von dem Anblick ihres Blutes. Wir sehen uns nicht als Mörder, sondern als Verbraucher.

Es ist alles sehr einfach.

1. Die ganze Show ist ein Etikettenschwindel. Es ist ein Vorgang, der auf Verdrängung und Lügen aufgebaut ist.
2. Aufklärung über die tatsächlichen Zustände in der Nutztierhaltung und den Schlachthöfen ist schlecht für die Fleischindustrie.
3. Bewußtsein für die Würde der Tiere ist schlecht für die Fleischindustrie.
4. Mitgefühl für Lebewesen ist schlecht für die Fleischindustrie.
5. Verdrängung jedoch findet die Fleischindustrie notwendig.

■ Die große amerikanische Steak-Religion

Jeden Morgen, wenn die Sonne über Nordamerika aufgeht, beginnt die Welle des Schlachtens. Tag für Tag werden in den USA 9 Millionen Hühner, Truthähne, Schweine, Kälber und Rinder von Menschenhand in den Tod befördert. In der Zeit, die Sie für eine Mahlzeit benötigen, werden soviele Tiere getötet, wie es Einwohner in San Francisco gibt.

In unserer „zivilisierten" Gesellschaft wird die Schlachtung von unschuldigen Tieren nicht nur akzeptiert; es ist sogar ein etabliertes Ritual.

Wir sehen uns in der Regel nicht als Mitglieder eines Fleischesser-Kultes. Doch all die Anzeichen eines Kultes sind vorhanden. Viele von uns haben sogar Angst davor, alternative Ernährungsweisen in Betracht zu ziehen; Angst, die Sicherheit der Gruppe zu verlassen; Angst, wann immer neue Beweise eintreffen, daß die Gottheit des Tiereiweißes doch nicht ganz das ist, wofür wir sie immer gehalten haben. Anhänger der großen amerikanischen Steak-Religion werden häufig ernsthaft besorgt, wenn einer der ihren Anzeichen von Abtrünnigkeit zeigt. Mütter machen sich mitunter mehr Sorgen darüber, wenn ihr Sohn oder ihre Tochter sich dem Vegetarismus zuwendet, als wenn ihre Kinder mit dem Rauchen beginnen.

Wir sind absolut in unserer Einstellung zum Fleisch indoktriniert. Uns wurde beigebracht, daß unser Gesundheitszustand in entscheidendem Maße von Fleischnahrung abhängt. Manche Menschen denken, ihre soziale Stellung hänge von der Qualität des Fleisches und von der Häufigkeit ihrer Fleischmahlzeiten ab. Wir halten es für selbstverständlich, daß nur diejenigen, die „es sich nicht leisten können", freiwillig auf Fleisch verzichten würden. Männern wird eingeredet, ihre Männlichkeit hänge vom Fleischkonsum ab. Nicht wenige Männer denken, für die Erhaltung ihrer sexuellen Potenz und Fruchtbarkeit auf Fleisch angewiesen zu sein. Vielen Frauen wurde beigebracht, daß eine „gute Frau" ihrem Mann Fleisch vorsetzt.

Unsere gesellschaftliche Tradition schreibt vor, daß wir Fleisch essen müssen, während sie gleichzeitig systematisch die unschönen Tatsachen der Fleischproduktion außer acht läßt. Unsere Konditionierung sitzt so tief, daß sie zu dem Ozean geworden ist, in dem wir schwimmen. Unsere Sprache ist so realitätsuntreu, unsere gesellschaftlichen Vorstellungen so von Verdrängung geprägt, unser gesunder Menschenverstand so durch Ignoranz verdreht, daß wir leicht zu einem Gefangenen einer Sichtweise werden, die unterhalb der Schwelle unserer bewußten Wahrnehmung liegt.

■ **Das tägliche Blutbad**

Es wird oft behauptet, daß die Zahl der Vegetarier astronomisch steigen würde, wenn wir alle unsere Tiere selbst schlachten müßten. Um uns von derartigen Gedanken abzulenken, tut die Fleischindustrie alles, was in ihrer Macht steht, um das Thema aus unserem Bewußtsein zu verdrängen.

Derlei Verdrängungskampagnen erfüllen ihr Ziel, denn die meisten von uns wissen nur sehr wenig von Schlachthäusern. Wenn wir jemals über sie nachdenken, gehen wir stillschweigend und hoffend davon aus, daß die Tiere einen schnellen und schmerzlosen Tod erleiden.

Doch dies ist bedauerlicherweise nicht der Fall. Die Realität der Schlachthäuser entspricht leider ebensowenig unseren Vorstellungen, wie die Realität der modernen Massentierhaltungsanstalten gemütlichen Bauernhöfen entspricht.

Die Männer, die das Töten für uns erledigen, wissen jedoch genau, wie die Realität aussieht. Sie beenden ihre Schicht, melden sich ab, entledigen sich ihrer blutverschmierten Kittel und gehen nach Hause. Und etwas aus dem Schlachthaus begleitet sie:

„Nur drei Monate waren vergangen, seit Yoineh Meir Schlachter geworden war, doch die Zeit erschien ihm endlos. Er fühlte sich immer, als ob er sich inmitten von Blut- und Lymphlachen befände. Seine Ohren vernahmen permanent das Kreischen der Hühner, das Krähen der Hähne, das Schreien der Gänse, das Brüllen der Ochsen, das Muhen, Meckern und Blöken der Kälber und Ziegen, das Flügelflattern und das Stapfen von Hufen. Die Körper nahmen weder Rechtfertigungen noch Entschuldigungen an – jeder Körper leistete nach besten Kräften Widerstand, versuchte zu entfliehen und schien sich bis zum letzten Atemzug verzweifelt an seinen Schöpfer zu wenden." [5]

„Fleischverpackungsbetriebe", wie Schlachthäuser in den USA euphemistisch bezeichnet werden, bieten nicht gerade ein ideales Arbeitsumfeld. Der bloße Aufenthalt inmitten von blutigem Töten stellt eine enorme Belastung der menschlichen Psyche dar.

Die Wechselrate der Arbeitskräfte in den Schlachtbetrieben ist die höchste aller Berufe in den USA.[6] Im Betrieb des *Excel*-Unternehmens in Dodge City, Kansas, wurden zum Beispiel im Jahre 1980 pro Monat 43 % der 500 Angestellten ausgewechselt, was einem kompletten Austausch sämtlicher Arbeitskräfte alle zweieinhalb Monate entspricht.[7]

Schlachthäuser sind besonders schwer zu beschreiben, weil wir alle so daran gewöhnt wurden, nicht über sie nachzudenken. Sie wissen wahrscheinlich nicht, wo sich auch nur ein einziges befindet, so sehr haben wir ihre Existenz aus unserem Bewußtsein verdrängt. Aber ich kann Ihnen sagen, daß es nicht gerade Orte sind, über die man einen *Walt Disney*-Film drehen könnte. Ein Journalist beschrieb sie als

„… Infernos von ekelerregendem Gestank, riesigen Blutlachen und den Schreien entsetzter Tiere."

Fast jeder findet die Atmosphäre eines Schlachthauses unangenehm. Sogar die Fleischproduzenten selbst würden nicht allzugern ihre Ferien dort verbringen. Einer von ihnen beschrieb ein typisches Schlachthaus so:

„Kopfhörerähnliche Ohrenschützer helfen dabei, den ohrenbetäubenden Lärm des für die Reinigung eingesetzten Hochdruckdampfes erträglich zu machen. Ebenso dienen sie dem Unterdrücken des Lärms von Stahl-auf-Stahl-Geklirre, während die Kadaver die Schlachtreihe ent-

*langfahren, und des Geratters einer Motorsäge, mit der die Leiber ent-
zwei werden.*

*Der Schlachtraum ... ist gefüllt mit Tieren, die ohne ihre Hufe, Köpfe,
Schwänze und Häute an einem Haken aufgehängt baumeln und langsam an
den verschiedenen Stationen der Verarbeitungsvorgänge vorbeifahren ...
Den Tieren wird die Kehle durchgeschnitten ... und dann – mit aus dem
Maul heraushängender Zunge – werden ihre Körper fließbandmäßig an
Haken aufgehängt, die man an den Sehnen ihrer Beine einhakt. Sie wer-
den maschinell hochgehievt, um wie Kleiderbeutel in einem Wäschereisa-
lon durch den Schlachtraum befördert zu werden. Nach dem Ausbluten
werden ihre Hufe mit einer riesigen hydraulischen Kneifzange entfernt.
Dann werden sie geköpft, gehäutet ... und als letztes entfernt man ihre
Eingeweide."* [8]

Inmitten dieses Blutbades befinden sich emsige Arbeiter mit blutverschmierten weißen Kitteln und Helmen, die Rinderbeine mit elektrischen Scheren
abschneiden, Leiber mit vibrierenden Elektromessern enthäuten und Tieren
mit rasiermesserscharfen Klingen die Eingeweide herausschneiden. Der Fußboden ist von den Innereien und dem Fett der Tiere bedeckt, und die Luft ist
mit infernalischem Gestank gesättigt.

Es sind überaus schwierige Arbeitsbedingungen. Statistiken des ameri-
kanischen Arbeitsministeriums besagen, daß die Verletzungsrate von
Schlachthauspersonal die höchste aller Berufsgruppen des Landes ist. Jedes
Jahr erleiden mehr als 30 % aller Schlachthofangestellten arbeitsbedingte
Verletzungen, die einer medizinischen Versorgung bedürfen. [9]

Es ist nicht gerade vergleichbar mit dem, was Sie in *Disneyland* zu sehen
bekommen.

■ Arbeitsplatz Schlachthof

Wenn die Schlachthausumgebung selbst für die Arbeiter ausgesprochen unangenehm ist, um wie viel schlimmer ist es dann für die Milliarden entsetzter Kälber, Schweine, Hühner und Rinder, die sich dort wiederfinden.

Bei ihrer Ankunft im Schlachthaus sind die meisten Tiere ausgelaugt,
krank und hungrig. Wahrscheinlich erhielten sie während des Transports
kaum Nahrung, Wasser oder irgendeine Form der Zuwendung. Auch nach
der Ankunft gibt man ihnen nichts zu fressen, denn die Nahrung könnte
nicht mehr rechtzeitig in verkäufliches Fleisch verwandelt werden.

Ich denke, daß die meisten Arbeiter sich durchaus bemühen, möglichst human zu sein, was allerdings unter diesen Bedingungen sehr schwer ist. Diese Menschen stehen unter großem Druck, sie müssen schnell arbeiten und werden durch ihr Arbeitsumfeld über ihre Toleranzgrenze hinaus gestreßt. Es zehrt an ihrer inneren Kraft, permanent die gequälten Schreie der sterbenden Tiere mitanhören zu müssen. Daher verleihen sie ihrer Frustration oftmals auf die einzige ihnen zur Verfügung stehende Möglichkeit Ausdruck – im Umgang mit den Tieren. In den Schlachthäusern gibt es Arbeitskräfte, deren Aufgabe darin besteht, die Tiere voranzutreiben. Ein Pressesprecher der Industrie schob die Schuld für die ständig bei diesem Vorantreiben auftretenden Gewalttätigkeiten auf die Tiere selbst:

„Schweine … bewegen sich langsam und sind meist sehr stur. Diese Eigenschaften provozieren die Arbeiter häufig zu Tritten, Knüppelhieben, Schlägen mit Steinen und Betonteilen oder anderen Gewalttätigkeiten.“ [10]

Die Schweine „provozieren" Gewalt, indem sie sich weigern, das zu tun, was man von ihnen verlangt. Doch sie haben allen Grund dazu, sich widerspenstig zu verhalten. Tiere haben ein weitaus feinfühligeres Gespür für ihre Umgebung als Menschen. Die Schweine wissen daher genau, in welcher Gefahr sie sich befinden. Die Industrie nennt die Tiere „stur", doch in Wirklichkeit haben sie furchtbare Todesangst.

▣ Leere Worte

Sie mögen denken, es würde heutzutage alles getan, um den Tieren unnötige Schmerzen bei der Schlachtung zu ersparen. Zumindest nahm ich an, daß man diesbezügliche Bemühungen unternimmt. Doch leider sieht die Realität wiederum nicht besonders erfreulich aus.

Das amerikanische Gesetz zur humanen Schlachtung besagt an einer Stelle:

„Es wird daher zur offiziellen Politik der Vereinigten Staaten erklärt, daß die Behandlung der Nutztiere vor der Schlachtung und das Schlachten selbst unter humanen Bedingungen zu erfolgen haben.“

Das klingt gut, aber in der Praxis sieht alles ganz anders aus. Rein technisch wären wir dazu in der Lage, die Tiere vor ihrer Schlachtung zu betäuben, was ihre Schmerzen erheblich reduzieren würde. Doch meist wird auf die Betäubung verzichtet. Kälber werden regelmäßig mit unversperrtem Blick auf ihre Mütter geschlachtet. Hühner werden in Käfigen gehalten, aus denen sie die Schlachtung ihrer Artgenossen mitansehen können. Die ganze Sache wird mit unfaßbarer Herzlosigkeit angegangen, mit völliger Gleichgültigkeit für die Gefühle der Tiere.

Das amerikanische Gesetz zur humanen Schlachtung hört sich gut an, ist aber in Wirklichkeit so voller Lücken, daß es praktisch bedeutungslos ist. Weniger als 10 % der amerikanischen Schlachthöfe werden auf die Einhaltung der Bestimmungen kontrolliert. Selbst von den wenigen überprüften Betrieben muß sich nur ein kleiner Prozentsatz an das Gesetz halten. Außerdem gelten Hühner, Truthähne, Enten und Gänse unter diesem Gesetz nicht als Tiere, wodurch ihnen jegliche entgegenkommende Behandlung versagt bleibt, sogar in den wenigen Unternehmen, die sich an die Gesetzesvorgaben halten müssen.

Die überwältigende Mehrheit der Schlachthäuser darf sich legal ihre Arbeitsmethoden selbst aussuchen. Es besteht für sie keinerlei Verpflichtung, auch nur ein Mindestmaß an Rücksicht auf die Tiere zu nehmen. Der Profit ist ihre einzige Motivation, und das verheißt, wie Sie vielleicht erahnen können, für die ihnen hoffnungslos ausgelieferten armen Kreaturen nichts Gutes.

Die gleiche Einstellung, die man auch beim Betrieb der Massentierhaltungsanstalten vorfindet, liegt auch den Entscheidungen in den Schlachthöfen zugrunde. Mitgefühl und Barmherzigkeit gegenüber den Tieren sind in dieser Anschauung nicht enthalten. Ein führender Geflügelproduzent beschrieb die Philosophie hinter seinen Bemühungen in der Fachzeitschrift *Poultry World*: *„Ich bin in diesem Geschäft, um möglichst viel zu verdienen. Wenn ich durch dieses oder jenes mehr Geld verdiene, tue ich es. Was mich betrifft, ist das alles, was es darüber zu sagen gibt."* [11] Die Industrie wählt stets die billigsten Methoden des Tötens. Sie suchen sich nicht bewußt brutale oder sadistische Verfahren aus. Das Leid der Tiere ist einfach nur ein logisches Resultat der auf Kosteneffektivität ausgerichteten Umstände. Mit Hilfe eines Bolzens kann man Kühe, Schweine und andere Tiere vor ihrer Schlachtung relativ leicht betäuben. Allerdings sind die Kosten für das Abschießen dieses Bolzens hoch genug, um viele Schlachthöfe von der Benutzung dieses Gerätes absehen zu lassen. Sie mögen sich fragen, wieviel Geld denn durch diesen Verzicht eingespart wird, da man doch dadurch das Töten des Tieres bei vollem Bewußtsein in Kauf nehmen muß. Ich habe mich zwar schon ein wenig an die Herzlosigkeit der Branche gewöhnt, aber dennoch war ich erstaunt zu erfahren, daß die hierdurch erzielten Einsparungen sich auf 1 Cent pro Tier belaufen. [12]

▪ Wenn koscher nicht koscher ist

Sie mögen denken, wenn Sie Bezeichnungen wie „rituelles Schlachten" oder „koscher schlachten" hören, daß es sich dabei um eine bessere Form des Tötens handelt. Womöglich gehen Sie davon aus, daß diese Art der Schlachtung mit Respekt für die Würde des Tieres durchgeführt wird, damit es so wenig wie möglich leiden muß. Ich selbst dachte lange Zeit, die Koscher-Schlachtung sei barmherziger als die „normale" Schlachtmethode. Dies war auch zweifellos das Ansinnen zu jener Zeit, als Koscher-Schlachtungen eingeführt wurden. Zur damaligen Zeit war es wahrscheinlich die humanste und hygienischste Form des Tötens. Doch heutzutage haben sich die Koscher-Schlachtungen von den ursprünglichen Zielen dieser Richtlinien weit entfernt.

Orthodoxe jüdische und islamische Ernährungsbestimmungen verbieten den Verzehr von Fleisch, welches von Tieren stammt, die sich zum Zeitpunkt ihrer Schlachtung nicht in einem „gesunden und beweglichen" Zustand befanden. Die religiöse Orthodoxie der Gegenwart interpretiert diese Vorgaben so, daß das Fleisch, das sie verzehren, von Tieren stammen muß, die nicht unter Betäubung, sondern bei vollem Bewußtsein getötet wurden. Außerdem bekommt nur das Fleisch von jenen Tieren das Koscher-Gütesiegel, denen auf eine bestimmte Weise die Kehle durchschnitten wurde. Diese Form des Koscher-Schlachtens bedeutet entsetzliche Qualen für die armen Kreaturen, die auf diese Weise geschlachtet werden. Das amerikanische Lebensmittel- und Medikamenten-Reinheitsgesetz aus dem Jahre 1906 sieht aus hygienischen Gründen vor, daß kein geschlachtetes Tier in das Blut eines zuvor getöteten Tieres fallen darf. In der Praxis bedeutet dies, daß Tiere nicht auf dem Boden liegend geschlachtet werden dürfen. Sie müssen geschlachtet werden, während sie mit dem Kopf nach unten an einem Förderband hängen. Ein Tier auf diese Weise aufzuhängen, bevor man es tötet, fügt ihm keine Schmerzen zu, sofern es vorher betäubt wurde. Doch wenn das Tier bei seinem Tod bei vollem Bewußtsein sein muß, wie es die Koscher-Bestimmungen vorsehen, und auch seine Kehle auf eine vorgeschriebene Weise durchschnitten werden muß, erleidet das Tier ein erhebliches Maß zusätzlicher Schmerzen:

> *„Tiere, die in den Vereinigten Staaten rituell geschlachtet werden, (werden) an einem Hinterbein aufgehängt, hochgezogen, und hängen dann mit dem Kopf nach unten am Förderband, ehe der Schlachter seinen*

Schnitt durchführt, und zwar für zwei bis fünf Minuten – gelegentlich auch wesentlich länger, wenn am ‚Schlachtband' etwas nicht klappt."¹³ Es ist für uns kaum vorstellbar, wie diese armen Tiere leiden müssen. Die Kühe sind schon von vornherein ausgelaugt und voller Todesangst. Nachdem ihnen eine schwere Eisenkette um ein Hinterbein gelegt wird, werden sie von ihren Füßen nach oben gerissen, um daraufhin an einem Bein baumelnd mit dem Kopf nach unten im Raum zu hängen. Kühe sind von Natur aus bewundernswert friedfertig, doch eine solche Situation ist selbst für diese sanftmütigen Tiere zu viel des Guten. Sie verfallen in panische Hysterie.

„Das Tier, mit dem Kopf nach unten aufgehängt, mit gezerrten Gelenken und häufig mit einem gebrochenen Bein, vollführt in Schmerz und Panik heftige Bewegungen, so daß es am Hals festgehalten werden muß oder man ihm eine Klammer durch die Nüstern ziehen muß, damit der Schlachter das Tier mit einem einzigen Hieb töten kann, wie das religiöse Gesetz es vorschreibt."¹⁴

In der Praxis sind die Koscher-Schlachtungen zu einer abscheulichen Perversion der ursprünglichen Vorhaben dieser Ernährungsgesetze geworden. Die Prozedur beschert den armen Tieren immense zusätzliche Qualen.

Sie mögen denken, daß heutzutage nur ein geringer Prozentsatz der Tiere „koscher" geschlachtet wird, wo doch nur sehr wenige Menschen „koscher" essen – mitgerechnet die Personen, die nicht aus religiösen Gründen Wert auf koscheres Fleisch legen, sondern weil sie es irrtümlicherweise für besser halten. Schließlich könnten Sie vermuten, daß Sie beim Kauf von Fleisch, welches nicht als koscher ausgewiesen ist, mit Sicherheit nicht das Fleisch von Tieren erhalten, die auf diese grausame Weise geschlachtet wurden.

Bedauerlicherweise sind jedoch all diese Vorstellungen falsch.

Sie müssen nämlich wissen, daß es orthodoxen Rabbis nicht genügt, wenn das Tier bei der Schlachtung bei vollem Bewußtsein war und seine Kehle auf vorgeschriebene Weise durchtrennt wurde. Einem koscheren Juden ist es auch verboten, das Blut eines Tieres zu sich zu nehmen, so daß die Venen und Arterien aus dem koscheren Fleisch entfernt werden müssen. An vielen Körperpartien einer Kuh ist es allerdings sehr kostspielig, die Blutgefäße herauszuschneiden. Also entfernen die Fleischproduzenten die Blutgefäße nur von den Körperteilen, an denen dieses Herausschneiden auch billig vollzogen werden kann. Obwohl also das ganze Tier koscher geschlachtet wurde, werden nur diese Teile als koscher verkauft. Mit anderen Worten bleibt dabei sehr viel Fleisch übrig. Was wiederum bedeutet, daß sehr viel von dem Fleisch in unseren Supermärkten und Restaurants zwar nicht als koscher gekennzeichnet ist, aber dennoch von Tieren stammt, die nach Koscher-Bestimmungen hochgehievt und geschlachtet wurden. Ein Experte schreibt hierzu:

> *„Man hat geschätzt, daß über 90 % der in New Jersey geschlachteten Tiere nach der rituellen Methode geschlachtet werden. Die dortigen Schlachthöfe versorgen ihren eigenen Staat und auch die Stadt New York.“* [15]

Ein anderer Bericht besagt:

> *„Obgleich weniger als 5 % des Fleisches in den Vereinigten Staaten als koscher gekauft wird, werden etwa 50 % der Tiere auf diese Weise geschlachtet.“* [16]

Es wird derzeit unter orthodoxen Juden diskutiert, ob man Tiere, die mit humaneren Methoden geschlachtet wurden, auch als koscher anerkennen sollte. Zumindest in Schweden erlauben die orthodoxen Rabbis mittlerweile die Betäubung der Tiere vor der Schlachtung. Ich hoffe, daß die amerikanischen Rabbis diesem Beispiel folgen werden.

■ Kein Picknick

Auch wenn die Koscher-Methoden die grausamsten sind, ist das Schlachten selbst unter den günstigsten Voraussetzungen kein Zuckerschlecken. Früher wurden die meisten Tiere auf dem Bauernhof geschlachtet, auf dem sie lebten. Die Tiere waren nicht durch tagelange Transportwege ausgehungert, ermüdet und verwirrt. Sie waren nicht dem infernalischen Gestank der Schlachtfabriken ausgesetzt und mußten nicht dabei zusehen, wie Tausende ihrer Artgenossen abgeschlachtet wurden, während sie ihrem eigenen Ende entgegensahen. Außerdem waren die Bauern meist darum bemüht, die Schmerzen der Tiere so gering wie möglich zu halten. Und dennoch war es keine dankbare Aufgabe.

> *„Niemals sah ich unseren Farm-Manager so bestürzt wie an jenem Tag, an dem wir fünf Schweine schlachten wollten. Er hatte einem Schwein durch die Nase anstatt durchs Gehirn geschossen. Das Schwein rannte schreiend durch den Stall und brachte ihn fast zum Weinen. Er mußte zwei weitere Male schießen, um das Tier zu töten, und der gute Mann zitterte am ganzen Leib. ‚Ich hasse es‘, sagte er zu mir. ‚Ich hasse es, wenn*

sie solche Schmerzen haben. Es ist so verdammt schwer, Schweine sauber zu töten.'" [17]

Je mehr ich über das Töten von Tieren gesehen habe, desto klarer wurde mir, warum *McDonald's* den Kindern erzählt, daß Hamburger auf kleinen Hamburger-Plantagen wachsen. Und ich verstand, warum die Notwendigkeit der Verdrängung so groß ist, daß sogar ansonsten intelligente Menschen sagen: „Erzähl mir nicht, was mit den Tieren geschieht. Du verdirbst mir den Appetit."

Je mehr ich über die Vorgänge in Schlachthäusern erfuhr, desto mehr verstand ich, warum diese Orte bewußt vor uns verborgen werden und weshalb die dort Angestellten die strikte Anweisung haben, sich nicht mit der Presse zu unterhalten. Ich begreife jetzt, warum die Fleischindustrie so viel Geld dafür ausgibt, unseren Kindern Märchengeschichten über Fleisch zu erzählen.

Tiere „geben" uns nicht ihr Leben, wie es in den Lügengeschichten behauptet wird. Nein, wir nehmen ihnen ihr Leben. Sie sträuben sich und kämpfen bis zu ihrem letzten Atemzug, so wie wir es tun würden, wenn wir uns in ihrer Situation befänden. Das freundliche und intelligente Schwein, dem wir das Leben rauben, akzeptiert seinen Tod nicht bereitwillig als unvermeidbaren Schritt zur Herstellung von Speck. Es reiht sich nicht freudestrahlend auf dem Schlachthof in die Reihe der dem Tode geweihten Kreaturen ein. Es singt nicht voller Entzücken über die Aussichten, bald zu lekkeren Wienerwürsten verarbeitet zu werden. Hühner nähern sich der todbringenden Klinge nicht mit dem Bedürfnis, zu tanzen und voller Vorfreude zu besingen, wie köstlich uns ihre Beine schmecken werden. Die sanfte und ruhige Kuh ergibt sich nicht gefügig dem Schlachtmesser. Sie dreht und windet sich und brüllt nach Herzenskräften, sogar während sie kopfüber an einem durch die Anstrengung gebrochenen Bein hängt.

Der Dichter Dylan Thomas riet uns: „Gehet nicht sorglos und sanft in diese dunkle Nacht." Die Tiere, die Tag für Tag millionenfach von uns geschlachtet werden, hätten die Bedeutung dieser Worte verstanden. Sie gehen nicht sorglos und sanft. Sie treten und schreien, brüllen ihren Protest, kämpfen um ihr Leben und rufen bis zu ihrem Ende nach Befreiung. Sie rufen nach irgendjemandem, irgendwo, der sie doch bitte erhören möge.

■ Werden die Bitten erhört?

Die für die Verhältnisse in den heutigen Schlachthäusern Verantwortlichen lassen sich von all dem nicht stören. Sie sind Profis. Für sie ist das Ganze nur ein

Geschäft. Sie haben die Empfindsamkeit gegenüber Tieren so vollkommen verdrängt, daß sie ihren Beruf als völlig normal betrachten. Ein Beruf, der eben nun mal die gnadenlose Abschlachtung von Millionen unschuldiger Tiere beinhaltet. Als ich diese Menschen interviewte, verstand ich, was Hannah Arendt sah, als sie das Denken der Nazis untersuchte. Sie nannte es die „Banalität des Bösen": Menschen, die völlig gefühlskalt unbeschreibliche Grausamkeiten verüben und danach heimgehen und mit ihren Kindern spielen.

Ich fragte einen Unternehmer, ob ihn das Töten je stören würde. „Nein", sagte er. „Einige der neuen Leute haben Probleme, aber ich sage ihnen einfach, daß man es eben so macht. Es ist ganz natürlich."

Ich wollte mich nicht mit diesem Mann streiten, doch ebensowenig war ich gewillt, seine Bemerkung unkommentiert hinzunehmen. Also deutete ich mit meiner Hand auf all die Maschinen und Fließbänder in dem Schlachtraum. Ich schüttelte dabei traurig mit dem Kopf, um damit zu sagen: „Gott erbarme, wenn das natürlich ist."

„Haben Sie irgendein Problem?", fragte er mich in keinem besonders freundlichen Ton. Damit wollte er mir zu verstehen geben, daß ich einen erheblichen Charakterfehler hätte, falls dies der Fall sei.

Mein Herz wurde schwer, als ich in ein Gesicht blickte, das die Tatsachen verleugnete. Was konnte ich noch sagen? Kurz darauf ging ich zu meinem Auto und weinte. Meine Tränen galten nicht nur den Tieren, sie galten auch diesem armen Mann, dem Mitleid so fremd geworden war.

■ Mitgefühl statt Verdrängung

Es ist nicht leicht, den Tatsachen ins Auge zu sehen. Es erfordert Mut mitanzusehen, was diese armen Tiere erleiden. Es erscheint manchmal unfaßbar, wie herzlos Menschen werden können. In all unserer Unwissenheit und Verdrängungstaktik haben wir gedankenlos die Produkte eines solch barbarischen Systems gegessen. Nur mit viel Mut kann man diese Tragödien mitansehen, um aus der Tiefe des eigenen Herzens eine Antwort darauf zu finden, wie man derartigen Grausamkeiten ein Ende bereiten kann.

Das Mitgefühl und das Mitleiden mit den Tieren ist kein Zeichen von Schwäche. Es beweist, daß es noch Hoffnung für uns gibt, daß wir noch nicht vollständig der psychischen Manipulation zum Opfer gefallen sind. Inmitten einer von Gleichgültigkeit und Verdrängungsmechanismen bestimmten Gesellschaft könnten wir annehmen, unsere Besorgnis über diese Entwicklungen signalisiere unsere eigene Schwäche und unser Unvermögen, mit der Realität fertig zu werden. Doch unsere Besorgnis über diese grausamen Zustände ist berechtigt und gesund. Es offenbart unser Verlangen, diesem Wahnsinn ein Ende zu bereiten. Es ist ein Anzeichen unserer Menschlichkeit. Wir sind nicht die einzigen Mitfühlenden, Mitleidenden. Obwohl wir dazu erzogen sind, nur die Gefühle über unsere eigenen persönlichen Wünsche und Bedürfnisse ernst zu nehmen, sind wir alle in der Lage, auch mit den Leiden anderer mitzufühlen. Wir besitzen diese Fähigkeit, auch wenn sie bei vielen von uns noch im Verborgenen schlummert. Wir leiden mit den Tieren, wenn wir von ihrem Schicksal erfahren. Wir leiden mit den Menschen, die in ihrer Verblendung zu Instrumenten dieser Grausamkeit wurden. Wir leiden für eine Gesellschaft, die solche Tragödien duldet. Wir leiden für das Leben als Ganzes.

Unser Mitgefühl entspringt unserer Verbundenheit mit allem Leben. Wir leiden, weil wir nicht von den Tieren getrennt sind, ebensowenig wie von den Menschen, die diese Grausamkeiten verüben. Wir leiden, da die Tiere unsere Mitgeschöpfe sind; diejenigen, die an solchen Grausamkeiten beteiligt sind, sind unsere Mitmenschen. Wir leiden, weil wir gemeinsam mit ihnen ein Teil des großen Lebenszusammenhanges sind.

Unser Schmerz ist nicht etwas, vor dem wir uns ängstigen sollten. In unserem geteilten Leid erfahren wir unsere Verbindung miteinander. Wir schöpfen dadurch die Kraft für positive Veränderungen. Unsere Kraft liegt in unserer Verbundenheit mit allem Lebendigen. Unsere Kraft liegt nicht im Akt des Verdrängens. Unsere Kraft liegt in unserer wahren Menschlichkeit.

Ernährung
für ein neues
Jahrtausend

TEIL II

*Nichts ist machtvoller als ein Mensch,
der nach seinem Gewissen handelt,
und so das Gewissen der Gesellschaft
zum Leben erweckt.*
Norman Cousins

Betrachte die Fakten wie ein kleines Kind,
gib dabei alle Vorurteile auf
und folge demütig der Natur
in all die Tiefen, die sie dir offenbart,
ansonsten wirst du nichts lernen können.
T. H. Huxley

Die Massentierhaltungsbetriebe und Schlachthöfe werden mit dem Argument gerechtfertigt, ihre Produkte seien für unsere Gesundheit und unser Lebensglück notwendig. Stimmt das aber wirklich?

Traditionell wurde immer behauptet, daß tierische Produkte zu den wichtigsten Lebensmitteln zählen und wir ohne sie katastrophale Auswirkungen auf unseren Gesundheitszustand zu erwarten hätten. Überraschenderweise deuten die umfangreichsten und detailliertesten ernährungswissenschaftlichen Studien jedoch in eine vollkommen andere Richtung.

Da viele Menschen beim Thema Ernährung sehr emotional reagieren, möchte ich betonen, daß die nachfolgenden Informationen nicht lediglich meine eigene Meinung oder die Ansichten irgendeines anderen Laien widerspiegeln. Es handelt sich hierbei um die neuesten Forschungsergebnisse, die in etablierten und hochangesehenen medizinischen Fachzeitschriften publiziert wurden, wie z. B. im *New England Journal of Mediane, British Medical Journal, Journal of the National Cancer Institute, American Journal of Clinical Nutrition, Journal of the American Medical Association, Journal of Pediatrics, Canadian Medical Association Journal, Journal of Immunology, American Journal of Digestive Diseases, Lancet* und anderen vergleichbar zuverlässigen Quellen.

Selbstverständlich gibt es außer unserer Ernährung noch zahlreiche andere Faktoren, die unsere Gesundheit beeinflussen. Körperliche Bewegung und viel Lachen sind gesund. Rauchen und übermäßiger Alkoholkonsum sind es nicht. Unseren Gefühlen Ausdruck zu verleihen ist gesund. Gefühle zu unterdrücken fördert die Disharmonie und begünstigt die Entstehung von Krankheiten. Eine positive Lebenseinstellung ist dabei aber wahrscheinlich der wichtigste Faktor.

Was allerdings nicht bedeutet, daß es keine gesicherten ernährungswissenschaftlichen Erkenntnisse gibt, mit deren Hilfe wir uns mehr Lebensfreude durch bessere Gesundheit sichern könnten. Die jüngsten Forschungsresultate zeigen immer deutlicher, wie groß der Einfluß unserer Ernährung auf unser Wohlbefinden und unser Lebensglück ist.

■ Gibt es einen Arzt im Haus?

Sie mögen denken, daß Ihr Arzt in Ernährungsfragen der ideale Ansprechpartner ist. Sie halten es vielleicht für selbstverständlich, daß er Sie umfassend über die neuesten gesundheitsfördernden Erkenntnisse der modernen Ernährungswissenschaft informieren kann. Bei genauerem Hinsehen stellt man jedoch fest, daß Ärzte nur herzlich wenig über Ernährung wissen. Man schreibt ihnen in dieser Hinsicht Kompetenzen zu, die sie gar nicht besitzen. Es ist ja schließlich auch nicht ihr Fachgebiet. Sie wurden gelehrt, Krankheiten mit Medikamenten und Operationen zu bekämpfen. Es wurde ihnen nicht beigebracht, wie man Krankheiten durch gesunde Lebensführung und richtige Ernährung vorbeugen kann.

Das in den meisten Universitäten im Rahmen des Medizinstudiums vermittelte Wissen über die Ernährungslehre ist nicht nur höchst unzulänglich, in vielen Fällen fehlt es sogar gänzlich. Beim 69. alljährlichen Treffen des amerikanischen Verbandes weiblicher Ärzte hatte eine Ärztin die Lacher auf ihrer Seite, als sie den Zuhörern ihr Unwissen in Ernährungsfragen beichtete. Dr. Michelle Harrison sagte über ihr Studium:

„Es gab eine Vorlesung – an einem Samstagmorgen –, aber es war keine Pflichtveranstaltung. Ich entsinne mich nicht, was in dieser Vorlesung besprochen wurde, denn ich bin nicht hingegangen."
In den USA verlangen lediglich 30 von 125 Universitäten mit dem Fachbereich Medizin den Nachweis des Besuchs einer ernährungswissenschaftlichen Vorlesung.[1] Eine kürzlich vom amerikanischen Senat durchgeführte Untersuchung offenbarte, daß der durchschnittliche amerikanische Arzt in den Genuß von weniger als drei Stunden Ernährungsvorlesungen während des vierjährigen Medizinstudiums gekommen ist.[2] Außerdem haben nur

die wenigsten Ärzte die Muße, diesbezügliche Versäumnisse in ihrer Freizeit nachzuholen:

„Der Job eines praktizierenden Arztes ist nicht einfach. Er kommt ständig in Situationen, in denen er sofortige Entscheidungen auf der Basis von nur sehr wenigen Fakten treffen muß. Er hat weder genug Zeit noch die Möglichkeiten, um seine Diagnosen und Verordnungen auf seinen persönlichen Forschungsergebnissen aufzubauen. Um effektiv arbeiten zu können, muß er sich an die Standards, Vorgaben und Richtlinien halten, die ihm beigebracht wurden.“ [3]

Da man den heutigen Ärzten praktisch nichts über den großen Einfluß der Ernährung auf unsere Gesundheit beibringt, kann man ihnen nicht vorwerfen, daß sie ihre Patienten nur sehr unzureichend über den aktuellsten Wissensstand der Ernährungsforschung auf dem laufenden halten können. Der Ernährungswissenschaftler Roger Williams schreibt, Ärzten bringe man bei

„… zu warten, bis deformierte und geistig behinderte Kinder geboren werden, um ihnen dann liebevolle Aufmerksamkeit zu widmen; zu warten, bis Herzinfarkte auftreten, um dem Patienten dann, falls er noch am Leben sein sollte, die bestmögliche Versorgung zukommen zu lassen; zu warten, bis psychische Störungen auftreten, um dann mit der wohlwollenden Behandlung einzusetzen; zu warten, bis Krebsgeschwülste wachsen, um diese dann herauszuschneiden oder mit Bestrahlung herauszubrennen.“ [4]

Vor dreißig Jahren, als die meisten Ärzte selbst starke Raucher waren, hätte man wohl kaum erwarten können, von diesen Medizinern über die Schädlichkeit des Rauchens aufgeklärt zu werden. Viele Ärzte empfahlen ihren nichtrauchenden Patienten sogar, durch das Rauchen Streß abzubauen. Diese Ärzte waren weder böse Menschen noch standen sie im Dienste der Tabakindustrie. Vielmehr hatte man sie während ihres Studiums nicht über den Zusammenhang zwischen dem Rauchen und ernsthaften Gesundheitsschäden aufgeklärt. Die Ärzte lebten in der gleichen Kultur wie alle anderen auch, in der das Rauchen als etwas völlig Normales angesehen wurde. Sie sahen die gleichen Werbungen wie alle anderen, welche die angeblichen Freuden des Rauchens und das gesteigerte gesellschaftliche Ansehen der Tabakkonsumenten suggerierten. In einer berühmten *Camel*-Zigarettenwerbung wurde stolz verkündet: „Ärzte rauchen mehr *Camel* als jede andere Zigarettenmarke.“ *Camel*-Zigaretten sollten dadurch mit Gesundheitsbewußtsein assoziiert werden.

In Hinsicht auf die gesundheitlichen Auswirkungen des Fleischkonsums existiert heute eine vergleichbare Situation. Ärzte sind genauso wie alle anderen Menschen in unserer Gesellschaft der Propaganda der Fleisch- und Milchindustrie ausgesetzt. Da es ihnen an Fachkenntnissen in der Ernährungslehre mangelt, können sie auch ebensowenig wie die meisten anderen Menschen Wahres von Falschem unterscheiden, zumal die Werbungen meist einen stark wissenschaftlichen Anstrich erhalten. Die Fleisch-, Eier- und Milchindustrien legen besonders großen Wert darauf, mit ihren „aufklärenden" Informationen zur Ernährung die Ärzteschaft zu erreichen. So hat zum Beispiel der amerikanische Fleischverband extrem teure ganzseitige Farbanzeigen im *Journal of the American Medical Association* veröffentlicht[5], deren Aussagen sich der Ernährungsexperte Dr. Kenneth Buckley nicht so recht anschließen mochte. Er bezeichnete sie als

> *„... raffinierte und täuschende Propaganda, bei der die Fakten verdreht und durch Lügen ersetzt werden, um den Leser zu manipulieren."*[6]

Allein schon die Tatsache, daß es die Fleischindustrie für nötig hält, in medizinischen Fachpublikationen Werbung für ihre Produkte zu machen, zeigt, wie sehr diese Branche um die Loyalität eines ihr ehemals treu ergebenen Berufsstandes zu kämpfen hat.

Vor gar nicht allzu langer Zeit wären derartige Anzeigen unnötig gewesen. Jeder „wußte" schließlich, wie gesund Fleisch ist. Doch ebenso „wußte" auch jeder vor 30 Jahren, wie harmlos das Rauchen ist.

■ Drei Millionen menschliche Versuchspersonen

Der erste Verdacht seitens der Wissenschaft, daß die traditionellen Ansichten über den Fleischgenuß vielleicht doch nicht ganz stimmen, entstand nach dem Ersten Weltkrieg. Während dieses Krieges war Dänemark durch die alliierte Blockade von sämtlichen Fremdimporten abgeschnitten. Die dänische Regierung fürchtete drastische Nahrungsmittelengpässe und ernannte Dr. Mikkel Hindhede zum Direktor eines Programmes, mit dessen Hilfe die Nahrungsmittel bestmöglich rationiert werden sollten. Dr. Hindhede, der seine Methode später im *Journal of the American Medical Association* dokumentierte, ordnete an, fortan kein Getreide mehr an Nutztiere für die Fleischerzeugung zu verfüttern, um es statt dessen direkt für die menschliche Ernährung einzusetzen.[7] Dies wurde somit zu einem Massenexperiment im Vegetarismus, mit über drei Millionen Versuchspersonen.

Die Forscher waren über die Resultate dieser Maßnahmen verblüfft. Als sie die Todesrate in Kopenhagen zwischen Oktober 1917 und Oktober 1918 errechneten, zu jener Zeitperiode also, in der die Lebensmittelrationierung am striktesten war, stellten sie die niedrigste jemals aufgezeichnete krankheitsbedingte Todesrate fest. Im Vergleich zum Durchschnitt der vorangegangenen 18 Jahre verzeichneten sie einen Rückgang der Todesrate um 34 %![8]

Es war offensichtlich, daß sich die vegetarische Ernährung der dänischen Bevölkerung positiv auf den allgemeinen Gesundheitszustand ausgewirkt hatte.

Wissenschaftler, die diese Möglichkeit erkannt hatten, wurden durch die Ereignisse in Norwegen während des Zweiten Weltkrieges in ihrer Ansicht bestärkt. Zu dieser Zeit nämlich wurde Norwegen von Deutschland besetzt, was die norwegische Regierung zu einschneidenden Nahrungsmittelrationierungen zwang. Für einen Großteil der Bevölkerung waren Fleischwaren nicht mehr erhältlich. Abermals notierten die Wissenschaftler mit großem Erstaunen positive Auswirkungen auf den Gesundheitszustand der Menschen. Die Anzahl der auf Herz-Kreislauf-Krankheiten zurückzuführenden Todesfälle sank drastisch. Nach dem Krieg nahmen die Norweger wieder ihre alte Ernährungsweise auf, und, siehe da, die Todesrate stieg wieder auf die alten Werte. Während dieser gesamten Zeitperiode bestand zwischen dem Konsum tierischer Produkte und den herz-kreislauf-bedingten Todesfällen ein Zusammenhang von nahezu mathematischer Präzision.[9]

Die Wissenschaftler, denen diese kaum übersehbare Korrelation auffiel, dachten zunächst an einen Zufall. Sie studierten daraufhin die Verhältnisse in anderen Ländern. Es war bekannt, daß auch der Bevölkerung in Großbritannien und der Schweiz während des Krieges nur sehr geringe Mengen an Fleisch und anderen Tierprodukten zur Verfügung standen. Wiederum stellten die Forscher auch in diesen Fällen erhebliche Verbesserungen des Gesundheitszustandes der Menschen fest. In Großbritannien wurde die niedrigste jemals verzeichnete Säuglings- und Kleinkindersterblichkeit erreicht, und es wurden deutlich weniger Fälle von Anämie-Erkrankungen festgestellt. Die Wachstumsentwicklung und die Zahngesundheit der Kinder waren besser als je zuvor, und es gab zahlreiche Indizien dafür, daß sich die Volksgesundheit durch diese erzwungene Ernährungsumstellung enorm verbessert hatte.[10]

Es wurde somit immer schwerer, die vegetarische Ernährung bei der Erforschung gesundheitsfördernder Maßnahmen außer acht zu lassen.

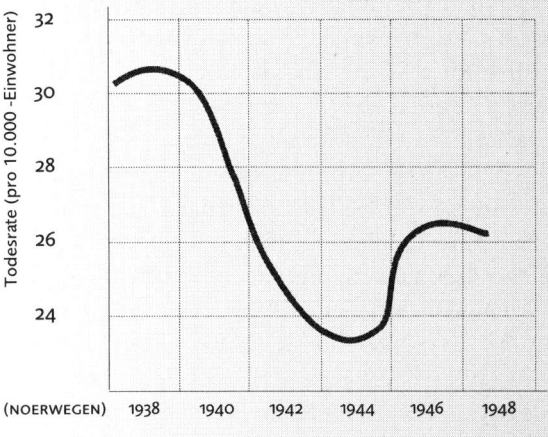

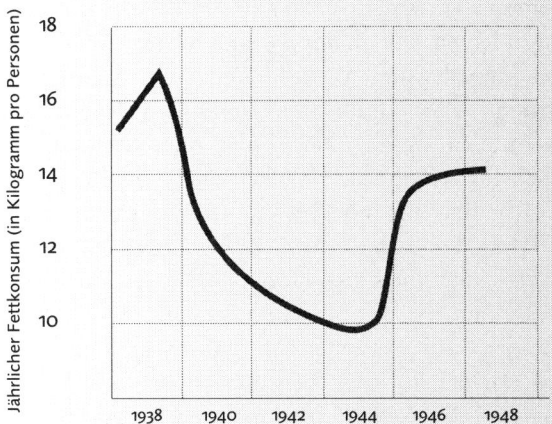

*In Norwegen führten Versorgungsengpässe während des Zweiten Weltkriegs zu einer
drastischen Einschränkung des Verzehrs an tierischen Fetten, wodurch es zu einem
beachtlichen Absinken der Todesrate durch Herz-Kreislauf-Erkrankungen kam.*

Entnommen aus: Malmros, H.: „The Relation of Nutrition to Health";
ERSCHIENEN IN „ACTA MEDICA SCANDINAVIA", SUPPLEMENT NR. 246, 1950

■ Völker mit der höchsten und der niedrigsten Lebenserwartung

Selbstverständlich, so meinten die medizinischen Forscher, würden derartige „vegetarische Experimente", die unfreiwillig und unter Kriegsbedingungen stattgefunden hatten, noch überhaupt nichts beweisen. Dennoch waren viele Wissenschaftler beeindruckt und schenkten ihre Aufmerksamkeit fortan der Untersuchung der gesundheitlichen Auswirkungen verschiedener Ernährungsformen.

Eine immer wiederkehrende Erkenntnis war die niedrige Lebenserwartung der sich vorwiegend von Fleisch ernährenden Völker. Die Eskimos und die russischen Kirgisen zählten ebenso wie die Einwohner Lapplands und Grönlands zu den Völkern mit dem höchsten Fleischkonsum. Gleichzeitig gehörten sie auch zu den Völkern dieser Erde mit der geringsten Lebenserwartung, die oftmals nur bei etwa 30 Jahren lag.[11]

Außerdem wurde nachgewiesen, daß dies nicht auf die rauhen Umweltbedingungen und das kalte Klima, in dem diese Menschen lebten, zurückzuführen war. Andere Völker, die unter vergleichbar schwierigen Bedingungen lebten, jedoch nur wenig oder gar kein Fleisch aßen, zählten zu den langlebigsten Völkern der Welt. So ergaben z. B. Weltgesundheitsstatistiken unter den russischen Kaukasiern, den Yucatan-Indianern, den ostindischen Todas und den pakistanischen Hunza eine Lebenserwartung dieser Völker von 90 bis 100 Jahren.[12]

Die USA verfügt über die modernsten medizinischen Technologien der Welt und ist ein Land mit einem sehr gemäßigten, angenehmen Klima. Als ein Volk mit einem extrem hohen Konsum an Fleisch und anderen Tierprodukten hat die Bevölkerung der USA auch eine der niedrigsten Lebenserwartungen unter den Industrienationen.

Die Kulturen mit der höchsten Lebenserwartung der Welt sind die Vilcabambanen, die in den Anden Ecuadors leben, die Abchasier, die die Region um das Schwarze Meer besiedeln, und die Hunza, die ihren Lebensraum in den Himalaja-Gebirgsketten Nordpakistans finden.[13] Wissenschaftliche Forschungsgruppen registrierten eine „auffallende Ähnlichkeit" der Ernährungsweise dieser drei Völker, die in weit voneinander entfernten Regionen der Erde beheimatet sind. Alle diese Völker ernähren sich entweder vollständig oder nahezu vollkommen vegetarisch.[14]

Die Hunza, das größte dieser drei Völker, essen kaum tierische

Produkte. Fleisch und Milchprodukte machen zusammen nur 1½ % ihrer gesamten Kalorienaufnahme aus. [15]

Besonders beeindruckt waren die Wissenschaftler, die diese Kulturen untersuchten, nicht nur von der außergewöhnlichen Langlebigkeit dieser Menschen, sondern ebenso von der Erhaltung der körperlichen und geistigen Leistungsfähigkeit bis zu ihrem Tode. Keine der zahlreichen in unserer Kultur im Alter weitverbreiteten degenerativen Erkrankungen trat bei diesen Völkern auf.

„Sie arbeiten und spielen sogar noch im Alter von über 80 Jahren; selbst diejenigen, die ihren 100sten Geburtstag bereits hinter sich haben, sind weiterhin aktiv. So etwas wie den Altersruhestand gibt es bei ihnen nicht. Das Fehlen von (übermäßigen Eiweißmengen) in ihrer Ernährung bewirkt ein langsameres Wachstum und einen schlanken, grazilen Körperbau. Im Alter steigt ihre Weisheit, und die Abnahme der körperlichen Leistungsfähigkeit ist nur gering, so daß diese älteren Menschen ihren Mitmenschen noch zahlreiche wertvolle Dienste leisten können. Man verehrt sie.“ [16]

■ **Eine der effektivsten arbeitssparenden Methoden**

Im Widerspruch zu unzähligen das Gegenteil beweisenden wissenschaftlichen Untersuchungen verkündet der amerikanische Rindfleischverband in sündhaft teuren Werbekampagnen: „Rindfleisch gibt Kraft". Nachdem ich den Unsinn dieser Behauptung in den vielen ernährungsmedizinischen Forschungsergebnissen bestätigt sah, erinnerte ich mich an die treffende Bemerkung Laurence Peters:

„Vorurteile zählen zu den effektivsten arbeitssparenden Methoden; man kann sich damit eine Meinung bilden, ohne sich vorher informieren zu müssen."

Es ist natürlich kein Zufall, daß der amerikanische Rindfleischverband und andere am Fleischwarenabsatz interessierte Organisationen das Vorurteil von der kraftspendenden Wirkung des Fleisches gezielt fördern. Die Gewinne der Fleischindustrie entsprechen genau der Verbreitung dieser Vorstellung. Daher hat dieser finanzgewaltige Industriezweig etliche Millionen Dollar dafür ausgegeben, uns einzureden, wir würden durch den Verzicht auf Fleisch eine große Dummheit begehen und riskieren, bald ebenso auszusehen wie die verhungernden Menschen in Indien.

So verbreitet ist das Vorurteil von der überlegenen Kraft und Leistungsfähigkeit der Fleischesser gegenüber Vegetariern, daß dieser Glaube selten einmal objektiv hinterfragt wird. Vorurteile können leicht wie Tatsachen erscheinen, wenn nur genügend Menschen an sie glauben.

In unserer Gesellschaft sitzt die Vorstellung von der Gefährlichkeit des Fleischverzichts sehr tief. Fast jede mit einer vegetarischen Ernährungsweise liebäugelnde Person sieht sich inmitten dieser Überlegungen von einer wahren Lawine an Einwänden konfrontiert: „Fleisch gibt Kraft! Du brauchst Fleisch! Ohne Fleisch wirst du bald all deine Kraft verlieren! Fleisch gibt Kraft ..."

Selbst alteingesessene und gutinformierte Vegetarier sind gegen solche Widerstände seitens der Gesellschaft nicht völlig immun. Manchmal werden sie daher verunsichert, zornig oder nehmen in ihrer Außenseiterrolle eine Verteidigungsposition ein. Vegetarier fühlen sich mitunter wie in einem permanenten Kampf, in dem sie ihre Ernährungsweise gegenüber anderen verteidigen müssen, sogar wenn sie sich gar keinen offen ausgesprochenen Vorbehalten ausgesetzt sehen.

Doch zu welchen Ergebnissen würden wir gelangen, wenn wir unser Augenmerk auf die umfangreichen wissenschaftlichen Studien richteten, die nicht auf der „arbeitssparenden Methode" des Vorurteils basieren, sondern sich an bewiesenen Tatsachen orientieren?

Verschiedene Untersuchungen, die in den angesehensten wissenschaftlichen und medizinischen Fachpublikationen veröffentlicht wurden, verglichen die Kraft und Ausdauer von Menschen mit unterschiedlichen Ernährungsformen. Laut Aussage dieser Studien, die den höchsten wissenschaftlichen Ansprüchen genügen, ist das so überaus beliebte, immer wieder von der Werbung verkündete und seit unserer Kindheit in uns verankerte Vorurteil von der kraft- und ausdauerfördernden Wirkung des Fleisches vollkommen unsinnig.

■ **Die Forschungsergebnisse sprechen für sich**

Professor Irving Fisher von der Yale-Universität wollte die Kraft und Ausdauer von Fleischessern mit denen von Vegetariern vergleichen. Hierfür suchte er sich Männer aus drei Gruppen aus: fleischessende Sportler, vegetarische Sportler und vegetarische Nichtsportler. Die Ergebnisse seiner Studie veröffentlichte Fisher im *Yale Medical*

Journal.[17] Seine Untersuchungen sprechen nicht gerade für eine besonders kraftspendende Wirkung des Fleisches.

> *„Von den drei miteinander verglichenen Gruppen waren die ... Fleischesser weit weniger ausdauernd als die Vegetarier, sogar wenn es sich bei letzteren um Nichtsportler handelte."* [18]

Insgesamt war das durchschnittliche von den Vegetariern erzielte Ergebnis doppelt so gut wie das durchschnittliche Abschneiden der Fleischesser, obwohl diese allesamt Sportler waren, während die Hälfte der Vegetarier keinen sportlichen Betätigungen nachging. Nach der Analyse sämtlicher Faktoren, die bei dieser Studie ins Gewicht fielen, resümierte Fisher:

> *„... die unterschiedlichen Ausdauerwerte der Fleischesser und der Vegetarier sind nur auf die Unterschiede in ihrer Ernährungsweise zurückzuführen ... Es gibt deutliche Beweise für einen ausdauerfördernden Effekt der fleischlosen Ernährungsform."* [19]

Eine vergleichbare Studie wurde von Dr. J. Ioteyko von der Academie de Medicine in Paris durchgeführt.[20] Dr. Ioteyko verglich in zahlreichen Tests die Ausdauerwerte von Vegetariern und Fleischessern aus den unterschiedlichsten Bevölkerungsschichten. Die Vegetarier hatten durchschnittlich eine doppelt bis dreifach so gute Ausdauer wie die Fleischesser. Noch erstaunlicher war die Tatsache, daß sie sich fünfmal schneller von Anstrengungen erholen konnten als ihre fleischessenden Mitstreiter.

Im Jahre 1968 testete eine dänische Forschergruppe eine Anzahl von Männern auf Kraft und Ausdauer. Dabei erhielten die Männer zunächst über einen gewissen Zeitraum eine gemischte Kost, die Fleisch und Gemüse enthielt. Die Männer wurden dann auf einem stationären Fahrrad getestet, wobei es durchschnittlich 114 Minuten dauerte, bis die Versuchspersonen durch die eingetretene muskuläre Ermüdung ihre Aktivität einstellen mußten. Dieselben Männer erhielten in der zweiten Phase des Versuchs eine Kost, die hauptsächlich aus Fleisch, Milchprodukten und Eiern bestand. Abermals wurden ihre Leistungen auf einem stationären Fahrrad überprüft. Diesmal konnten sie nur durchschnittlich 57 Minuten in die Pedale treten, bevor die muskuläre Ermüdung sie zum Aufgeben zwang. In der letzten Phase dieses Versuchs erhielten die Männer zunächst eine rein vegetarische, aus Getreide, Gemüse und Früchten bestehende Kost, bevor man sie erneut dem Fahrradtest unterzog. Die vegetarische Ernährung hatte anscheinend keinen leistungsmindernden Effekt – die Männer schafften durchschnittlich 167 Minuten.[21]

Jedesmal, wenn derartige Untersuchungen durchgeführt wurden, waren die Resultate übereinstimmend. Nicht ein einziges Mal konnte eine kraft- und ausdauerspendende Wirkung des Fleischverzehrs festgestellt werden.

Belgische Ärzte verglichen Vegetarier mit Fleischessern darin, wie oft sie mit der Hand ein zur Muskelkräftigung der Unterarme verwendetes Gerät zusammendrücken konnten. Die Vegetarier siegten mit großem Vorsprung bei einem Durchschnittswert von 69, während die Fleischesser nur einen Schnitt von 38 erreichten. Ebenso wie in anderen Studien, die die benötigten Erholungszeiten nach den Anstrengungsphasen untersuchten, wurde auch in diesem Fall eine erheblich schnellere Regenerationszeit der Vegetarier festgestellt. [22]

Mir sind viele weitere in der medizinischen Fachpresse veröffentlichten Forschungsergebnisse bekannt, die zu den gleichen Resultaten kamen. Ich kenne keine einzige Studie, die Gegenteiliges ermittelte. Daher, so muß ich gestehen, kann ich den Behauptungen über die kraftspendende Wirkung des Fleisches nicht mehr so viel Glauben schenken wie früher, als ich von all diesen wissenschaftlichen Untersuchungen noch nichts wußte.

■ Weltrekorde

Nicht nur in den Forschungslabors, sondern auch in der Welt des Sports überzeugen uns die Leistungen von Vegetariern nicht gerade von der Notwendigkeit tierischer Nahrungsmittel. Die imponierende Bilanz vegetarischer Sportler ist umso beeindruckender, als doch die Vegetarier nur einen äußerst geringen Anteil der Athleten stellen. Sportler sind schließlich, ebenso wie alle anderen Mitglieder unserer Gesellschaft auch, der permanenten kulturellen Indoktrination ausgesetzt, daß Fleisch für die Kraft und Ausdauer gut sei. Dennoch haben sich einige von ihnen auf eine vegetarische Ernährung umgestellt, und ihre Ergebnisse können sich durchaus sehen lassen.

Dave Scott aus Davis, Kalifornien, ist ein begabter Athlet, der auf dem Gebiet der Ernährungswissenschaft bestens bewandert ist. Er wird außerdem als der größte Triathlet aller Zeiten angesehen. Dave Scott hat den legendären Ironman-Triathlon auf Hawaii sechsmal gewonnen. In drei aufeinanderfolgenden Jahren hat Scott den von ihm selbst gehaltenen Weltrekord über die Distanz von 3,8 km Ozeanschwimmen, 180 km Radfahren und 42,2 km Laufen verbessert. An der Universität studierte er Sportphysiologie und liest nach eigenen Angaben „einen Riesenberg" an

Büchern und Fachzeitschriften. Scott bezeichnet die Behauptung, daß wir – und in besonderem Maße Sportler – Fleisch brauchen, als einen „lächerlichen Irrtum". Viele Experten halten Dave Scott für den fittesten Mann, der je gelebt hat. Dave Scott ist Vegetarier. (*Anmerkung des Übersetzers*: Der mittlerweile 40jährige Dave Scott erreichte bei seinem Comeback nach fünfjähriger Pause beim wichtigsten Triathlonwettbewerb der Welt, dem Hawaii-Ironman, im Oktober 1994 einen sensationellen zweiten Platz. Noch immer hält Scott den Weltrekord im Langdistanz-Triathlon.) Ich weiß zwar nicht genau, wie man feststellen kann, wer der fitteste Mann der Welt ist. Doch wenn es nicht Dave Scott ist, könnte es Sixto Linares sein. Dieser außergewöhnliche Mann beschreibt, wie

„... *ich während meiner Schulzeit Vegetarier wurde und meine Eltern sehr enttäuscht darüber waren, daß ich fortan kein Fleisch mehr essen wollte ... Vierzehn Jahre später sind sie nun endlich auch überzeugt, daß es gut für mich ist. Sie wissen zumindest, daß es mich nicht umbringen wird.*"

Während dieser vierzehn Jahre, in denen Sixtos Eltern allmählich einsahen, daß ihr Sohn die Ernährungsumstellung überleben würde, erlebten sie, wie ihr Sohn den Weltrekord für den längsten Ein-Tages-Triathlon aufstellte. Sixto Linares stellte seine unglaubliche Ausdauer in den Dienst von wohltätigen Organisationen wie der amerikanischen Herz-Gesellschaft, dem Wohltätigkeitsverein für behinderte Kinder, der amerikanischen Leukämie-Gesellschaft und dem Verband gegen muskuläre Dystrophie. Das Vorurteil gegenüber der vegetarischen Ernährungsweise war im Denken von Sixto Linares Eltern jedoch so hartnäckig, daß sie selbst nach all seinen phantastischen athletischen Leistungen viele Jahre benötigten, um die Zweifel am hohen Gesundheitswert seiner Ernährungsform abzulegen. Sixto experimentierte nach eigenen Aussagen für einige Zeit mit einer ovo-lakto-vegetarischen Ernährung (die kein Fleisch, aber Milchprodukte und Eier enthält), ging dann aber zu einer rein vegetarischen Ernährung ohne jegliche Tierprodukte über. Mit dieser Kostform, so sagt er, fühle er sich am gesündesten. Es hat den Anschein, als würde diese Ernährungsweise ihn tatsächlich nicht allzu sehr schwächen. Im Juni 1985 brach er im Rahmen einer Wohltätigkeitsveranstaltung den Weltrekord im Ein-Tages-Triathlon. Sixto Linares schaffte es, an nur einem Tag 7,7 km zu schwimmen, 298 km radzufahren und 84,3 km zu laufen.

Robert Sweetgall aus Newark, Delaware, ist ein weiteres Beispiel. Er ist der beste Ultra-Langstreckengeher der Welt. In den letzten drei Jahren ist Robert eine Strecke gegangen, die länger ist als der äquatoriale Erdumfang von über 40.000 km. Sweetgall sagt, er sei

... Vegetarier aus ethischen Gründen; es gibt für uns genug Nahrung auf der Erde, um auch ohne das Töten von Tieren bestens versorgt zu sein." Obwohl er seine Ernährung also nicht ausschließlich nach gesundheitlichen Gesichtspunkten zusammenstellt, ist seine vegetarische Kostform offensichtlich für seine sportlichen Ambitionen kein Nachteil. Nachdem er über 17.000 km gegangen war, was dem Umfang der USA entspricht, ging er eine etwa 20 Millionen Schritte umfassende Route, die ihn durch alle 50 Staaten des Landes führte.

Außerdem gibt es da noch Edwin Moses. Kein Athlet in der Geschichte des Sports war jemals in einer Disziplin so dominierend wie Edwin Moses im 400-m-Hürdenlauf. Der zweimalige olympische Goldmedaillengewinner verlor acht Jahre lang kein einziges Rennen. Als das Magazin *Sports Illustrated* ihn 1984 zum „Sportler des Jahres" kürte, schrieb die Zeitschrift: *„Kein Athlet wird in irgendeiner Sportart von seinen Mitstreitern so respektiert wie Moses in der Leichtathletik."* Edwin Moses ist Vegetarier.

Paavo Nurmi, der „fliegende Finne", stellte im Langstreckenlaufen zwanzig Weltrekorde auf und gewann neun olympische Medaillen. Auch er war Vegetarier.

Bill Pickering aus Großbritannien brach den Weltrekord für das Durchschwimmen des Ärmelkanals. Noch weitaus höher einzuschätzen ist jedoch die Tatsache, daß er im Alter von 48 Jahren einen neuen Weltrekord für das Durchschwimmen des Bristol-Kanals aufstellte. Bill Pickering ist Vegetarier.

Murray Rose war erst 17, als er drei Goldmedaillen bei den 1956 abgehaltenen Olympischen Spielen in Melbourne, Australien, gewann. Vier Jahre später wurde er bei der 1960er Olympiade der erste Schwimmer, der zweimal in Folge die 400-m-Freistil gewann. Außerdem brach er noch seine eigenen Weltrekorde über 400-m- und 1500-m-Freistil. Viele Experten halten Rose, der seit seinem dritten Lebensjahr Vegetarier ist, für den besten Schwimmer aller Zeiten.

Sie würden wahrscheinlich nicht erwarten, auch unter den weltbesten Bodybuildern einen Vegetarier zu finden. Doch Andreas Cahling, ein schwedischer Bodybuilder, der 1980 den Mr.-International-Titel gewann, ist Vegetarier. Während seiner mehr als zehnjährigen internationalen Karriere ernährte er sich durchgehend vegetarisch.

Ein weiterer nicht gerade schwächlicher Zeitgenosse ist Stan Price. In seiner Gewichtsklasse hält er den Weltrekord im Bankdrücken. Stan Price ist Vegetarier. Mit Roy Hilligan sollte man sich besser auch nicht anlegen. Unter seinen vielen Titeln ist auch der begehrte „Mr. Amerika". Roy Hilligan ist Vegetarier.

Pierreo Verot hält den Weltrekord im Ausdauer-Abfahrtsskilaufen. Auch er ist Vegetarier.

Estelle Gray und Cheryl Marek halten den Weltrekord im Gelände-Tandem-Radfahren. Sie sind ebenfalls Vegetarier.

Der Weltrekord für die längste im Schmetterlingsstil zurückgelegte Schwimmstrecke wird von James und Jonathan deDonato gehalten. Beide sind Vegetarier.

Wenn Sie noch immer auf der Meinung „Fleisch gibt Kraft" bestehen sollten, weil Sie überzeugt sind, daß Vegetarier dünn und schwächlich sind, dann könnte Sie Ridgely Abele eines Besseren belehren. Er gewann nämlich kürzlich den Weltmeistertitel des amerikanischen Karateverbandes. Er gewann nicht nur den Wettbewerb in seiner Klasse der 5.-Dan-Gradträger, sondern er besiegte die gesamte Konkurrenz. Dieser Karate-kämpfer, der bereits acht amerikanische Meistertitel gewonnen hat, ißt weder Fleisch, Fisch, Milchprodukte noch Eier.

Die Liste ließe sich beliebig fortsetzen. In Toronto, Kanada, befindet sich ein Fitneß-Institut, in dem alle Topathleten des Landes getestet werden. Für mehrere Jahre stand Peter Burwash zwischen Platz 50 und 60 in der Rangliste der Tennisprofis. Im Rahmen eines Experimentes stellte er sich auf vegetarische Kost um, obgleich er seinerzeit Vegetarier für ausgemergelte, ungesunde Kreaturen hielt. Mittlerweile hat er seine Meinung allerdings geändert. Ein Jahr nach der Ernährungsumstellung wurde Peter Burwash im Institut getestet. Bei ihm wurde der höchste Fitneßindex aller kanadischen Athleten aus den verschiedensten Sportarten festgestellt.

Auch Alan Jones aus Quantico, Virginia, könnten Sie wohl kaum davon überzeugen, daß sich Fleischnahrung irgendwie positiv auf die körperliche Leistungsfähigkeit auswirkt. Ich hätte nie gedacht, daß ein Offizier der amerikanischen Armee Vegetarier sein könnte. Alan Jones ist jedoch Vegetarier und erleidet dadurch offensichtlich keine gesundheitlichen Nachteile.

Obgleich er im Alter von fünf Jahren von einer Kinderlähmungserkrankung schwere Behinderungen davontrug, gehört sicher auch Jones zu den fittesten Männern der Welt. Seine sportlichen Leistungen und seine dabei unter Beweis gestellte athletische Vielseitigkeit suchen ihresgleichen. Jones hält nicht nur den Weltrekord für die meisten ununterbrochenen Sit-ups (17.003), sondern vollbrachte in einem 15monatigen Zeitraum folgende beachtliche Leistungen:

September 1974 – Er hob eine 34 kg schwere Hantel in 19 Stunden 1600mal über seinen Kopf

Februar 1975 – Er schaffte 3802 Basketball-Freiwürfe in 12 Stunden, einschließlich einer Serie von 96 aus 100

Juni 1975 – Er schwamm an 11 Tagen 805 Kilometer durch die Snake und Columbia Rivers, von Idaho bis zum Pazifik

September 1975 – Im Seilspringen schaffte er 43.000 Sprünge in fünf Stunden

Oktober 1975 – 100.000 Seilsprünge in 23 Stunden

November 1975 – Er schwamm 110 Kilometer im Pool der Oregon Universität, ohne zwischendurch eine Schlafpause einzulegen

Dezember 1975 – Er schwamm 800 m in einer einfachen Badehose im 0 Grad kalten Wasser des Missouri Rivers nahe Sioux City, Iowa

Januar 1976 – Er machte 76.000 Sit-ups in 76 Stunden

Auf der anderen Seite des Pazifik sind die Japaner ebenso Baseball-begeistert wie die Amerikaner. Als Tatsuro Hiruka im Oktober 1981 Trainer des Baseball-Profiteams wurde, das im Jahr zuvor den letzten Platz der Liga belegt hatte, wußte er, daß drastische Änderungen vonnöten sein würden. Seine Maßnahmen waren jedoch ausgesprochen unorthodox. Hiruka sagte den Spielern der Siebu Lions, daß Fleischkost und andere Tierprodukte die Anfälligkeit eines Athleten für Verletzungen erhöhe und die Leistungsfähigkeit vermindere. Daher, so teilte er den erstaunten Männern mit, würden sich von jetzt an alle Spieler vegetarisch ernähren.

Die Lions wurden zu Beginn der 1982er Saison mitleidig verhöhnt. Der Trainer eines Konkurrenzklubs spottete, die Lion-Spieler würden „nur Unkraut fressen" und ließ einige abfällige Bemerkungen über die Männlichkeit der Spieler folgen. Doch diesem Kritiker blieben seine Worte im Halse stecken, als nämlich sein eigenes Team gegen die Lions verlor. Die vegetarischen Lions gewannen sogar das Endspiel um die japanische Baseballmeisterschaft. Und siehe da, auch im nächsten Jahr gewann diese Mannschaft mit der unüblichen Ernährungsweise eindrucksvoll die Meisterschaft.

Bitte beachten Sie, daß ich diese Liste von erfolgreichen vegetarischen Sportlern nicht deswegen anführe, weil ich sie als Beweis für den höheren Wert der vegetarischen Ernährungsweise ansehe. Mitnichten. Es zeigt lediglich, daß sich die vegetarische Ernährung für diese Athleten in einer bestimmten Zeitperiode hervorragend bewährt hat.

Wenn wir jedoch die Erfahrungen von Dave Scott, Edwin Moses, Murray Rose, Alan Jones und all den anderen mit den Ergebnissen modernster Laborforschungsstudien ergänzen, können wir mit Recht das Vorurteil anzweifeln, daß durch vegetarische Kost die körperlichen Kräfte zwangsläufig dahinschwinden müssen.

■ Die Macht des Glaubens

Alexander Pope sagte einst: „Für ein gelbsuchtbefallenes Auge sieht alles gelb aus." Er meinte damit die den Vorurteilen innewohnende Kraft, unsere Wahrnehmung der Realität zu beeinträchtigen.

Wie sehr falsche Vorstellungen die Erfahrungen der Menschen verändern können, zeigt folgendes Beispiel: Chirurgen bemühen sich in aller Regel um chirurgische Behandlungen von Krankheiten. Sie verdienen damit schließlich ihr Geld, und es ist ihr Fachgebiet. Und manchmal führt ein gewisser Übereifer bei dem Versuch, gesundheitlichen Problemen mit chirurgischen Innovationen beizukommen, zu einer etwas voreiligen Anwendung neuer Techniken. Nicht selten unterbleibt daher vor der massenhaften Anwendung neuer medizinischer Verfahren die umfassende Überprüfung der Wirkungsweisen dieser Methoden.

In den frühen 1950er Jahren bemühten sich unzählige Ärzte um die Entdeckung einer effektiven Therapie gegen *Angina Pectoris*-Schmerzen.[23] Schließlich meldeten sich die Chirurgen zu Wort und stellten mit großer Begeisterung eine neue Operationsmethode vor, mit deren Hilfe das Problem angeblich gelöst werden könnte. Dieses Verfahren bestand darin, den Brustkorb des Patienten zu öffnen und die interne mammäre Arterie abzubinden, durch die die Muskeln der inneren Brustkorbwand mit Blut versorgt werden. Eine Aufzweigung dieses Blutgefäßes sichert die Blutversorgung des Perikards, in dem sich das Herz befindet. Theoretisch, so dachte man, müßte das Abbinden der Arterie unterhalb dieser Aufzweigung eine vermehrte Blutzufuhr zum Herzen bewirken. (Die innere Brustkorbwand, so wurde herausgefunden, könnte auch auf andere Weise mit Blut versorgt werden.) Und tatsächlich erfuhren zahlreiche Patienten, die sich dieser Operation unterzogen, eine drastische Linderung ihrer *Angina Pectoris*-Schmerzen, nachdem sie sich von dem erheblichen chirurgischen Eingriff erholt hatten. Die Chirurgen dachten, sie hätten eine phantastische neue Operationstechnik entdeckt. Folglich wurde diese Behandlungsmethode auch sehr häufig bei Angina-Patienten eingesetzt. Dann jedoch erschien im Jahre 1960 im *American Journal of Cardiology* ein Bericht, der ein völlig neues Licht auf die Tatsache warf, daß viele Patienten nach einer solchen Operation eine Linderung ihrer Schmerzen wahrnahmen.[24] Eine Anzahl von Chirurgen vertrat nämlich in dem Artikel die Auffassung, daß diese schwere Operation absolut wertlos sei. Die Ärzte bemängelten, daß die Operationstechnik nie einer genauen Untersuchung unterzogen worden war. Ebenso führten sie die allgemein guten Erfolge von Placebo-Behandlungen bei *Angina Pectoris*-Patienten an. Sie zogen daraus die Schlußfolgerung, daß die Patienten eine Verringerung ihrer Schmerzen nur deswegen erfuhren, weil sie an den Erfolg der Operation „glaubten".

Seit Jahrhunderten kennen Ärzte den „Placebo-Effekt". Wenn man Patienten medizinisch unwirksame Pillen verabreicht, wird man dennoch bei einigen dieser Patienten eine Besserung ihrer Beschwerden erzielen, weil die Patienten fest daran glauben, eine hochwirksame Substanz eingenommen zu haben. Auf einmal zogen nun immer mehr Ärzte die Möglichkeit in Betracht, daß es sich bei den Erfolgen der neuen Angina-Operationstechnik um einen Placebo-Effekt handeln konnte.

Wie sollte man jedoch diese Theorie überprüfen? Pillen auf ihre Placebo-Wirkung zu testen ist nicht besonders schwierig. Man führt einfach eine Doppelblind-Studie durch, bei der einige Patienten ein „echtes Medikament" und andere Placebo-Pillen erhalten. Daraufhin wird beobachtet, wie das Befinden der Patienten beeinflußt wird. Aber wie untersucht man die Wirksamkeit einer Operationstechnik? Aus ethischer Sicht ist es nicht gerade angebracht, den Patienten eine Operation vorzutäuschen. In diesem Fall waren sich die Ärzte ihrer Zweifel an der neuen Methode allerdings so sicher, daß sie tatsächlich vorgetäuschte, oder besser gesagt, Placebo-Operationen durchführten. Im *American Journal of Cardiology* veröffentlichten sie die Ergebnisse dieser Eingriffe.[25] Erstaunlicherweise wurde mit der vorgetäuschten Operation bei den Patienten die gleiche Linderung ihrer *Angina Pectoris*-Schmerzen erreicht wie mit der „echten" Technik!

Das Urteil war eindeutig. Die beliebte neue Operationstechnik hatte ihre Erfolge ausschließlich dem Placebo-Effekt zu verdanken.

Die Chirurgen sahen ein, daß man dieses Verfahren aus ethischer Sicht nicht mehr rechtfertigen konnte. Andererseits waren sie wenig begeistert von der Aussicht, fortan keine Angina-Patienten mehr zu operieren. Daher entwickelten sie eine noch kompliziertere Operationstechnik – das Implantat einer internen mammären Arterie. Bei dieser Methode wurde ein Loch in den Herzmuskel gestochen, die Arterie durchtrennt und das abgetrennte Ende der Arterie ins Herz eingeführt, in der Hoffnung, daß sich neue Äste bilden würden, um somit die Koronararterien zu ergänzen und dem Herzen mehr Blut zuzuführen. Wiederum berichteten die mit dieser Technik operierten Patienten über eine Besserung ihrer Angina-Beschwerden, nachdem sie sich von dem schweren Eingriff erholt hatten. Und wiederum waren die Chirurgen hellauf begeistert von ihrem Erfolg.

Doch auch diese Methode wurde vor ihrer Einführung nicht auf ihre tatsächliche Wirksamkeit überprüft oder gar mit vorgetäuschten Operationen verglichen. Dennoch erbrachten Autopsien, die an den auf diese Weise operierten Patienten nach deren Tod durchgeführt wurden, den Beweis, daß die implantierte Arterie weder neue Äste gebildet noch das Herz mit mehr Blut versorgt hatte. Die Erklärungen für die Erfolge dieser Operation wurden dadurch widerlegt. Mit anderen Worten, auch dieser enorm komplizierte Eingriff hatte seine positiven Wirkungen einzig und allein dem Placebo-Effekt zu verdanken. Der Glaube der Patienten an den Nutzen der Operation war so stark, daß viele von ihnen trotz der erwiesenen physischen Wertlosigkeit der an ihnen durchgeführten Methode eine symptomatische Linderung ihrer Beschwerden erfuhren.

Wir haben wahrscheinlich noch nicht annähernd erkannt, welche Berge der Glaube versetzen kann.

Ist es daher also ein Wunder, daß in einer Kultur, die von dem „Glauben" an die Notwendigkeit, Fleisch zu essen, geprägt ist, manche Menschen angeben, sich durch Fleischgenuß besser zu fühlen? Angesichts eines solchen Umfeldes finde ich die zahllosen Berichte von ehemaligen Fleischessern, die sich nach der Umstellung auf vegetarische Kost erheblich vitaler, lebendiger, leichter und gesünder fühlen, umso beeindruckender. Wenn ich mir den enorm hohen Prozentsatz von Menschen vor Augen halte, die von der Umstellung auf eine fleischlose Ernährungsweise absolut begeistert waren, frage ich mich, ob nicht diejenigen, die noch immer von der kraftspendenden Wirkung des Fleisches überzeugt sind, von den tiefsitzenden gesellschaftlichen Vorurteilen beeinflußt werden, und zwar mehr, als ihnen bewußt ist.

Dies wäre nur allzu verständlich. Vorurteile sind schwer auszuräumen, wenn man sie nicht als solche erkennt. Und erst recht, wenn man ständig von allen Seiten aufs neue mit diesen überholten Denkweisen indoktriniert wird.

Doch was würde geschehen, wenn wir einfach nur die Möglichkeit in Betracht zögen, daß unsere alteingesessene Vorstellung von der gesundheitlichen Notwendigkeit, Fleisch zu essen, nicht der Wahrheit entspricht?

Vielleicht wäre es an der Zeit, eine neue Entdeckungsreise zu beginnen.

❦

Der große Eiweiß-Mythos

*Denken Sie an die in einer Eichel konzentrierte gewaltige
Energie! Man vergräbt sie in der Erde, und sie explodiert zu
einem riesigen Eichenbaum! Vergräbt man ein Schaf,
passiert nichts außer Zersetzungsprozessen!*
George Bernard Shaw

*Legen Sie einen Apfel und ein Kaninchen zu einem kleinen
Kind in die Krippe. Wenn das Kind das Kaninchen ißt und mit
dem Apfel spielt, dann kaufe ich Ihnen ein neues Auto.*
Harvey Diamond

Ich sitze in der Grundschule. Die Lehrerin zeigt uns eine farbige Tabelle
und erzählt uns, wie wichtig es gerade für uns Kinder ist, viel Fleisch und
Milch zu konsumieren, damit wir genug Eiweiß bekommen. Ich höre meiner Lehrerin aufmerksam zu und blicke auf die eindrucksvolle Tabelle, auf
der alles so einfach aussieht. Ich glaube meiner Lehrerin, denn ich fühle, wie
sie selbst von ihren Worten vollkommen überzeugt ist. Sie ist erwachsen.
Außerdem ist die Tabelle nett aufgemacht und wirkt überzeugend. Es muß
stimmen.

Eiweiß, höre ich, das ist es, worauf es ankommt. Eiweiß. Und zwar möglichst viel davon. Eiweiß von hoher Qualität bekommt man eben nur durch
den Verzehr von Fleisch, Eiern und Milchprodukten. Deswegen haben diese
Lebensmittel auch einen ganz besonderen Stellenwert.

Etwas später am selben Tag verspüre ich in meiner Mittagspause den
Wunsch, für mich und die Welt etwas Gutes zu tun. Also kaufe ich mir von
meinen restlichen zehn Cent Taschengeld noch eine kleine Milchtüte.

Mittlerweile bin ich erwachsen und weiß, wenn ich über meine Schulzeit
nachdenke, daß meine Lehrerin schon genug damit zu tun hatte, uns Kinder
unter Kontrolle zu halten und uns einige grundlegende Dinge zu lehren. Sie
war verständlicherweise für alle Hilfen dankbar, mit denen sie die Aufmerksamkeit der Klasse erwecken und uns etwas beibringen konnte. Dabei hin-
terfragte sie natürlich nicht, ob womöglich hinter der Verteilung dieser ko-
stenlosen farbigen Prospekte nüchterne wirtschaftliche Kalkulationen steck-
ten. Weder unsere Lehrerin noch wir Kinder ahnten, daß die hübschen Ta-

bellen und Farbbilder, mit denen wir im Unterricht etwas über Ernährung lernten, zur Werbestrategie der gerissenen, finanzgewaltigen Fleisch- und Milchkonzerne gehörten. [1] Ebensowenig wußten wir von den etlichen Millionen Dollar, mit denen derartige Kampagnen an den Schulen finanziert wurden. Meine Lehrerin glaubte an all das, was sie uns erzählte, und dachte nicht im Traum daran, daß man sie als Instrument wirtschaftlicher Propaganda benutzte.

Als unschuldige und leicht zu beeindruckende Kinder nahmen wir diese Informationen bereitwillig auf. Die meisten von uns wurden, wie es schließlich auch geplant war, zu treuen und überzeugten Konsumenten von gigantischen Fleisch- und Milchmengen. Und diejenigen von uns, die mit vegetarischen Ernährungsformen experimentierten, denken noch immer so manches Mal an die Worte unserer Lehrerin und die Botschaften all der schönen bunten Tabellen zurück. Wenn es uns einmal nicht so gut geht, hören wir leise in unserem Geiste eine Stimme, die sich aus einer Ecke unseres Bewußtseins Gehör zu verschaffen sucht: „Vielleicht ißt du nicht genug Eiweiß ..."

■ Reine Nächstenliebe?

Selbstverständlich sind all die vielen traditionellen Ernährungsempfehlungen nicht deshalb falsch, weil sie vom amerikanischen Milchproduktverband, dem Nutztierzüchter- und Fleischverband und ähnlichen vom Verkauf tierischer Produkte profitierenden Organisationen verbreitet wurden. Nur weil viele der Informationen, die wir über Ernährung erhalten, von wirtschaftlichen Interessengruppen stammen, entbehren sie nicht automatisch jeglichen Wahrheitsgehaltes.

Wohl aber kann man daraus schließen, daß die Motive für die Verbreitung dieser Sichtweise über Ernährung nicht nur der reinen Nächstenliebe entspringen. Zumindest wirft das Wissen um die Vorgänge hinter den Kulissen ein ganz neues Licht auf all die althergebrachten Ernährungsweisheiten, die viele von uns noch nie in Frage gestellt haben. Wir wären sicher gut beraten, uns weniger voreingenommenen Informationsquellen zuzuwenden. Der amerikanische Fleischverband, die Eier-Industrie und andere gleichgesinnte Interessengruppen haben schließlich enormen politischen Druck ausgeübt und viel Geld ausgegeben, damit die an Schulen verteilten Prospekte hoch werbewirksam sind. Seitdem ich weiß, daß der amerikanische Milchprodukteverband der Hauptlieferant von Ernährungsinformationsmaterial

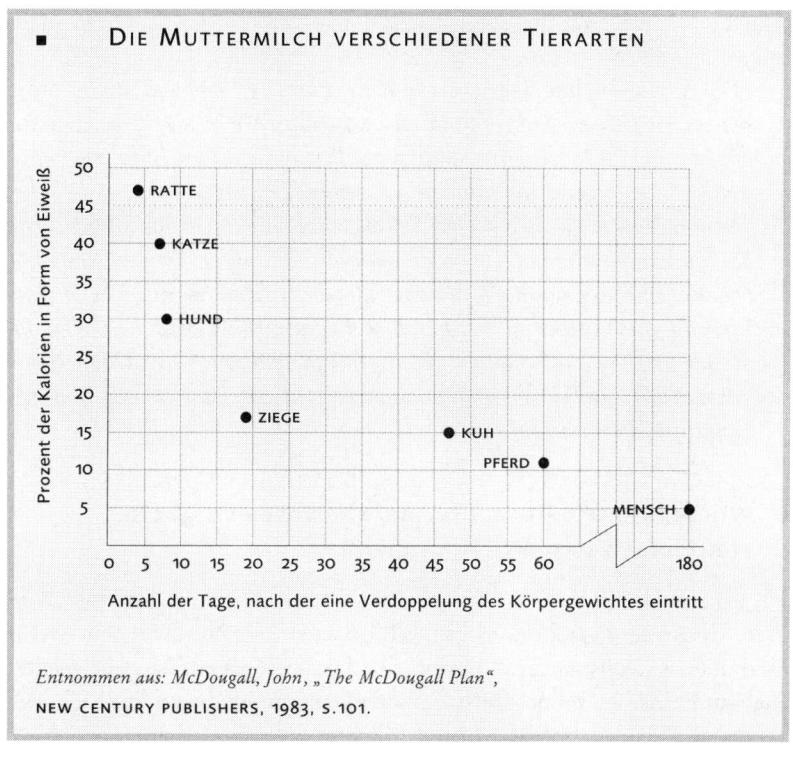

DIE MUTTERMILCH VERSCHIEDENER TIERARTEN

Prozent der Kalorien in Form von Eiweiß

- RATTE
- KATZE
- HUND
- ZIEGE
- KUH
- PFERD
- MENSCH

Anzahl der Tage, nach der eine Verdoppelung des Körpergewichtes eintritt

Entnommen aus: McDougall, John, „The McDougall Plan",
NEW CENTURY PUBLISHERS, 1983, S.101.

an unseren Schulen ist und hinter fast allen uns zugänglichen Ernährungsempfehlungen ein mächtiger Wirtschaftszweig steckt, betrachte ich die allseits verbreiteten Vorstellungen über unseren Eiweißbedarf mit etwas mehr Skepsis. Angesichts meiner Zweifel an den konventionellen Eiweißempfehlungen konsultierte ich die Aussagen der jüngsten ernährungsmedizinischen Forschungsergebnisse. Diese Studien wurden von Wissenschaftlern durchgeführt, die damit nichts verkaufen wollten.

Obwohl sich nicht alle Ernährungsforscher einig sind, gilt es dennoch als erwiesen, daß wir gar nicht so hohe Eiweißmengen benötigen, wie uns früher beigebracht wurde.

Interessanterweise gibt es viele Unstimmigkeiten unter den Wissenschaftlern über den Sinn der etwas höher ausfallenden Empfehlungen. So mancher Experte hält diese nämlich für unnötig. Der Ernährungswissenschaftler Dr. David Reuben sprach im Namen vieler seiner Kollegen, als er folgende Antwort auf die Frage gab, wer von den höheren Eiweißempfehlungen profitiert:

„Die Menschen, die Fleisch, Fisch, Käse, Eier, Geflügel und all die anderen eiweißreichen Nahrungsmittel verkaufen. Wenn Sie Ihren Eiweißkonsum um 30 % steigern, dann ermöglichen Sie diesen Industrien auch um 30 % gesteigerte Einnahmen ... Außerdem tragen Sie dazu bei, den verhungernden Kindern dieser Welt das von ihnen so dringend benötigte Eiweiß vorzuenthalten. Sie geben dadurch 30 % ihrer ohnehin schon hohen Lebensmittelausgaben für Eiweiß aus, welches Sie nicht benötigen. Eine durchschnittliche amerikanische Familie zahlt circa 40 Dollar im Monat für diese vollkommen unnötigen Eiweißüberschüsse. Dadurch ergibt sich ein zusätzlicher willkommener Profit von jährlich 36 Milliarden Dollar für die Eiweißproduzenten." [2]

■ Wie man mir beibrachte, an die Notwendigkeit von Fleisch und Milch zu glauben

Ich sitze wieder in meiner Grundschule. Unsere Lehrerin erzählt uns Kindern, Tiereiweiß sei höherwertiger als Pflanzeneiweiß. Nur Eiweiß tierischer Herkunft sei „vollständiges" Eiweiß. Das hört sich gut an. Ich habe gelernt, auch im Fernsehen immer für die „Guten" zu sein, und jetzt lerne ich, daß „gutes" Eiweiß nur in Fleisch und Milchprodukten vorkommt. Innerlich sehne ich mich bereits nach meiner nächsten Proteinmahlzeit, damit ich endlich kräftiger und ein besserer Footballspieler werde. In der Mittagspause bedauere ich, daß meine Mutter mein Sandwich nicht mit noch mehr Wurst belegt hat.

Seitdem habe ich jedoch erfahren, daß der Glaube an die Höherwertigkeit des tierischen gegenüber dem pflanzlichen Eiweiß auf Untersuchungen im Jahre 1914 zurückgeht. Damals leiteten Osborn und Mendel einige der ersten Forschungsstudien über den Eiweißbedarf. Sie untersuchten dabei Ratten. Sie fanden heraus (in Versuchen, die ich aus ethischen Gründen nicht befürworte), daß die Ratten schneller wuchsen, wenn man sie mit tierischen statt mit pflanzlichen Produkten ernährte. [3]

Kurz darauf begannen Wissenschaftler damit, Eiweiß in verschiedene Wertigkeitsstufen einzuteilen. Fleisch, Eier und Milchprodukte wurden fortan als höherwertige und Proteine pflanzlichen Ursprungs als minderwertige Eiweiße angesehen.

■ PROZENT DER KALORIEN IN FORM VON EIWEISS

■ Getreide

WEIZENKEIME	31 %
ROGGEN	20 %
WEIZEN	17 %
WILDREIS	16 %
BUCHWEIZEN	15 %
HAFERFLOCKEN	15 %
ROGGEN	14 %
HIRSE	12 %
GERSTE	11 %
BRAUNER REIS	8 %

■ Gemüse

SPINAT	49 %
KRESSE	46 %
BROKKOLI	45 %
ROSENKOHL	44 %
PILZE	38 %
KOPFSALAT	34 %
ZUCCHINI	28 %
GRÜNE BOHNEN	26 %
GURKEN	24 %
PAPRIKA	22 %
ARTISCHOCKEN	22 %
WEISSKOHL	22 %
SELLERIE	21 %
TOMATEN	18 %
ZWIEBELN	16 %
KÜRBIS	12 %
KARTOFFELN	11 %
SÜSSKARTOFFELN	6 %

*Entnommen aus: „Nutritive Value of
American Foods in Common Units",*
HERAUSGEGEBEN VOM U.S.-LANDWIRT-
SCHAFTSMINISTERIUM; HANDBUCH NR. 456

■ Hülsenfrüchte

SOJABOHNEN	54 %
MUNGBOHNENSPROSSEN	43 %
TOFU	43 %
SOJAMEHL	35 %
SOJABOHNEN	35 %
LINSEN	29 %
ERBSEN	28 %
KIDNEYBOHNEN	26 %
LIMABOHNEN	26 %

■ Obst

ZITRONEN	16 %
HONIGMELONEN	10 %
ERDBEEREN	9 %
ORANGEN	8 %
KIRSCHEN	8 %
APRIKOSEN	8 %
WEINTRAUBEN	8 %
WASSERMELONEN	8 %
PAPAYA	6 %
PFIRSICHE	6 %
BIRNEN	5 %
BANANEN	5 %
GRAPEFRUIT	5 %
ANANAS	3 %
ÄPFEL	1 %

■ Nüsse und Kerne

KÜRBISKERNE	21 %
ERDNÜSSE	18 %
SONNENBLUMENKERNE	17 %
WALNÜSSE	13 %
SESAMKERNE	13 %
MANDELN	12 %
CASHEWNÜSSE	12 %

In den 1940er Jahren entdeckten Ernährungsforscher jene zehn Aminosäuren, die für das Wachstum von Ratten ganz besonders wichtig sind. Durch die Abwesenheit von nur einer dieser Substanzen ließ sich eine schwerwiegende Wachstumsstörung hervorrufen. In Laborversuchen ermittelten die Forscher daraufhin die optimale Aminosäurenzusammensetzung, mit der das schnellstmögliche Wachstum bei Ratten erzielt werden kann. Dieses Aminosäurenmuster entsprach weitestgehend der Eiweißzusammensetzung tierischer Nahrungsprodukte, und ganz besonders dem Ei-Eiweiß.[4]

Natürlich konnte man derartige Versuche nicht am Menschen überprüfen. Während wir also fortan die optimale Aminosäurenzusammensetzung für das schnellstmögliche Wachstum von Ratten kannten, wußten wir noch immer nicht, welche Eiweißformen der menschlichen Gesundheit am zuträglichsten sind.[5]

Ausgehend von den an Ratten erzielten Erkenntnissen wurde von einigen Wissenschaftlern postuliert, daß die Proportionen der essentiellen Aminosäuren, die bei Ratten das rasanteste Wachstum auslösen, auch für den Menschen optimal seien. Kein ernsthafter Wissenschaftler hielt dies für mehr als eine vorübergehende Hypothese. Dennoch war es die einzige zur damaligen Zeit vorhandene Annahme, die sich wenigstens einigermaßen mit Hilfe von Laborversuchsergebnissen rechtfertigen ließ.[6] Der Verband der Eierproduzenten Amerikas war verständlicherweise hocherfreut über diese willkommene Gelegenheit, Eier nunmehr mit Unterstützung wissenschaftlicher Argumente als ideale Proteinquellen anpreisen zu können.

Doch nicht nur die Eierproduzenten nahmen dies zum Anlaß, massive Werbekampagnen für ihre Produkte zu starten. Auch die Fleisch- und Milchindustrie und alle anderen Wirtschaftszweige, die vom Verkauf tierischer Produkte profitieren, investierten gewaltige Beträge in die Öffentlichkeitsarbeit. Keine dieser Interessengruppen ließ sich bei ihren Kampagnen von nebensächlichen Details stören, wie zum Beispiel der Tatsache, daß die wissenschaftlichen Erkenntnisse, auf denen die Werbeslogans beruhten, nur für Ratten gelten.

Dank dieser mit enormen finanziellen Mitteln bewirkten Einflußnahme auf das Ernährungsverhalten der Bevölkerung wurde die Idee von der Höherwertigkeit des tierischen gegenüber dem pflanzlichen Eiweiß praktisch zur offiziellen Ernährungsdoktrin der Vereinigten Staaten. Jeder Andersdenkende wurde als wirr, verrückt oder ungebildet abgestempelt.

■ Ernährung für einen kleinen Planeten

In den späten 1960er Jahren erschien das Buch *Diet For A Small Planet* von Frances Moore Lappe. (Auf deutsch erschien das Buch 1978 unter dem Titel *Die Öko-Diät: Wie man mit wenig Fleisch gut ißt und die Natur schont.*)[7] Lappe ging von der Annahme aus, daß die Aminosäurenzusammensetzung des tierischen Eiweißes auch in bezug auf die menschlichen Ernährungsbedürfnisse höherwertiger sei als die der pflanzlichen Proteine. Außerdem hielt sie das Aminosäurenmuster von Eiern für den ultimativen Standard, an dem man alle anderen Proteine messen müsse. In ihrem Buch zeigte Lappe, wie man durch die Kombination verschiedener pflanzlicher Lebensmittel Eiweiß erhält, welches genauso wertvoll ist wie das so hoch angesehene Ei-Eiweiß. Sie beschrieb, wie man durch die synergistische Wirkung von miteinander kombinierten pflanzlichen Lebensmitteln sogar Eiweiß von höherer biologischer Wertigkeit als der des Fleischeiweißes erhält.

Lappes Enthusiasmus für das Kombinieren von Nahrungseiweißen war ansteckend. Ihr Buch ist wunderschön geschrieben. Es enthält zahlreiche Tabellen und Statistiken darüber, wie man durch die Kombination verschiedener pflanzlicher Lebensmittel die biologische Wertigkeit des Ei-Eiweißes noch übertreffen kann. Außerdem zeigte Lappe, wie unsere verschwenderische Fleischkost dazu beiträgt, die vielen Millionen vom Hunger betroffenen Menschen ihrer Nahrung zu berauben. Von ihrem Buch wurden mehr als drei Millionen Exemplare verkauft.

Allerdings versäumte Lappe es, den Stellenwert des Ei-Eiweißes als Maß aller Dinge in Frage zu stellen. Offensichtlich wußte sie nicht, daß der gute Ruf des Ei-Eiweißes auf Versuchen an Ratten beruhte und noch nie am Menschen überprüft wurde. Nathan Pritikin, in dessen Zentren für gesunde Lebensführung die Ernährungsberatung die Grundlage der überaus erfolgreichen Behandlung und Vorbeugung von Herzkrankheiten darstellt, war einer der vielen Ernährungsexperten, die diesen Fehler in Lappes Werk entdeckten. Pritikin stimmte der Behauptung nicht zu, daß Ei-Eiweiß die höchste biologische Wertigkeit habe. Zahlreiche klinische Studien und sein reicher Erfahrungsschatz bewiesen ihm das Gegenteil. Pritikin sagte diesbezüglich:

„Leider ist das Buch eines der irreführendsten Dokumente der letzten Jahre. Jeder, der es gelesen hat, denkt nun, man müsse seine pflanzlichen Lebensmittel auf eine bestimmte Weise miteinander kombinieren, um die

Wertigkeit des Eiweißes zu steigern. (Das Buch) erzeugt den Eindruck, als seien pflanzliche Proteine aufgrund ihrer Aminosäurenzusammensetzung minderwertig."[8]

Eigentlich hat Lappe nie behauptet, daß man pflanzliche Eiweiße kombinieren müsse, um seinen Proteinbedarf zu decken. Sie meinte lediglich, man würde durch diese Nahrungskombinationen der vermeintlich optimalen biologischen Wertigkeit des Ei-Eiweißes näherkommen und das Fleischeiweiß meist deutlich übertreffen. Es lag gar nicht in ihrer Absicht, das unkombinierte pflanzliche Eiweiß in Mißkredit zu bringen. Lappe schrieb *Diet For A Small Planet*, um die unglaubliche Verschwendung der Fleischernährung aufzuzeigen. Außerdem wollte sie verdeutlichen, daß der Verzehr von tierischem Eiweiß gar nicht notwendig ist.

Doch ironischerweise führte die Popularität ihres Buches zum genauen Gegenteil ihres ursprünglichen Ansinnens. Die meisten Leser sahen sich nämlich in ihrer Meinung bestätigt, daß tierisches Eiweiß eben doch hochwertiger sei, auch wenn man durch komplizierte Überlegungen, Berechnungen und Kombinationen das pflanzliche Eiweiß einigermaßen konkurrenzfähig machen könne.

Viele von Lappes Lesern bekamen den Eindruck, als müßte man, wenn man den Verzicht auf tierisches Eiweiß in Erwägung zieht, über einen Doktortitel in Chemie verfügen und die eigene Küche mit allen möglichen Tabellen bestücken. Nicht wenige hielten es aufgrund dieses Buches für notwendig, vor dem Anrichten einer Gemüsemahlzeit erst einmal die Aminosäurenzusammensetzung der verwendeten Lebensmittel genau zu studieren.

Währenddessen bildete sich Lappe jedoch weiter und änderte ihre Meinung über die Wertigkeit des unkombinierten Pflanzeneiweißes. Es wurde ihr bewußt, daß das in *Diet For A Small Planet* ausführlich beschriebene Kombinieren des Eiweißes von ihr stark überbewertet wurde. Lappe überarbeitete ihr Buch und veröffentlichte 1981 eine fast vollkommen neue Ausgabe.[9] Diesmal schrieb sie:

„Vor zehn Jahren legte ich meinen Schwerpunkt auf das Kombinieren von Nahrungseiweißen, da ich annahm, daß dies die einzige Möglichkeit sei, den Eiweißbedarf mit pflanzlichen Produkten zu decken. Das tierische Eiweiß hielt ich seinerzeit für wertvoller. In meinem Kampf gegen den Mythos von der Notwendigkeit des Fleischverzehrs förderte ich die Verbreitung eines anderen Mythos. Mein Buch erzeugte den Eindruck, als müsse man enorm vorsichtig dabei sein, auch ohne Fleisch noch genü-

gend Eiweiß zu bekommen. Eigentlich ist es jedoch sehr viel einfacher, als ich dachte … Ich schuf einen neuen Mythos – daß man seinen Eiweißbedarf ohne Fleisch nur decken könne, wenn man mit akribischer Genauigkeit seine pflanzlichen Eiweißquellen kombiniert … Bei einer gesunden abwechslungsreichen Ernährung ist diese Sorge um das Kombinieren von Eiweiß für die meisten von uns jedoch nicht notwendig.“ [10]

Das vollkommen überbewertete Ei

Frances Moore Lappe war nicht die einzige, die ihre Ansichten über die Deckung unseres Eiweißbedarfs änderte; den angesehensten wissenschaftlichen Fachzeitschriften erging es ähnlich. Die Herausgeber des medizinischen Fachblattes *Lancet* schrieben:

„Früher galten pflanzliche Eiweiße als zweitklassig und gegenüber dem erstklassigen Tiereiweiß als minderwertig. Diese Unterscheidung wurde allerdings mittlerweile revidiert.“ [11]

Was haben wir von dieser Kehrtwendung zu halten? Selbst wenn wir uns der zweifelhaften Theorie von der optimalen biologischen Wertigkeit des Ei-Eiweißes anschließen, wären wir also dennoch nicht auf Fleisch, Eier und Milchprodukte für die Deckung unseres Eiweißbedarfs angewiesen? Besteht die Möglichkeit, daß die wie ein Damoklesschwert permanent über unserem Haupt schwebende Angst vor dem drohenden Eiweißmangel nur auf reiner Einbildung beruht? Steckt hinter alledem nur die finanzgewaltige Propaganda der Fleisch-, Milch- und Eier-Industrie?

Bemerkenswerterweise deutet alles darauf hin, daß dies tatsächlich der Fall ist. [12] Die Ernährungswissenschaftliche Abteilung der Nationalen Akademie der Wissenschaften, die man kaum als Verfechter radikaler Ansichten über Ernährung bezeichnen kann, äußerte über Menschen, die weder Milchprodukte noch Fleisch oder Eier essen:

„Reine Vegetarier aus vielen Völkern dieser Erde verfügen über einen exzellenten Gesundheitszustand.“ [13]

Eine Forschergruppe der Harvard-Universität, die sich der Untersuchung der gesundheitlichen Auswirkungen von rein pflanzlichen Ernährungsformen widmete, schrieb:

„Es ist ausgesprochen schwer, eine aus diversen pflanzlichen Produkten bestehende Kostform so zusammenzustellen, daß dabei ein ernstzunehmender Verlust von Körpereiweiß auftritt. Dies wäre nur dann möglich,

wenn man sich vorwiegend von Haushaltszucker, Marmelade oder son-
stigen praktisch eiweißfreien Nahrungsmitteln ernährt. " [14]

Eine klinische Studie, die im *Journal of the American Dietetic Association*
veröffentlicht wurde, verglich die Aufnahme von essentiellen Aminosäuren bei Fleischessern, Ovo-lakto-Vegetariern (die zwar kein Fleisch,
wohl aber Milchprodukte und Eier essen) und reinen Vegetariern (die auch
auf Milch und Eier verzichten). [15] Diese Untersuchung ging dabei von
maximalen Eiweißbedürfnissen aus, wie sie beispielsweise bei schwange-
ren Frauen oder bei im Wachstum befindlichen Jugendlichen vorliegen.
Die Wissenschaftler ermittelten, daß nicht nur alle drei Ernährungsformen
diesen Eiweißbedarf decken konnten, sondern sogar deutlich mehr als
genügend Eiweiß enthielten:

> *„Jede Gruppe übertraf ihren Bedarf an allen essentiellen Aminosäuren*
> *um das Doppelte und bei den meisten Aminosäuren sogar noch um ein*
> *Vielfaches mehr.* " [16]

Bei einem alljährlichen Treffen der Amerikanischen Gesellschaft für den
Fortschritt der Wissenschaft hielt der angesehene Ernährungsforscher Dr.
John Scharffenberg einen Vortrag, der später als Buch veröffentlicht wurde.
Er zeigte dabei ziemlich deutlich, daß die allgegenwärtige Sorge über die
Deckung des Eiweißbedarfs unberechtigt ist:

> *„Lassen Sie mich nochmals festhalten, daß es sogar für experimentelle*
> *Zwecke überaus schwierig ist, eine dem Kalorienbedarf eines aktiven Er-*
> *wachsenen genügende Kostform zusammenzustellen, die zu einem Ei-*
> *weißmangel führen könnte.* " [17]

Nathan Pritikin gilt als einer der bedeutendsten Ernährungsexperten der
letzten Jahrzehnte. Tausende von Menschen besuchten seine Zentren für gesunde Lebensführung. Einige kamen in Rollstühlen oder in der Vorberei-
tungszeit für eine koronare Bypass-Operation. Manche konnten einen Monat später nach Hause joggen. Die meisten erfuhren eine beträchtliche Besserung ihres Gesundheitszustandes. Das Wesentliche an Pritikins System
war die Ernährung. Pritikin sagte:

> *„Vegetarier fragen stets danach, wie sie genügend Eiweiß bekommen*
> *könnten. Mir ist allerdings kein Ernährungsexperte bekannt, der eine aus*
> *natürlichen Lebensmitteln bestehende Kostform zusammenstellen kann,*
> *die zu einem Eiweißmangelzustand führt – vorausgesetzt, daß die*
> *Ernährung auch mengenmäßig angemessen ist. Nur sechs Prozent der*
> *Gesamtkalorienaufnahme benötigen wir in Form von Eiweiß ... Es ist*

nahezu unmöglich, mit einer normalen Ernährung unter zehn Prozent zu kommen." [18]

Es hat den Anschein, als hätte die Natur bestens dafür gesorgt, daß wir ausreichende Eiweißmengen bekommen. Allein das Befolgen des Hungerinstinktes und der Verzehr von ausreichenden Mengen natürlicher Lebensmittel jeglicher Art garantiert mit an Sicherheit grenzender Wahrscheinlichkeit die ausreichende Versorgung mit diesem wichtigen Nährstoff.

Ebenso ist es offensichtlich von geringfügiger Bedeutung, ob wir eine Form von Eiweiß für höherwertig halten. Alles deutet darauf hin, daß wir auch dann unseren Eiweißbedarf optimal decken können, wenn wir außer Fleisch auch sämtliche anderen tierischen Nahrungsmittel aus unserer Ernährung streichen und uns auch nicht mit dem Kombinieren von Nahrungseiweiß beschäftigen.

Ich muß gestehen, daß es mir manchmal nicht leichtfiel, diese eindeutig gesicherten Erkenntnisse zu akzeptieren. Ich wurde seit meiner Kindheit immer wieder darauf programmiert, die alten Ideen über das Eiweißthema zu glauben. Meine emotionale Bindung an diese überholten Vorstellungen von der Höherwertigkeit des Fleischeiweißes war sehr stark. Doch als ich mich unvoreingenommen dem intensiven Studium der modernen Ernährungslehre widmete, mußte ich anerkennen, daß das „Eiweißproblem" der Vegetarier, sogar wenn diese auch auf Milchprodukte und Eier verzichten, eigentlich gar kein „Problem" ist. [19]

Wissenschaftler, die zu Forschungszwecken Eiweißmangeldiäten zusammenstellen wollen, haben es nicht leicht. Es ist zwar möglich, bedarf jedoch einigen Aufwandes. Gleichwohl ist es auch für Vegetarier möglich, an Eiweißmangel zu leiden, aber wiederum ist dies nicht ganz einfach. Folgendermaßen könnte man es dennoch schaffen:

■ Ernährung und Eiweißmangel

Eine Möglichkeit besteht darin, sich nur noch von Junk Food zu ernähren. Derartige „Lebensmittel" – z.B. fettreiche, stark verarbeitete Produkte, die meisten Süßigkeiten und übermäßige Alkoholmengen – versorgen uns nur mit „leeren" Kalorien. Diese Kalorien liefern zwar kurzfristig Energie, tragen aber nicht zur Ernährung unserer Zellen und Organe bei. Solche Produkte enthalten kaum Vitamine, Mineralstoffe, Eiweiß oder Faserstoffe. Eine Ernährung, die reichhaltige Mengen an Fett, Süßigkeiten, gezuckerten

Getränken, Auszugsmehlprodukten wie Brot oder Gebäck sowie gebratenen Speisen enthält, könnte durchaus zu einem Eiweißmangel führen, ebenso wie zu einem Mangel an nahezu jedem anderen wertvollen Nähr- und Wirkstoff.

Außerdem könnte man einen Eiweißmangel erleiden, wenn man sich ausschließlich von den wenigen Pflanzen ernährt, die kaum Eiweiß enthalten. In den Vereinigten Staaten ist dies jedoch praktisch unmöglich. In einigen Teilen Westafrikas besteht die Ernährung der einheimischen Bevölkerung jedoch zu einem großen Prozentsatz aus Maniokwurzeln, die nur verschwindend geringe Eiweißmengen enthalten. Leider steht den dort lebenden Menschen oftmals keine andere Nahrung zur Verfügung. Einige von ihnen erleiden daher Eiweißmangelzustände.[20]

Wenn man dauerhaft ungenügende Nahrungsmengen zu sich nimmt, wird man verständlicherweise auch nicht genug Eiweiß erhalten. Natürlich wird man außerdem nur unzureichend mit Kohlenhydraten, Vitaminen, Mineralstoffen, Spurenelementen, Enzymen und jeglichen anderen wichtigen Substanzen versorgt sein. Dieser Zustand, der tragischerweise bei den ärmsten Menschen dieser Welt zu finden ist und schließlich zum Tode führt, trägt den Namen Kwashiorkor. Allerdings finde ich, daß es wohl kaum eines so ausgefallenen Namens bedarf, um den sich anbahnenden Hungertod eines Menschen zu beschreiben.[21]

■ **Damit du groß und kräftig wirst ...**

Ein weiteres Mal sitze ich in meinem Klassenzimmer. Meine Lehrerin erzählt uns Kindern, daß wir viel Eiweiß essen müssen, wenn wir groß und kräftig werden wollen. Und wenn wir hart arbeiten und uns viel bewegen, brauchen wir sogar noch erheblich größere Eiweißmengen. Ich denke an meine *Superman*-Malbücher und stelle mir einen mit unglaublichen Muskelbergen bepackten, vor Lebensenergie nur so strotzenden Adonis vor. Also beiße ich in den sauren Apfel und beschließe, meine große Abneigung gegenüber Fleischklößen zu ignorieren. Manche Dinge sind eben wichtiger als meine kulinarischen Präferenzen.

Die meisten von uns glauben noch immer an das, was uns an den Schulen in der Ernährungslehre beigebracht wird. Arnold Schwarzenegger, der wie kein anderer die Entwicklung gewaltiger Muskelpakete symbolisiert, hat jedoch eine andere Einstellung dazu. Er schrieb in einem seiner Bücher:

*„Die Jugendlichen … tendieren heutzutage dazu, bei der Entdeckung des
Bodybuildings etwas über das Ziel hinauszuschießen und sich von Kostformen zu ernähren, die 50 bis 70 % Eiweiß enthalten – was ich für vollkommen unnötig halte … (In) meinem System der gesunden Ernährung sollte
man etwa ein Gramm Eiweiß pro Kilogramm Körpergewicht essen.“* [22]

Was den Zusammenhang zwischen Eiweiß und körperlicher Arbeit betrifft,
so hat es wiederum den Anschein, als hätte meine Lehrerin den Nagel nicht
auf den Kopf getroffen. Für diverse Aufgaben in unserem Organismus sind
wir auf eine ausreichende Eiweißversorgung angewiesen, so z. B. für das Ersetzen von Blutzellen, das Wachstum der Haare, die Produktion von Anti-
körpern und viele andere Funktionen. Doch offensichtlich bewirkt selbst
harte körperliche Arbeit keinen Anstieg unseres Eiweißbedarfs. Wenn wir
uns kräftezehrenden Aktivitäten hingeben, benötigen wir nicht mehr Eiweiß, sondern mehr Kohlenhydrate, deren Verbrennung uns Energie liefert.

Zahlreiche Studien belegen, daß die Eiweißverbrennung während extremer körperlicher Anstrengungen nicht höher ist als unter Ruhebedin-
gungen. Daher kann Dave Scott im Triathlon auch ohne den Verzehr exor-
bitanter Proteinmengen Weltrekorde aufstellen. Und Sixto Linares kann an
nur einem Tag 7,7 km schwimmen, 298 km radfahren und 84,3 km laufen,
ohne seinen Körper durch den Verzehr von Fleisch, Milchprodukten, Eiern
oder Protein-Supplementen auf solch unglaubliche sportliche Meisterlei-
stungen vorzubereiten.

Die überaus beliebte Auffassung, daß wir zusätzliche Eiweißmengen für
das Verrichten harter körperlicher Arbeit benötigen, stellt sich lediglich als
ein weiterer Aspekt des großen Eiweißmythos heraus. Diese Hypothese
wurde uns von den gleichen Interessengruppen nahegelegt, die uns auch einzureden versuchen, daß Fleisch eine „Kraftnahrung“ sei. Mit derlei Vorstellungen wurden wir seit frühester Kindheit von allen Seiten so häufig beglückt, daß sie zum festen Bestandteil unseres Weltbildes wurden und wir sie
einfach akzeptierten. Wir halten diese Anschauungen für erwiesene Tatsachen, ebenso wie die Menschen es einst für selbstverständlich hielten, daß
die Erde flach sei.

Doch selbst die konservative Nationale Akademie der Wissenschaften,
die nicht gerade dafür bekannt ist, mit althergebrachten Theorien zu brechen
und sich kontroversen Standpunkten anzuschließen, sagt heutzutage:

*„Es gibt kaum Beweise für die Erhöhung des Eiweißbedarfs durch mus-
kuläre Aktivität.“* [23]

Die moderne Ernährungswissenschaft belegt eindeutig, daß wir unseren Eiweißbedarf problemlos ohne irgendwelche großen Umstände decken können. Und doch spukt in den Köpfen vieler Menschen noch immer die Angst, ein Verzicht auf große Eiweißmengen würde uns der Gefahr aussetzen, bald ebenso auszusehen wie die Menschen auf CARE-Postern. Da wir diese Angst bereits als Kinder in uns aufnahmen, gehört sie zu den grundlegenden Bausteinen unserer Psyche. Dadurch bestätigt sich einmal mehr das Sprichwort: „Ein alter Irrtum ist stets beliebter als eine neue Wahrheit."

Wir sind geradezu eiweißbesessen. Für diese Treue gegenüber veralteten Vorstellungen bezahlen wir einen hohen Preis. Wir verfüttern gewaltige Getreidemengen an Nutztiere und können somit die hungernden Menschen dieser Erde nicht mehr ernähren. Wir verursachen den Tieren unermeßliches sinnloses Leid. Und schließlich untergraben wir unsere eigene Gesundheit.

Obwohl wir wissen, daß fast alles, sei es Aspirin, Alkohol, Sex, Essen oder Sonne, schädlich sein kann, wenn es im Übermaß genossen wird, denken die meisten von uns, daß ein Zuviel an Nahrungseiweiß keine negativen Auswirkungen haben könnte. Unsere Angst vor Eiweißmangel ließ uns in der Vergangenheit den immer deutlicher werdenden gesundheitsschädigenden Konsequenzen des Eiweißüberschusses keine Beachtung schenken.

■ Osteoporose und Eiweißüberschuß

Wenn meine Schullehrerin heute noch lebt, hat sie wahrscheinlich graue Haare und ist in ihren Sechzigern. Womöglich teilt sie das Schicksal der meisten Frauen dieses Alters in den Vereinigten Staaten und verfügt nicht mehr über die kräftigen Knochen früherer Tage. Im Laufe der Zeit hat sich ihr Rücken vielleicht ein wenig verkrümmt. Es könnte auch sein, daß sie etwas an Körpergröße verloren hat seit jenen Tagen, in denen sie vor unserer Klasse stand und uns unterrichtete.

Ebenso wie bei den meisten Frauen ihres Alters in den USA haben sich möglicherweise auch ihre „alten Knochen" stark verändert. Im Alter verlieren die Knochen von Frauen häufig erhebliche Mengen an Mineralstoffen, insbesondere Kalzium, und sind daher schwach, instabil und brüchig. Es ist keineswegs ungewöhnlich, daß der Mineralienverlust der Knochensubstanz bei postklimakterischen Frauen zu chronischen Rückenschmerzen führt. Gleichzeitig sind diese Frauen sehr anfällig für häufige Knochenbrüche. Meist verlieren sie an Gewicht und können keine aufrechte Körperhaltung

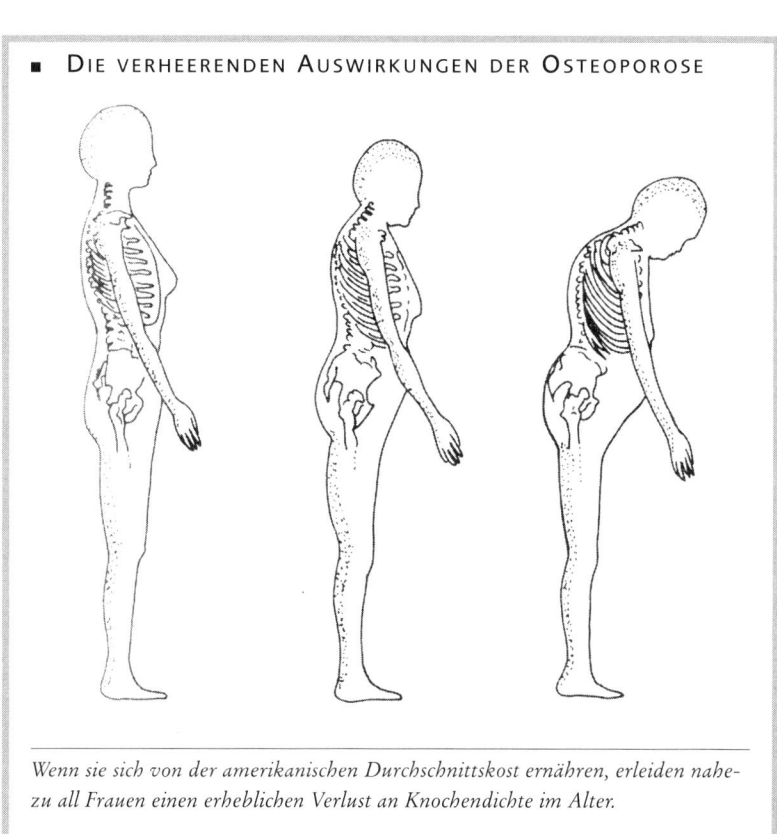

Wenn sie sich von der amerikanischen Durchschnittskost ernähren, erleiden nahezu all Frauen einen erheblichen Verlust an Knochendichte im Alter.

Entnommen aus: „Stand Tall" von Morris Notelovitz und Marsha Ware,
TRIAD PUBLISHING COMPANY, GAINESVILLE, FLORIDA, 1982, S. 32

mehr einnehmen, da die geschwächten Wirbelkörper der schweren Last einfach nicht mehr gewachsen sind. Leider ist diese krumme Haltung nicht nur aus ästhetischen Gründen bedauernswert. Die vornübergebeugte Körperhaltung bewirkt auch einen starken Druck auf die inneren Organe, die dadurch in ihrer Funktion beeinträchtigt werden.[24]

Meine Lehrerin habe ich noch in sehr guter Erinnerung. Ich wünsche ihr von ganzem Herzen, daß sie von einer solchen Entwicklung verschont wurde. Doch mittlerweile sind die Knochenmineralienverluste bei 25 % aller über 65jährigen Frauen in den Vereinigten Staaten so gravierend, daß man bei ihnen die Diagnose „Osteoporose" stellt.[25] Die Bezeichnung Osteoporose wird verwendet, wenn eine Frau zwischen 50 und 75 % ihrer ursprünglichen Knochensubstanz eingebüßt hat. In unserer Kultur verfügt eine von vier Frauen im Alter von 65 Jahren nur noch über weniger als die Hälfte ihrer früheren Knochendichte.[26] Mehr Todesfälle sind heutzutage auf Osteoporose zurückzuführen als auf Brust- oder Gebärmutterkrebs zusammengenommen.

Bedauerlicherweise ist der Verlust von Kalzium und anderen Mineralien aus den Knochen ein schleichender Prozeß, der sich über viele Jahre erstreckt, bevor er offensichtlich wird. Es gibt kein Alarmsignal, welches uns die Kalziumverluste anzeigt. Meist wird die Verringerung der Knochendichte erst erkannt, wenn die Zähne locker werden, das Zahnfleisch zurückweicht oder uns eine gebrochene Hüfte die Brüchigkeit der Knochen vor Augen führt. Im späteren Stadium der zunehmenden Substanzverluste können die kalziumarmen Knochen nahezu bei jedem Anlaß brechen. Sogar ein leichtes Husten kann einen Rippenbruch provozieren.

Einer der Gründe dafür, daß es so schwer ist, die schwindende Knochendichte vor dem Erreichen eines derart schlimmen Stadiums zu diagnostizieren, liegt in der Tatsache begründet, daß selbst in schweren Fällen von Osteoporose der Kalziumgehalt des Blutes meist normal ist. Für unseren Organismus hat der Kalziumgehalt des Blutes eine deutlich übergeordnete Priorität gegenüber dem Kalziumgehalt unserer Knochen. Der Körper benötigt Kalzium im Blutstrom für eine Vielzahl absolut essentieller Funktionen, wie zum Beispiel für die Kontrolle muskulärer Kontraktionen, einschließlich des Herzens, für die Blutgerinnung und für die Übertragung von Nervenimpulsen. Wenn unser Körper für die Erfüllung einer dieser Aufgaben das Blut mit Kalzium versorgen muß, dienen die Knochen als Kalziumreserve, aus der mittels diverser biochemischer Reaktionen die erforderliche Kalziummenge herausgelöst wird. Der Organismus entzieht den Knochen Kalzium, um mit diesem Kalzium das Blut zu versorgen.

Früher nahm ich an, daß Knochen nur dann Kalzium verlieren, wenn wir durch unsere Ernährung nicht genügend Kalzium aufnehmen. Der Nationale Verband der Milchproduzenten ist ein sehr engagierter Verfechter dieser Ansicht. Diese Organisation empfiehlt, was sicher keine große Überraschung ist, zur Vorbeugung der Osteoporose viel Milch zu trinken und den Konsum an Milchprodukten allgemein zu steigern. In den letzten Jahren hat die Milchindustrie gewaltige Summen dafür ausgegeben, der Öffentlichkeit diese Ansicht zu verkaufen. Eigentlich erscheinen die Argumente ja auch recht logisch. Doch die wissenschaftliche Forschung hat einen entscheidenden Haken an dieser Sichtweise aufgedeckt.[27] Die Osteoporose wird durch eine Vielzahl von Faktoren verursacht. Die wichtigste Ursache ist jedoch eine überschüssige Eiweißmenge in der Ernährung![28]

Der Zusammenhang zwischen dem Konsum übermäßiger Eiweißmengen und dem Verlust an Knochendichte ist direkt und eindeutig. Selbst bei dem Verzehr von sehr großen Kalziummengen wird die Kalziumbilanz umso negativer, je mehr überschüssiges Eiweiß man konsumiert. Dadurch ergeben sich wiederum Kalziumverluste aus den Knochen.[29]

Die Graphik auf Seite 179 zeigt die Ergebnisse von vier voneinander unabhängigen Forschungsgruppen, die die Auswirkungen verschiedener Eiweißmengen in der Ernährung auf die Kalziumbilanz des Organismus untersucht haben. Die in der Tabelle aufgeführten positiven Kalziumbilanzen bedeuten, daß die Knochen kein Kalzium verlieren, während dies bei den negativen Kalziumbilanzen sehr wohl der Fall ist und sich eine Osteoporose anbahnt.

Eine Langzeit-Studie ergab, daß selbst durch den Verzehr von 75 Gramm Eiweiß pro Tag (der durchschnittliche Amerikaner konsumiert mehr als 100 Gramm am Tag) der Körper über den Urin mehr Kalzium ausscheidet, als er aus der Nahrung aufnimmt – was zu einer negativen Kalziumbilanz führt. Jede Untersuchung kam zum gleichen Ergebnis: Je mehr Eiweiß wir essen, desto mehr Kalzium verlieren wir.[30] Dies trifft auch dann zu, wenn man täglich 1400 mg Kalzium konsumiert, was den Kalziumgehalt der amerikanischen Durchschnittsernährung bei weitem übersteigt.

Mit anderen Worten, je mehr Eiweiß unsere Ernährung enthält, umso mehr Kalzium verlieren wir, unabhängig davon, wieviel Kalzium wir essen. Als Ergebnis führen sehr eiweißreiche Kostformen, und insbesondere eine auf Fleisch basierende Ernährungsweise, zu einer schleichenden, jedoch unvermeidbaren Verringerung der Knochendichte und zur langsamen Entstehung der Osteoporose.[31]

Dr. John McDougall, einer der führenden Experten auf dem Gebiet ernährungsbedingter Krankheiten, sagte in seiner Zusammenfassung der jüngsten medizinischen Erkenntnisse über Osteoporose:

„Ich möchte betonen, daß die durch Eiweiß bedingten Kalziumverluste des menschlichen Körpers in wissenschaftlichen Kreisen keineswegs umstritten sind. Die zahlreichen während der letzten 55 Jahre durchgeführten Studien über diese Zusammenhänge beweisen eindeutig, daß der wichtigste Schritt für eine positive Kalziumbilanz, die uns die Festigkeit unserer Knochen erhält, darin besteht, weniger Eiweiß zu essen. Diesbezüglich nützt es nichts, größere Kalziummengen zu konsumieren."[32]

Der Nationale Verband der Milchproduzenten hat zig Millionen Dollar dafür ausgegeben, uns davon zu überzeugen, daß wir durch eine Steigerung unseres Milch- und Milchproduktekonsums der Osteoporose vorbeugen könnten. Allerdings wurde die einzige Studie, die auch nur entfernt andeutet, daß der Konsum von Milchprodukten in dieser Hinsicht hilfreich sein könnte, vom Nationalen Verband der Milchproduzenten gesponsert.

▓ Wo findet man die Osteoporose am häufigsten?

Weltweit existiert eine direkte Korrelation zwischen dem Auftreten von Osteoporose und dem Eiweißkonsum. In jeder Bevölkerung tritt die Osteoporose umso häufiger auf, je größer die von den Menschen verzehrten Eiweißmengen sind.[33] Weltgesundheitsstatistiken belegen die überaus bemerkenswerte Tatsache, daß die Osteoporose am häufigsten in den Ländern vorkommt, in denen am meisten Eiweiß gegessen wird – und zwar in den USA, Finnland, Schweden und Großbritannien.[34]

Nathan Pritikin fand in all den wissenschaftlichen Forschungsarbeiten über Osteoporose keinerlei Belege für die Sichtweise des Verbandes der Milchproduzenten:

„Frauen des afrikanischen Bantu-Stammes essen nur 350 mg Kalzium pro Tag. Während ihres Lebens bringen sie neun Kinder zur Welt, die sie bis zum Alter von zwei Jahren stillen. Diese Frauen erleiden keinen Kalziummangel, brechen sich fast nie einen Knochen und verlieren nur selten einmal einen Zahn. Ihre Kinder werden zu körperlich stämmigen und kräftigen Erwachsenen. Wie können sie dies mit nur 350 mg Kalzium bewerkstelligen, wo doch die (vom Nationalen Verband der Milchproduzenten) empfohlene tägliche Kalziumaufnahme bei 1200 mg liegen sollte? Es ist ganz einfach. Sie essen eine Kostform, die nur sehr geringe Eiweißmengen enthält und somit das Kalzium nicht sofort wieder aus dem Körper ausschwemmt … Bei uns in den USA essen diejenigen, die es sich leisten können, 20 % ihrer täglichen Kalorienaufnahme in Form von Eiweiß. Dies garantiert eine negative Mineralstoffbilanz, nicht nur was Kalzium betrifft, sondern auch in bezug auf Magnesium, Zink und Eisen. Es steht alles in direktem Zusammenhang zu den von ihnen konsumierten Eiweißmengen." [35]

Die Bantus verzehren weitaus weniger Kalzium als die Amerikaner. Doch selbst hochbetagte Bantu-Frauen werden nicht von Osteoporose geplagt[36], während amerikanische Frauen massenhaft von dieser Krankheit betroffen sind. Die Milchindustrie hat behauptet, daß die weitaus stabileren Knochen der Bantus trotz geringer Kalziummengen in ihrer Ernährung wahrscheinlich auf genetische Faktoren zurückzuführen seien. Allerdings haben Abkömmlinge des Bantu-Stammes, die in den Vereinigten Staaten leben und sich auch mit der typisch amerikanischen Kostform ernähren, genauso hohe Osteoporose-Raten wie ihre weißen Nachbarn.[37] Daher ist die einzig logische Schlußfolgerung in Anbetracht aller wissenschaftlichen Erkenntnisse, daß die geringen Eiweißmengen in der Ernährung der Bantus die beachtliche Gesundheit des Knochengewebes dieser Menschen ermöglichen.[38] Als Gegenbeispiel zu den Bantus dienen die Inuit. Wenn Osteoporose tatsächlich durch zu geringe Kalziummengen in der Nahrung verursacht würde, dann müßten die Eskimos von dieser Krankheit vollkommen verschont bleiben. Von allen Völkern dieser Erde essen die Eskimos die größten Kalziummengen – mehr als 2000 mg pro Tag, hauptsächlich enthalten in Fischgräten.[39] Ist die Osteoporose aber andererseits eine Folgeerscheinung eines enorm hohen Eiweißgehaltes in der Ernährung, so müßten die Eskimos sehr häufig von dieser Erkrankung befallen sein. Die Eskimos verzehren nämlich mehr Eiweiß als jedes andere Volk der Welt – 250 bis 400 Gramm täglich, enthalten in Fisch, Walroß- und Walfleisch.[40] Und bedauerlicherweise haben die Eskimos tatsächlich eine der höchsten Osteoporose-Raten der Welt.[41]

Wissenschaftliche Studien, in denen die Knochendichte von Personen mit unterschiedlichen Ernährungsweisen untersucht wurde, erbrachten allesamt Ergebnisse, die den Behauptungen der Milchindustrie vollkommen widersprechen. Die Untersuchungen zeigen eindeutig, daß der Verlust an Knochensubstanz und die Entstehung der Osteoporose die Folge eines hohen Fleisch- und Milchprodukteverzehrs ist.[42] Je mehr ein Mensch von diesen Nahrungsmitteln konsumiert, desto gravierender ist der daraus resultierende Verlust an Knochendichte.

Am 22. August 1984 veröffentlichte die *Medical Tribune* eine großangelegte Studie über die Gesundheit des Knochengewebes der amerikanischen Bevölkerung. Die Ergebnisse entsprachen den zuvor aus einer Vielzahl vergleichbarer Forschungsarbeiten gewonnenen Erkenntnissen: Die untersuchten Vegetarier hatten „wesentlich kräftigere Knochen" als die reichlich Fleisch und Milchprodukte konsumierenden Durchschnittsamerikaner.

Im März 1983 berichtete das *Journal of Clinical Nutrition* über die bisher umfangreichste Studie zu diesem Thema.[43] Wissenschaftler der Michigan-State-Universität und anderer führender Universitäten der Vereinigten Staaten fanden heraus, daß in den USA im Alter von 65 Jahren:

- *Männliche Vegetarier im Durchschnitt einen meßbaren Knochensubstanzverlust von 3 % haben.*
- *Männliche Fleischesser im Durchschnitt einen meßbaren Knochensubstanzverlust von 7 % haben.*

- *Vegetarierinnen im Durchschnitt einen meßbaren Knochensubstanzverlust von 18 % haben.*
- *Fleischesserinnen im Durchschnitt einen meßbaren Knochensubstanzverlust von 35 % haben.*

Im Alter von 65 Jahren hat jede dritte fleischessende Frau in den Vereinigten Staaten mehr als ein Drittel ihres Knochengewebes verloren. Im Gegensatz dazu sind vegetarisch lebende Frauen sogar im hohen Alter oftmals noch körperlich sehr aktiv und haben eine aufrechte Haltung. Außerdem besteht bei ihnen trotz ihrer größeren physischen Aktivität, als es bei fleischessenden Frauen der Fall ist, eine wesentlich geringere Wahrscheinlichkeit eines Knochenbruches. Und wenn sie dennoch einen Knochenbruch erleiden, erfolgt die Heilung bei den Vegetarierinnen schneller und vollständiger.[44]

■ Warum werden Vegetarier kaum von Osteoporose befallen?

Sie mögen sich fragen, warum Vegetarier offensichtlich besser vor Osteoporose geschützt sind. Osteoporose wird durch überschüssiges Nahrungseiweiß verursacht. Doch kann man den Eiweißkonsum nicht auch mit pflanzlichen Lebensmitteln übertreiben? Eine Studie des amerikanischen Landwirtschaftsministeriums USDA ermittelte, daß Vegetarier im Durchschnitt ihren Eiweißbedarf zu 150 % decken. Die größte Überschreitung der eigentlichen Bedürfnisse wurde bei Kindern im Alter von drei bis acht Jahren gefunden. Diese Kinder, von denen sich viele an die „Möglichst-viel Milch"-Empfehlung halten, konsumieren im Schnitt 209 % ihres tatsächlichen Eiweißbedarfs.[45]

Ich vermute, daß viele Eltern von Kindern, die sich vegetarisch ernähren, selbst Vegetarier sind und Angst davor haben, ihre Kinder mit womöglich unzureichenden Eiweißmengen zu ernähren. Und so geben sie ihren Kindern oftmals viel Milch, Käse, Joghurt und Eier, da sie annehmen, ihren Kindern damit etwas Gutes zu tun. Dadurch verzehren diese Kinder weitaus größere Eiweißmengen, als sie tatsächlich benötigen, selbst wenn man die spezifischen, ihrem Wachstum angemessenen Bedürfnisse berücksichtigt.

Allerdings essen sogar die vom Eiweißmythos vollkommen überzeugten Vegetarier in der Regel weit weniger Eiweiß als Fleischesser. Dies ist einer der Gründe, warum sie nicht annähernd so häufig von Osteoporose befallen werden. Doch auch wenn eine vegetarisch lebende Person ebensoviel

Eiweiß verzehrt wie ein Fleischesser, hat sie immer noch kräftigere Knochen. Und zwar deshalb, weil Fleisch, Eier, Fisch und Milchprodukte die Osteoporose-Entstehung zusätzlich zu ihrem hohen Eiweißgehalt noch auf eine andere Weise begünstigen.

■ „pHit" bleiben

Unser Körper ist stets darum bemüht, den pH-Wert unseres Blutes weitestgehend neutral zu erhalten. Eine zu starke Abweichung dieses Wertes in den sauren Bereich würde unseren Tod bedeuten. Wenn daher unsere Ernährung zuviele säurebildende Nahrungsmittel enthält, greift unserer Körper in seiner Weisheit die Kalziumvorräte unserer Knochen an, um mit Hilfe dieses basischen Mineralstoffs den pH-Wert unseres Blutes auszubalancieren. Wie die Graphik auf Seite 185 zeigt, sind Fleisch, Eier und Fisch die am stärksten säurebildenden Nahrungsmittel, die somit auch am meisten dafür verantwortlich sind, daß zum Ausgleich des pH-Wertes dem Knochengewebe Kalzium entzogen wird. Demgegenüber erhält man bei der Verbrennung der meisten Obst- und Gemüsesorten eine basische Asche. Diese basenbildenden Lebensmittel führen nicht dazu, daß unser Organismus für die Aufrechterhaltung eines neutralen Blut-pH-Wertes seine Kalziumreserven der Knochen angreifen muß.[46]

Ein weiterer Grund, warum Vegetarier weitestgehend von Osteoporose verschont bleiben, obgleich die Milchindustrie uns permanent von der Wichtigkeit des Milchkonsums als ideale osteoporosevorbeugende Maßnahme zu überzeugen versucht, ist, dass sie verschweigen, daß die Fähigkeit unseres Körpers, Kalzium aufzunehmen und zu verwerten, direkt von dem Phosphorgehalt unserer Nahrung abhängt.[47]

In einer Studie konnten junge Frauen eine positive Kalziumbilanz mit einer Ernährungsweise erreichen, die ihnen 1500 mg Kalzium und 800 mg Phosphor täglich zuführte. Als jedoch die tägliche Phosphoraufnahme auf 1400 mg gesteigert wurde, fiel die Kalziumbilanz der Frauen ins Negative, obgleich der Kalziumgehalt ihrer Nahrung unverändert blieb.[48] Wichtiger noch als der Kalziumgehalt unserer Ernährung ist offensichtlich das Verhältnis zwischen Kalzium und Phosphor. Je mehr Kalzium im Verhältnis zu Phosphor in unserer täglichen Kost enthalten ist, desto geringer ist der Verlust an Knochendichte und desto kräftiger und stabiler ist das Skelettsystem, sofern keine übermäßigen Eiweißmengen verzehrt werden.

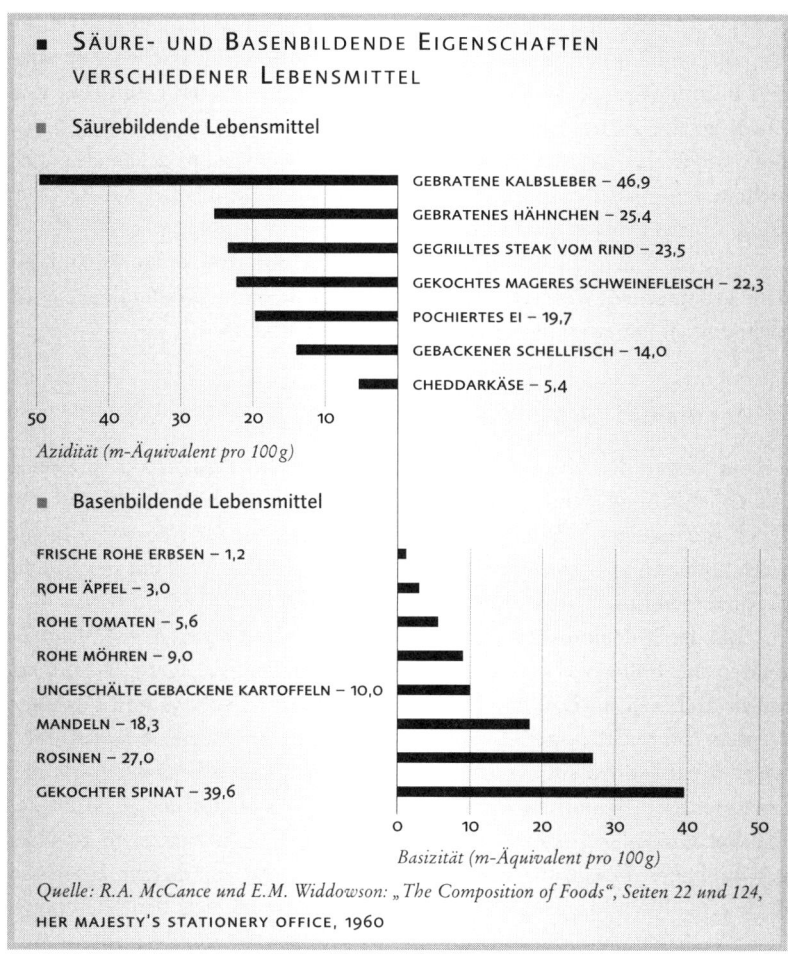

■ SÄURE- UND BASENBILDENDE EIGENSCHAFTEN VERSCHIEDENER LEBENSMITTEL

■ Säurebildende Lebensmittel

GEBRATENE KALBSLEBER – 46,9

GEBRATENES HÄHNCHEN – 25,4

GEGRILLTES STEAK VOM RIND – 23,5

GEKOCHTES MAGERES SCHWEINEFLEISCH – 22,3

POCHIERTES EI – 19,7

GEBACKENER SCHELLFISCH – 14,0

CHEDDARKÄSE – 5,4

50   40   30   20   10

Azidität (m-Äquivalent pro 100 g)

■ Basenbildende Lebensmittel

FRISCHE ROHE ERBSEN – 1,2

ROHE ÄPFEL – 3,0

ROHE TOMATEN – 5,6

ROHE MÖHREN – 9,0

UNGESCHÄLTE GEBACKENE KARTOFFELN – 10,0

MANDELN – 18,3

ROSINEN – 27,0

GEKOCHTER SPINAT – 39,6

0   10   20   30   40   50

Basizität (m-Äquivalent pro 100 g)

Quelle: R.A. McCance und E.M. Widdowson: „The Composition of Foods", Seiten 22 und 124, HER MAJESTY'S STATIONERY OFFICE, 1960

Die Nahrungsmittel, deren Kalzium für unseren Organismus durch ein ungünstiges Verhältnis der Mineralstoffe zueinander am schlechtesten verwertbar ist, sind Leber, Geflügel, Rindfleisch, Schweinefleisch und Fisch, und zwar in dieser Reihenfolge. Das in Obst und Gemüse enthaltene Kalzium ist aufgrund der größeren Differenz zwischen den in diesen Lebensmitteln enthaltenen Kalzium- und Phosphormengen viel besser verwertbar. Kopfsalat zum Beispiel besticht zwar nicht gerade durch einen besonders hohen Kalziumgehalt, aber dennoch ist das im Kopfsalat enthaltene Kalzium von unserem Körper bestens verwertbar. Die Differenz zwischen Kalzium- und Phosphorgehalt ist relativ groß – 70mal größer als bei Kalbsleber und 23mal größer als bei Rind- oder Schweinefleisch. Die Lebensmittel, deren Kalziumgehalt am besten verwertbar ist, sind diejenigen, in denen erheblich mehr Kalzium als Phosphor enthalten ist, so wie dies zum Beispiel bei allen grünen Blattgemüsen der Fall ist.

Vergleicht man die Kalzium-Phosphor-Relation von Senfgurken mit einem gigantischen Wolkenkratzer, so ist diese Relation bei Geflügel noch nicht einmal mit einer kleinen Hundehütte vergleichbar.[49]

■ Der Kampf gegen die Wahrheit

Behauptungen der Milchindustrie besagen, Knochensubstanzverluste seien ausschließlich auf eine unzureichende Kalziumzufuhr zurückzuführen. Doch die einzigen wissenschaftlichen Hinweise, die eine derartige Sichtweise unterstützen, sind Studien, die vom Nationalen Verband der Milchproduzenten finanziert wurden.

Als der Milchindustrie der Gedanke kam, den Verkauf von Milchprodukten mit Hilfe von wissenschaftlichen Argumenten steigern zu können, wurde viel Geld in Forschungsstudien investiert. Es sollte somit bewiesen werden, daß reichhaltiger Milchgenuß für Frauen gut sei. Bemerkenswerterweise haben jedoch sogar diese Untersuchungen keineswegs die von ihnen erwünschten Erkenntnisse erbracht. In einer vom Nationalen Verband der Milchproduzenten finanzierten Studie tranken Frauen zusätzlich zu ihrer gewöhnlichen Ernährung über einen Zeitraum von einem Jahr fast einen dreiviertel Liter Magermilch am Tag. Trotzdem ließ sich bei den Frauen keine Verbesserung ihrer Kalziumbilanz feststellen. Obwohl sie durch ihren hohen Milchkonsum sehr viel Kalzium zu sich nahmen, hatten sie auch nach einem Jahr noch eine negative Kalziumbilanz. Den Wissenschaftlern, die diese Studie durchführten, war der Grund hierfür sehr wohl bekannt. Er lag *„... in der durchschnittlich um 30 % erhöhten Eiweißaufnahme während dieser Testphase des gesteigerten Milchkonsums."*[50]

Das zusätzliche Eiweiß führte dazu, daß ein Großteil des von den Versuchspersonen mit der Milch aufgenommenen Kalziums nicht verwertet werden konnte, sondern mitsamt anderer Mineralien sofort wieder aus dem Körper hinausgespült wurde. Die Frauen gerieten somit in eine negative Kalziumbilanz. Verständlicherweise ist die Milchindustrie nicht allzu erpicht darauf, der Öffentlichkeit die Ergebnisse der von ihnen finanzierten Studien und den zahlreichen vergleichbaren Forschungsarbeiten zu präsentieren.

Im Jahre 1984 veröffentlichte das *British Medical Journal* eine Studie, die aufzeigte, daß die Kalziumaufnahme auf den Knochensubstanzverlust überhaupt keine Auswirkung hat. Die Wissenschaftler untersuchten postklimakterische Frauen, die sich dazu bereiterklärten, über einen Zeitraum von zwei Jahren täglich 500 mg Kalzium in Form von Supplementen zu sich zu nehmen. Diese Frauen wurden in drei Gruppen unterteilt: 1. diejenigen, deren Ernährung weniger als 550 mg Kalzium enthielt, 2. diejenigen, die täglich zwischen 550 und 1100 mg Kalzium mit ihrer Nahrung aufnahmen, und schließlich 3. diejenigen, deren tägliche Kost mehr als 1100 mg Kalzium enthielt. Nach zwei Jahren konnte in bezug auf Entmineralisierungserscheinungen der Knochen kein Unterschied zwischen den drei Gruppen festgestellt werden. Vielmehr waren die Knochensubstanzverluste der Frauen absolut identisch mit den Werten von Frauen, die keine zusätzlichen Kalziumpräparate zu sich nehmen und deren Ernährung weniger Kalzium enthält, als es den offiziellen Kalziumbedarfsrichtlinien entspricht. Und das, obwohl die Frauen, die sich an dieser Studie beteiligten, über ihre Ernährung und ihre Präparate teilweise enorm hohe Kalziummengen zu sich nahmen – mitunter sogar über 2000 mg pro Tag. [51]

Sogar die konservativsten wissenschaftlichen Kreise erkennen mittlerweile den Zusammenhang zwischen überschüssigen Eiweißmengen und der Osteoporose-Entstehung an. In einem Artikel, der in der medizinischen Fachzeitschrift *Lancet* veröffentlicht wurde, schrieben Dr. Aaron Watchman und Dr. Daniel Bernstein über die aus den Forschungsarbeiten des amerikanischen Gesundheitsministeriums und der Harvard-Universität gewonnenen Erkenntnisse. Sie nannten den Zusammenhang zwischen einer auf Fleisch basierenden Ernährungsweise und der Zunahme an Osteoporose-Erkrankungen „unübersehbar". [52]

Natürlich gibt es außer übermäßigen Eiweißmengen in der Nahrung noch weitere Faktoren, die die Entstehung von Osteoporose begünstigen. Körperlich kleine und schlanke weiße Frauen sind anfälliger für diese Krankheit, ebenso Frauen, die keine Kinder zur Welt bringen oder ihre Eierstöcke entfernen ließen. Auch Bewegungsmangel gilt als begünstigender Faktor. Das gleiche gilt für reichhaltigen Konsum an Limonaden (die sehr viel Phosphor enthalten), *junk food*, übermäßigen Salzverbrauch und den Verzehr von stark säurebildenden Nahrungsmitteln. Ebenso stellen das Rauchen und die Einnahme bestimmter krampfhemmender Medikamente Risikofaktoren dar. Obgleich all diese Dinge zu den Faktoren gezählt werden, die die Osteoporose begünstigen, gilt übermäßiger Eiweißverzehr dennoch als die grundlegende Ursache der Krankheit.

Je mehr ich über die wissenschaftlichen Studien zu diesem Thema erfuhr, desto schwerer fiel es mir, den Empfehlungen des Nationalen Verbandes der Milchproduzenten Glauben zu schenken, daß wir viel Milch „für starke Knochen" trinken sollten. Trotz ihres hohen Kalziumgehalts fördert die eiweißreiche Milch die Entstehung von Osteoporose. Die Verbreitung dieser Krankheit in den Vereinigten Staaten hat geradezu epidemische Ausmaße erreicht. Die von der Milchindustrie ausgehende Anpreisung von Milchprodukten als „Lösung" des Osteoporose-Problems für die Millionen Leidenden erscheint mir nicht nur als eigennützig, sondern als geradezu unmoralisch und verlogen.

■ Schnelleres Wachstum – kürzeres Leben

Als sei Osteoporose noch nicht genug, so entpuppten sich auch noch andere Krankheiten als Folgeerscheinungen eines zu hohen Eiweißverzehrs, insbesondere des tierischen Eiweißes. Eine solche Erkrankung sind z. B. Nierensteine.

Das Kalzium, welches aus unseren Knochen herausgelöst und in den Blutstrom transportiert wurde, muß nach der Erfüllung seiner wichtigen Aufgaben schließlich entsorgt werden. Das gleiche gilt für jenes Kalzium, das wir mit unserer Nahrung aufgenommen haben, jedoch aufgrund eines ungünstigen Kalzium-Phosphor-Verhältnisses nicht verwerten konnten. All dieses Kalzium findet sich in unserem Urin wieder und erzeugt dabei hohe Kalziumkonzentrationen im Nierensystem, was oftmals zur Entstehung von Nierensteinen führt. Daher leiden auch Fleischesser prozentual gesehen erheblich häufiger an Nierensteinen als Vegetarier.[53]

Außerdem beweisen viele Studien den Zusammenhang zwischen übermäßigem Eiweißverzehr und der daraus resultierenden Zerstörung von Nierengewebe und dem graduellen Verlust der Nierenfunktionen.[54] Überschüssiges Eiweiß wird nicht völlig problemlos aus dem Körper ausgeschieden. Die Nieren müssen hart arbeiten, um sich dieser überreichlichen Proteinmengen zu entledigen. In vielen Tierfütterungsversuchen wurde nachgewiesen, daß Fälle von krankhafter Nierenvergrößerung und Nierenentzündung umso häufiger und schwerwiegender auftreten, je größer der Eiweißanteil in der Ernährung ist.[55]

Das gleiche geschieht auch mit menschlichen Nieren, wenn wir zuviel Eiweiß konsumieren. Menschen, die unter Nierenschäden oder -verlusten leiden, können in der Regel ihre verbleibenden Nierenfunktionen nur dann retten, wenn sie ihre Eiweißaufnahme drastisch reduzieren.[56] Bei denjenigen Nierenpatienten, die ihren Eiweißverzehr nicht einschränken und schlimmstenfalls auch noch weiterhin Fleisch konsumieren, läßt sich eine rasante Verschlechterung ihrer Nierenfunktionen feststellen. In vielen Fällen sind die Betroffenen fortan auf regelmäßige Nieren-Dialysen angewiesen.[57]

Es ist wichtig zu betonen, daß der Zusammenhang zwischen einem übermäßigen Eiweißverzehr und der Entstehung von Nierenerkrankungen und Osteoporose unter den Experten, die sich auf dem neuesten Stand der Wissenschaft befinden, nicht länger nur als wahrscheinlich angesehen wird. Es existieren einfach zuviele Studien, die von zahlreichen Forschern unter den verschiedensten Versuchsbedingungen durchgeführt wurden, die allesamt in die gleiche Richtung deuten. Heutzutage gelten diese Zusammenhänge als Tatsachen.

Während die Zahl der Beweise, die das überschüssige Eiweiß belasten, stetig ansteigt, mögen Sie mit dem Kopf schütteln und sich fragen, wie es überhaupt zu dieser Eiweißbesessenheit unserer Kultur kommen konnte.

Früher wurden fast alle ernährungswissenschaftlichen Studien an Nutztieren durchgeführt, unter der Aufsicht von Menschen, die vom Verkauf von Fleisch und Milch profitierten. Ihr Ziel war ein möglichst schnelles Wachstum der Tiere. Fettleibiger Körperbau wurde dabei als sehr wünschenswert angesehen. Und die ernährungswissenschaftlichen Versuche dienten daher einzig und allein dem Zweck, dies mit Hilfe von speziellen Kostzusammensetzungen zu fördern.

Die Experimente, mit denen bewiesen wurde, daß Ratten durch tierisches Eiweiß schneller wachsen, führten zu der Annahme, daß Eiweiß tierischer Herkunft höherwertiger sei als pflanzliches Eiweiß. Auch spätere Untersuchungen bestätigten nochmals die Steigerung der Wachstumsgeschwindigkeit von Ratten durch eine solche Kost. Allerdings hat die „Je größer, desto gesünder"-Mentalität aufgrund diverser anderer Entdeckungen nicht mehr ganz soviele Fürsprecher wie noch vor einigen Jahrzehnten. Es wurde nämlich beobachtet, daß die mit tierischem Eiweiß ernährten Ratten auch früher sterben. Außerdem leiden die mit einer solchen Kost gefütterten Ratten auch unter etlichen Krankheiten, von denen die vegetarischen Ratten verschont bleiben.[58]

Im *Journal of the American Medical Association* erschien unlängst ein Bericht mit dem Titel „Schnelleres Wachstum – kürzeres Leben". In diesem Artikel wurde aufgezeigt, wie bei einer Vielzahl von verschiedenen Tierarten eine Kostform, die reich an tierischem Eiweiß ist, zu einer verkürzten Lebenserwartung der Tiere führt.[59] Diese Studien entsprechen den Weltgesundheitsstatistiken, die besagen, daß die fleischessenden menschlichen Bevölkerungsgruppen in aller Regel eine kürzere Lebenserwartung haben als vegetarisch lebende Völker.

Ferner wurde die Entdeckung gemacht, daß Fleischesser prozentual häufiger an Krebs erkranken als Vegetarier. Wie ein Übermaß an Eiweiß in der Ernährung die Krebsentstehung begünstigt, ist zwar noch nicht eindeutig geklärt, aber dennoch beweisen viele Untersuchungen einen Zusammenhang. Die Fleisch- und Milchindustrien zweifeln mit Vorliebe die wissenschaftliche Glaubwürdigkeit eines jeden an, der ihre Produkte nicht als die Garanten von optimaler Gesundheit anpreist. Allerdings ist es nicht besonders einfach, die Glaubwürdigkeit von T. Colin Campbell in Frage zu stellen. Campbell ist Professor der Ernährungswissenschaften an der Cornell-Universität und leitender wissenschaftlicher Berater des Amerikanischen Instituts für Krebsforschung. Er sagte kürzlich, es bestehe

„… ein eindeutiger Zusammenhang zwischen dem Eiweißgehalt der Ernährung und der Entstehung von Brustkrebs, Prostatakrebs, Bauchspeicheldrüsenkrebs und Dickdarmkrebs."[60]

Andere Experten von ähnlich hohem wissenschaftlichem Ansehen sind der gleichen Meinung. Myron Winick, Leiter des Instituts für menschliche Ernährung der Columbia Universität, sagte, die wissenschaftlichen Erkenntnisse deuten auf „… einen Zusammenhang zwischen eiweißreichen Kostformen und dem Auftreten von Dickdarmkrebs" hin.[61]

Diese Aufzählung ließe sich beliebig fortsetzen …

■ Der Verzicht auf Milch

Ich sitze wieder in meinem Klassenzimmer. Die Lehrerin erzählt uns Kindern, daß wir möglichst viel Fleisch essen und viel Milch trinken sollten. Sie zeigt auf eine farbige Tabelle, auf der alles sehr einfach aussieht. Sie sagt uns, daß wir immer besonders viel acht darauf geben müßten, genug Eiweiß zu essen, und daß nur tierisches Eiweiß „vollständiges" Eiweiß sei. Ihre Stimme klingt überzeugend, denn sie hat keinen Zweifel an all ihren Aussagen. Ich höre zwar zu, aber nicht sehr aufmerksam. Ich denke an mein kleines Kätzchen und daran, wie weich und niedlich und verspielt es ist. Ich denke an die kleinen Hündchen unseres Nachbarn, die erst ein paar Wochen alt sind.

Die Worte meiner Lehrerin gehen an mir vorbei und verschwinden in der Ferne. Ich sehe aus dem Fenster und betrachte einen Vogel, der meine Aufmerksamkeit anscheinend fühlt, da er sogleich zu singen beginnt.

Etwas später während der Mittagspause habe ich den Wunsch, für mich und für die Welt etwas Gutes zu tun. Ich entschließe mich dazu, mein Geld, das eigentlich für Milch bestimmt war, nicht auszugeben und es statt dessen an bedürftige Menschen zu verteilen.

❧

Ernährung für ein gesundes Herz

Daß die Menschen schon immer Tiere gegessen haben,
dient als Rechtfertigung für die Fortsetzung dieses Brauches.
Gemäß dieser Logik müßten wir auch nicht darum bemüht sein,
die Menschen davon abzuhalten, sich untereinander zu ermorden,
da dies auch seit Anbeginn der Geschichte
Bestandteil menschlicher Verhaltensweisen war.

Isaac Singer

Das menschliche Herz sieht zwar in Wirklichkeit nicht so herzförmig aus, wie wir es uns gerne vorstellen, dennoch ist es ein bewundernswerter und kräftiger Muskel. Das Herz besitzt in etwa die Größe einer geschlossenen Faust und beginnt bereits einige Wochen nach der Empfängnis zu schlagen. Von diesem Zeitpunkt an gibt es den Rhythmus unseres Lebens in jedem Moment unserer irdischen Existenz an. Erst bei unserem Tod stellt es seine Arbeit ein.

Das Schlagen unseres Herzens erfüllt eine lebensnotwendige Aufgabe: Es pumpt das Blut in alle Regionen unseres Körpers. Unsere Zellen sind auf den Sauerstoff und die zahlreichen Nährstoffe, die über die Blutbahn zu ihnen transportiert werden, angewiesen. Ein Muskel, der aus irgendeinem Grund von dieser Blutversorgung abgeschnitten wird, stirbt rasch ab.

Da auch das Herz ein Muskel ist, benötigt es eine kontinuierliche Blutzufuhr. Sie mögen denken, daß eine ausreichende Blutversorgung für das Herz immer gewährleistet sein müßte, da die Herzkammern ständig mit Blut gefüllt sind. Doch das Herz kann das in seinen Kammern gespeicherte Blut nicht direkt nutzen, ebensowenig wie der Verstärker einer Stereo-Anlage sich an sich selbst anschließen kann. Vielmehr wird das Herz von jenem Blut versorgt, welches ihm über zwei besondere Arterien zugeführt wird: die Koronararterien.

Bei einer gesunden Person fließt das Blut gleichmäßig und problemlos durch die Koronararterien, wodurch eine optimale Herztätigkeit ermöglicht wird. Doch wenn eine der Koronararterien oder eine ihrer zahlreichen Aufzweigungen verstopft ist, wird die Herzregion, die von dem verstopften Gefäß versorgt wird, absterben.

In der medizinischen Fachsprache spricht man dann von einem „Myokardinfarkt", den die meisten von uns als Herzinfarkt kennen. Herzinfarkte sind gegenwärtig in den Vereinigten Staaten bei weitem die häufigste Todesursache. Alle 25 Sekunden erleidet jemand in den USA einen Herzinfarkt. Alle 45 Sekunden fordert diese Erkrankung ein weiteres Todesopfer.

Wenn das Opfer Glück hat und der abgestorbene Herzbezirk relativ klein ist, sind die Überlebenschancen gut. Das tote Gewebe wird nach und nach durch Narbengewebe ersetzt. Doch wenn eine große Herzregion von der Blutzufuhr abgeschnitten wird, kann man kaum etwas tun, um das Leben dieses Menschen zu retten. Viele Betroffene sterben binnen weniger Minuten nach einem Herzinfarkt.

Die Infarktopfer haben oftmals nicht die geringste Ahnung, daß sie in großer Gefahr schweben. Es gibt praktisch keine körperlichen Symptome, die auf die drohende Katastrophe hinweisen. Es ist sogar möglich, daß ihnen noch am selben Morgen ihr Hausarzt blendende Gesundheit attestiert hat. Doch ganz plötzlich fühlen die Betroffenen einen starken vernichtenden Schmerz in ihrer Brust. Häufig strahlt der Schmerz in den Arm aus und manchmal auch in den Nacken, meist auf die linke Seite. Oft tritt kalter Schweiß auf, ebenso wie Übelkeit, Erbrechen und Atemnot. Die Symptome sind mit entsetzlichen Todesangstgefühlen gekoppelt.

Obwohl Herzinfarkte ohne Vorankündigung ganz plötzlich auftreten, handelt es sich dabei keineswegs um einen Zufall. Ein Herzinfarkt ist die unausweichliche Konsequenz eines allmählichen und langwierigen Prozesses. Stellen Sie sich vor, Sie würden kaltes Wasser in einen Topf geben und diesen Topf dann auf einen heißen Herd stellen. Für einige Zeit wird Ihnen kaum etwas Bemerkenswertes auffallen. Unmittelbar bevor das Wasser die Siedepunkttemperatur erreicht, werden Sie jedoch eine dramatische Veränderung erkennen: Das Wasser beginnt zu kochen.

In gleicher Weise neigt man bei einem plötzlichen Verschluß einer Koronararterie und dem daraus resultierenden Herzinfarkt zu fehlerhaften Schlußfolgerungen. In Wirklichkeit setzt das Auftreten eines solchen Prozesses voraus, daß unsere Herzkranzgefäße bereits seit einiger Zeit auf das Erreichen des „Siedepunktes" zusteuerten.

Der schleichende Prozeß, der sich in unseren Arterien vollzieht und zu einem konstant steigenden Herzinfarktrisiko führt, trägt auch einen Namen.

Diesen Vorgang, der die Grundursache nahezu aller Herzinfarkte darstellt, bezeichnet man als „Arteriosklerose".

Arteriosklerose wird im allgemeinen Sprachgebrauch häufig als „Arterienverkalkung" bezeichnet, was jedoch aus wissenschaftlicher Sicht nicht korrekt ist. Besser sollte man von einer „Verengung der Arterien" sprechen, obgleich auch dieser Ausdruck nicht ganz zufriedenstellend ist.

Bei der Arteriosklerose handelt es sich um einen Prozeß, bei dem sich an den Innenwänden der Arterien allmählich fettartige Ablagerungen ansammeln. Dadurch reduziert sich die Öffnung, durch die das Blut hindurchströmen kann. Die fremdartigen Ablagerungen, die sich an den Arterieninnenwänden speichern, bezeichnet man als „Atherome" oder „Plaques".

Nach einiger Zeit können die in den Plaques enthaltenen fettartigen Substanzen die Arterienwand einreißen und ein Gerinnsel bilden. Diese Gerinnsel können die bereits verengte Arterie verschließen und somit jeglichen Blutfluß durch das Gefäß unterbinden.

Bildet sich ein Gerinnsel in einer der beiden Koronararterien, die das Herz mit Blut versorgen, und führen diese Gerinnsel zu einem Gefäßverschluß, erleidet das Herz eine Unterversorgung an lebensspendendem Blut. Ein solcher Vorgang führt zum Herzinfarkt.

Es gäbe keinen Herzinfarkt, wenn die Herzkranzgefäße nicht bereits teilweise durch arteriosklerotische Gefäßablagerungen verengt wären. Die Arteriosklerose ist also die Voraussetzung für das Auftreten eines Herzinfarktes. Demnach sollten wir uns zur Vorbeugung von Herzinfarkten vorrangig der Vermeidung der Arteriosklerose widmen.

In unserem Körper gibt es eine weitere Region, die besonders anfällig für einen durch eine Arterienverstopfung bedingten Blutmangel ist. Es ist dies ein Teil unseres Körpers, dessen unvorhersehbare Funktionstüchtigkeit so manches Mal zu allerlei Belustigung Anlaß gibt:

„Das Gehirn ist ein wundervolles Organ; es beginnt seine Arbeit, sobald Sie morgens aufstehen, und hört nicht wieder auf, bis Sie ins Büro kommen."

In Wirklichkeit ist eine Funktionsstörung des Gehirns jedoch ganz und gar nicht auf die leichte Schulter zu nehmen. Schlaganfälle treten ebenso wie Herzinfarkte häufig ohne vorherige Warnsignale auf und enden ebenfalls in vielen Fällen tödlich. Der Schlaganfall gehört in den Vereinigten Staaten neben dem Herzinfarkt und Krebs zur Haupt-Todesursache.

Ein Schlaganfall weist viele Parallelen zu einem Herzinfarkt auf; lediglich die betroffene Körperregion unterscheidet sich bei diesen beiden akuten medizinischen Notfällen. Denn ebenso, wie eine durch arteriosklerotische Ablagerungen bedingte Verstopfung der Arterien, die das Herz versorgen, einen Herzinfarkt auslöst, so wird auch ein Schlaganfall durch arteriosklerotische Gefäßablagerungen in den das Gehirn versorgenden Arterien verursacht. Und so wie bei einem Herzinfarkt die betroffene Region des Herzens abstirbt, stirbt auch bei einem Schlaganfall das von einer ausreichenden Blutversorgung abgeschnittene Gehirngewebe. Wie beim Herzen können diese Schäden auch nur dann im Gehirn auftreten, wenn die Arterien ihre Elastizität verloren haben und durch arteriosklerotische Ablagerungen verengt und verstopft sind.

In den USA sterben mehr Menschen an Herzinfarkten, Schlaganfällen und anderen Folgen der Arteriosklerose als an sämtlichen anderen Todesursachen zusammengenommen. Statistisch gesehen haben Sie und ich eine Chance von mehr als 50:50, an einer Krankheit zu sterben, die durch die Verstopfung unserer Arterien entsteht.

■ Hoffnung

Jahrelang erzählte man uns, daß Herzinfarkte und Schlaganfälle eben Tragödien seien, die wir irgendwie akzeptieren müßten, da sie sich nicht vermeiden ließen. Doch während der letzten Jahrzehnte wurden bahnbrechende neue Erkenntnisse gewonnen. Die umfangreichsten medizinischen Untersuchungen erbrachten unwiderlegbare Beweise dafür, daß wir keineswegs hilflose Opfer der Arteriosklerose sind. Vielmehr handelt es sich hierbei um eine Erkrankung, die wir selbst, ob wissentlich oder unwissentlich, verursachen. Ebenso liegt es auch an uns, der Entwicklung einer Arteriosklerose vorzubeugen.

Mit jeder neuen Untersuchung kamen immer mehr Wissenschaftler und medizinische Fachpublikationen zur gleichen Schlußfolgerung: Eine Ernährungsweise, die viel gesättigte Fette und Cholesterin enthält, erhöht den Cholesterinwert des Blutes, verursacht die Entstehung einer Arteriosklerose und führt somit zu Herzinfarkten und Schlaganfällen. Demgegenüber verringert eine fettarme und weitestgehend cholesterinfreie Kostform den Cholesteringehalt des Blutes und senkt damit das Herzinfarkt- und Schlaganfallrisiko. [1]

Die medizinischen Studien sprechen eine eindeutige Sprache. Wir können uns geradezu mit Messer und Gabel ins Herz stechen, indem wir eine

Ernährung wählen, die unweigerlich eine Entstehung von Arteriosklerose nach sich zieht. Oder wir können die Herzinfarktgefahr von uns abwenden, indem wir eine Kostform bevorzugen, die die Gesundheit unseres Herz-Kreislaufsystems fördert.

Viele hingebungsvolle Wissenschaftler haben hart dafür gearbeitet, die Zusammenhänge zwischen Ernährung und Krankheitsentstehung für uns zu erforschen. Allerdings gibt es auch gleichzeitig bislang sehr erfolgreiche Bemühungen, das erlangte Wissen der Öffentlichkeit vorzuenthalten. Mächtige Interessengruppen profitieren vom Verkauf von Nahrungsmitteln, die reich an gesättigten Fetten und Cholesterin sind. Diese Unternehmen haben erkannt, daß die jüngsten wissenschaftlichen Erkenntnisse die gesundheitsschädigende Wirkung ihrer Produkte entlarven. Obgleich es ihnen nicht gelungen ist, die Fortschritte der ernährungsmedizinischen Forschung aufzuhalten, waren sie dennoch überaus erfolgreich in ihrem Bestreben, der Mehrheit der Bevölkerung das buchstäblich überlebensnotwendige Wissen über die Zusammenhänge zwischen Ernährung und Krankheit vorzuenthalten. Diese Konzerne versuchen uns weiterhin dazu zu bewegen, unsere krankheitsfördernden Eßgewohnheiten beizubehalten. Was die Tabakindustrie für den Lungenkrebs ist, sind diese Nahrungsmittelindustrien für den Herzinfarkt.

■ Die ersten Beweise

Einige der ersten Hinweise darauf, daß es sich bei der Arteriosklerose keineswegs um eine „natürliche Alterserscheinung" handelt, sondern daß diese vielmehr durch unsere Ernährungsweise bedingt ist, stammen aus Untersuchungen während des Korea-Krieges. Die an gefallenen Soldaten durchgeführten Autopsien führten zu erschreckenden Ergebnissen. Bei mehr als 77 % der amerikanischen Soldaten waren durch arteriosklerotische Ablagerungen bedingte Gefäßverengungen nachweisbar. Erstaunlicherweise ließen sich bei den gefallenen Soldaten des Gegners jedoch keine derartigen Schäden feststellen.[2]

Zur damaligen Zeit sah man die Ursachen für diese Befunde eher in einer unterschiedlichen genetischen Disposition als in ernährungsbedingten Faktoren. Allerdings wurde diese Theorie sehr bald hinfällig, als sich zu Versuchszwecken auch eine große Gruppe koreanischer Soldaten über einen gewissen Zeitraum mit der Standardkost der US-Soldaten ernährte. Sehr bald fand man nämlich auch bei den jungen Koreanern hohe Cholesterinwerte, die ein untrüglicher Hinweis auf die schleichende Entstehung einer arteriosklerotischen Gefäßschädigung sind.[3]

Traditionsverbundene Ernährungswissenschaftler waren seit Jahrzehnten von den Vorzügen einer auf Fleisch, Milchprodukten und Eiern basierenden Ernährung überzeugt. Seit jenen Tierfütterungsversuchen, in denen das schnellstmögliche Wachstum bei Ratten durch tierische Kost erzielt werden konnte, glaubten die meisten Forscher felsenfest an den Mythos von der Notwendigkeit der Fleisch- und Milchnahrung. Zudem hatten diese Wissenschaftler das erste Vitamin entdeckt, das Vitamin A. Dieses wurde nämlich erstmals aus Butterfett isoliert; eine Tatsache, die den Glauben an die vermeintliche Höherwertigkeit tierischer Produkte weiter nährte.

Doch nach den aus den Autopsien der gefallenen Soldaten gewonnenen Erkenntnissen mußte nun zum ersten Mal der Gesundheitswert der tierischen Nahrung in Frage gestellt werden. Konnte es denn sein, daß die so hoch im Kurs stehenden Lebensmittel wie Fleisch, Milchprodukte und Eier Herzinfarkten Vorschub leisten? Diese Produkte sind die Hauptlieferanten von gesättigten Fetten in der Nahrung. Zusammen mit Fischwaren sind es auch die einzigen Quellen von Lebensmittel-Cholesterin.

Aufgeschreckt durch die Autopsie-Ergebnisse der gefallenen Soldaten im Korea-Krieg, führten medizinische Forscher zahlreiche weitere Studien durch, um der Sache auf den Grund zu gehen. In den Jahren 1963-1965 wurde das Internationale Arteriosklerose-Projekt durchgeführt, eine weltweite Untersuchung von Herzinfarkten und Schlaganfällen. Im Rahmen dieser gigantischen Forschungsarbeit wurden weltweit die Arterien von mehr als 20.000 Verstorbenen untersucht.[4] Die Autopsien erbrachten aussagekräftige Erkenntnisse: Diejenigen Menschen, die in Gebieten lebten, in denen viel gesättigte Fette und Cholesterin gegessen werden, hatten weitaus häufiger arteriosklerotische Gefäßschäden und höhere Herzinfarkt- und Schlaganfallraten.[5]

Es dauerte einige Zeit, bis man in wissenschaftlichen Kreisen die Bedeutung dieser Erkenntnisse erfaßt hatte, denn die daraus resultierenden Schlußfolgerungen verlangten eine vollkommene Kehrtwende der bisher anerkannten Ernährungsgewohnheiten.

Die Fleisch-, Milchprodukte- und Eier-Industrien waren verständlicherweise nicht allzusehr darum bemüht, die Verbreitung derartiger Erkenntnisse zu fördern. Vielmehr finanzierten diese Industriezweige diverse Studien, mit denen sie die Unschädlichkeit ihrer Produkte beweisen wollten. Es wurde zu ihrem erklärten Anliegen, die sogenannte „gesättigte Fett- und Cholesterin-Theorie der Arteriosklerose" zu widerlegen. So wurde verkündet, daß tierische Produkte schließlich nicht die einzigen Quellen von gesättigten Fetten seien; auch in pflanzlichen Produkten kämen gesättigte Fette vor. Pressesprecher der Fleisch- und Milchindustrie verwiesen auf Kokosnüsse, Palmkernöl und Schokolade, die allesamt reich an gesättigten Fetten seien. Also, so wurde behauptet, sei es unfair, Fleisch, Milchprodukte und Eier als Alleinschuldige darzustellen. Allerdings versäumten es diese Industriezweige in ihrer Öffentlichkeitsarbeit zu betonen, daß Kokosnüsse, Palmkernöl und Schokolade die einzigen pflanzlichen Nahrungsmittel sind, die viel gesättigte Fette enthalten. Außerdem darf man wohl mit Recht behaupten, daß die meisten Menschen sehr viel mehr Fleisch, Milchprodukte und Eier essen als Kokosnüsse, Palmkernöl und Schokolade.

Zudem findet man in keinem pflanzlichen Lebensmittel Cholesterin. Sämtliches Cholesterin, das wir über die Nahrung aufnehmen, stammt von Fleisch, Fisch, Milchprodukten und Eiern.

■ **Mehr Beweise**

Mit jeder weiteren Studie wurden die Beweise immer beeindruckender. Allerdings ignorierten die Industriezweige, die durch die neuen Erkenntnisse wirtschaftliche Einbußen befürchteten, konsequent all das, was ihnen nicht ins Konzept paßte. Es wurde einfach behauptet, genetische Einflüsse seien weitaus bedeutsamer als die Aufnahme von gesättigten Fetten und Cholesterin. Um den Wahrheitsgehalt dieser Theorie zu überprüfen, führten Dr. M. G. Marmot und seine Mitarbeiter von der Berkeley-Universität in Kalifornien eine großangelegte Studie durch, bei der die Wissenschaftler die Herzinfarktraten von japanischen Männern, die in die verschiedensten Regionen der Erde ausgewandert waren, untersuchten. Die Ergebnisse dieser Forschungsarbeit setzten eine Fachwelt in Erstaunen, die noch immer nicht so recht glauben mochte, daß einstmals so hochangesehene Nahrungsmittel wie Fleisch, Milchprodukte und Eier sich sogar nachteilig auf die Gesundheit auswirken. Die Studie lieferte eine nahezu exakte statistische Übereinstimmung bei allen Gruppen in bezug auf den Verzehr von gesättigten Fetten und Cholesterin und der durch koronare Erkrankungen der Herzkranzgefäße bedingten Todesfälle.[6]

■ **DER CHOLESTERINGEHALT VERSCHIEDENER LEBENSMITTEL**

■ Tierische Lebensmittel Cholesteringehalt (in mg pro 100 g)		■ Pflanzliche Lebensmittel Cholesteringehalt (in mg pro 100 g)	
EIER	550	ALLE GETREIDE	0
RINDERNIERE	375	ALLE GEMÜSE	0
RINDERLEBER	300	ALLE NÜSSE	0
BUTTER	250	ALLE KERNE UND SPROSSEN	0
AUSTERN	200	ALLE FRÜCHTE	0
SCHWEINESCHMALZ	95	ALLE HÜLSENFRÜCHTE	0
RINDERSTEAK	70	ALLE PFLANZENÖLE	0
LAMMFLEISCH	70		
SCHWEINEFLEISCH	70		
HUHN	60		
EISCREME	45		

Entnommen aus: J. Pennington: „Food Values of Portions Commonly Used",
HARPER AND ROW, 14. AUFLAGE, NEW YORK, 1985

Jahr für Jahr stieg die Zahl der Beweise weiter an. 1970 veröffentlichte Dr. Ancel Keys von der Universität der *Minnesota School of Public Health* die Ergebnisse einer umfangreichen siebenjährigen Studie, die den Einfluß der Ernährung auf Herzkrankheiten untersuchte.[7] Im Rahmen dieses Projekts wurden mehr als 12.000 Männer in Finnland, Griechenland, Italien, Japan, den Niederlanden, den USA und dem ehemaligen Jugoslawien untersucht. Zwischen der Menge an gesättigten Fetten und Cholesterin in der Ernährung dieser Menschen und ihrem Blutcholesterinwert sowie ihrer Herzinfarkttodesrate bestand ein eindeutiger Zusammenhang. Von all diesen Nationen haben die Vereinigten Staaten und Finnland den höchsten Verzehr an tierischen Nahrungsmitteln und den höchsten Konsum an gesättigten Fetten und Cholesterin – und die höchste Herzinfarkttodesrate.[8]

Es wurde immer schwerer, sich vor dem überwältigenden Beweismaterial zu verschließen, das den Konsum von tierischen Produkten belastete. Dennoch gaben sich die beschuldigten Industriezweige alle Mühe, die Aufmerksamkeit in eine andere Richtung zu lenken. Ohne die Anschuldigungen auch nur im geringsten widerlegen zu können, ignorierten sie sie einfach und verbreiteten weiterhin die längst überholte Theorie, daß die Krankheitsursache bei den genetischen Anlagen läge. Dr. Keys Studie und andere vergleichbare Untersuchungen bewiesen nämlich das genaue Gegenteil. Es war bekannt, daß bestimmte Berufsgruppen wie Verkäufer, Minenarbeiter, Mechaniker, Bauern und Ärzte sich anders als die anderen Gruppen ernähren und damit auch unterschiedliche Mengen an gesättigten Fetten verzehren. Ebenso wußte man, daß im Westen lebende Japaner meist eine stark von der traditionell japanischen Ernährungsweise abweichende Kostform befolgen. Doch als die von den Männern verzehrten Mengen an gesättigten Fetten mit ihren Blutcholesterinwerten verglichen wurden, traten spektakuläre Ergebnisse zutage. Die Korrelation zwischen der Aufnahme an gesättigten Fetten und der Höhe des Cholesterinwerts hätte kaum genauer sein können.

Selbst jene Wissenschaftler, die es noch immer mit den alten Vorstellungen über gesunde Ernährung hielten, mußten allmählich einsehen, daß man die Zusammenhänge nicht länger leugnen konnte: Je mehr gesättigte Fette und Cholesterin ein Mensch verzehrt, desto höher ist sein Cholesterinwert, desto schlechter ist der Zustand seiner Arterien und desto größer ist sein Herzinfarkt- und Schlaganfallrisiko.

Die Fleisch-, Milchprodukte- und Eier-Industrien waren alles andere als begeistert von der Richtung, in die sich die wissenschaftliche Forschung bewegte.

■ Zunehmende Klarheit

Die Beweise, die die Grundlagen der westlichen Ernährungsweise in Frage stellten, wurden verständlicherweise nicht einfach akzeptiert und in die wissenschaftliche Lehrmeinung integriert. Da es um die Überprüfung von einstmals für unerschütterliche Wahrheiten gehaltene Vorstellungen ging, wurden die umfangreichsten jemals in der Geschichte der medizinischen Forschung unternommenen Studien durchgeführt. Obwohl ich die meisten Laborversuche an Tieren aus ethischen Gründen ablehne, waren die aus diesen Experimenten gewonnenen Erkenntnisse ein weiterer Nagel in den Sarg der alten Ernährungsweisheiten. An der Universität von Chicago fütterten Dr. Robert Wissler und seine Mitarbeiter eine Gruppe von Rhesusaffen mit der amerikanischen Durchschnittskost. Eine zweite Gruppe von Affen wurde mit einer Kostform versorgt, die einen weitaus geringeren Gehalt an gesät-

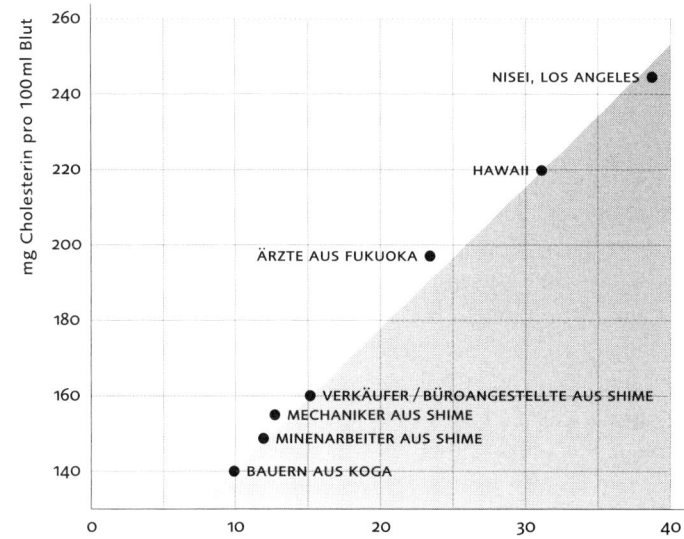

JE MEHR GESÄTTIGTE FETTE SIE ESSEN, DESTO HÖHER STEIGT IHR BLUTCHOLESTERINWERT

mg Cholesterin pro 100 ml Blut

260
240   NISEI, LOS ANGELES ●
220   HAWAII ●
200   ÄRZTE AUS FUKUOKA ●
180
160   ● VERKÄUFER / BÜROANGESTELLTE AUS SHIME
   ● MECHANIKER AUS SHIME
   ● MINENARBEITER AUS SHIME
140   ● BAUERN AUS KOGA

0   10   20   30   40

Prozentsatz der Kalorien in Form von Fett

Prozentsatz der Kalorien in Form von Fett in der Ernährung von 284 japanischen Männern und die daraus resultierenden Blutcholesterinwerte. Die Ernährungsweise wird zum großen Teil bestimmt durch das Einkommen und die Lebensweise in den angegebenen Regionen.

Adaptiert aus dem Artikel „Diet and the Epidemiology of Heart Disease" von Dr. Ancel Keys, ERSCHIENEN IM JOURNAL OF THE AMERICAN MEDICAL ASSOCIATION 164(17):1916, 1957.

tigten Fetten, Cholesterin und Kalorien aufwies. Nach einiger Zeit wurden die Tiere getötet, um ihre Arterien zu untersuchen. Die mit der amerikanischen Standardkost ernährten Affen hatten sechsmal mehr Arteriosklerose als die anderen Affen.[9]

Allerdings konnten die Wissenschaftler durch eine entsprechende Ernährungsweise nicht nur Arteriosklerose bei den Tieren hervorrufen. Ebenso gelang es ihnen, durch bestimmte Ernährungsmaßnahmen bereits bestehende arteriosklerotische Gefäßverengungen wieder aufzulösen. Dr. Mark Armstrong und seine Kollegen von der Iowa-Universität verabreichten einer Gruppe von Affen eine Kost, die sehr reich an Eigelb war. Eigelb ist in der amerikanischen Ernährung eine der Hauptquellen von gesättigtem Fett und Cholesterin. Die Koronararterien der Affen wurden rasch von Arteriosklerose geschädigt. Als die Arterien bereits halb verschlossen waren, verringerten die Forscher die Menge an gesättigten Fetten und Cholesterin in der Ernährung der Affen. Anderthalb Jahre später waren die arteriosklerotischen Gefäßschäden um mehr als zwei Drittel zurückgegangen gegenüber jener Zeit, in der sie eine viel gesättigtes Fett und Cholesterin enthaltende Kost verabreicht bekamen.[10] Die Pressesprecher der Fleisch-, Milch- und Eier-Industrien versuchten, derartige Experimente als unglaubwürdig abzustempeln. Doch immer mehr Wissenschaftler waren zunehmend beeindruckt von diesen und ähnlichen Studien. Bei allen untersuchten Tierarten waren die Ergebnisse immer wieder genau gleich. Die einzigen Tiere, die in großen Mengen gesättigte Fette und Cholesterin aufnehmen können, ohne dadurch arteriosklerotische Gefäßschäden zu entwickeln, sind natürliche Fleischfresser. Dr. William S. Collins schrieb über diese Studien in *Medical Counterpoint*:

> *„Kürzlich durchgeführte Untersuchungen, von denen viele in meinem Labor im Maiominides Medical Center stattfanden, offenbaren anscheinend, daß ein fleischfressendes Tier eine nahezu grenzenlose Kapazität besitzt, unbeschadet gesättigte Fette und Cholesterin aufzunehmen, während vegetarische und pflanzenfressende Tiere diese Substanzen nur in ganz geringen Mengen verzehren können, ohne daß sich Schäden einstellen. Es ist beispielsweise praktisch unmöglich, bei einem Hund eine Arteriosklerose hervorzurufen, selbst wenn man ihm täglich ein halbes Pfund Butter zu seiner üblichen Nahrung hinzugibt ... Andererseits bewirkt man bereits mit zwei Gramm Cholesterin, das man täglich unter die Nahrung eines Kaninchens mischt, binnen zwei Monaten deutliche Fettablagerungen in den Arterienwänden."*[11]

Ständig erscheinen neue Studien, die immer wieder zu den gleichen Ergebnissen gelangen. Ebenso wie die Primaten, unsere nächsten Verwandten aus dem Tierreich, können wir Menschen gesättigte Fette und Cholesterin nur sehr schlecht verarbeiten. Je mehr wir von diesen Substanzen essen, desto stärker werden wir unter Arteriosklerose leiden und desto größer wird unser Risiko, an einem Herzinfarkt zu sterben.

▓ Weitere Beweise

Im Jahre 1964 besuchte der Herzspezialist Dr. Paul Dudley White, der durch seine Behandlung von Präsident Eisenhower berühmt wurde, das Volk der Hunza in Kashmir. Dabei wollte er sich selbst ein Bild davon machen, ob diese Menschen tatsächlich bis ins hohe Alter von jeglichen Herzerkrankungen verschont bleiben. Er nahm Blutdruck-, Cholesterinwert- und EKG-Untersuchungen vor, fand jedoch nicht einen einzigen Fall von Erkrankungen der Herzkranzgefäße. Und das selbst bei jenen 25 von Dr. White untersuchten Männern, die bereits über 90 Jahre alt waren. In seinem im *American Heart Journal* veröffentlichten Bericht schreibt Dr. White, daß es einen Zusammenhang zwischen der nahezu vollkommen vegetarischen Ernährung der Hunza und dem erstaunlichen Fehlen jeglicher Herzerkrankung geben müsse.

Wenn Fleisch, Eier und Milchprodukte tatsächlich die Hauptschuld an der Entstehung von Herzkrankheiten tragen, dachten sich viele Wissenschaftler, dann sollte man erwarten dürfen, daß Vegetarier sehr viel geringere Herzinfarktraten haben als Fleischesser. Demzufolge müßten reine Vegetarier, die keinerlei Tierprodukte verzehren, die niedrigsten Herzerkrankungsraten haben.

Zahlreiche Studien wurden unternommen, um diese Vermutungen zu prüfen. Wissenschaftler der Loma-Linda-Universität in Kalifornien führten eine der umfangreichsten Untersuchungen mit mehr als 24.000 Testpersonen durch. Die Erkenntnisse dieser Studie erschienen im *American Journal of Clinical Nutrition*. Die Herzinfarkttodesrate bei Ovo-lakto-Vegetariern lag bei nur einem Drittel der Herzinfarkttodesrate der fleischessenden Bevölkerung. Geradezu sensationell war der Wert bei reinen Vegetariern – ihre Herzinfarkttodesrate betrug nur ein Zehntel von der von Fleischessern.[12]

Diese Zahlen wurden durch viele weitere Studien belegt. Ovo-lakto-Vegetarier leiden weitaus seltener an Herzerkrankungen als Fleischesser. Und reine Vegetarier werden noch viel seltener von Herzkrankheiten befallen.[13]

Die Fleisch-, Milch- und Eier-Industrien verfielen allmählich in Panik. Auf der Suche nach dem vermeintlich letzten rettenden Strohhalm verlegten sie sich auf die Behauptung, andere Faktoren der Lebensführung, wie etwa das Rauchen, seien hierfür verantwortlich.

Die Wissenschaftler des Medizinischen Forschungslabors in Cardiff, Wales, unterzogen diese Überlegung einer ernsthaften Prüfung. In ihrer Studie wurden statistisch alle anderen Lebensführungsfaktoren außer der Ernährung, also auch das Rauchen, eliminiert. Allerdings war die Herzinfarkt-todesrate der Vegetarier noch immer weitaus niedriger als bei Nicht-Vegeta-riern.

Sogar die Zeitschrift *Time* brachte einen Artikel zu diesem Thema. *Time* war zwar noch nie dafür bekannt, in Ernährungsfragen mit konservativen Vorstellungen zu brechen, doch in diesem Fall ließen sie sich zu einer Titel-geschichte über die Auswirkungen des Konsums von gesättigten Fetten und Cholesterin in der Ernährung hinreißen:

„In Regionen, in denen ... kaum Fleisch gegessen wird, gibt es keine Herz-Kreislauf-Krankheiten." [14]

Die Übereinstimmung unter den Wissenschaftlern über den Zusammenhang zwischen Fleisch-, Milch- und Eiergenuß und dem Auftreten von Herz-krankheiten wurde nahezu vollkommen. In einer von dem norwegischen Herzspezialisten Dr. Kaare Norum durchgeführten internationalen Um-frage unter Wissenschaftlern, die sich mit dem „Arteriosklerose-Problem" beschäftigen, bestätigten 99 % dieser Experten die Verbindung zwischen Herzerkrankungen und Ernährung. Als Ursachen der Krankheitsentste-hung wurden eine zu kalorienreiche Kost und ein Zuviel an gesättigten Fet-ten und Cholesterin genannt. [15]

■ Das Vorbild der Tabakindustrie

Die stetig wachsende Beweislast gegen ihre Produkte stellte eine große Her-ausforderung für die Fleisch-, Milch- und Eier-Industrien dar. Immer mehr sahen sich diese Wirtschaftszweige in die Defensive gedrängt; sie gelangten in eine ebenso peinliche Position wie einige Jahre zuvor die Tabakindustrie.

Die medizinischen Beweise für die gesundheitsschädigenden Folgen des Rauchens sind unwiderlegbar. [16] Und dennoch bemüht sich die Tabakindu-strie auch weiterhin, die Angelegenheit möglichst verwirrend zu gestalten. Offensichtlich mit großem Erfolg. Jüngsten Umfragen zufolge bezweifeln die Hälfte aller Raucher in den USA, daß der Tabakgenuß ihrer Gesundheit schadet.

Dem Vorbild der Tabakindustrie folgend, versucht auch die Nahrungs-mittelindustrie den Eindruck zu erwecken, als herrsche in medizinischen Kreisen noch Ungewißheit über die Zusammenhänge zwischen einer fett-und cholesterinreichen Ernährungsweise und dem Auftreten von Herz-krankheiten. [17]

Der Leiter des Zentrums für wissenschaftliche Forschung im öffentlichen Interesse, Michael Jacobson, kennt sich mit der Strategie dieser Industriezweige bestens aus. Jacobson schrieb:

„Trotz der überwältigenden wissenschaftlichen Beweise für den ursächlichen Zusammenhang zwischen Fettverzehr und dem Auftreten von Herzerkrankungen haben einige Forscher bei vielen Menschen Zweifel an der ‚Fett-Theorie‘ ausgelöst … So erschien zum Beispiel im Juni 1980 ein Bericht eines Komitees der Nationalen Akademie der Wissenschaften, in dem die übliche fettreiche amerikanische Ernährungsweise verteidigt wird. Die Verfasser dieses Berichts waren Professoren, die lange Jahre auf der Gehaltsliste der Fleisch-, Milch- oder Eier-Industrie standen oder noch immer zu deren wissenschaftlichen Beratern gehören. Einer dieser Professoren, so wurde zitiert, sei überrascht, daß einige Menschen annehmen könnten, daß das 250.000-Dollar-Gehalt, das er von der Eier-Industrie beziehe, seine wissenschaftliche Objektivität im Hinblick auf die Beurteilung von Eiern einschränke … Aus der Nahrung stammendes Fett und Cholesterin … fördert die Entstehung einiger der furchtbarsten Erkrankungen und verursacht jährlich Hunderttausende von Todesfällen. Zu diesen Krankheiten zählen Erkrankungen der Herzkranzgefäße, arteriosklerotische Gefäßschäden, Gangrän, Gehörverlust, Brust- und Dickdarmkrebs und Gehirnblutungen … Während die Medizin die meisten Infektionskrankheiten recht sicher unter Kontrolle hat, sind die chronischen Krankheiten viel schwieriger auszurotten. Die Bakterien und andere Mikroben, die Infektionskrankheiten verursachen, haben keine Freunde und Verbündeten, die ihre Interessen vertreten. Daher können diese Krankheitserreger gnadenlos bekämpft werden. Allerdings … haben einige der Verursacher von degenerativen Erkrankungen mächtige Verbündete in der Wirtschaft … Im Laufe der Jahre hat die ‚Fett-Lobby‘ – die Fleisch-, Milch- und Eier-Industrie und ihre Verbündeten in akademischen und politischen Institutionen – nicht nur die Ernährungsrichtlinien unseres Landes beeinflußt, vielmehr hat sie diese bestimmt.“ [18]

■ Ein erbitterter Kampf

Eigentlich müßte man annehmen, daß es der Fleisch-, Milch- und Eierlobby nicht mehr allzu leicht fallen dürfte, die Ernährungsrichtlinien der Vereinigten Staaten zu kontrollieren, da diese Produkte doch für mehr Todesfälle verantwortlich sind als alle Kriege in der Geschichte der USA zusammengenommen. Doch noch immer haben diese Wirtschaftszweige eine kaum vorstellbare politische Macht. In die Durchsetzung ihrer Interessen wird viel Geld investiert, und einige der gerissensten politischen Lobbyisten befinden sich in ihren Reihen. Ihre Gegner sind Wissenschaftler und unabhängige Forscher, die keinerlei Erfahrung in politischen Verhandlungsrunden besitzen und auch im Vergleich zu den mächtigen Wirtschaftsvertretern kaum über die nötigen finanziellen Mittel verfügen, um ihre Interessen durchzusetzen. Es ist ein sehr ungleicher Kampf.

Auf der einen Seite stehen geschäftstüchtige und mit allen Wassern gewaschene Vertreter der mächtigen Fleisch-, Milch- und Eier-Industrien. Auf der anderen Seite befinden sich meist als Einzelkämpfer auftretende Wissenschaftler, unterfinanzierte Verbraucherorganisationen oder sonstige Interessengruppen; mitunter auch einige Politiker, die sich nicht scheuen, eine unpopuläre Meinung zu vertreten.[19]

In diesem Kampf investieren die finanzstarken Wirtschaftsmächte, die uns mit gesättigten Fetten und Cholesterin versorgen, etliche Millionen Dollar in aufwendige Werbekampagnen. Es wird uns von den phantastischen gesundheitlichen Vorteilen der Fleischnahrung, dem hohen ernährungsphysiologischen Wert des Eierkonsums und der absoluten Notwendigkeit einer reichhaltigen Milchversorgung erzählt. Mit keinem Wort wird erwähnt, daß diese Nahrungsmittel unsere Arterien verstopfen und Herzinfarkte und Schlaganfälle verursachen.

Selbstverständlich verschweigt eine Werbung stets die Nachteile des angepriesenen Produkts. Doch ab und zu zogen sich die Industrien den Zorn von Verbraucherschutzgruppen, Richtern und medizinischen Experten zu, da sie eine beispiellose Unverfrorenheit an den Tag legten.

Im Jahre 1985 konnte sich der Verband amerikanischer Rindfleischproduzenten schon zum zweiten Mal mit der etwas zweifelhaften Auszeichnung des *Harlan Page Memorial-Preises* für die verlogenste und unwahrste Werbekampagne rühmen.[20] Der nach einem berüchtigten Scharlatan benannte Preis wird von einer Anzahl von Verbraucherschutzgruppen verliehen, die sich mit den teilweise haarsträubenden Lügengeschichten der amerikanischen Werbung auseinandersetzen. Einer der Gründe dafür, die Rindfleischindustrie mit diesem aus naheliegenden Gründen nicht sonderlich begehrten Preis zu bedenken, war die Tatsache, daß für Rindfleisch mit der Aussage geworben wurde, es handele sich dabei um ein besonders fettarmes Produkt.

Allerdings bezog sich diese Behauptung auf ein im Labor präpariertes Stück Rindfleisch, dem zuvor in stundenlanger Laborarbeit mit Hilfe von Skalpellen sämtliches Fett entfernt wurde.[21] Ebensowenig fand die Tatsache Erwähnung, daß sich das im Fleisch enthaltene Cholesterin vorwiegend in den mageren Geweben befindet und somit selbst mit noch so sorgfältigen Bemühungen nicht zu entfernen ist.

Die Fleischindustrie muß sich schon sehr anstrengen, um die Vorstellungen von der gesundheitsfördernden Wirkung ihrer Produkte aufrechterhalten zu können. Die wissenschaftlichen Beweise sind in ihrer Aussage eindeutig und unmißverständlich.

Die Milchindustrie startete eine Reihe von kostspieligen Fernsehwerbespots, in denen Stars aus der Unterhaltungsbranche und Spitzensportler uns an die Vorzüge des Milchverzehrs erinnerten. So verkündete der Schwimmer Mark Spitz: „Jeder braucht Milch." Die Nationale Handelskommission der USA mochte sich dieser Einschätzung jedoch nicht so recht anschließen. Die Behörde leitete rechtliche Schritte gegen die Milchproduzenten mit der Begründung ein, die Werbeaussagen seien „falsch, täuschend und verlogen".[22] Ohne sich eine peinliche Blöße geben zu wollen, änderte die Milchindustrie umgehend ihre Slogans. Fortan hieß es: „Milch bietet für jeden etwas."

Für mindestens einen Wissenschaftler war diese neue Behauptung eine neuerliche Lachnummer. Dr. Kevin McGrady sagte diesbezüglich: „Milch bietet tatsächlich etwas für jeden – höhere Cholesterinwerte und ein steigendes Risiko, einem Herzinfarkt oder Schlaganfall zum Opfer zu fallen."

■ Der Trick mit den Eiern

Auch die Eier-Industrie ist fleißig darum bemüht, der Öffentlichkeit eine etwas abenteuerliche Version der Realität zum besten zu geben. Eine eigens zu diesem Zweck von der Eier-Industrie ins Leben gerufene Organisation verkündete ihr Urteil über den Gesundheitswert von Eiern in ganzseitigen Anzeigen im *Wall Street Journal* und anderen führenden Zeitungen der USA. In diesen Anzeigen wurde die „Theorie" angefochten, daß gesättigte Fette und Cholesterin Herzerkrankungen hervorrufen. Zum Beispiel hieß es:

„Es gibt absolut keine wissenschaftlichen Beweise dafür, daß der Verzehr von Eiern, selbst in großen Mengen, das Herzinfarktrisiko erhöht." [23]

Die Amerikanische Herzgesellschaft verlangte daraufhin das sofortige Verbot derartiger „irreführender und falscher" Werbeaussagen.[24] Es kam sogar zur Anklage gegen die Werbestrategen der Eier-Industrie. Die führenden Köpfe der aggressiven Werbekampagnen, Mitarbeiter der Agentur *Richard Weiner, Inc.*, mußten sich vor Gericht verantworten.[25] Die teuersten Anwälte wurden zu Rate gezogen und klärten ihre Mandanten nach einer eingehenden Untersuchung des Sachverhalts darüber auf, daß „die Chancen, den Prozeß auf der Grundlage wissenschaftlicher Forschungsergebnisse zu gewinnen, gleich Null" seien.[26]

In einem langwierigen Gerichtsprozeß beriefen sich die Eierproduzenten unter anderem auf die amerikanische Verfassung und den Artikel über freie Meinungsäußerung.[27] Allerdings konnten sie den Richter mit dieser überaus originellen Darstellung nicht beeindrucken. Er entschied, die Werbekampagnen der Eier-Industrie bestünden aus „unwahren, irreführenden und unfairen Behauptungen".[28] Richter Ernest G. Barnes urteilte:

„Es existiert ein beachtlich umfangreiches Beweismaterial, welches das durch Eierverzehr steigende Herzinfarktrisiko dokumentiert ... Diese wissenschaftlichen Beweise sind überzeugend, einleuchtend und eindeutig."[29]

Ferner wurde die Eier-Industrie dafür gerügt, der Öffentlichkeit eine von ihnen ins Leben gerufene Organisation als Verband von unabhängigen und objektiven wissenschaftlichen Gutachtern zu präsentieren, die in Wirklichkeit nur den Verkauf von Eierprodukten ankurbeln soll und aus bezahlten Marketingexperten besteht.[30]

Verzweifelt bemühten sich die Eierproduzenten darum, durch eigene Studien die Harmlosigkeit des hohen Cholesteringehalts ihrer Produkte nachzuweisen.[31] Von den insgesamt sechs Studien, die keinen Anstieg des Blutcholesterinwertes durch Eierverzehr feststellen konnten, wurden fünf von diversen Interessengruppen der amerikanischen Eier-Industrie bezahlt. Die Hintergründe der sechsten Studie ließen sich nicht eindeutig identifizieren. Diesbezüglich schrieb der Ernährungsexperte Dr. John McDougall:

„Der Trick besteht darin, die Experimente genau so zu gestalten, daß man die gewünschten Ergebnisse erhält. Allerdings haben sorgfältig angelegte Versuchsreihen von wirtschaftlich unabhängigen Forschergruppen stets einen deutlich negativen Einfluß des Eierverzehrs auf den Cholesterinwert nachgewiesen."[32]

Immer wieder wichen die Ergebnisse der von der Eier-Industrie finanzierten Studien stark von den Resultaten der übrigen wissenschaftlichen Arbeiten ab.[33] In einer an der Universität von Minnesota durchgeführten Studie wurde herausgefunden, daß eine Kostform, die 380 mg von Eiern stammendes Cholesterin pro Tag enthält, im Durchschnitt 16 mg höhere Blutcholesterinwerte erzeugt als eine Ernährungsweise, in der nur 50 mg Cholesterin täglich enthalten sind.[34] Der Harvard-Forscher Dr. Mark Hegstead kam zu vergleichbaren Ergebnissen: Pro 100 mg Ei-Cholesterin steigt der Blutcholesterinwert eines erwachsenen Mannes durchschnittlich um vier bis fünf Milligramm.[35]

Dennoch verkündete die Eier-Industrie auch weiterhin in der Öffentlichkeit, daß der Verzehr von Eiern keinen Anstieg des Cholesterinwertes nach sich ziehe. Im Jahre 1984 wurde eine weitere von unabhängigen Forschern geleitete Studie durchgeführt, um diese Angelegenheit ein für allemal zu klären. Die Ergebnisse dieser originellen Studie wurden in dem medizinischen Fachblatt *Lancet* veröffentlicht.

Die Personen in der Versuchsgruppe erhielten ein Ei pro Tag, welches man ihnen ins Dessert mischte. Die Personen der Kontrollgruppe aßen genau die gleiche Kost, mit dem Unterschied, daß man ihr Dessert ohne Ei zubereitete. Beide Gruppen verzehrten ansonsten keine Eier oder andere cholesterinreiche Nahrungsmittel. Um eine maximale Objektivität dieser Studie zu gewährleisten, informierte man während des Experiments weder die Forscher noch die Versuchspersonen darüber, welche Gruppe die Eier verzehrt hatte. Zum Entsetzen der Eier-Industrie waren die Ergebnisse eindeutig: Nach nur drei Wochen war der Blutcholesterinwert jener Versuchspersonen, deren Desserts ein Ei beigemischt worden war, um 12 % gestiegen, während die Cholesterinwerte in der anderen Gruppe unverändert blieben.[36] Diese Studie ist umso aussagekräftiger, wenn man bedenkt, daß ein Anstieg des Cholesterinwerts um 12 % das Herzinfarktrisiko um 24 % steigen läßt.

Doch noch immer ließ sich die Eier-Industrie nicht von ihrem Standpunkt des hohen Gesundheitswertes ihrer Produkte abbringen. Als sich der Ernährungsausschuß des US-Senats unter der Leitung von Senator George McGovern anschickte, Richtlinien für eine gesunde Ernährung festzulegen, präsentierte die Eier-Industrie den erstaunten Ausschußmitgliedern fünf verschiedene Studien, welche allesamt angeblich die gesundheitlichen Vorteile des Eiergenusses beweisen. Diese Studien waren allerdings derart mißverständlich, daß sich McGovern an das amerikanische Institut für die Erforschung von Herz-, Lungen- und Blutkrankheiten wandte, um sich eine unabhängige Expertenmeinung einzuholen.

Nachdem das Institut die fünf Studien eingehend untersucht hatte, äußerten die Sachverständigen gegenüber dem amerikanischen Kongreß, daß diese Studien offensichtlich eigens zu dem Zweck durchgeführt worden seien, um die Fakten zu verdrehen. In der Beurteilung hieß es, die Studien seien „reich an falschen Behauptungen". Es wurde empfohlen, diese „unbedeutenden ‚Studien' zu ignorieren".[37]

Daraufhin engagierte die Eier-Industrie eine Werbeagentur. Mit großem Aufwand wurde die Öffentlichkeit über die Ergebnisse jener Studien informiert, die soeben in wissenschaftlichen Kreisen eine so deutliche Abfuhr erlitten hatten. Millionen Eier-Kartons wurden mit kleinen Broschüren bestückt, in denen versichert wurde: „Eier bewirken keinen Anstieg des Cholesterinwertes".[38]

■ Der Betrug geht weiter

Die Industriezweige, die von unserem Verzehr an cholesterin- und fettreichen Nahrungsmitteln profitieren, mußten lange suchen, um etwas zu finden, mit dem sie ihre Produkte rechtfertigen konnten. Ungeachtet des dürftigen Wahrheitsgehaltes ihrer Behauptungen klammern sie sich noch immer an den letzten vermeintlich rettenden Strohhalm. Womöglich haben Sie schon einmal gehört, daß Cholesterin ein lebensnotwendiger Stoff ist. In einer massiven Werbekampagne berief sich die Eier-Industrie auf die vielen körperlichen Prozesse, für deren Ablauf Cholesterin notwendig ist.

Erst eine richterliche Anordnung setzte diesem betrügerischen Treiben ein Ende. Und dennoch beliefern die Fleisch-, Milch- und Eier-Industrien die amerikanischen Schulen bis zum heutigen Tag mit „Aufklärungsmaterial", in dem erklärt wird, wie überaus wichtig Cholesterin für die Gesundheit sei. In gewisser Weise sind diese Behauptungen sogar zutreffend. Allerdings ist die Tatsache, daß Cholesterin eine essentielle Substanz ist, keineswegs eine stichhaltige Begründung für die Empfehlung von cholesterinreichen Nahrungsmitteln.

Um der Sache auf den Grund zu gehen, wurden vor Gericht zahlreiche namhafte Forscher der USA gehört. Auch die Eier-Industrie war mit ihren eigenen „Experten" vertreten. Nachdem sich die Richter intensiv mit allen Fakten auseinandergesetzt hatten, zogen sie das Fazit, daß es noch nie auch nur einen einzigen nachgewiesenen Fall gegeben hat, bei dem ein Mensch unter einem ernährungsbedingten Cholesterinmangel litt. Die Richter verwiesen dabei auf die Aussagen hochrangiger Wissenschaftler:

„Es ist davon auszugehen, daß wir keinerlei Schaden nehmen würden, wenn wir alle überhaupt kein Cholesterin mit der Nahrung aufnehmen

würden. Cholesterin kann von allen Zellen des Körpers selbst hergestellt werden, so daß wir nicht auf eine Cholesterinzufuhr durch die Nahrung angewiesen sind. " [39]

„Es gibt keinerlei Hinweise dafür, daß eine cholesterinarme Ernährung gesundheitsschädlich ist. Genausowenig kann man behaupten, daß Cholesterin ein wichtiger Nährstoff ist, den man sich mit der Nahrung zuführen muß. " [40]

Gemäß der richterlichen Verfügung mußte die Eier-Industrie ihre Werbekampagnen einstellen, in denen Cholesterin als wichtiger Nährstoff präsentiert wurde. Außerdem mahnte das Gericht die verantwortlichen Wirtschaftszweige abermals, den Zusammenhang zwischen Cholesterin und Herzkrankheiten nicht länger zu leugnen.

Fortan schloß sich die Eier-Industrie der Fleisch- und Milchindustrie in der Behauptung an, der Körper würde umso weniger Cholesterin selbst produzieren, je mehr Cholesterin man mit der Nahrung aufnehme. Damit sollte angedeutet werden, daß aus der Nahrung aufgenommenes Cholesterin harmlos sei.

Um diese Sichtweise zu stützen, beriefen sich die Fleisch-, Milch- und Eier-Industrien ein ums andere Mal auf einige der frühesten Cholesterin-Experimente. Sie ließen sich dabei auch nicht von der Tatsache beirren, daß die Wissenschaftler, die diese Studien durchgeführt hatten, ihre eigenen Ergebnisse später widerriefen.[41] Diese Studien stammten nämlich aus einer Zeit, als man noch nicht wußte, daß Cholesterin vom Körper nur dann aufgenommen werden kann, wenn man gleichzeitig Fett verzehrt. Die Forscher verwendeten reine Cholesterinkristalle, die, wie sich später herausstellte, für derartige Versuche ungeeignet sind.[42] Cholesterin aus der Nahrung kann im Gegensatz zu Cholesterinkristallen vom Körper aufgenommen werden und somit den Blutcholesterinwert ansteigen lassen, da es immer zusammen mit Fett verzehrt wird. Die Wissenschaftler, unter deren Leitung diese Studien durchgeführt wurden, haben seither mehrfach in der Öffentlichkeit erklärt, daß die aus ihren Versuchen gewonnenen Ergebnisse wertlos seien. Dennoch führt die Nahrungsmittelindustrie diese Experimente noch immer gern als „Beweise" für die Unschädlichkeit von cholesterinreichen Produkten an.

Ebensowenig ist es ein schlagkräftiges Argument, daß unser Körper umso weniger Cholesterin produziert, je mehr Cholesterin wir mit der Nahrung aufnehmen. Dieser Rückgang der körpereigenen Produktion steht in keinem Verhältnis zu den mit der Nahrung aufgenommenen Mengen. Bis zum Erreichen eines gefährlichen Grenzwertes neigt jedes weitere Milligramm verzehrten Cholesterins dazu, den Blutcholesterinwert weiter ansteigen zu lassen, die Arterioskleroseentstehung zu fördern und Herzinfarkten und Schlaganfällen Vorschub zu leisten.[43]

Im Rahmen einer im *American Journal of Clinical Nutrition* veröffentlichten Studie verabreichte man einer Gruppe von Männern 21 Tage lang eine cholesterinfreie Kost. Während dieser Zeit wurden die Blutcholesterinwerte regelmäßig kontrolliert. Danach teilte man die Männer in vier Gruppen auf. Im Verlauf der folgenden 42 Tage erhielt jede Gruppe eine Kostform mit einem festgelegten Cholesteringehalt. Schließlich wurden abermals Blutuntersuchungen durchgeführt, um die Resultate zu überprüfen. Aus Sicht der Eier-Industrie hätten die Resultate nicht schlimmer ausfallen können. Je mehr Cholesterin die Versuchspersonen konsumierten, desto schneller und höher stiegen ihre Blutcholesterinwerte.[44]

Buchstäblich Dutzende von unabhängigen wissenschaftlichen Studien untermauern diese Erkenntnisse. Doch die Fleisch-, Milch- und Eier-Industrien weigern sich noch immer, den Tatsachen ins Auge zu sehen. Noch immer geben sich diese Industriezweige redliche Mühe, sämtliche ihren Interessen entgegenstehenden Erkenntnisse zu ignorieren.

■ Betrug an den Schulen

Womöglich die gefährlichste Waffe in der Hand der Fleisch-, Milch- und Eier-Industrien ist die tiefe Glaubwürdigkeit, welche sie im öffentlichen Ansehen genießen. Diese Interessengruppen können sich unserer Unterstützung gewiß sein, da sie uns seit Jahrzehnten mit ihrer Werbepropaganda indoktriniert haben.

Der angesehene New Yorker Mediziner Dr. Pascal Imperato schreibt diesbezüglich:

„Der Nationale Milchverband ist in den Vereinigten Staaten dank der freundlichen Unterstützung der Regierung noch immer der größte und hauptsächliche Informationslieferant, was Ernährungsfragen betrifft ... Daß die Milchindustrie auch weiterhin mit großem Erfolg eine reichhaltig gesättigte Fette und Cholesterin enthaltende Kostform empfehlen kann, ist ein Indiz für die enorme Glaubwürdigkeit, die sie sich noch vor dem Bekanntwerden der Verbindung zwischen diesen Faktoren und der Arterioskleroseentstehung erarbeitet hat."[45]

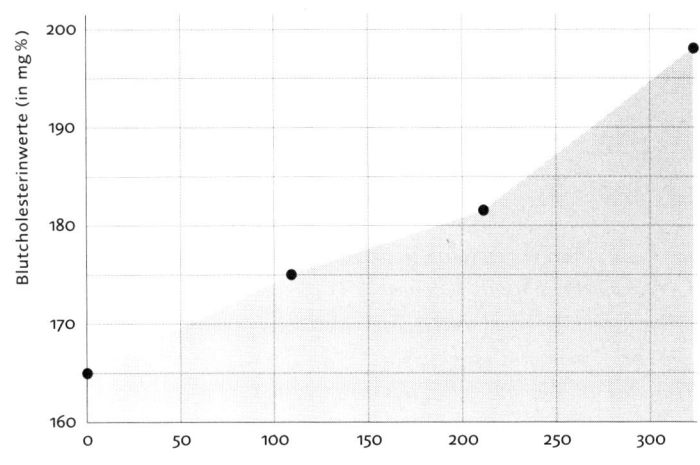

Cholesterinaufnahme mit der Nahrung (in mg pro 1000 Kalorien)

*Eine Studie wurde durchgeführt, um die Auswirkungen des Nahrungscholesterin-
gehaltes auf den Blutcholesterinwerte zu untersuchen. Dabei wurden 56 Männer
21 Tage lang mit einer cholesterinfreien Kost ernährt. Danach wurden die Männer in
vier Gruppen aufgeteilt. Während der folgenden 42 Tage erhielt jede Gruppe eine
Kostform mit einem genau festgelegten Choleseringehalt. Danach wurde der Blutcholesterinwert aller Versuchspersonen bestimmt. Die Ergebnisse:*

Anzahl der Männer	Cholesterinaufnahme mit der Nahrung (mg/1000 Kal.)	Blutcholesterinwert (mg%)	Veränderung
18	0	164,7	3,4
11	106	174,7	13,0
13	212	181,4	23,8
14	317	198,4	40,5

Quelle: F. Mattson „Effects of Dietary Cholestorol on Serum Cholestorol in Man",
ERSCHIENEN IM AMERICAN JOURNAL OF CLINICAL NUTRITION, 25:589, 1972

Der Nationale Milchverband der USA war schon immer ausgesprochen erfolgreich in dem Bestreben, der Öffentlichkeit den Eindruck zu vermitteln, als bestünde diese Organisation einzig und allein zu dem Zweck, über die neuesten Erkenntnisse einer gesunden Ernährungsweise zu informieren. Die Milch wurde als „das perfekteste Lebensmittel in der Natur" angepriesen, und die meisten Amerikaner befolgten gewohnheitsmäßig den Rat, zu jeder Mahlzeit ein Glas Milch zu trinken. Nur die wenigsten erkannten, daß der ganze Rummel nur dazu diente, der amerikanischen Bevölkerung so viel Milch wie nur irgend möglich zu verkaufen.

Die Fachzeitschrift *Dairyman* weiß nur allzu gut um diese Zusammenhänge:

„Man muß verstehen, welche Bedeutung dem Nationalen Milchverband in der Vermarktung von Milchprodukten zukommt. Diese Organisation veröffentlicht keine bezahlten Werbeanzeigen. Vielmehr handelt es sich bei ihr um einen hochangesehenen Aufklärungsausschuß, welcher der Milchindustrie Zugang zu Kreisen verschafft, die mit herkömmlicher Produktwerbung kaum erreichbar wären, nämlich in erster Linie zu Schulen sowie Medizinern und Zahnmedizinern." [46]

In ihren Informationsschriften, die an amerikanischen Schulen verteilt werden, berufen sich die Vertreter des Milchverbands stets auf die von ihnen selbst bezahlten Studien, über die in einer solchen „Aufklärungsschrift" zu lesen steht:

„Die von uns finanzierten Forschungsarbeiten haben das Ziel, endlich die Wahrheit über den Zusammenhang zwischen Ernährung und Herzkrankheiten aufzudecken. Wir werden uns weiter in dieser Hinsicht engagieren, bis unsere Produkte endlich von allen falschen Anschuldigungen freigesprochen und wieder ins rechte Licht gerückt worden sind." [47]

Ich frage mich allerdings, wieviel Objektivität man von Studien erwarten kann, die eigens dazu durchgeführt werden, Milchprodukte von den angeblich falschen Anschuldigungen „freizusprechen".

Der Wissenschaftler Michael Jacobson meint hierzu:

„Seit zwei Generationen wurden alle amerikanischen Schulkinder mit der selbstgefälligen und nur den Eigeninteressen der Milchindustrie dienenden Propaganda des Nationalen Milchverbands beglückt." [48]

Mehr als 14 Millionen Dollar gibt der Nationale Milchverband der USA pro Jahr dafür aus, um der Bevölkerung den Konsum von Milchprodukten schmackhaft zu machen. Und da die gesetzliche Preisregelung den Erzeugern die größten Profite beim Verkauf der Produkte mit dem höchsten Fettanteil garantiert, wird eben auch vorrangig für die besonders fetthaltigen Produkte geworben. Wenig Beachtung wird dabei der Tatsache geschenkt, daß genau diese Produkte am meisten zur Entstehung von Herzkrankheiten und Schlaganfällen beitragen.

Bereits im Kleinkindalter wird der amerikanische Nachwuchs über die Vorzüge von Milch und Milchprodukten informiert. Mit hübschen Bildern werden den Kindern Butter und andere Produkte, die reich an gesättigten Fetten sind, als besonders empfehlenswert dargestellt.[49]

Für jedes Alter hält die Milchindustrie entsprechende Informationsmaterialien bereit, welche ironischerweise unter dem Titel „Ernährung: Eure Entscheidung" zusammengefaßt werden.[50] Aus derartigen Broschüren, die Kindern dabei „helfen" sollen, sich für Milchprodukte zu entscheiden, beziehen die meisten amerikanischen Kinder ihr Wissen über gesunde Ernährung.

In einem für drei bis fünf Jahre alte Kinder bestimmten Informationspaket finden sich nebst Puppen, Postern, Puzzles und Schallplatten auch Botschaften, die Milchprodukte, die reichhaltig gesättigte Fette enthalten, als überaus gesund erscheinen lassen.[51]

Häufig finden sich neben all den in den Paketen enthaltenen Spielsachen und Malbüchern auch Rezepte, meist in Form von Postern. Eine beliebte Zutat nahezu aller Rezepte sind Eiscreme und Butter. Bei Joghurt und Milch werden stets die fetthaltigen anstelle der fettarmen Produkte empfohlen. Bei allen Zubereitungen stehen die fetthaltigsten Produkte im Vordergrund.[52]

Vielleicht haben auch Sie Eiscreme bislang noch nicht als besonders gesundheitsförderndes Lebensmittel angesehen. In der Broschüre „Eiscreme für dich und mich" steht jedoch zu lesen:

„Eiscreme ist ein gesundes Lebensmittel, das aus Milch und Sahne sowie anderen guten Zutaten hergestellt wird."[53]

Außer Eiscreme findet man in einer Liste von „gesunden aus Milchprodukten hergestellten Speisen" eine weitere Leckerei, deren gesundheitsfördernde Wirkung Ihnen wahrscheinlich bislang ebensowenig bekannt war – nämlich Schokoladenpudding.[54]

Wie sehr sich der Milchverband der USA dem Milchfett und seiner eher eigenwilligen Version einer ausgewogene Ernährung verpflichtet fühlt, zeigt folgende Empfehlung für Kinder:

„Trinke zu jeder Mahlzeit ein Glas Milch und nimm über den Tag verteilt immer wieder eine Extraportion Milch zu dir, die z. B. enthalten ist

in Käse, Eiscreme, Vanillesoße oder Tomatensuppe mit Sahne und etwas Butter oben drauf. "[55]

Die Milchindustrie bemüht sich sehr darum, ihre Botschaft noch sehr jungen und besonders prägungsfähigen Kindern zu vermitteln. Während der gesamten nachfolgenden Schulzeit werden die Kinder dann mit weiterer Milchpropaganda bombardiert.

Teenager sind die Zielgruppe der Broschüren „Ein Junge und sein Körper" und „Ein Mädchen und ihre Figur".[56] Was glauben Sie wohl, wird übergewichtigen Jugendlichen als allererstes von den Milchproduzenten empfohlen?

„(Trinkt) hauptsächlich Vollmilch und nur gelegentlich fettarme Milch, wenn ihr abnehmen wollt."[57]

Besonders empfohlen wird der „Bleib-schlank-Sundae", bestehend aus Eiscreme mit Früchten anstelle von Eiscreme mit Schokoladensauce.[58] Außerdem werden übergewichtige Teenager auf „kalorienarme" Alternativen hingewiesen. Eine bemerkenswerte Empfehlung an Jugendliche mit Gewichtsproblemen ist der Verzehr von Doppelrahmfrischkäse mit Sahne, zu Bällchen geformt und mit Erdnüssen und Früchten serviert![59] Kaum zu glauben, aber wahr! Eine weitere „kalorienarme" Mahlzeit besteht aus Kuchen mit Eiscreme.[60]

Angesichts dieser unglaublichen Ernährungsratschläge kann man sich des Eindrucks kaum erwehren, als sei der amerikanische Milchverband wesentlich mehr daran interessiert, den Nachwuchs zu einem möglichst lebenslangen Konsumenten von Milchprodukten zu erziehen, als objektiv und unvoreingenommen über den neuesten Stand der Ernährungswissenschaft zu informieren.

■ Wie man mit Statistiken lügt

Es gibt verschiedene Möglichkeiten, um den Fettgehalt eines Nahrungsmittels festzulegen. Allgemein gilt unter Experten jenes Verfahren als am meisten geeignet, bei dem der Prozentsatz an den Kalorien gemessen wird, die von dem untersuchten Produkt in Form von Fett geliefert werden.[61] Eine weitere häufig verwendete Methode ist die Angabe, wieviel Gramm Fett in einer vorgegebenen Portion enthalten sind. Beide Methoden entlarven Fleisch, Eier und fast alle Milchprodukte als sehr fetthaltige Nahrungsmittel.

■ PROZENTSATZ DER KALORIEN IN FORM VON FETT

■ Fleisch

LENDENSTEAK	83 %
WURST VOM SCHWEIN	83 %
T-BONE STEAK	82 %
SPECK	82 %
RIPPCHEN	81 %
FRANKFURTER WÜRSTCHEN	80 %
ENTENFLEISCH	76 %
SALAMI	76 %
LEBERWURST	75 %
SCHWEINEFLEISCH	69 %
RINDFLEISCH	66 %
GÄNSEFLEISCH	65 %
KALBFLEISCH	64 %
LAMMKEULE	61 %
HÜHNERFLEISCH	56 %
TRUTHAHN	47 %
MAGERES LENDENSTEAK OHNE SICHTBARES FETT	47 %

■ Fisch

THUNFISCH (IN ÖL EINGELEGT)	63 %
HERING AUS DEM PAZIFIK	59 %
SARDELLEN	54 %
BARSCH	53 %
KAVIAR	52 %
MAKRELE AUS DEM PAZIFIK	50 %
SARDINEN AUS DEM ATLANTIK (IN ÖL EINGELEGT)	49 %
LACHS	49 %

■ Gemüse

KOPFSALAT	12 %
PILZE	8 %
WEISSKOHL	7 %
BLUMENKOHL	7 %
AUBERGINEN	7 %
SPARGEL	6 %
GRÜNE BOHNEN	6 %
SELLERIE	6 %
SALATGURKEN	6 %
STECKRÜBEN	6 %
ZUCCHINI	6 %
MÖHREN	4 %
ERBSEN	4 %
ARTISCHOCKEN	3 %
ZWIEBELN	3 %
KARTOFFELN	1 %

■ Hülsenfrüchte

TOFU	49 %
SOJABOHNEN	37 %
SOJABOHNENSPROSSEN	28 %
KIDNEYBOHNEN	4 %
MUNGBOHNENSPROSSEN	4 %
LINSEN	3 %
MUNGBOHNEN	3 %

Quelle: „Nutritive Value of American Foods in Common Units", HERAUSGEGEBEN VOM U.S.-LANDWIRT-SCHAFTSMINISTERIUM; HANDBUCH NR. 456

Die Industrien, die von unserem Konsum an gesättigten Fetten profitieren, wissen allerdings nur allzu gut, wie ihre Profite proportional zum Bekanntwerden dieser Tatsachen dahinschwinden würden. In einem klassischen Beispiel dafür, wie man mit Statistiken lügt, haben sie daher eine

■ PROZENTSATZ DER KALORIEN IN FORM VON FETT

■ Milchprodukte

BUTTER	100 %
SAHNE	85 %
EIGELB	80 %
SCHWEIZER KÄSE	66 %
EIER	65 %
MOZZARELLAKÄSE	55 %
ZIEGENMILCH	54 %
KUHMILCH	49 %
JOGHURT	49 %
EISCREME	48 %
MAGERMILCH (2 % FETT)	31 %
FETTARMER JOGHURT (2 % FETT)	31 %

■ Getreide

HAFERFLOCKEN	16 %
BUCHWEIZEN	7 %
ROGGEN	7 %
WEIZEN	5 %
BRAUNER REIS	5 %
MAISMEHL	5 %
GERSTE	3 %
WILDREIS	2 %

■ Früchte

OLIVEN	91 %
AVOCADO	82 %
WEINTRAUBEN	11 %
ERDBEEREN	11 %
ÄPFEL	8 %
BLAUBEEREN	7 %
ZITRONEN	7 %
BIRNEN	5 %
APRIKOSEN	4 %
ORANGEN	4 %
KIRSCHEN	4 %
BANANEN	4 %
ANANAS	3 %
GRAPEFRUIT	2 %
PAPAYA	2 %
PFIRSICHE	2 %
PFLAUMEN	1 %

■ Nüsse und Kerne

KOKOSNUSS	85 %
WALNUSS	79 %
SESAM	76 %
MANDELN	76 %
SONNENBLUMENKERNE	71 %
KÜRBISKERNE	71 %
CASHEWNÜSSE	70 %
ERDNÜSSE	69 %
KASTANIEN	7 %

Quelle: „Nutritive Value of American Foods in Common Units", HERAUSGEGEBEN VOM U.S.-LANDWIRT-SCHAFTSMINISTERIUM; HANDBUCH NR. 456

Methode entwickelt, den Fettgehalt ihrer Produkte zu messen und diesen als nur überaus gering erscheinen zu lassen. Hierbei wird nämlich der prozentuale Anteil des Fettes am Gesamtgewicht gemessen. Dieser Trick riß die unabhängige Expertin Patricia Hausman nicht gerade zu Begeisterungsstürmen hin:

„Die Methode, den prozentualen Anteil des Fettes am Gesamtgewicht zu messen, ... ist ein gerissener Weg, um die Verbraucher über den wahren Fettgehalt der Produkte zu täuschen. Auf diese Weise erscheint der Fettgehalt der meisten Nahrungsmittel fast unglaublich niedrig. Vollmilch zum Beispiel enthält nur 3 bis 3,7 % Fett gemessen am Gesamtgewicht, weil Milch, wie die meisten anderen Nahrungsmittel auch, große Mengen Wasser enthält. Wasser macht 87 % des Gewichts von Milch aus. Fett liefert jedoch die Hälfte der in der Milch enthaltenen Kalorien.“ [62]

Auf die gleiche Weise versucht die Fleischindustrie den Verbrauchern durch enorm teure Werbekampagnen einzureden, daß beispielsweise Hot Dogs „kalorienbewußt" seien und nur „30 % Fett" enthalten. Allerdings kommt man auf diese angeblichen „30 % Fett" durch die Anwendung einer Meßmethode, die extra dafür ausgewählt wurde, den Fettgehalt extrem niedrig erscheinen zu lassen. Der *Oscar Mayer*-Konzern verteilt an amerikanischen Schulen Informationsschriften, in denen behauptet wird, es sei ein „Mythos", daß *„... Wurstprodukte ‚sehr fetthaltig' sind.“* [63]

Oscar Mayer hat eine besonders intelligente Möglichkeit entdeckt, seine Wurstwaren als nahezu traumhaft fettarm darzustellen, indem er sie einfach mit anderen Nahrungsmitteln vergleicht, die an Fettgehalt praktisch nicht mehr zu überbieten sind – nämlich mit Margarine, Mayonnaise, Salatdressing und Doppelrahmfrischkäse. [64] Auf die gleiche Weise wird für die angeblich cholesterinarmen Fleischsorten geworben, indem man den Cholesteringehalt des Fleisches mit jenen Produkten vergleicht, deren Cholesteringehalt von allen Nahrungsmitteln am höchsten liegt – mit Eiern. [65]

Außerdem wurde in einer Werbung der Nährstoffgehalt von Wiener Würsten mit einem Produkt verglichen, das keine besonders starke Konkurrenz darstellt – nämlich mit *Coca Cola*. [66] Mit derartigen Vergleichen versucht der *Oscar Mayer*-Konzern, seine überaus ungesunden Wurst- und Fleischwaren Schulkindern als besonders nahrhaft und gesundheitsfördernd darzustellen.

Eine aus Wissenschaftlern bestehende amerikanische Verbraucherschutzorganisation verlieh ihrer Überzeugung von dem gesundheitlichen (Un-)Wert von Fleischprodukten kürzlich Ausdruck, indem sie den Triple Cheeseburger der Hamburgerkette *Wendy's* als „Koronaren Bypass Special" bezeichnete.

■ Sicher und gesundheitsbewußt

Wir können uns kaum vorstellen, wie sehr unsere Einstellung zur Ernährung von der Milchindustrie geprägt wurde. Unbewußt glauben die meisten von uns noch immer, Milch sei „das perfekteste Lebensmittel in der Natur". Kuhmilch ist tatsächlich das perfekteste natürliche Lebensmittel – aber nur für ein Kalb, welches vier Mägen besitzt und sein Körpergewicht binnen 47 Tagen verdoppelt.

Selbst Vegetarier sind häufig noch immer von der gesundheitszuträglichen Wirkung von Milchprodukten überzeugt. Mitunter sind vegetarisch lebende Menschen gegenüber den als wissenschaftliche Empfehlungen getarnten Werbeaussagen der Milchindustrie besonders empfänglich. Nachdem sie bereits durch den Fleischverzicht aus den gegenwärtig vorherrschenden gesellschaftlichen Normen ausgebrochen sind, wollen sie sich oftmals nicht noch weiter ausgrenzen, indem sie auch noch auf Milchprodukte verzichten. Zumal auch die meisten Vegetarier schon in ihrer Jugend gelernt haben, wie „wichtig" der Milchkonsum ist. Obwohl sie dem Ratschlag der Milchindustrie, „täglich drei Gläser Milch" zu trinken, nur selten nachkommen, glauben die meisten Vegetarier bewußt oder unbewußt, daß Käse, Joghurt, Milch und manchmal sogar Eiscreme im Rahmen einer vollwertigen Ernährung wünschenswert, sicher und notwendig seien.

Diese Tatsache ist kein Zufall. Die Milchindustrie hat Unsummen darin investiert, die amerikanische Öffentlichkeit von der Notwendigkeit ihrer Produkte zu überzeugen. Der Nationale Milchverband bietet in den meisten amerikanischen Großstädten Seminare an, in denen sich Schullehrer in Ernährungsfragen ausbilden lassen können. Im Jahre 1977 startete der US-Kongreß das „Nationale Ernährungsausbildungsprogramm", dessen Ziel die Aufklärung von Lehrern, Kindern und Schulkantinenangestellten über gesunde Ernährung ist. Die meisten amerikanischen Bundesstaaten waren so sehr daran gewöhnt, ihr Ernährungs-Informationsmaterial vom Nationalen Milchverband zu beziehen, daß mehr als die Hälfte aller Staaten mit den vom Kongreß bereitgestellten Geldern einfach noch mehr Milchprodukte kauften.[67]

Nachdem mir bewußt geworden war, wie groß der Einfluß der Milchindustrie an unseren Schulen ist, stellte sich mir die Frage, wie um alles in der Welt es in einem angeblich nicht profitorientierten Schulsystem jemals zu einer solchen Situation kommen konnte. Die Antwort ist, daß die Milchindustrie schon so lange diese Rolle gespielt hat, daß kaum jemand auf die Idee kommt, den Sinn dieser Entwicklung in Frage zu stellen. Vor langer Zeit, um genau zu sein im Jahre 1915, gründeten die Milchbauern den Nationalen amerikanischen Milchverband. Das erklärte Ziel dieser Organisation war „die Aufklärung der Bevölkerung über die Wichtigkeit des Milchtrinkens und des Konsums von Milchprodukten" [68]. Zur damaligen Zeit wußten zwar sowohl die Ernährungswissenschaftler als auch die Lehrer, daß der Milchverband keine besonders objektive Informationsquelle ist. Dennoch spielte dies damals keine Rolle, da die Ernährungswissenschaft noch in ihren Kinderschuhen steckte und überhaupt nichts darauf hindeutete, daß der gesundheitliche Wert von Milchprodukten maßlos überschätzt wurde. Die Lehrer waren erfreut darüber, endlich über schriftliche Ernährungs-Informationsbroschüren zu verfügen. Im Laufe der Jahre festigte sich immer mehr die Position des Nationalen Milchverbands als hauptsächliche Informationsquelle der US-Bevölkerung in Ernährungsfragen.

Die Milchindustrie konnte ihren Einfluß innerhalb des amerikanischen Schulsystems immer weiter ausbauen. Aus finanziellen Gründen wurde es schließlich für private Unternehmen unmöglich, in der Belieferung amerikanischer Schulen mit Informationsmaterial zur Ernährung mit der mächtigen Milchindustrie zu konkurrieren. Der Milchverband verlangt für sein Aufklärungsmaterial nur äußerst geringe Preise, da er jährlich mit vielen Millionen Dollar von den Milchproduzenten unterstützt wird, die von unserem fortgesetzten Konsum an Milchprodukten, insbesondere den fetthaltigen, profitieren.

Die Werbekampagnen der Milchindustrie suchen ebenfalls ihresgleichen. In den gesamten USA wird in Fernsehwerbespots und mit Plakatwerbung der Milch-, Käse- und Butterkonsum mit Slogans wie „Milch, der frische Erfrischer" und „Jeder braucht Milch" angepriesen. Viele Millionen Dollar werden jährlich dafür ausgegeben, uns immer wieder daran zu erinnern, möglichst viele Milchprodukte zu konsumieren. Wenn wir eine Werbeanzeige für *Marlboro*-Zigaretten sehen, ist uns bewußt, daß die Zigarettenindustrie viel Geld für den Versuch ausgegeben hat, uns zu etwas Ungesundem zu verführen. Da wir jedoch seit frühester Kindheit durch die gezielte und mit wissenschaftlichen Argumenten getarnte Werbung der Milchindustrie indoktriniert wurden, halten wir die Empfehlung, viel Milch zu trinken, eher für einen gutgemeinten Appell an unser Gesundheitsbewußtsein als für nüchtern kalkulierte Produktwerbung. Verständlicherweise ist die Milchindustrie über ihren guten Ruf mehr als erfreut und läßt nichts unversucht, ihre Position zu festigen. Oftmals werden die Milchwerbespots mit dem Hinweis – verkündet von einer tiefen, ernst und seriös klingenden Stimme – beendet, daß die vorangegangene Botschaft ein besonderer „Service" des Milchverbandes gewesen sei.

■ Wenn das Normale bereits krankhaft ist

In ihrem Bestreben, die Amerikaner weiterhin reichlich gesättigte Fette und Cholesterin verzehren zu lassen, verfügt die Milchindustrie über finanzstarke Verbündete. Auch *McDonald's* bemüht sich um die „Aufklärung" von Schulkindern in Ernährungsfragen. Auf jeder Seite der an Schulen verteilten Informationsschriften des Hamburger-Konzerns findet man ganz unten das *McDonald's*-Warenzeichen.

Am 21.9.1983 erschien in der *Chicago Tribune* ein 16seitiger Werbezusatz, in dem genauestens dargelegt wurde, was *McDonald's* unter einer „ausgewogenen Ernährung" versteht. Diese Version einer „ausgewogenen Ernährung" besteht im wesentlichen aus Big Macs, Pommes frites und Milchshakes. Diese Zusatzbroschüre wurde über das Chicagoer Bildungsministerium übrigens auch an alle Schulen der Stadt verteilt. Bezeichnet wurde das Werk als „eine Mischung aus Lehrbuch und Werbung".

Ferner macht sich auch der amerikanische Nationale Nutztier- und Fleischverband um die Beibehaltung der fett- und cholesterinreichen Ernährungsweise verdient. Nachdem die Amerikanische Herzgesellschaft öffentlich erklärt hatte, daß der Verzehr von gesättigten Fetten und Cholesterin Herzinfarkte begünstigt, startete der Fleischverband massive Werbekampagnen, um die Amerikanische Herzgesellschaft zu diskreditieren. Dabei sollte der Anschein erweckt werden, als hätten die meisten Wissenschaftler von diesem Zusammenhang zwischen Fett und Cholesterin in der Nahrung und der Entstehung von Herzkrankheiten noch nie etwas gehört. Die Verbraucherschützerin Patricia Hausman bemerkte hierzu:

„Jeder, der sich seine Meinung nur anhand von Informationen des Fleischverbands bildete, mußte den Eindruck gewinnen, als sei die Amerikanische Herzgesellschaft eine von Verrückten geleitete Organisation und als würde die überwältigende Mehrheit aller Wissenschaftler die Verbindung zwischen Ernährung und Herzkrankheiten für völligen Unsinn halten." [69]

Mit großem Eifer bemüht sich der Fleischverband darum, die ungeliebte „Theorie" von der Entstehung des Herzinfarkts durch fett- und cholesterinreiche Nahrung zu bekämpfen. Es wurde daher die einigermaßen logisch klingende Behauptung aufgestellt, daß man so viel gesättigte Fette und Cholesterin verzehren könne, wie man wolle, solange man einen normalen Blutcholesterinwert habe.

Doch was ist ein „normaler" Cholesterinwert? Und welchen Vorteil hat man von einem „normalen" Wert, wenn dieser bereits in gefährlicher Weise zu hoch und mit einem signifikanten Herzinfarktrisiko verbunden ist?

Bei einer Laboruntersuchung wird neben den gemessenen Cholesterinwerten angezeigt, ob der Wert normal oder überhöht ist. Viele Ärzte werten Blutbilder einfach so aus, daß sie auf vom Durchschnitt abweichende Werte achten, wobei sie sich ganz auf die Interpretation des Labors verlassen, was denn überhaupt „normal" sei. Viele Labors bezeichnen Cholesterinwerte von bis zu 330 mg % als „normal", während andere Labors nur Werte von bis zu 290 mg % als „normal" durchgehen lassen. [70]

Das Problem liegt darin, daß selbst ein Mann mit einem Blutcholesterinwert von 290 mg %, der als „normal" bezeichnet wird, bereits ein mehr als zehnmal höheres Risiko hat, an einem Herzinfarkt zu sterben als ein Mann gleichen Alters mit einem Wert von 190 mg %! [71] Selbst die kleinsten Unterschiede sind von enormer Bedeutung. Mit einem Cholesterinwert von 260 mg % liegt das Risiko, einen tödlichen Herzinfarkt zu erleiden, mindestens fünfmal höher als bei einem Wert von 200 mg %. [72]

Ein „normaler" Wert bedeutet, daß man bereits unter einer starken Arteriosklerose leidet, die mit jeder weiteren Mahlzeit schlimmer wird. Ein Experte schrieb diesbezüglich:

„Der durchschnittliche männliche Erwachsene in unserer Gesellschaft wird mit einer Wahrscheinlichkeit von mehr als 50 % an einem Herzinfarkt sterben. Also besteht unter diesen Voraussetzungen keinerlei Vorteil darin, dem Durchschnitt zu entsprechen." [73]

Nathan Pritikin, der vielleicht mehr über die Verhütung von Herzkrankheiten wußte als jeder andere Experte, entlarvte den Mythos von den „normalen" Blutcholesterinwerten:

„Wenn Sie einen Blutcholesterinwert von mehr als 100 plus Ihrem Alter haben, bis zu einem Maximum von 160, dann haben Sie verstopfte Arterien. Und dennoch wird ein solcher Cholesterinwert für zu niedrig gehalten. Als ‚normal' wird ein Wert von 160 bis 330 bezeichnet … Jeder

sogenannte ‚normal‘ Wert ist garantiert mit verstopften Arterien verbunden. ‚Normal‘ bedeutet in unserem Land nichts weiter, als daß man von einem Zimmer zum anderen gehen kann. Unsere Cholesterinwerte sind nicht normal. Es sind Durchschnittswerte von Personen, die zwar noch keine offensichtlichen Symptome aufweisen, aber bereits am nächsten Tag durch einen Herzinfarkt tot umfallen könnten.“[74]

Die Fleisch-, Milch- und Eier-Industrien beschwichtigen uns, daß alles in Ordnung sei, solange wir „normale“ Cholesterinwerte hätten. Doch Millionen Menschen mit „normalen“ Werten sterben jedes Jahr durch den extrem hohen Gehalt an gesättigten Fetten und Cholesterin in dem Fleisch, den Milchprodukten und den Eiern, die sie konsumieren.[75]

■ **Der Kampf geht weiter**

Der Betrug mit den „normalen“ Cholesterinwerten setzt sich fort. Als das *British Journal of Nutrition* über eine Studie berichtete, in der die Cholesterinwerte von Männern mit überdurchschnittlich hohem Fettverzehr bestimmt wurde, veranlaßte dies den Fleischverband zu der triumphierenden Feststellung:

„… *Blutcholesterinwerte hielten sich in vernünftigen Grenzen.*“[76]

Es kommt dabei allerdings darauf an, was man als vernünftig durchgehen lassen will. Im Vergleich zu anderen Männern ihrer Altersgruppe hatten die Versuchspersonen ein um das Zehnfache erhöhte Risiko, Opfer eines Herzinfarktes mit tödlichem Ausgang zu werden.[77]

Kürzlich begannen die Hersteller von fett- und cholesterinreichen Nahrungsmitteln damit, die Angelegenheit noch konfuser zu gestalten, indem sie einen weiteren, vermeintlich ausschlaggebenden Faktor ins Feld führten. Es wurde einfach behauptet, es käme einzig und allein darauf an, ob es sich bei dem Cholesterin um *high-density lipoprotein* (HDL) oder *low-density lipoprotein* (LDL) handele. Man sprach fortan vom „guten“ und vom „schlechten“ Cholesterin. Allerdings wurde versäumt zu erwähnen, daß nur weniger als zehn Prozent aller Menschen mit hohen Cholesterinwerten in die günstigere HDL-Kategorie fallen.[78] Außerdem wird verschwiegen, daß faserstoffarme Nahrungsmittel die HDL-Werte senken und dadurch das Herzinfarktrisiko erhöhen. Wahrscheinlich wird dieser Tatsache keine Beachtung geschenkt, weil Fleisch, Milchprodukte und Eier überhaupt keine Faserstoffe enthalten. Je mehr wir von diesen Produkten essen, desto geringer wird die Wahrscheinlichkeit, daß wir zu jenen wenigen Glücklichen gehören werden, die durch HDL-Cholesterin geschützt sind.

Um ungeachtet der Konsequenzen ihre Produkte so positiv wie möglich erscheinen zu lassen, haben die Fleisch-, Milch- und Eier-Industrien darauf verwiesen, daß manche Menschen auch tödliche Herzinfarkte erleiden, nachdem sie ihren Cholesterinwert gesenkt hatten. Es stimmt zwar, daß selbst das Senken des Cholesterinwertes keinen absoluten Schutz vor Herzinfarkten gewährt, besonders dann nicht, wenn der Blutcholesteringehalt zuvor ein Leben lang erhöht war. Allerdings weisen neueste wissenschaftliche Studien darauf hin, daß der Arterioskleroseprozeß sich zurückbilden kann, wodurch das Herzinfarkt- und Schlaganfallrisiko drastisch reduziert wird. Je länger der verringerte Wert gehalten werden kann, desto unwahrscheinlicher wird die Entstehung dieser Krankheiten.[79] In einer Studie der Universität von Kalifornien wurde bei Versuchspersonen im Alter von 29 bis 65 Jahren festgestellt, daß eine durchschnittliche Senkung des Cholesterinwertes von 65 mg% durch eine verminderte Fett- und Cholesterinzufuhr mit der Nahrung zu einer deutlichen Verringerung der arteriosklerotischen Ablagerungen in den Blutgefäßen führte.[80]

Selbst in fortgeschrittenen Arteriosklerose-Fällen bringt eine Ernährungsumstellung mitunter eine beträchtliche Besserung. In einer langfristigen, im US-Bundesstaat New Jersey durchgeführten Studie wurden 100 Patienten mit hochgradigen arteriosklerotischen Gefäßablagerungen, die bereits einen oder mehrere Herzinfarkte hinter sich hatten, auf eine Diät gesetzt, die nur wenig gesättigte Fette und Cholesterin enthielt. Nach zehn Jahren waren 16 von ihnen durch tödliche Herzinfarkte verstorben. Aus einer Kontrollgruppe von Männern mit vergleichbaren Vorerkrankungen, deren Ernährungsweise unverändert blieb, waren nach zehn Jahren 28 durch Herzinfarkte verstorben.[81]

Zahlreiche weitere Studien lieferten vergleichbare Ergebnisse. Patricia Hausman berichtet:

„Dr. Lyon und seine Kollegen berichteten, daß erneute Herzinfarkte und Todesfälle viermal häufiger bei jenen Patienten auftraten, die sich nicht an die von Ärzten verordneten fettarmen Diäten hielten … Dr. A. Koranyi berichtete von einer Studie, in der 125 Patienten dazu angehalten wurden, sich extrem fettarm zu ernähren. Die Todesrate lag bei den Patienten, die sich an die fettarme Ernährung hielten, bei 9%. Bei den Patienten, die ihren Fettkonsum nicht einschränkten, lag die Todesrate bei 19%."[82]

Angesichts solcher Forschungserkenntnisse stellt sich die Frage, ob es für Ärzte überhaupt ethisch vertretbar ist, wenn sie ihren Herzpatienten die Einschränkung ihres Fettkonsums nicht verordnen.

Mitunter lassen sich mit Ernährungsumstellungen sogar spektakuläre Resultate erzielen. In *Lancet* und dem *American Heart Journal* wurden die Erfolge zweier britischer Mediziner dokumentiert, die Patienten mit schwersten *Angina Pectoris*-Schmerzen mit einer rein vegetarischen Kost behandelten. All ihre Patienten litten unter extremen Schmerzen aufgrund einer mangelhaften Blutversorgung des Herzens. Sie waren zu keinen körperlichen Anstrengungen mehr fähig und wurden als sichere Kandidaten für einen bevorstehenden tödlichen Herzinfarkt eingestuft. Nach sechs Monaten rein vegetarischer Kost waren alle Patienten von ihren *Angina Pectoris*-Schmerzen befreit und „imstande, sich anstrengenden körperlichen Betätigungen zu unterziehen". Fünf Jahre später waren die Patienten allesamt noch am Leben, ernährten sich noch immer rein vegetarisch und waren noch immer frei von Angina-Symptomen.[83]

■ Der Kampf wird immer unfairer

Obwohl die Nahrungsmittelindustrie nichts gegen die stetig zunehmenden wissenschaftlichen Beweise für den Zusammenhang zwischen Ernährung und Herzkrankheiten tun konnte, war sie dennoch sehr erfolgreich in ihrem Bestreben, die Ernährungsrichtlinien der Vereinigten Staaten auch weiterhin zu kontrollieren. Als das amerikanische Landwirtschaftsministerium im Jahre 1982 einen Ratgeber veröffentlichen wollte, der eine leichte Kritik an einer fett- und cholesterinreichen Ernährungsweise enthielt, blieben die Fleisch-, Milch- und Eier-Lobbyisten nicht untätig. Die Angelegenheit wurde Richard Lyng, einem einflußreichen Mitglied des Landwirtschaftsministeriums, übergeben. Lyng, ein ehemaliger Präsident des Amerikanischen Fleischinstituts, versprach, daß die Schrift „nur über meine Leiche" publiziert werden würde.[84]

Der unerwünschte Artikel wurde schließlich gestrichen.[85] Mr. Lyng konnte daraufhin seinen Einfluß sogar noch ausdehnen: Richard Lyng war Mitte der 1980er Jahre Landwirtschaftsminister der Vereinigten Staaten und konnte nach Belieben kontrollieren, welche Informationen die Regierung an die Öffentlichkeit weitergab und welche sie ihr vorenthielt.

Die politische Macht der Fleisch-, Milch- und Eier-Industrien ist geradezu enorm. Als die Amerikanische Herzgesellschaft im Jahre 1961 erstmals die Bevölkerung dazu anhielt, gesättigte Fette in der Ernährung durch mehrfach ungesättigte Fettsäuren zu ersetzen, spielte die Milchindustrie ihre Macht aus. Sie erreichte ein von der Lebens- und Arzneimittelzulassungsbehörde erlassenes Verbot, welches den Herstellern von pflanzlichen Fettprodukten untersagte, für ihre Produkte mit dem Hinweis zu werben, daß sie reich an mehrfach ungesättigten Fettsäuren seien. Das Intervenieren der Milchindustrie war sogar derart erfolgreich, daß der Begriff „mehrfach ungesättigt" praktisch eliminiert wurde. Gesetzlich durfte kein Produkt, das mehrfach ungesättigte Fettsäuren enthielt, als solches ausgewiesen werden, selbst wenn es zu 100 % aus mehrfach ungesättigten Fettsäuren bestand.[86]

Seit vielen Jahren bemühen sich die Amerikanische Herzgesellschaft und andere Organisationen darum, die Hersteller von Nahrungsmitteln dazu zu verpflichten, auf der Verpackung auf den Gehalt an gesättigten Fetten hinzuweisen. Doch noch immer sind die Erzeuger von tierischen Produkten erfolgreich in ihrem Bestreben, die Durchsetzung derartiger Vorschläge zu verhindern.

Als die Amerikanische Herzgesellschaft mit einer Vielzahl von wissenschaftlichen Beweisen, die den Zusammenhang zwischen gesättigten Fetten und Cholesterin in der Nahrung und dem Auftreten von Herzkrankheiten dokumentieren, an die Öffentlichkeit trat, drohte die Milchindustrie mit Multi-Millionen-Dollar-Klagen. Trotz des mit teuren Gerichtsverhandlungen verbundenen Risikos weigerte sich die Herzgesellschaft, ihre Behauptungen zurückzunehmen.

Daraufhin versuchte die Milchindustrie, die regionalen Büros der Herzgesellschaft einzeln zu unterwandern. In Wisconsin, einer Hochburg der Milchindustrie, übten die Milchfarmer enormen Druck auf das lokale Büro der Herzgesellschaft aus. Sie drohten damit, niemals wieder auch nur einen einzigen Cent an Spendengeldern aufzubringen. Die Wisconsin-Vertreter der Herzgesellschaft argumentierten, daß es nicht in ihrer Macht stehe, von den nationalen Richtlinien der Herzgesellschaft abzuweichen. Die Milchindustrie versprach dem regionalen Büro der Herzgesellschaft daraufhin einen Multi-Millionen-Dollar teuren Gerichtsprozeß, wenn sich die Vertreter des Staates Michigan nicht öffentlich von den nationalen Richtlinien distanzieren würden.

In dem Wissen, daß ein solcher Gerichtsprozeß sie finanziell ruinieren würde, und aus Angst vor ausbleibenden Spendengeldern kapitulierte die

Herzgesellschaft des Staates Wisconsin schließlich vor der finanzgewaltigen Milchindustrie.[87] Es wurde ein „Komitee zur Erforschung von Ernährung und Herz-Kreislauf-Krankheiten" gegründet, welches genaue Richtlinien festlegen sollte. Zu den Mitgliedern dieses Komitees zählten so unvoreingenommene Wissenschaftler wie der Vorsitzende des Milchverbandes Wisconsin.[88]

Die Ergebnisse des Komitees waren keine Überraschung für diejenigen, die über die Zusammensetzung der Komiteemitglieder Bescheid wußten. Das Komitee empfahl der regionalen Herzgesellschaft, sich öffentlich von der Position der Amerikanischen Herzgesellschaft zu distanzieren.

Die Milchindustrie war begeistert und erntete sogar einen offiziellen Brief des Lobes vom Nationalen Milchverband. Die Milchindustrie des Staates Wisconsin spendete ihrerseits der lokalen Herzgesellschaft eifrig Lob für deren „weise" Einsicht, daß

„... eine Ernährungsweise, die den Cholesterinwert des Blutes senkt ... für die allgemeine Bevölkerung nicht notwendig ist." [89]

Die Amerikanische Herzgesellschaft war entsetzt. Allerdings konnten sie kaum etwas tun, da sich die Herzgesellschaft des Staates Wisconsin mittlerweile nahezu vollkommen in den Händen der Milchindustrie befand. Alle Anfragen über den Zusammenhang zwischen fett- und cholesterinreicher Kost und dem Auftreten von Herzerkrankungen wurden von der Herzgesellschaft Wisconsin mit dem Hinweis beantwortet, daß das von ihnen selbst gegründete Komitee die Unbedenklichkeit von Milchprodukten eindeutig bewiesen hätte. Außerdem wurde auf derartige Anfragen hin eine Aussage des Milchverbandes hinzugefügt, daß die Verbraucher sich nach wie vor uneingeschränkt auf die Qualität und den hohen gesundheitlichen Wert von Milchprodukten verlassen könnten.[90]

Wie es um alles in der Welt zu dieser bedenklichen Kehrtwendung der Herzgesellschaft des Bundesstaates Wisconsin kommen konnte, erklärte einer der Verantwortlichen mit folgenden Worten:

„Wir fördern die Botschaft (daß gesättigte Fette und Cholesterin in der Ernährung Herzinfarkte begünstigen) ebensowenig, wie ein von der Tabakindustrie lebender Staat die Botschaft von der Gesundheitsgefährdung durch Rauchen fördern würde." [91]

Ein in gewisser Weise passender Vergleich. Denn Jahr für Jahr finden sich die Fleisch-, Milchprodukte- und Eier-Industrien durch die stetig zunehmende Zahl wissenschaftlicher Beweise in eine Position gedrängt, in der sich vor einiger Zeit auch die Tabakindustrie befand.

■ Der endgültige Beweis

Im Jahre 1984 veröffentlichte die Regierung der Vereinigten Staaten die Erkenntnisse aus der umfangreichsten und teuersten Forschungsstudie in der Geschichte der Medizin.[92] Die Untersuchung umfaßte mehr als zehn Jahre intensiver Forschung und kostete über 150 Millionen Dollar. Der Leiter dieses gigantischen Projekts, Basil Rifkind, äußerte in seiner Schlußbetrachtung, daß seine Studie

> *„... eindeutig darauf hinweist, daß man sein Herzinfarktrisiko umso mehr senken kann, je weniger Cholesterin und Fett man mit der Nahrung aufnimmt.“*[93]

George Lundberg, der Herausgeber des *Journal of the American Medical Association*, äußerte, daß diese Forschungsarbeit in die Geschichte eingehen wird als

> *„... der endgültige Beweis für die Cholesterin-Theorie der Herzkrankheiten.“*[94]

Die Studie konnte nicht nur den genauen Zusammenhang zwischen der Höhe des Cholesterinwertes und dem Herzinfarktrisiko beweisen, sondern offenbarte ebenso, daß bereits kleine Veränderungen des Blutcholesteringehaltes einen erheblichen Einfluß auf die Herzinfarktraten haben.[95] Der an der Studie beteiligte Wissenschaftler Dr. Charles Glueck bemerkte:

> *„Für jedes Prozent, um das der Cholesterinwert gesenkt wird, verringert sich das Risiko für eine Herzkrankheit um zwei Prozent.“*[96]

Der ebenfalls an dem Forschungsprojekt beteiligte Kardiologe Robert Levy von der Columbia-Universität fügte hinzu:

> *„Wenn wir erreichen könnten, daß jeder seinen Blutcholesterinwert durch verminderte Fett- und Cholesterinzufuhr in der Ernährung um zehn bis fünfzehn Prozent senkt, würde sich die Zahl der Herzinfarkttodesfälle in den USA um 20 bis 30 Prozent verringern.“*[97]

Selbst durch eine so geringe Maßnahme könnte jedes Jahr eine Anzahl von Menschenleben gerettet werden, die die Zahl aller Verkehrstoten in einem ganzen Jahrzehnt übersteigt!

■ Wende in Sicht?

Die Fleisch-, Milch- und Eier-Industrien mahnen bis zum heutigen Tage, daß wir „keine voreiligen Schlüsse" ziehen sollten, da es „noch weiterer Forschungsstudien" bedürfe. Als die Sprecher besagter Industriezweige befragt wurden, was für eine Art von Studie ihren Ansprüchen denn genügen würde, wurden völlig unrealistische Forderungen gestellt. Zum Beispiel wurde angeregt, eine Studie durchzuführen, an der mindestens 50.000 Versuchspersonen beteiligt sind. Ferner sollte diese Studie mehr als 30 Jahre lang andauern und mehr als eine Milliarde Dollar kosten. [98]

Als jedoch Jahr für Jahr immer mehr wissenschaftliche Untersuchungen alle in die gleiche Richtung deuteten und keinerlei Zweifel mehr daran ließen, daß der Verzehr von gesättigten Fetten und Cholesterin Arteriosklerose und Herzkrankheiten verursacht, gestanden einige Industriepressesprecher schließlich die krankheitsverursachende Wirkung ihrer Produkte ein. Allerdings nicht, ohne im gleichen Atemzug hinzuzufügen:

„Die Verbraucher haben das unantastbare Recht, ihre Arterien zu verstopfen, wenn sie dies wünschen." [99]

Die wissenschaftliche Forschung der letzten Jahrzehnte hat uns jedoch gezeigt, wie wir der Verstopfung unserer Arterien Einhalt gebieten können. Wir wissen nun, daß es einen ursächlichen Faktor gibt, der alle anderen an Bedeutung weit überragt, trotz all der Faktoren, die bei Herzkrankheiten eine Rolle spielen – einschließlich Übergewicht, Bewegungsmangel, Zuckerkonsum, Fettverzehr insgesamt, Koffeinkonsum, Rauchen, hohem Blutdruck, Faserstoffmangel in der Ernährung und eines überhöhten Chlorgehalts im Trink- und Kochwasser. [100] Wir wissen nun, daß die Ursache für Herzkrankheiten der Verzehr von gesättigten Fetten und Cholesterin ist.

■ Das heutige Wissen

Wir wissen heutzutage, wie wir Herzinfarkten und Schlaganfällen vorbeugen können. Wir wissen, wie wir jene Krankheiten vermeiden können, die für mehr als die Hälfte aller Todesfälle in den USA verantwortlich sind. Doch die meisten von uns wissen dank der engagierten Bemühungen der Fleisch-, Milch- und Eier-Industrien so gut wie nichts von diesen erfreulichen Neuigkeiten. Wir denken noch immer, daß wir tierische Nahrungsmittel essen müssen, um gesund zu bleiben. Wir denken, daß Herzinfarkte und Schlaganfälle zwar bedauerlich, jedoch mehr oder weniger unvermeidlich sind. Der Herzinfarkt ist geradezu ein fester Bestandteil der amerikanischen Gesellschaft geworden. Wir betrachten ihn als etwas völlig Normales. Nur die wenigsten sind sich bewußt, daß unsere passive Einstellung gegenüber diesen Krankheiten von den Produzenten tierischer Nahrungsmittel nach besten Kräften gefördert wird.

Doch ungeachtet der finanzgewaltigen Interessengruppen, die der öffentlichen Aufklärung immer wieder erfolgreich Steine in den Weg legen und nahezu alles tun würden, um uns noch mehr zu verwirren, verfügen wir erstmals in der Geschichte der Menschheit über das Wissen, um die Kontrolle über unseren Körper und unser Leben zu erlangen. Wir können bewußt eine Ernährungsweise wählen, die den Gesundheitszustand unseres Kreislaufsystems drastisch verbessert, uns vor Herzinfarkt und Schlaganfall schützt und gleichzeitig auch noch dazu beiträgt, das Leiden auf dieser Erde zu verringern.

In einer angesehenen Zeitschrift stand unlängst im Vorwort des Herausgebers zu lesen:

> *„Durch eine vegetarische Ernährung lassen sich 97 % aller Verschlüsse der Herzkranzgefäße vermeiden.“* [101]

Es handelte sich dabei keineswegs um eine vegetarische oder spirituelle Fachzeitschrift. Diese Aussage entstammt dem Fachblatt der amerikanischen Ärztekammer, dem *Journal of the American Medical Association*.

ও

Wir verlieren einen Kampf,
den wir vermeiden könnten

Fehlt es einem an Gesundheit,
so kann sich auch die Weisheit nicht offenbaren,
die Kunst kann nicht erblühen,
die Stärke kann sich nicht entfalten,
Reichtümer sind nutzlos
und die Vernunft ist machtlos.
Herophilies, 300 V. CHR.

Im Jahre 1971 unterzeichnete Präsident Nixon den Beschluß zur Bekämpfung der Krebskrankheit. Damit leitete er die mit enormem Aufwand in den letzten zwei Jahrzehnten unternommenen Bemühungen ein, deren Ziel die Ausrottung dieser furchtbaren Krankheit ist. Gemeinhin werden diese Anstrengungen in den USA als „Krieg gegen den Krebs" bezeichnet. Doch heute, mehr als zwanzig Jahre später, setzt sich dieser Krieg noch immer fort. Jeden Tag gibt das Nationale Krebsinstitut der Vereinigten Staaten mehr als drei Millionen Dollar aus. Diesem Institut zur Seite stehen Organisationen wie die Amerikanische Krebsgesellschaft, die eine weitere Million Dollar pro Tag ausgibt.[1]

Sie mögen denken, daß angesichts solch gigantischer finanzieller Beträge erfreuliche Fortschritte gemacht werden. Allerdings sieht es im Kampf gegen den Krebs nicht besonders gut aus. Der Feind hat sich als überaus hartnäckig entpuppt; er bringt uns eine Niederlage nach der anderen bei.

Jeder sollte wissen, daß der Krieg gegen den Krebs
größtenteils ein Betrug ist.[2]
(Dr. Linus Pauling, zweifacher Nobelpreisträger)

Die häufigsten Krebsarten – Lungen-, Dickdarm-, Brust-, Prostata-, Bauchspeicheldrüsen- und Gebärmutterkrebs – sind für die meisten krebsbedingten Todesfälle verantwortlich. Die Todesrate dieser Krebsformen hat sich im Verlauf der letzten 50 Jahre entweder gar nicht verändert oder sogar erhöht.[3] Die Statistiken der weniger häufigen Krebsarten sehen ebenso ernüchternd aus.

Die drei derzeit beliebtesten Krebstherapieformen sind Operation, Bestrahlung und Chemotherapie. All diese Methoden sind nicht gerade harmlos; allesamt haben sie schädliche Nebenwirkungen; jede dieser drei Methoden beschäftigt sich nur mit den Symptomen der Krankheit. Und ihre Erfolgsrate ist absolut nicht überzeugend.

■ Halbwegs am Ziel?

Organisationen wie das Nationale Krebsinstitut der USA und die Amerikanische Krebsgesellschaft buhlen eifrig um die Gunst möglicher Spender mit Aussagen wie: „Lassen Sie uns jetzt nicht im Stich, wir sind halbwegs am Ziel." Allerdings fällt es ihnen nicht gerade leicht, ihre „Fortschritte" zu dokumentieren.

Ein Mann, der bestens darüber informiert ist, wie weit diese Organisationen mitunter gehen müssen, um sich das öffentliche Wohlwollen zu erhalten, ist John Bailar, ehemaliger Herausgeber des *Journal of the National Cancer Institute*. Bailar, der 25 Jahre lang für das amerikanische Krebsinstitut arbeitete, sagte beim alljährlichen Treffen der Amerikanischen Gesellschaft für den Fortschritt der Wissenschaft im Jahre 1985, daß heutzutage mehr Menschen von gutartigen oder leichten Krankheiten in die Statistiken mitaufgenommen werden, um dadurch den Anschein zu erwecken, als würden mehr Krebskranke eine Heilung erfahren.[4]

Eine weitere Taktik, die die Dinge in einem rosigeren Licht erscheinen läßt, als es den Tatsachen entspricht, ist die Definition der „Krebsheilung". Man bezeichnet einen Krebspatienten als „geheilt", wenn er fünf Jahre, nachdem die Diagnose Krebs gestellt wurde, noch lebt und keine offensichtlichen Symptome aufweist. Wenn man demzufolge den Krebs nur früh genug diagnostiziert, kann man den Kreis der vom Krebs „geheilten" Personen gewaltig ausdehnen. Allerdings ändert eine solche Früherkennung des Krebses in vielen Fällen überhaupt nichts am Zeitpunkt des Todes der Patienten. Die Patienten leben nur länger mit der Gewißheit, Krebs zu haben.[5] Ein prominenter Mediziner ist angesichts der ihm persönlich bekannten Auswüchse moderner Krebstherapien recht zynisch geworden:

„Die wahren Nutznießer aus der Früherkennung des Krebses sind die Anbieter medizinischer Versorgungsleistungen. Sie können dadurch die Kranken vor ihrem Tod länger behandeln. Sie können mehr Geld einnehmen durch häufigere Arztbesuche, mehr Therapien, mehr Tests und län-

gere Krankenhausaufenthalte. Die Amerikanische Krebsgesellschaft ...
verkauft Hoffnung. Bedauerlicherweise hat sie in der Vergangenheit
hauptsächlich falsche Hoffnungen verkauft." [6]

Heutzutage ist die Behandlung eines Krebspatienten ein Riesengeschäft.
Alle 30 Sekunden wird bei einem Amerikaner eine Krebskrankheit diagnostiziert. Ein durchschnittlicher Krebspatient bezahlt mehr als 25.000 Dollar für seine Behandlung. Dabei geben die Betroffenen nicht selten ihre gesamten Lebensersparnisse aus. (*Anmerkung des Übersetzers:* Bedenken Sie, daß die Bevölkerung der USA nur zu einem sehr geringen Prozentsatz über einen umfassenden Versicherungsschutz verfügt. Im Krankheitsfall müssen die Menschen daher in der Regel tief in die eigene Tasche greifen. In Deutschland verteilen sich die Ausgaben auf die Allgemeinheit – auf alle Versicherungsnehmer und Steuerzahler.) Leider bekommen die Menschen jedoch nur herzlich wenig für ihr Geld. Alle 55 Sekunden stirbt ein weiterer Amerikaner an Krebs.

■ Auf der Suche

Es ist eine Tragödie. Unzählige Milliarden Dollar werden dafür ausgegeben, das „Wundermittel" gegen Krebs zu finden. Es ist dies eine Suche, die bislang völlig erfolglos geblieben ist. Und dennoch fand zur gleichen Zeit eine andere Suche statt, der weitaus eindrucksvollere Erfolge beschieden waren. Ohne daß die meisten Menschen viel darüber erfahren haben, wurden immer eindeutigere Beweise dafür erbracht, wie wir uns vor dieser Krankheit schützen können.

Die Tragödie liegt darin, daß die Amerikaner darauf eingeschworen werden, ihre Hoffnung und ihr Geld auf das zukünftige Wundermittel zu setzen, dessen Entdeckung angeblich unmittelbar bevorsteht. Doch seit Jahrzehnten brachte die Suche nach dem Krebsheilmittel nichts Verwertbares zutage. Während dieser Zeit wurde die Bevölkerung überhaupt nicht über die jüngsten Entdeckungen informiert, wie man der Krebsentstehung vorbeugen kann. Ohne diese Informationen verzehren die Amerikaner täglich enorme Mengen jener Nahrungsmittel, die in erheblichem Maße dazu beitragen, die Krebsentwicklung zu begünstigen.

Im Jahre 1976 veranstaltete das Komitee für Ernährung und menschliche Bedürfnisse des US-Senats unter dem Vorsitz von Senator George McGovern eine öffentliche Anhörung, bei der Experten über die gesundheitlichen Auswirkungen der amerikanischen Standard-Ernährung befragt wurden. Nachdem er sich die Meinungen der führenden Krebsexperten der Vereinigten Staaten angehört hatte, war McGovern nicht besonders erfreut über den Stand der Dinge im Kampf gegen den Krebs. Der Senator bezeichnete diesen Kampf als ein „viele Milliarden Dollar verschwendendes medizinisches Versagen".[7]

Während der Anhörungen fragte McGovern den Direktor des Nationalen Krebsinstituts, Arthur Upton, wieviele Krebsfälle auf die Ernährung zurückzuführen seien. Der Leiter der größten Krebsforschungsorganisation der Welt antwortete: *„ bis zu 50 %".*[8]

McGovern konnte es kaum glauben und hakte nach: *„ Wie können Sie die engen Zusammenhänge zwischen Ernährung und Krebs zugeben und dennoch ein vorläufiges Budget vorschlagen, bei dem nur ein wenig mehr als ein Prozent* (des dem Krebsinstitut zur Verfügung gestellten Geldes) *für dieses Problem bereitgestellt wird?"*

Dr. Upton antwortete etwas unglaubwürdig: *„Diese Frage trifft einen Punkt, über den ich selbst sehr besorgt bin."*

Das Problem liegt darin, daß die Ernährung eben kein „Wundermittel" ist. Man kann damit der Krebserkrankung vorbeugen, sie aber nicht unbedingt heilen. Organisationen wie das Nationale Krebsinstitut werden nicht dazu angehalten, ihre Aufmerksamkeit auf vorbeugende Maßnahmen zu richten. Mit neuentdeckten Behandlungsmethoden kann man eben weitaus mehr Geld verdienen. Wie unwahrscheinlich die Entdeckung eines Heilmittels auch immer sein mag, der dadurch erzielbare Ruhm und Reichtum führt die meisten Forscher auf die Suche nach der „Wundersubstanz", mit der man den Krebs besiegen kann. Die Aufmerksamkeit dieser Wissenschaftler und der Bevölkerung wird außerdem noch durch die finanzkräftige Nahrungsmittelindustriezweige, deren Produkte die Krebsentstehung fördern, von den krebsvorbeugenden Maßnahmen weggelenkt. Diese Interessengruppen üben einen gewaltigen Druck auf die Regierung und alle Organisationen aus, die sich mit Gesundheit beschäftigen, damit diese der Öffentlichkeit die gesicherten wissenschaftlichen Erkenntnisse, wie man durch gesunde Ernährung Krankheit vermeiden kann, vorenthalten. Daher werden Sie und ich permanent dazu aufgefordert, unsere Hoffnungen und unser Geld in die Krebsforschung zu stecken und auf das zukünftige Krebsheilmittel zu warten. Uns wird nicht gesagt, wie wir uns vor Krebs schützen können.

Die tragische Konsequenz hiervon ist, daß wir einen Kampf verlieren, den wir vermeiden könnten.

■ Vorbeugung

Während täglich 1400 Amerikaner an Krebs sterben, haben die Krebsforscher untersucht, welche Faktoren der Lebensführung zu hohen Krebsraten führen.[9] Im prestigeträchtigen *Advances in Cancer Research* wird die Schlußfolgerung gezogen:

> *„Gegenwärtig verfügen wir über einwandfreie Beweise ... (daß) keiner der Risikofaktoren auf das Krebsgeschehen eine gleich große Bedeutung hat wie die Ernährung."*[10]

In Anhörungen über die gesundheitlichen Konsequenzen der modernen amerikanischen Ernährungsweise wollte das diesbezüglich vom US-Senat betraute Komitee einen Experten über den neuesten Stand der wissenschaftlichen Erkenntnisse über den Zusammenhang zwischen Ernährung und Krebs befragen. Hierfür suchten sie sich Dr. Gio B. Gori aus, den Direktor der Abteilung für Krebsursachen und Prophylaxe des Nationalen Krebsinstituts. Dr. Gori ist in der Tat ein Wissenschaftler von beachtlichem Rang: er ist außerdem der Leiter des Ernährungs- und Krebs-Programms des Nationalen Krebsinstituts. Dr. Gori sagte:

> *„Die Ernährungswissenschaft wächst in ihrem Stellenwert ... Kein anderer wissenschaftlicher Fachbereich verspricht bessere Möglichkeiten für die Vorbeugung und Kontrolle von Krebs und anderen Erkrankungen und für die Ermöglichung und Erhaltung der menschlichen Gesundheit."*[11]

Selbstverständlich wollte der Senat auch wissen, welche Faktoren in der Ernährung die Krebsentstehung begünstigen. Die meisten von uns denken dabei an chemische Zusatzstoffe wie Konservierungsmittel, künstliche Farb- und Geschmacksstoffe. Doch so ungesund diese auch sein mögen, es gibt offensichtlich noch schädlichere Faktoren. Dr. Gori sagte vor dem Kongreß:

> *„Bis vor kurzem hätte noch so mancher seine Stirn gerunzelt nur bei der Andeutung, daß eine Disbalance von normalen Ernährungsbestandteilen zu Krebs und Herz-Kreislauf-Krankheiten führen könne ... Heutzutage macht eine erdrückende Beweislast diese Idee nicht nur sehr wahrscheinlich, sondern zu einer gesicherten Tatsache ... (Die) verantwortlichen Ernährungsfaktoren sind hauptsächlich Fleisch- und Fettkonsum."*[12]

Die Fleisch-, Milch- und Eier-Industrie war ganz und gar nicht begeistert von den immer zahlreicher werdenden Beweisen für die Mitschuld ihrer Produkte an der Entstehung von Herz-Kreislauf-Krankheiten. Ebenso ernüchternd war für sie die Erkenntnis, daß ihre Produkte auch für die Krebsentwicklung mitverantwortlich gemacht wurden.[13]

Das amerikanische Handelsministerium wollte herausfinden, ob die gleiche Ernährungsweise, die Herz-Kreislauf-Krankheiten verursacht, auch zu Krebs führen könne. Sie befragten den unabhängigen Experten Dr. Mark Hegstead. Dieser Ernährungswissenschaftler der Harvard-Universität äußerte: *„Ich denke, es ist unumstritten, daß die amerikanische Standard-Ernährung eine Ursache für Erkrankungen der Herzkranzgefäße darstellt. Und ich halte es für angebracht, auch darauf hinzuweisen, daß diese Ernährungsweise nun als mitschuldig für viele Krebsarten entlarvt wurde: Brustkrebs, Dickdarmkrebs und andere …“*[14]

Angesichts dieser Tatsachen haben sich die Fleisch-, Milch- und Eier-Industrien der gleichen Strategie zugewandt, der sich auch die Tabakindustrie bedient. Sie geben sich redliche Mühe, das ganze Thema möglichst konfus und undurchsichtig zu machen. Sie versuchen der Öffentlichkeit den Eindruck zu vermitteln, daß „fast alles Krebs verursachen kann". Je mehr die Bevölkerung sich dieser Auffassung anschließt, daß es unendlich viele Krebsursachen gibt, desto weniger werden sich die Menschen mit Details beschäftigen. Zum Beispiel damit, welche Faktoren als eindeutig krebserregend identifiziert wurden. Je verwirrter und hoffnungsloser sich die Menschen fühlen, desto unwahrscheinlicher wird es, daß sie sich zu den Entscheidungen durchringen, die ihr Krebsrisiko tatsächlich reduzieren könnten. Es ist nicht so, daß diese Industriezweige sich wünschen, daß Menschen Krebs bekommen. Sie wollen einfach nur, daß wir auch weiterhin ihre Produkte kaufen. Die Tatsache, daß ihre Produkte nun mal die Krebsentstehung fördern, ist nach ihrer Sichtweise lediglich eine für die Verkaufsstrategen und die Werbeabteilung ihrer Branche zutiefst bedauernswerte Angelegenheit.

■ Dickdarmkrebs

Die Mehrzahl der medizinischen Wissenschaftler, die sich der Untersuchung der krebsbegünstigenden Ernährungsfaktoren widmeten, sind genauso wie wir alle mit aus heutiger Sicht überholten Vorstellungen über gesunde Ernährung aufgewachsen. Aus diesem Grunde sind die meisten von ihnen auch treue Anhänger der großen amerikanischen Steak-Religion. Doch dann wurden im *Journal of the National Cancer Institute* in den 1970er Jahren eine Reihe von Studien veröffentlicht, die für die damalige Zeit sensationelle neue Erkenntnisse lieferten. Ernährungsforscher hatten entdeckt, daß Fälle von Dickdarmkrebs besonders gehäuft dort auftreten, wo viel Fleisch gegessen wird. Demgegenüber sind die Dickdarmkrebsraten in Regionen, in denen nur wenig bis gar kein Fleisch konsumiert wird, ausgesprochen niedrig.[15]

Diese Studien offenbarten, daß es auf der Welt nicht eine einzige Völkergruppe mit hohem Fleischkonsum gibt, die nicht gleichzeitig auch eine hohe Dickdarmkrebsrate hat.

Die Fleischindustrie unternahm gewaltige Anstrengungen, um die Veröffentlichung dieser Tatsachen, die allmählich bekannt wurden, zu unterdrücken. Allerdings wurde mit jeder neuen Studie die Beweislast gegen ihre Produkte immer erdrückender. Jahr für Jahr fiel es selbst den Beratern der Fleischindustrie immer schwerer, sich davor zu verschließen, daß der Fleischgenuß die Todesursache begünstigt, von der mehr als 20 % aller Familien in den Vereinigten Staaten betroffen werden. Sogar die überaus konservative Gesellschaft für den Fortschritt der Wissenschaft ließ verlautbaren: *„Volkergruppen mit hohem Fleisch- und Fettkonsum haben ein größeres Risiko, von Dickdarmkrebs befallen zu werden, als Individuen, die sich vegetarisch oder mit nur wenig Fleisch ernähren."*[16]

Die Fleischindustrie konterte mit der Aussage, daß genetische Faktoren für diese Tatsachen verantwortlich seien. Um ihre Glaubwürdigkeit zu bewahren, konnte die Fleischindustrie nicht länger leugnen, daß Völker mit hohem Fleischverzehr auch am häufigsten Krebs bekommen; es gab dafür einfach zu viele Beweise. Allerdings meinten sie, dies sei lediglich ein Zufall. Der wahre Grund, so die Fleischindustrie, sei die genetisch veankerte Krebsanfälligkeit dieser Menschen.

Dr. John Berg und seine Mitarbeiter vom Nationalen Krebsinstitut der USA überprüften diese Hypothese. Es war bekannt, daß Japaner seltener an Dickdarmkrebs erkranken als Amerikaner und auch weniger Fleisch essen. Dr. Berg und seine Mitarbeiter führten eine umfangreiche Studie durch, bei der in die USA ausgewanderte Japaner untersucht wurden, die sich seitdem mit der amerikanischen Durchschnittskost ernährten. Sollten die Argumente der Fleischindustrie zutreffen, so müßten sich diese Japaner ihre geringere Krebsanfälligkeit erhalten haben – trotz des gewaltig gestiegenen Fleischkonsums.

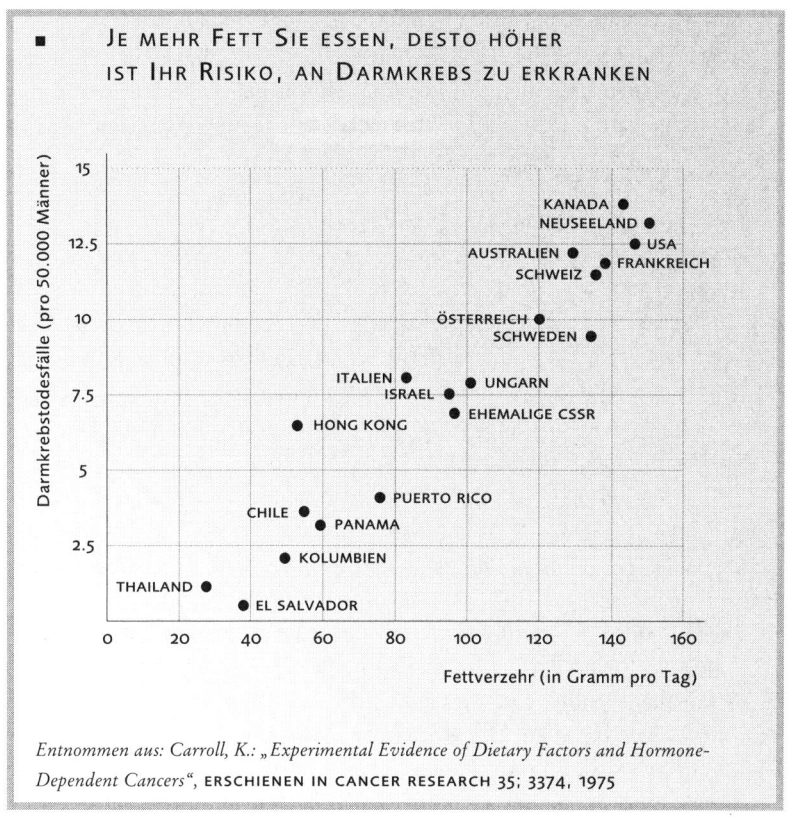

JE MEHR FETT SIE ESSEN, DESTO HÖHER IST IHR RISIKO, AN DARMKREBS ZU ERKRANKEN

Darmkrebstodesfälle (pro 50.000 Männer)

Fettverzehr (in Gramm pro Tag)

Entnommen aus: Carroll, K.: „Experimental Evidence of Dietary Factors and Hormone-Dependent Cancers", ERSCHIENEN IN CANCER RESEARCH 35; 3374, 1975

Ein weiterer heiliger Mythos wurde durch die Ergebnisse dieser Studie zerstört. Die Dickdarmkrebsrate der japanischen Einwanderer hatte sich genau der durchschnittlichen amerikanischen Dickdarmkrebsrate angepaßt.[1]

Mittlerweile war die Fleischindustrie in arge Verlegenheit gekommen. Als nächstes fiel ihnen das Argument ein, daß alles in der amerikanischen Ernährung hierfür verantwortlich sein könne. Dem Fleisch die alleinige Schuld zuzuschreiben, so die Sprecher dieses Industriezweiges, sei unwissenschaftlich.

In dem Bemühen, die für die Krebsentstehung verantwortlichen Ernährungsfaktoren exakt zu isolieren, führten Dr. Berg und seine Kollegen am US-Krebsinstitut eine weitere detaillierte Studie durch, bei der die Dickdarmkrebsraten genauestens auf ihren Zusammenhang mit nicht weniger als 119 verschiedenen Lebensmitteln untersucht wurden. Die aus dieser Forschungsarbeit gewonnenen Erkenntnisse veröffentlichte Dr. Berg im *Journal of the National Cancer Institute.* Das Fleisch hatte nicht besonders gut abgeschnitten. Bei keinem anderen Lebensmittel konnte auch nur annähernd eine so eindeutige Verbindung zur Dickdarmkrebsentstehung festgestellt werden wie beim Fleisch. Dr. Berg schrieb:

„Die von Rindfleisch, Schweinefleisch und Geflügel ausgehenden Gefahren stiegen proportional zu den davon konsumierten Mengen. Es hat den Anschein, als gäbe es eine exakte Beziehung zwischen Ursache und Wirkung.“ [18]

Angesichts der zahlreichen wissenschaftlichen Studien, die uns die Einschränkung des Fleischverzehrs als krebsvorbeugende Maßnahme nahelegten, verkündeten die Pressesprecher der Fleischindustrie, daß es noch weiterer Forschungsuntersuchungen bedürfe. Diese würden mit Sicherheit zum Freispruch für ihre Produkte führen.

In der Tat wurde in den darauffolgenden Jahren weitergeforscht. Allerdings waren die neuen Erkenntnisse wiederum nicht dazu angetan, das Wohlgefallen der Fleischindustrie hervorzurufen. Die wissenschaftlichen Studien ergaben einen weiteren an der Dickdarmkrebsentstehung beteiligten Ernährungsfaktor. Es wurde zunehmend deutlicher, daß ein hoher Fettverzehr auch das Risiko der Krebserkrankung des Dickdarms steigert.[19]

Schließlich entdeckten die Forscher einen weiteren Faktor – den Verzehr an Ballaststoffen. Die wissenschaftlichen Studien ergaben, daß das Dickdarmkrebsrisiko umso höher liegt, je weniger Ballaststoffe in der Ernährung eines Menschen enthalten sind.[20] Auch diese Erkenntnisse waren wenig erfreulich für die Fleischindustrie. Fleisch, ebenso wie Eier und die meisten Milchprodukte, sind nämlich sehr fetthaltig und enthalten keinerlei Ballaststoffe.

Bis vor kurzem wußten nur sehr wenige Menschen, daß der Gehalt an Ballaststoffen in unserer Nahrung von entscheidender Bedeutung ist. Eigentlich wußte kaum jemand, was Ballaststoffe eigentlich sind. Ballaststoffe wurden von den Ernährungsinformationsmaterialien, die die Milchindustrie an amerikanische Schulen auslieferte, stets ignoriert. Doch die wissenschaftliche Forschung erbringt immer mehr Beweise für die enorme Wichtigkeit des Ballaststoffgehaltes unserer Nahrung. (*Anmerkung des Übersetzers:* Leider hat sich im deutschen Sprachgebrauch der Ausdruck „Ballaststoffe“ für die im Englischen als *fiber* bezeichneten Substanzen etabliert. Es handelt sich bei dieser Stoffgruppe

■ Lebensmittel (Faserstoffe g/kg)		■ Lebensmittel (Faserstoffe g/kg)	
BLAUBEEREN	15,2	RINDFLEISCH	0
ROSENKOHL	13,5	LENDENSTEAK	0
HAFERFLOCKEN	13,5	LAMMKOTELETT	0
KÜRBIS	12,0	SCHWEINEKOTELETT	0
GEKOCHTE MÖHRE	9,6	HUHN	0
BRAUNER REIS	8,1	FLUSSBARSCH	0
MANGOLD	6,8	LACHS	0
KOPFSALAT	6,3	CHEDDARKÄSE	0
GURKE	5,7	VOLLMILCH	0
APFELMUS	5,3	EIER	0

Quelle: Nutritional Almanac (Überarbeitete Ausgabe), Nutritional Research, Inc.,
Autor: John D. Kirshman; MC GRAW HILL BOOK CO., NEW YORK, 1979

aber keineswegs um „Ballast", also etwas Überflüssiges. Weitaus besser ist daher die Bezeichnung „Faserstoffe".)

Ballast- oder Faserstoffe wirken wie ein reinigender Besen des Darms. Ohne Faserstoffe in der Nahrung kommt es zu Stauungen im Darminneren, und die Verweildauer der Nahrung im Dickdarm wird wesentlich verlängert. Dies trifft besonders dann zu, wenn die Ernährung reich an tierischen Fetten ist, da diese bei Körpertemperatur fest sind. Diese Fette können daher den Darm ebenso verstopfen wie Schmiere einen Abfluß.

Eine der Funktionen der Darmwand ist die Resorption von Feuchtigkeit aus dem Darminhalt. Wenn aus irgendeinem Grund, wie z.B. bei bakterieller Vergiftung, der Körper den Darminhalt rasch abgibt, ohne daß vorher die Flüssigkeit von der Darmwand aufgenommen werden konnte, wird die Stuhlkonsistenz sehr wäßrig sein. Von Ruhr befallene Menschen erleiden häufig extreme Flüssigkeitsverluste. Dieser durchfallbedingte Dehydrationszustand kann in besonders schweren Fällen sogar zum Tod führen.

Doch ohne ausreichende Faserstoffmengen in der Ernährung kann genau das Gegenteil dieses Problems eintreten. Der Darminhalt verweilt erheblich länger im Dickdarm, und die Darmwände resorbieren mehr Flüssigkeit. Je länger die unverdaulichen Nahrungsreste im Dickdarm verweilen, desto trockener und härter wird der Stuhl.

Wissenschaftler haben beobachtet, daß der Stuhl von Menschen, die mit ihrer Nahrung nur sehr wenig Faserstoffe aufnehmen, härter, trockener und kleiner ist als die Stuhlkonsistenz von Menschen, deren Ernährung ballaststoffreich ist. Außerdem ist die Stuhlentleerung bei den Menschen, die nur geringe Faserstoffmengen konsumieren, oftmals mit großen Anstrengungen verbunden. Demgegenüber ist der Stuhl bei Personen, die sich faserstoffreich ernähren, reichhaltiger, weicher und feuchter, bei häufigeren Stuhlentleerungen – und genau bei diesen Menschen ist das Dickdarmkrebsrisiko deutlich geringer.

Offensichtlich gibt es eine ganze Reihe von Gründen dafür, warum faserstoffreiche Kost vor Dickdarmkrebs schützt, während eine faserstoffarme Ernährung die Dickdarmkrebsentstehung begünstigt. Die von faserstoffarmer Kost verursachte deutlich längere Verweildauer des Darminhalts im Verdauungstrakt führt dazu, daß die Darmwand vermehrt Giftstoffe resorbiert, derer sich der Organismus eigentlich zu entledigen versucht. Mit anderen Worten, das Zeug bleibt länger im Darm, die Giftanreicherung im Darminneren steigt an, und die Darmwand resorbiert mehr von diesen Giften, die daraufhin in die Blutbahn gelangen. Zudem bewirken Faserstoffe auch noch die Verdünnung, Bindung und Deaktivierung von zahlreichen krebserregenden Substanzen.[21]

Da sich allmählich die Erkenntnis verbreitet, daß Faserstoffe von enormer Bedeutung sind, fügen mittlerweile auch viele Fleischesser ihrer Nahrung Weizenkleie oder andere Ergänzungspräparate hinzu. Sogar der Nationale Verband der Milchproduzenten empfiehlt eine solche Vorgehensweise, die sich bestens mit dem Verzehr ihrer Produkte kombinieren läßt:

„... Weizenkleie mit Milch oder Sahne, wenn Sie wegen Ihrer Ballaststoffaufnahme besorgt sind.“

Die Anreicherung der Kost mit Faserstoffen verkürzt die Verweildauer der Nahrungsreste im Dickdarm, was eine sehr positive Wirkung hat. Außerdem werden die Faserstoffe einige der im Dickdarm befindlichen Giftstoffe aufnehmen, was ebenfalls erfreulich ist. Allerdings wird das alleinige Hinzufügen von Ballaststoffpräparaten kaum dazu beitragen können, das Dickdarmkrebsrisiko zu senken.

Die Fleischverdauung bewirkt im Dickdarm die Bildung stark krebserregender Substanzen. Fleischesser müssen große Mengen an Gallensäuren, insbesondere Desoxycholinsäure, produzieren, um das Fleisch verarbeiten zu können. Desoxycholinsäure wird von Chlostridienbakterien in unserem Darm in hochwirksame Karzinogene umgewandelt. Die zwangsläufig höhere Desoxycholinsäurekonzentration im Verdauungstrakt von Fleischessern ist einer der Gründe für ihre im Vergleich zu Vegetariern erheblich höhere Dickdarmkrebsrate.[22]

Wissenschaftler, die menschliche Stuhlanalysen durchführen, können den Stuhl von Fleischessern und Vegetariern aufgrund des unterschiedlichen Geruchs unterscheiden.[23] Sie berichten, daß die Ausscheidungen von Fleischessern wesentlich strenger und unangenehmer riechen als jene von vegetarisch lebenden Menschen. Und nicht ohne Grund. Fäulnisprozesse bei tierischen Produkten führen zu weitaus giftigeren Substanzen als verfaulende Pflanzenprodukte. Der Dickdarm eines Fleischessers ist permanent diesen Giftstoffen ausgesetzt.

Der menschliche Verdauungstrakt tut sich sehr schwer im Umgang mit den Fäulnisbakterien, den großen Fettmengen und dem Mangel an Faserstoffen, den eine viel Fleisch, Milchprodukte und Eier enthaltende Ernährungsweise mit sich bringt. Es gibt jedoch Tiere, deren Darm geradezu prädestiniert ist für eine solche Kost.

Der menschliche Verdauungstrakt ist von anderer anatomischer Beschaffenheit als die Verdauungsorgane von natürlichen Fleischfressern wie Hunden und Katzen. Durch den Aufbau ihres Verdauungstraktes kann die Nahrung, die von diesen Tieren aufgenommen wird, gar nicht über gefährlich lange Zeiträume im Darm verweilen.

Unsere Darmwände enthalten tiefe Einbuchtungen und Verzweigungen. Bei Fleischfressern sind die Darmwände glatt. Die bei uns vorhandenen Einziehungen fehlen bei fleischfressenden Tieren gänzlich. Unser Darm ist ein langer Kanal von komplexer Struktur, vergleichbar mit einer Gebirgsstraße mit etlichen scharfen Kurven. Der Darm von Fleischfressern ist aufgebaut wie eine kurze Rutsche, vergleichbar mit einer breiten Autobahn. Die giftigen Stoffwechselprodukte der Fäulnisbakterien stellen für die Verdauungsorgane eines fleischfressenden Tieres kein Problem dar, weil alle Nahrungsreste nur für sehr kurze Zeit im Darm verweilen. Bei uns hingegen sind die Verhältnisse vollkommen anders. Hunde, Katzen und andere natürliche Fleischfresser bekommen von fettreicher, faserstoffarmer, hauptsächlich aus Fleisch bestehender Nahrung keinen Dickdarmkrebs. Wir schon.

Statistiken belegen eindeutig, daß wir umso mehr der Gefahr ausgesetzt

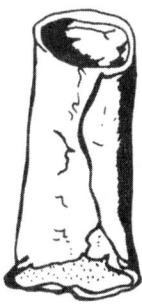

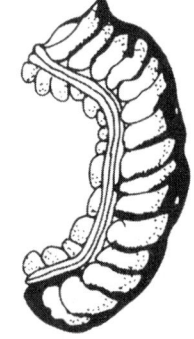

TEIL EINES TYPISCHEN FLEISCHFRESSER-DARMS
Beachten Sie den geradlinigen, kesselförmigen Verlauf

TEIL EINES MENSCHLICHEN DARMS
Beachten Sie die Einziehungen und Einbuchtungen

Der menschliche Darm hat zahlreiche Verzweigungen und einen sehr kurvigen Verlauf. Demgegenüber ist der Darm eines Fleischfressers glatt und geradlinig. Daher verbleiben Nahrungsreste auch nur sehr viel kürzer im Darm eines natürlichen Fleischfressers als dies bei uns der Fall ist. Fleischfressende Tiere können unbeschadet Cholesterin und Fett aufnehmen und benötigen kaum Faserstoffe, um den Darminhalt zu bewegen.

sind, an Dickdarmkrebs zu sterben, je mehr Fett wir essen. Je mehr Fleisch unsere Ernährung enthält, desto größer ist unser Risiko, an Dickdarmkrebs zu sterben. Je weniger Faserstoffe wir essen, desto größer unser Dickdarmkrebsrisiko.[24] So einfach ist es.

Angesichts des harschen Windes, der den Fleisch-, Milchprodukte- und Eier-Produzenten in Form von ständig neuen belastenden wissenschaftlichen Studien ins Gesicht bläst, haben es diese Industriezweige immer schwerer, ihre Produkte zu verteidigen. Doch ein ums andere Mal haben sie ihren Einfallsreichtum und ihre Hingabe bewiesen, indem sie sich mutig dieser Herausforderung stellten.

Mit dem Rücken zur Wand haben diese Interessengruppen einige Studien besonders in den Vordergrund gestellt, die scheinbar einen niedrigen Cholesterinwert des Blutes mit der Entstehung von Dickdarmkrebs in Verbindung bringen.[25] Sie behaupten, daß diese Studien den Beweis für ein durch niedrige Blutcholesterinwerte erhöhtes Dickdarmkrebsrisiko erbracht hätten. Wäre dies zutreffend, so stünden Fleisch, Eier und Milchprodukte ziemlich gut da: Sie führen nämlich erwiesenermaßen zu einem Anstieg des Cholesterinwertes.

Die Sprecher dieser Industriezweige bemühten sich darum, die Öffentlichkeit, diverse Behörden und sogar Krebsforscher davon zu überzeugen, daß man zwar mit hohen Cholesterinwerten ein erhöhtes Herzinfarktrisiko habe, ein niedriger Cholesterinwert jedoch die Krebsanfälligkeit steigere. Angeblich sei die Wahrscheinlichkeit, von einer dieser Krankheiten befallen zu werden, umso größer, je geringer das Risiko für die andere Erkrankung ist. Demzufolge würde sich alles wieder ausgleichen, und man müßte sich keine Sorgen machen.

Doch wie die Graphik auf Seite 246 zeigt, ist die Todesrate bei diesen beiden Krankheiten keineswegs entgegengesetzt. In Wirklichkeit offenbaren sich unübersehbare Parallelen, und beide Krankheiten korrelieren eindeutig mit den konsumierten Fleischmengen.

Der wahre Grund für die in manchen Fällen höhere Dickdarmkrebsrate trotz der gleichzeitig niedrigen Cholesterinwerte ist eigentlich sehr einfach. Während sich im Blut der meisten Menschen aus der Nahrung stammendes Cholesterin nachweisen läßt, welches sich häufig in den Arterien ablagert und zu Herzerkrankungen führt, gelangt das überschüssige Cholesterin bei manchen Individuen in den Darm. Daher ist der Cholesteringehalt im Blut dieser Menschen gering, selbst wenn ihre Ernährung viele gesättigte Fette und reichlich Cholesterin enthält. Diese Menschen haben sehr hohe Cholesterinwerte in ihrem Stuhl und in ihrem Darm – und sie haben hohe Dickdarmkrebsraten.[26]

Als sich durch diverse Forschungsstudien andeutete, daß ein hoher Cholesterinwert Herzkrankheiten Vorschub leistet, wurde eifrig nach Möglichkeiten gesucht, wie man einen überhöhten Blutcholesterinwert senken kann. Der Verzehr von mehrfach ungesättigten Fettsäuren, so wurde festgestellt, trägt zu einem gewissen Grad dazu bei, den Cholesterinwert zu senken. Nachdem diese Entdeckung gemacht wurde, glaubten viele, das Problem lasse sich lösen, wenn man in der Nahrung enthaltene gesättigte Fette

■ **DAS MUSTER VERLÄUFT BEMERKENSWERT PARALLEL**

■ **Darmkrebs** (Todesfälle pro 100.000 Einwohner)

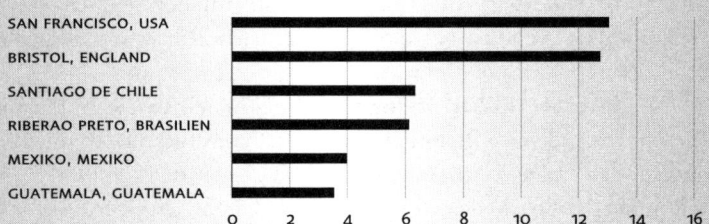

■ **Herz-Kreislauf-Krankheiten** (Todesfälle pro 100.000 Einwohner)

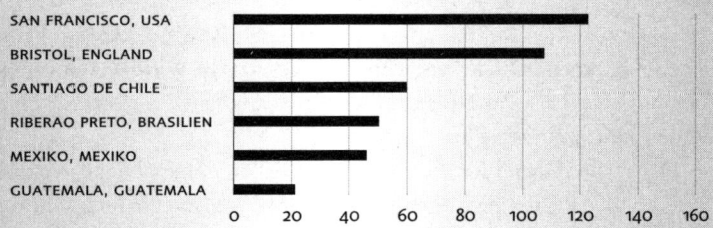

■ **Fleischkonsum pro Einwohner** (kg pro Jahr)

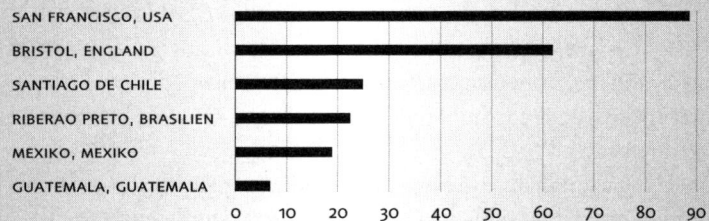

Entnommen aus: „Journal of the National Cancer Institute", Vol. 51, No. 6, Dec. 1973, und „Foreign Agricultural Circular – Livestock and Meat", U.S.D.A., WASHINGTON D.C., 1976

durch mehrfach ungesättigte Fettsäuren ersetzt. Damals wußte man noch nicht, daß die mehrfach ungesättigten Fettsäuren den Cholesterinwert des Blutes nur dadurch senken, daß sie das Cholesterin von der Blutbahn in den Dickdarm transportieren.[27]

Es ist also nicht ganz so einfach, lediglich die in der Ernährung enthaltenen gesättigten Fette durch mehrfach ungesättigte Fettsäuren zu ersetzen. Diese Annahme wurde längst widerlegt. Weitaus effektiver ist es, den allgemeinen Verzehr an Fetten einzuschränken. Die Bevorzugung mehrfach ungesättigter Fettsäuren gegenüber gesättigten Fetten bringt zwar gewisse Vorteile. Gesättigte Fette sind mit Abstand am ungesündesten, da sie maßgeblich an der Entstehung von Herzkrankheiten, Schlaganfällen, Krebs und vielen anderen degenerativen Erkrankungen beteiligt sind. Dennoch ist ein zu hoher Verzehr von Nahrungsfett jeglicher Art nicht empfehlenswert.

Vegetarier sollten sich darüber bewußt sein, daß nicht nur der Konsum von Fleisch, Eiern und Milchprodukten ungesund ist. Auch pflanzliche Fette wie Salatöle oder Margarine sollten nur in mäßigen Mengen verwendet werden. Das gleiche gilt für Nüsse, Samen, Oliven und Avocados.

Heutzutage wissen wir mit bemerkenswerter Genauigkeit, welche Ernährungsformen den Dickdarmkrebs verursachen. Allerdings würde man darüber nie etwas erfahren, wenn man seine Informationen über Ernährung vorwiegend aus den Werbeaussagen der Fleisch-, Milch- und Eier-Industrie beziehen würde. Am 7. Mai 1976 verkündete John Morgan, der Vorsitzende des *Riverside*-Fleischverarbeitungsbetriebs:

> *„Wir sollten keine voreiligen Schlüsse ziehen und etwas Unkluges tun, nur weil irgendeine Studie angeblich etwas aussagt, was unserem gesunden Menschenverstand völlig widerspricht. Rindfleisch ist die Grundlage der amerikanischen Ernährung und war es schon immer. Die Annahme, daß unter allen Dingen gerade das Rindfleisch eine Krebsursache sein soll, ist einfach lächerlich."* [28]

Am 13. März 1982 starb John Morgan an Dickdarmkrebs.[29]

■ Brustkrebs

In der Zeit, die Sie für das Lesen dieses Kapitels benötigen, erfahren 100 Frauen in den Vereinigten Staaten von ihrem Arzt, daß sie an Brustkrebs erkrankt sind. Kaum eine von diesen Frauen wird jemals davon gehört haben, daß es umso wahrscheinlicher ist, von dieser Krankheit befallen zu werden, je größer der prozentuale Anteil des Fettes, insbesondere des tierischen Fettes, in der Nahrung ist. Ebensowenig wissen die meisten dieser Frauen, daß die Prognose für eine unter Brustkrebs leidende Frau statistisch gesehen exakt von der in ihrer Ernährung enthaltenen Fettmenge abhängt. Je weniger Fett sie in ihrem Leben gegessen hat, desto mehr Hoffnung besteht für sie, laut Statistik, die Krankheit besiegen zu können. Ebenso wird sie umso länger überleben können, je weniger Fett sie verzehrt und in der Vergangenheit verzehrt hat.[30]

Erschreckenderweise wird gegenwärtig bereits eine von zehn Frauen in den USA im Verlauf ihres Lebens von Brustkrebs befallen. Gleichzeitig werden etliche Milliarden Dollar in neue Operationstechniken, moderne Strahlentherapien und die Weiterentwicklung der Chemotherapie investiert. Und das, obgleich sich die Brustkrebsrate während dieses Jahrhunderts kaum verändert hat. Der Brustkrebs ist ein weiteres trauriges Beispiel von einem Kampf, den wir führen und verlieren, obwohl wir ihn vermeiden könnten.

Die umfangreichsten Forschungsstudien über Krebs, die jemals in der Geschichte der Medizin durchgeführt wurden, leitete Dr. Takeshi Hirayama am japanischen Krebsforschungsinstitut in Tokio. Mehr als 122.000 Menschen wurden im Rahmen dieser Studien über mehrere Jahrzehnte beobachtet.

In einer dieser Studien untersuchten Dr. Hirayama und seine Mitarbeiter die Auswirkung, die der Verzehr von Fleisch, Eiern, Butter und Käse auf das Brustkrebsrisiko einer Frau hat.[31] Die Erkenntnisse aus dieser Forschungsarbeit waren für die Produzenten tierischer Nahrungsmittel äußerst unbefriedigend. Diejenigen Frauen nämlich, die täglich Fleisch genießen, haben ein fast viermal höheres Risiko, an Brustkrebs zu erkranken, als jene Frauen, die nur wenig oder kein Fleisch essen. Gleichermaßen führt ein hoher Eier-Konsum auch zu einem hohen Brustkrebsrisiko. Je mehr Butter und Käse genossen wird, desto größer das Brustkrebsrisiko. (Siehe Graphik auf Seite 250.) Interessanterweise scheint Dr. Hirayamas Statistik darauf hinzudeuten, daß das Brustkrebsrisiko mit steigendem Verzehr von Butter und Käse bis zu einem gewissen Punkt ansteigt, um dann plötzlich wieder abzusinken. Die Erklärung für diese leichte Abweichung der Werte liegt in der Tatsache begründet, daß viele Ovo-lacto-Vegetarier täglich Butter und Käse essen, und dennoch, weil sie kein Fleisch verzehren, eine niedrigere Brustkrebsrate haben als fleischessende Frauen, die weniger Käse und Butter essen.

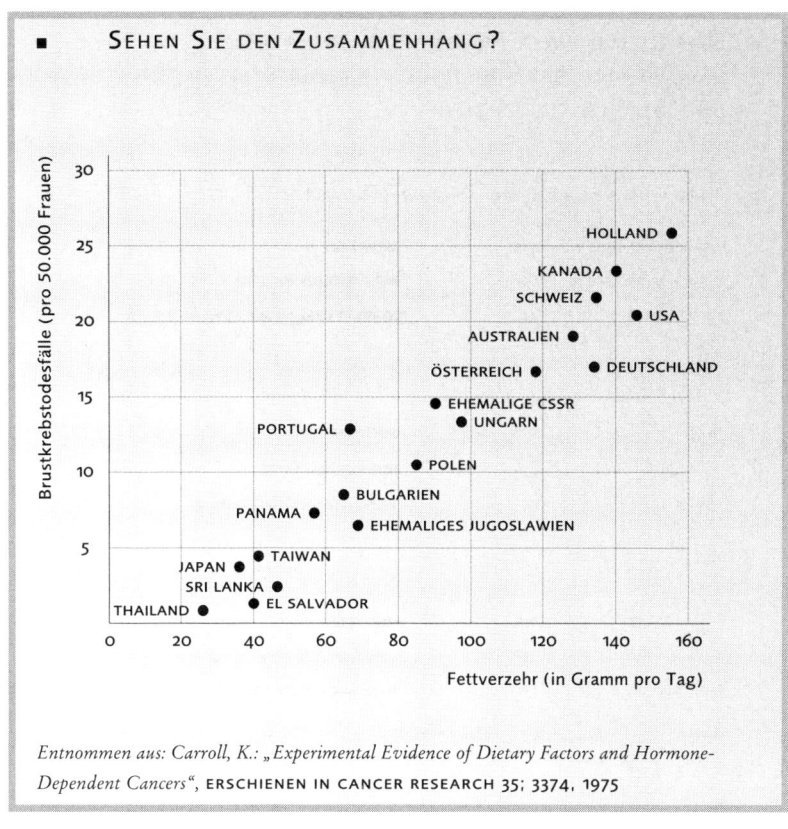

SEHEN SIE DEN ZUSAMMENHANG?

Brustkrebstodesfälle (pro 50.000 Frauen)

HOLLAND ●
KANADA ●
SCHWEIZ ●
● USA
AUSTRALIEN ●
ÖSTERREICH ● ● DEUTSCHLAND
● EHEMALIGE CSSR
PORTUGAL ● ● UNGARN
● POLEN
● BULGARIEN
PANAMA ●
● EHEMALIGES JUGOSLAWIEN
● TAIWAN
JAPAN ●
SRI LANKA ●
THAILAND ● ● EL SALVADOR

Fettverzehr (in Gramm pro Tag)

Entnommen aus: Carroll, K.: „Experimental Evidence of Dietary Factors and Hormone-Dependent Cancers", ERSCHIENEN IN CANCER RESEARCH 35; 3374, 1975

Diese und andere Studien offenbaren das gleiche Muster beim Brustkrebs, das man zuvor bereits bei Herzkrankheiten, Schlaganfällen und Dickdarmkrebs entdeckt hatte:

Brustkrebs-Todesrate (in der Reihenfolge der Häufigkeit)

1. Fleischessende Frauen
2. Ovo-lakto-Vegetarierinnen
3. Reine Vegetarierinnen

Eine ganze Reihe von Untersuchungen hat ergeben, daß der Eintritt der Regelblutung bei vegetarisch lebenden Mädchen in einem späteren Alter erfolgt als bei fleischessenden Mädchen. In Japan, wo die Menschen sich im Verlauf der vergangenen Jahrzehnte immer mehr der westlichen Ernährungsweise zugewendet haben, setzte bei jungen Mädchen parallel zum stei-

249

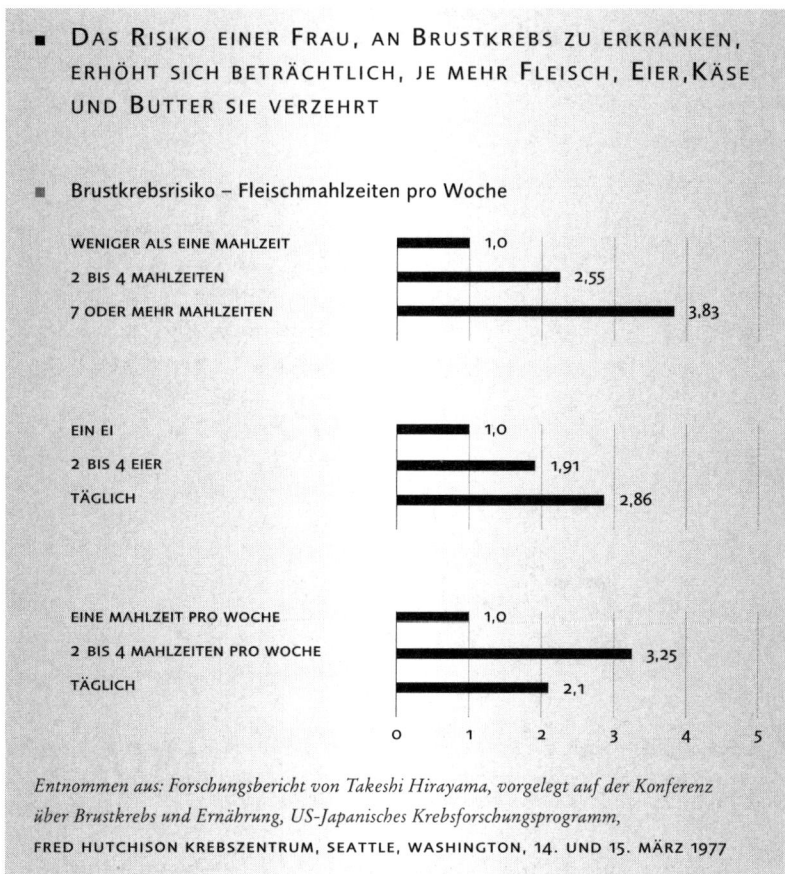

■ **DAS RISIKO EINER FRAU, AN BRUSTKREBS ZU ERKRANKEN, ERHÖHT SICH BETRÄCHTLICH, JE MEHR FLEISCH, EIER, KÄSE UND BUTTER SIE VERZEHRT**

▪ Brustkrebsrisiko – Fleischmahlzeiten pro Woche

WENIGER ALS EINE MAHLZEIT	1,0
2 BIS 4 MAHLZEITEN	2,55
7 ODER MEHR MAHLZEITEN	3,83

EIN EI	1,0
2 BIS 4 EIER	1,91
TÄGLICH	2,86

EINE MAHLZEIT PRO WOCHE	1,0
2 BIS 4 MAHLZEITEN PRO WOCHE	3,25
TÄGLICH	2,1

0   1   2   3   4   5

Entnommen aus: Forschungsbericht von Takeshi Hirayama, vorgelegt auf der Konferenz über Brustkrebs und Ernährung, US-Japanisches Krebsforschungsprogramm, FRED HUTCHISON KREBSZENTRUM, SEATTLE, WASHINGTON, 14. UND 15. MÄRZ 1977

genden Verzehr tierischer Fette die Regelblutung immer früher ein. Dr. Hirayama und seine Kollegen vom japanischen Krebsforschungsinstitut haben entdeckt, daß bei Frauen, deren Menarche im Alter von unter 13 Jahren erfolgt, das Risiko, später einmal an Brustkrebs zu erkranken, um das Vierfache höher liegt als bei jenen Frauen, bei denen die Regelblutungen erst im Alter von über 17 Jahren einsetzen.[32]

Diverse Studien aus verschiedenen Teilen der Welt bestätigen diese Beobachtungen aus Japan. Je mehr Fett die Ernährung eines jungen Mädchens enthält, desto früher in ihrem Leben setzt die Regelblutung ein, und desto größer ist ihr Risiko, später einmal an Brustkrebs zu erkranken.[33]

Wissenschaftliche Untersuchungen deuten außerdem darauf hin, daß mit zunehmendem Konsum an tierischen Fetten die Menstruationsperioden blutiger und schmerzhafter sind, in größerem zeitlichem Abstand voneinander erfolgen, länger andauern und von erheblichen prämenstruellen Komplikationen begleitet werden.

Eine Ernährung, die reich an Fleisch, Milchprodukten und Eiern ist, führt zu einer früheren Menarche und zu einer späteren Menopause.[34] Eine im *British Medical Journal* veröffentlichte Studie ergab, daß bei Frauen, die sich mit viel Fleisch und sehr fettreich ernähren, die Menopause im Durchschnitt im Alter von 50 Jahren erfolgt. Frauen, die tierische Fette nur in mäßigen Mengen oder gar nicht verzehren, sind im Durchschnitt erst 46 Jahre alt, wenn die Menopause einsetzt. Von Belang sind diese Zahlen daher, weil eine eindeutige Korrelation zwischen einem verspäteten Einsetzen der Menopause und einem höheren Brustkrebsrisiko besteht.[35]

■ **Gebärmutterhalskrebs**

Gebärmutterhalskrebs wird häufig mit Verletzungen, die während des Geburtsvorgangs am Gebärmutterhals entstanden sind, in Verbindung gebracht. Dennoch werden ebenso wie beim Brustkrebs jene Frauen am häufigsten von Gebärmutterhalskrebs befallen, deren Ernährung viel Fett, insbesondere viel tierisches Fett, enthält.[36]

Wissenschaftliche Studien belegen, daß Frauen aus den Industrienationen, die mit dem Geschlechtsverkehr im Alter von unter 17 Jahren begannen, eine zwei- bis dreimal höhere Gebärmutterhalskrebsrate haben als Frauen, die erst in einem späteren Alter Geschlechtsverkehr hatten. Interessanterweise setzten bei den untersuchten Frauen, die schon früh mit dem Sex begannen, meist auch die Regelblutungen bereits sehr früh ein. Dadurch haben sie statistisch gesehen sowohl ein höheres Brustkrebs- als auch ein erhöhtes Gebärmutterhalskrebsrisiko. Beide Krebsformen wurden in zahlreichen Studien mit Kostformen in Verbindung gebracht, die viel tierisches Eiweiß und viel tierisches Fett enthalten.[37]

■ **Gebärmutterkrebs**

Viele Frauen nehmen heutzutage Östrogen-Pillen, um der Osteoporose vorzubeugen. Diese Frauen wissen meist nicht, daß sie sich vor Osteoporose

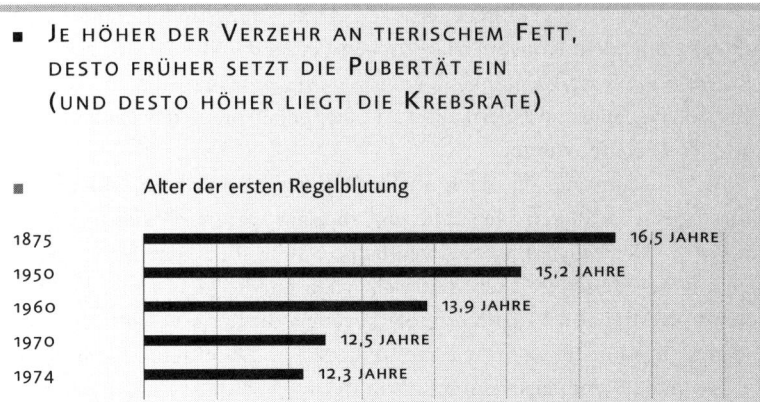

■ JE HÖHER DER VERZEHR AN TIERISCHEM FETT, DESTO FRÜHER SETZT DIE PUBERTÄT EIN (UND DESTO HÖHER LIEGT DIE KREBSRATE)

■ Alter der ersten Regelblutung

1875	16,5 JAHRE
1950	15,2 JAHRE
1960	13,9 JAHRE
1970	12,5 JAHRE
1974	12,3 JAHRE

Japanische Mädchen kommen vier Jahre früher in die Pubertätsphase als ihre Vorfahren, aufgrund von Veränderungen des Ernährungsverhaltens. Seit dem Zweiten Weltkrieg wurde ihre traditionelle, aus Reis und Gemüse bestehende Ernährung durch eine Kostform mit hohem Anteil an tierischem Fett ersetzt.

Entnommen aus: Kagawa, Y. „Impact of Westernization on the Nutrition of Japan: Changes in Physique, Cance ...“: **ERSCHIENEN IN PREVENTIVE MEDICINE, 7:205, 1978**

durch den Verzicht auf übermäßige Mengen an tierischem Eiweiß in der Ernährung schützen könnten.[38] Ebensowenig ist ihnen bewußt, daß sie durch die Einnahme dieser Pillen ihr Risiko, an Gebärmutterkrebs zu erkranken, beträchtlich erhöhen.[39]

Der Zusammenhang zwischen Fettkonsum und Gebärmutterkrebs ist der gleiche wie bei all den anderen vorwiegend Frauen befallenden Krebsarten: Je höher der Fettverzehr, desto wahrscheinlicher wird die Entstehung von Krebs. Nahezu alle heutzutage anerkannten Risikofaktoren für Gebärmutterkrebs – Übergewicht, frühe Pubertät, späte Menopause, die Einnahme von Östrogen-Pillen, Bluthochdruck und die Neigung zu Diabetes – findet man überdurchschnittlich häufig bei Frauen, die sich sehr fettreich ernähren.

Die Länder, in denen am wenigsten Fett verzehrt wird, wie zum Beispiel Japan und Nigeria, haben auch die niedrigsten Gebärmutterkrebsraten. In Ländern mit hohem Fettanteil in der Ernährung, wie zum Beispiel den

Vereinigten Staaten und anderen Nationen mit hohem Fleischkonsum, findet man auch die höchsten Gebärmutterkrebsraten.[40]

■ Eierstockkrebs

Die am 19. Juli 1985 erschienene Ausgabe des *Journal of the American Medical Association* enthielt einen Artikel von Dr. John Snowden, einem Epidemiologen der *Minnesota School of Public Health*-Universität. In diesem Bericht wird eine zwanzigjährige Studie über Ernährung und Eierstockkrebs zusammengefaßt. Die Ergebnisse waren wiederum ernüchternd für eine um Argumente bereits arg in Verlegenheit geratene Eier-Industrie:

„Frauen, die an drei oder mehr Tagen pro Woche Eier verzehrten, hatten ein dreimal höheres Risiko, an tödlichem Eierstockkrebs zu erkranken, als Frauen, die seltener als einmal pro Woche Eier aßen."

Wie bei allen vorwiegend Frauen betreffenden Krebsarten steigt auch die Eierstockkrebshäufigkeit nicht nur durch den Verzehr von Eiern. Der Konsum jeglicher Form von tierischem Fett erhöht die Wahrscheinlichkeit, an Krebs zu erkranken. Dr. Ronald Phillips beschloß einen Bericht im *Cancer Research* mit der Aussage, die Beweislast sei mittlerweile überwältigend: Eine vegetarische Ernährungsweise reduziere das Auftreten von Brustkrebs, Gebärmutterkrebs, Eierstockkrebs, Dickdarmkrebs und vielen anderen Krebsformen.[41]

■ Prostatakrebs

Prostatakrebs ist eine der bösartigsten Formen einer bösartigen Krankheit. Meist hat sich dieser Krebs im Körper ausgebreitet, bevor er entdeckt wird. Die allermeisten Fälle dieser Krankheit enden tödlich.

Es besteht ein eindeutiger Zusammenhang zwischen Prostatakrebs und Fettkonsum.[42] Die Abbildung auf Seite 254 macht verständlich, warum die Fleisch-, Milch- und Eier-Industrien sich nicht darum bemühen, die Erkenntnisse aus diesen weltweiten Beobachtungen in der Öffentlichkeit zu verbreiten. Ebensowenig sind sie von wissenschaftlichen Studien mit solchen Ergebnissen begeistert, wie sie die kürzlich an der Loma-Linda-Universität in Kalifornien durchgeführte Untersuchung zutage brachte. Im Rahmen dieses zwanzigjährigen Forschungsprojekts wurden mehr als 6.500 Männer untersucht. Es wurde festgestellt, daß Männer, die viel Fleisch, Käse,

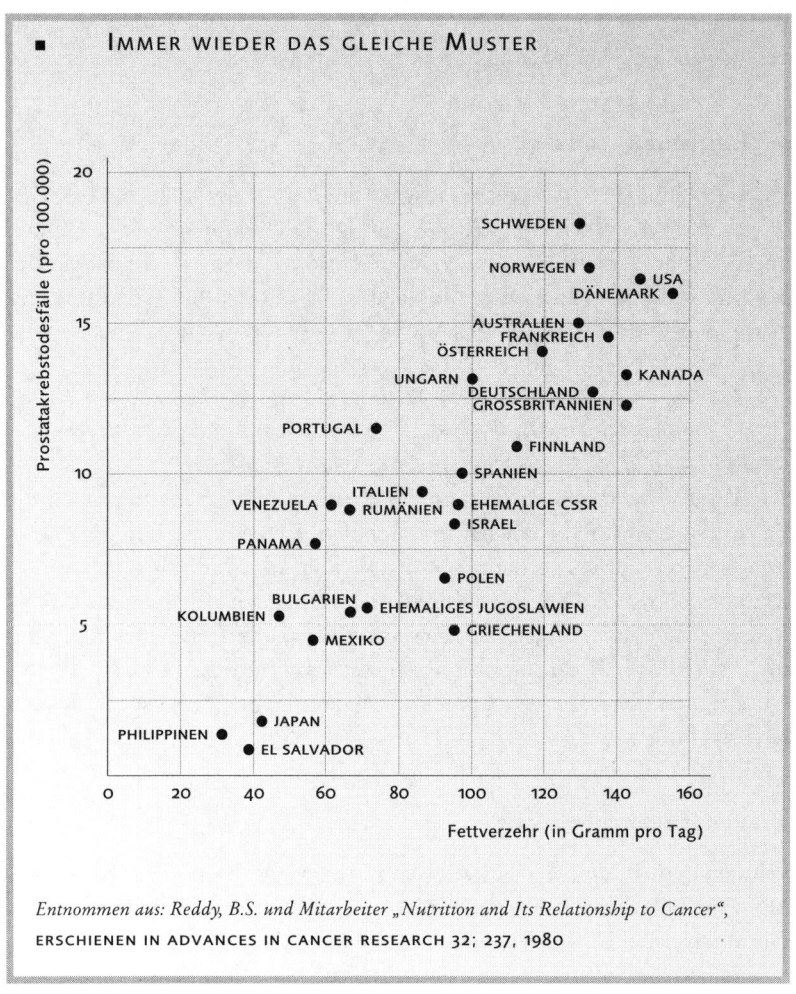

Prostatakrebstodesfälle (pro 100.000)

20

SCHWEDEN ●

NORWEGEN ●   ● USA
DÄNEMARK ●

15   AUSTRALIEN ●
FRANKREICH ●
ÖSTERREICH ●

UNGARN ●   ● KANADA
DEUTSCHLAND ●
GROSSBRITANNIEN ●

PORTUGAL ●

● FINNLAND

10   ● SPANIEN
ITALIEN ●
VENEZUELA ● ● RUMÄNIEN   ● EHEMALIGE CSSR
● ISRAEL
PANAMA ●

● POLEN
BULGARIEN
KOLUMBIEN ● ● ● EHEMALIGES JUGOSLAWIEN
5   ● GRIECHENLAND
● MEXIKO

● JAPAN
PHILIPPINEN ●
● EL SALVADOR

0   20   40   60   80   100   120   140   160

Fettverzehr (in Gramm pro Tag)

Entnommen aus: Reddy, B.S. und Mitarbeiter „Nutrition and Its Relationship to Cancer",
ERSCHIENEN IN ADVANCES IN CANCER RESEARCH 32; 237, 1980

Eier und Milch verzehrten, 3,6mal häufiger an Prostatakrebs erkrankten als diejenigen Männer, die diese Nahrungsmittel nur selten oder gar nicht konsumierten.

Selbst bei Männern, die von Prostatakrebs verschont bleiben, sind die Auswirkungen verschiedener Ernährungsformen auf den Gesundheitszustand ihrer Prostata überaus beachtenswert. Im Alter von 60 Jahren haben 40 Prozent aller amerikanischen Männer eine vergrößerte Prostata. Während es sich in den meisten Fällen nicht um einen bösartigen Tumor handelt, können dies dennoch die Vorboten eines Krebsgeschehens sein. Oftmals führt eine solche Prostatavergrößerung zu lästigen Schmerzen.

Autopsien aus allen Teilen der Welt, in denen die Ernährungsgewohnheiten mit der typisch amerikanischen Kost vergleichbar sind – inklusive eines hohen Konsums an tierischen Fetten –, belegen, daß etwa 25 % der Männer im höheren Alter einen latenten Prostatakrebs entwickeln.[43]

Die von der fettreichen Ernährung verursachten hormonellen Veränderungen sind bei Männern nicht so leicht feststellbar wie bei Frauen, weil Männer nicht über so markante Phasen in ihrer sexuellen Evolution verfügen wie die Menarche und die Menopause. Dennoch gibt es zahlreiche Beweise für eine verfrühte Sexualentwicklung bei Jungen, die durch viel tierisches Fett in der Kost bedingt ist. Dies entspricht auch den Beobachtungen bei Mädchen. Und ebenso wie Frauen, deren Regelblutungen bereits in einem sehr jungen Alter einsetzten, später häufiger von Brustkrebs befallen werden, findet man auch bei Jungen mit verfrühter Pubertätsentwicklung ein im späteren Leben erhöhtes Risiko, an einer schmerzhaften Prostatavergrößerung oder gar an Prostatakrebs zu erkranken. Dies trifft ganz besonders dann zu, wenn diese Männer sich während ihres gesamten Lebens von einer fettreichen Kost ernähren, was leider meist auch der Fall ist.

Eine Ernährungsweise, die viel gesättigte Fette und Cholesterin enthält, führt oftmals zur Verstopfung unserer Arterien, wodurch die Blutversorgung des Herzens und des Gehirns reduziert und in manchen Fällen sogar völlig unterbrochen wird. Allerdings führt die Arteriosklerose in der Regel auch zu einer Minderdurchblutung anderer Organe. Sind die Fortpflanzungsorgane von einer solchen Störung der Blutzirkulation betroffen, verliert ein Mann seine Potenz.[44] Bemerkenswerterweise ist die gleiche Ernährung, die zur Entstehung der Arteriosklerose führt, auch für die vermehrte Produktion von Androgenen verantwortlich. Diese männlichen Sexualhormone können einen gesteigerten Sexualtrieb hervorrufen.[45] Daher glauben namhafte Wissenschaftler, daß eine solche Ernährungsweise bei älteren Männern nicht nur Herzinfarkte und Schlaganfälle verursacht, sondern auch einen starken Sexualtrieb, der kaum befriedigt werden kann. Die daraus resultierende Frustration führt häufig zu Prostatavergrößerungen und mitunter zu Prostatakrebs.

■ Lungenkrebs

Der *Marlboro*-Cowboy weiß davon womöglich nichts, doch Vegetarier haben erheblich niedrigere Lungenkrebsraten als die Durchschnittsbevölkerung.[46] Die Fleischindustrie erklärt dies gern mit der Tatsache, daß Vegetarier im Allgemeinen weniger rauchen als Fleischesser. Wie zahlreiche Studien allerdings beweisen, ist das Risiko, an Lungenkrebs zu erkranken, umso größer, je höher der Cholesterinwert des Blutes ist.[47] Vegetarisch lebende Raucher haben wesentlich geringere Lungenkrebsraten als fleischessende Raucher.[48]

Die Tabakindustrie macht sich die Verbindung zwischen dem Rauchen und dem Fleischgenuß zunutze, insbesondere bei ihren an Männer gerichteten Werbungen. Der *Marlboro*-Mann ist ein Cowboy und ein ehrwürdiger Vertreter der großen amerikanischen Steak-Religion. Manchmal frage ich mich, was er wohl zuerst bekommen wird, einen Herzinfarkt oder Lungenkrebs.

■ Der Krieg gegen den Krebs – und was daraus wurde

Der Kampf gegen den Krebs ist eine einzige Tragödie. Unzählige Milliarden Dollar werden in die Entwicklung von Behandlungsmethoden investiert, die gefährlich, nebenwirkungsintensiv, teuer, schmerzhaft und oftmals sogar verstümmelnd sind und in vielen Fällen kaum eine positive Wirkung haben.

Währenddessen erhöhen die meisten von uns mit jeder weiteren Mahlzeit ihr Risiko, an Krebs zu erkranken.

Je mehr ich über den Zusammenhang zwischen Ernährung und Krebs erfuhr, desto mehr verblüffte mich unsere allgemeine Ignoranz gegenüber diesen Tatsachen. Wir müssen nicht vor Angst erzittern und „hoffen", daß wir zu den Glücklichen zählen werden, die vom Krebs verschont bleiben. Wir brauchen nicht einfach passiv und hilflos herumzusitzen, während wir dabei zusehen, wie unsere Familienangehörigen und Freunde dieser Krankheit zum Opfer fallen. Wir müssen nicht unsere Lebensersparnisse dafür verwenden, uns schmerzhaften und gravierenden medizinischen Eingriffen zu unterziehen, die wenig bis gar nichts bringen. Wir verfügen heutzutage glücklicherweise über das Wissen, wie wir uns vor dieser schrecklichen Krankheit schützen können. Wir müssen die richtigen Entscheidungen nur rechtzeitig genug treffen.

Vorbeugen ist besser als heilen

Loyalität gegenüber einer festgefahrenen Meinung
hat noch nie eine Kette gesprengt
oder eine menschliche Seele befreit.

Mark Twain

Während der letzten 30 Jahre wurden entscheidende Durchbrüche bei der Erforschung der ernährungsbedingten Krankheiten erzielt. Dennoch besteht eine frappierende Lücke zwischen den wissenschaftlichen Erkenntnissen, die aus zahlreichen Ernährungsstudien gewonnen wurden, und der Verbreitung dieser Tatsachen in der Öffentlichkeit. Aufgrund mangelnden Wissens über diese Zusammenhänge müssen etliche Millionen amerikanischer Männer und Frauen grundlos leiden.

Wir verfügen über großartige Möglichkeiten. Unsere Gesundheit und die Gesundheit unserer Kinder ist nicht vom Zufall abhängig; sie liegt in unseren Händen. Wir können uns durch eine weise Lebensführung eine gesunde Zukunft sichern.

Durch das Wissen, das uns heutzutage zur Verfügung steht, könnten Herzkrankheiten, Arteriosklerose, Schlaganfälle und Krebs schon sehr bald der Vergangenheit angehören. Und ich kann mir durchaus eine Zukunft vorstellen, in der die Menschen es kaum für möglich halten werden, daß ihre Vorfahren sich selbst Krankheiten zugefügt haben, indem sie die Leichen von gequälten und mißhandelten Tieren aßen.

Mit einer von Mitgefühl geprägten und gesunden Ernährung können wir uns körperlich und geistig besser entfalten und weiterentwickeln. Verglichen mit dem Potential, das in uns steckt, sind unsere physischen Körper gegenwärtig wie Glühbirnen ohne Strom, die erst eingeschaltet werden müssen.

Je mehr ich über den Einfluß der Ernährung auf unsere Gesundheit erfuhr, desto mehr erstaunte mich das bereits so umfangreich vorhandene

Wissen darüber. Nicht nur Herz-Kreislauf-Krankheiten und Krebs, sondern eine enorme Anzahl weiterer Erkrankungen lassen sich direkt auf das heutige fehlgeleitete Ernährungsverhalten zurückführen. Wissenschaftliche Studien belegen, daß diese Krankheiten und das immense von ihnen verursachte Leiden in vielen Fällen durch eine gesündere Ernährungsweise vermieden werden könnten. Oftmals führt auch eine Behandlung dieser Erkrankungen, die auf einer Ernährungsumstellung basiert, zu unmittelbaren und lange anhaltenden ausgezeichneten Gesundheitsverbesserungen.

■ Diabetes

Diabetes ist ein gutes Beispiel. Millionen von Amerikanern leiden unter dieser furchtbaren Krankheit. Sie wissen nicht, daß ihre Leiden durch eine gesündere Ernährungsweise beträchtlich verringert werden könnten.

Einer der Gründe für die Tatsache, daß Diabetes mittlerweile an achter Stelle der Todesursachen in den Vereinigten Staaten steht, ist die hohe Anfälligkeit von Diabetes-Patienten für Arteriosklerose.[1] Diese Menschen haben ein enorm hohes Herzinfarkt- und Schlaganfallrisiko und dadurch eine deutlich verringerte Lebenserwartung.[2] Doch ist ihre Lebensspanne nicht nur verkürzt; die von der Arteriosklerose verursachten Schäden ihres Herz-Kreislauf-Systems führen zu dramatischen Einschränkungen ihrer Lebensqualität. Das aufgrund der Degeneration der Arterien in die Augen fließende Blut führt bei 80 % aller Diabetiker zu schweren Augenschäden. Diabetes ist die häufigste Ursache von Erblindung in den USA. Bei Diabetikern ist die Blutversorgung der Nieren oftmals so unzureichend, daß diese Menschen im Durchschnitt eine um das 18fache erhöhte Häufigkeit von schwerem Nierenversagen haben. Viele Diabetes-Patienten sind in den letzten Jahren ihres Lebens an eine Nierenmaschine angeschlossen. Die Blutversorgung ihrer Extremitäten ist stark vermindert, so daß bereits eine Zeheninfektion, die für die meisten von uns völlig harmlos wäre, bei Diabetikern leicht zur Gangrän führen kann. Dies führt mitunter zur Notwendigkeit einer Fuß- oder Beinamputation. In manchen Fällen kann ein solcher Zustand sogar lebensgefährlich sein. Und als wäre das alles noch nicht genug, haben männliche Diabetiker aufgrund der arteriosklerosebedingten Minderdurchblutung ihrer Fortpflanzungsorgane außerdem eine erheblich über dem Durchschnitt liegende Impotenzrate.[3]

Trotz all dieser gravierenden Schädigungen, die die Arteriosklerose bei

Diabetikern hervorruft, wissen die meisten von ihnen nicht, welche Ernährungsweise die Arteriosklerose verursacht und durch welche Kostform man ihr vorbeugen kann. Die meisten Diabetiker essen die amerikanische Standard-Ernährung. Daher erleiden die meisten Diabetiker durchschnittlich 17 Jahre nach ihrem Erkranken eine schwere gesundheitliche Katastrophe – Herzinfarkt, Nierenversagen, Schlaganfall oder Erblindung.[4] Dies ist besonders tragisch, weil es doch vollkommen unnötig ist. Unterschiedliche Ernährungsweisen führen zu stark voneinander abweichenden Ergebnissen.

Dr. Inder Singh berichtete in *Lancet* über eine bemerkenswerte Studie, in der 80 Diabetes-Patienten eine sehr fettarme Kost verabreicht bekamen, die nur 20 bis 30 Gramm Fett pro Tag enthielt. Außerdem mußten die Diabetiker jede Art von Zucker vermeiden.[5] Nach nur sechs Wochen benötigten über 60 % der Patienten keine Insulinbehandlung mehr. In den darauffolgenden Wochen stieg diese Zahl auf über 70 %. Diejenigen, die noch immer auf Insulintherapie angewiesen waren, benötigten fortan nur noch einen Bruchteil des von ihnen vor der Ernährungsumstellung benötigten Insulins. Alle 80 Fälle wurden über Zeiträume, die zwischen sechs Monaten und fünf Jahren lagen, beobachtet. Diese langfristigen Beobachtungen führten zu einer Bestätigung der Erfolge, die durch die Ernährungsumstellung erzielt wurden.

Für die positiven Resultate, die von der fettarmen Ernährung bewirkt wurden, gibt es einen sehr plausiblen Grund. Die Bauchspeicheldrüse arbeitet wie eine Art Thermometer. So wie sich das Thermostat einer Heizung bei Temperaturveränderungen im Raum an- und ausschaltet, schüttet die Bauchspeicheldrüse Insulin gemäß des Blutzuckergehaltes aus, um dadurch den Blutzuckerwert innerhalb bestimmter Grenzen zu halten. Viele Diabetiker benötigen Insulinspritzen, was jedoch nicht darauf zurückzuführen ist, daß ihre Bauchspeicheldrüse zu wenig Insulin sezerniert. Vielmehr produziert die Bauchspeicheldrüse vieler Diabetiker sogar mehr Insulin als die Pankreas eines Gesunden. Dennoch sind Diabetiker auf zusätzliche Insulinspritzen angewiesen.[6] Der Grund hierfür liegt in der Tatsache begründet, daß das körpereigene Insulin der Diabetiker seine Aufgaben nicht erfüllen kann und der Blutzuckerwert in gefährliche Höhen schießt, sofern keine zusätzlichen Medikamente verabreicht werden.

Eine häufige Ursache für die Unzulänglichkeit des körpereigenen Insulins bei Diabetikern sind stark erhöhte Blutfettwerte.[7] Daher kann die Einschränkung des Fettverzehrs, besonders der gesättigten Fette, für Diabetiker von enormer Wichtigkeit sein, da so die Blutfettwerte gesenkt und dem körpereigenen Insulin die Erfüllung seiner Aufgaben erleichtert werden.

Im *American Journal of Clinical Nutrition* wurde über eine Studie berichtet, bei der 20 Diabetiker, die allesamt regelmäßige Insulinspritzen benötigten, ihre Ernährung auf eine faserstoffreiche, fettarme Ernährung umstellten. Bereits nach 16 Tagen waren die Insulinspritzen bei 45 % der Patienten nicht mehr notwendig.[8]

Andere Studien erbrachten ähnliche Erkenntnisse.[9] Etwa 75 % aller Diabetiker, die auf regelmäßige Insulintherapie angewiesen sind, und 90 % der Diabetiker, die Sulfonylharnstoffmedikamente einnehmen, konnten nach einigen Wochen fettarmer und faserstoffreicher Ernährung von der Notwendigkeit dieser Medikamenteneinnahme befreit werden.

Für einen Diabetiker ist es geradezu ein Segen, keine Medikamente mehr zu benötigen. Die hohe Leisungsfähigkeit der Bauchspeicheldrüse können diese Arzneimittel nicht ersetzen. Die Pillen erhöhen das Herzinfarktrisiko um mehr als das Doppelte und können Gelbsucht, Hautausschläge und Anämie verursachen.[10] Überdosierungen dieser Medikamente sind häufig, da die körperlichen Bedürfnisse sich ständig verändern und vom Patienten oder seinen Ärzten nicht annähernd so zuverlässig kontrolliert werden können wie von der Bauchspeicheldrüse. Eine unzureichende Nahrungsaufnahme kann leicht zu Unterzuckerungszuständen (Hypoglykämie) und damit verbundenen Orientierungsstörungen führen. Die Insulinpumpe ist eine neuartige faszinierende Entdeckung, die allerdings sehr teuer ist, permanent getragen werden muß, bei einem Drittel aller Injektionen lokal zu Infektionen führt und die bei Diabetikern häufig auftretenden Augenkrankheiten verschlimmert.[11] Außerdem handelt es sich dabei um Maschinen und Maschinen sind störungsanfällig. Eine fehlfunktionierende Insulinpumpe kann tödliche Konsequenzen haben.

Mit einer fettarmen Ernährung lassen sich beachtliche Erfolge bei Diabetikern erzielen. Besonders wenn die Kost keine tierischen Fette enthält, können viele der Patienten ihre Pillen, Spritzen und Pumpen schon bald absetzen.[12] Glücklicherweise ist eine solche Ernährung identisch mit jener Kostform, die vor Arteriosklerose schützt, von der Diabetiker so außergewöhnlich häufig befallen werden.

Eine seltene und sehr schwere Form der Zuckerkrankheit ist der juvenile Diabetes, der in vieler Hinsicht von dem üblichen Krankheitsbild abweicht. Dieser Diabetes resultiert nicht aus der Ineffektivität des körpereigenen Insulins, sondern entsteht aufgrund einer Bauchspeicheldrüsenschädigung. Dadurch kann die Bauchspeicheldrüse kein oder nur unzureichende Mengen an Insulin produzieren. Doch auch für die Opfer dieser schwersten Form des Diabetes kann eine Ernährungsumstellung enorme Besserungen bewirken. Diejenigen, die Fleisch und andere fettreiche faserstoffarme Nahrungsmittel aus ihrer Ernährung streichen, benötigen 30 % weniger Insulin, haben stabilere Blutzuckerwerte, weisen ein besseres Allgemeinbefinden auf und sind erheblich besser vor den entsetzlichen Folgeschäden der Arteriosklerose geschützt.[13]

Die wissenschaftlichen Erkenntnisse der vergangenen Jahrzehnte belegen, daß mit den Ernährungsprinzipien, die zu so beträchtlichen Verbesserungen des Gesundheitszustandes von Diabetikern führen, auch die Entstehung dieser Krankheit vermieden werden kann. Weltweit existiert Diabetes praktisch überhaupt nicht bei jenen Völkergruppen, die sich vorwiegend von Getreide, Gemüse und Obst ernähren. Wenn sich diese Menschen jedoch auf eine fleischorientierte Ernährungsweise umstellen, schnellt die Diabetesrate rasant in die Höhe.[14]

Zur mikronesischen Inselgruppe gehört die in Äquatornähe, etwas westlich der Gilbert Inseln gelegene Insel Nauru. Vor dem Zweiten Weltkrieg lebten die Bewohner auf dieser Insel in weitgehender Isolation von der Außenwelt. Sie waren eine so gesunde und glückliche Völkergruppe, daß ihre Heimat als „Insel der Freude" bekannt wurde. Auf dieser Insel existierten über die Jahrhunderte angesammelte, reichhaltige Mengen an Vogeldung. Nach dem Krieg waren die Phosphate aus diesem Vogeldung von den Industrieländern heiß begehrt. Die Nauru-Ureinwohner wurden durch diesen Handel sehr wohlhabend und begannen damit, die westlichen Gepflogenheiten zu übernehmen. Sie verzehrten fortan sehr üppige Nahrungsmengen, Konserven und Tiefkühlfleisch, Fisch, Öle, weißen Reis und Soft Drinks. Ihr Verzehr an Faserstoffen sank rapide ab, während ihr Fettkonsum in die Höhe schnellte. Mittlerweile gibt es nicht mehr allzuviel Freude auf dieser Insel. Tragischerweise leidet jeder Dritte dieser Menschen an Diabetes.[15]

Ein gewaltiges Forschungsprojekt, bei dem mehr als 25.000 Menschen über einen Zeitraum von 21 Jahren beobachtet wurden, fand bei Vegetariern ein deutlich geringeres Diabetes-Risiko als bei Fleischessern. Einer der Leiter dieser Studie, Dr. John Snowdon, Epidemiologe an der Universität von Minnesota, schrieb in der Zusammenfassung der Erkenntnisse:

„Wir vermuten, daß fleischlose Kost die Ursache für unsere Ergebnisse ist. In dieser Studie untersuchten wir die Auswirkungen von unterschiedlichen Fleischmengen in der Ernährung. Je geringer der Fleischkonsum wurde, desto geringer wurde auch das Diabetes-Risiko." [16]
Bezüglich der von ihm persönlich aus diesen Untersuchungen gezogenen Konsequenzen äußerte Dr. Snowden:
„Meinen Fleischverzehr habe ich drastisch eingeschränkt ... seitdem wir die Diabetes-Studie abgeschlossen haben." [17]

■ **Hypoglykämie**

Die Orientierungsstörungen, die von leichten Fällen von Unterzuckerung verursacht werden, sind heutzutage in den Vereinigten Staaten so häufig, daß sie von vielen Menschen für völlig „normal" gehalten werden. Dabei erkennen diese Menschen nicht, daß die bei ihnen gelegentlich auftretenden Zustände von Schwäche, Schwindelgefühlen oder Verwirrung von einem Absinken ihres Blutzuckerwertes ausgelöst werden. Ebensowenig sind sie sich der Tatsache bewußt, daß diese Zustände auf ihre Ernährung zurückzuführen sind. Hypoglykämie findet man überall dort, wo die Menschen viel Fleisch, Fabrikzucker und Fett essen. [18]

In abgeschwächter Form führt die Hypoglykämie zu Verwirrung, Unsicherheit und einem schwindenden Selbstvertrauen. In schwereren Fällen bewirkt eine Unterzuckerung völlige Desorientierung. In extremen Fällen führt sie zum Koma und mitunter sogar zum Tod.

Es erscheint naheliegend, die Einschränkung des Zuckerverzehrs als wichtigsten Faktor in der Vorbeugung der Hypoglykämie anzusehen. Doch auch der Fettkonsum spielt hierbei eine große Rolle.

Dr. S. Sweeney verabreichte jungen Medizinstudenten an zwei aufeinanderfolgenden Tagen eine sehr fettreiche Kost. Danach führte er mit ihnen einen Glukosetoleranz-Test durch. Bei allen Studenten waren Anzeichen eines Blutzuckerstoffwechsels erkennbar, der durch das überschüssige Nahrungsfett völlig außer Kontrolle geraten war. In einem anderen Experiment gab Dr. Sweeney denselben Studenten eine aus Zucker, Bonbons, Teigwaren, Weißbrot, gebackenen Kartoffeln, Sirup, Bananen, Reis und Haferbrei bestehende Kost. Nachdem seine Versuchspersonen diese sehr zucker- und stärkehaltige Nahrung gegessen hatten, führte Dr. Sweeney bei ihnen erneut einen Glukosetoleranz-Test durch. Der Blutzuckerstoffwechsel der Studen-

ten war nicht annähernd so gestört wie nach dem Experiment mit der fett-
überschüssigen Kost.[19]

Wenn Sie Hypoglykämie bekommen möchten oder bereits unter gele-
gentlicher Unterzuckerung leiden und diese verschlimmern wollen, sollten
Sie viel Fett, Fabrikzucker, tierisches Eiweiß, Milchprodukte und stark verarbeitete Nahrung essen. Um frisches Gemüse und Vollkornprodukte sollten Sie einen weiten Bogen machen. Glauben Sie nicht an all den Quatsch,
daß Rauchen und Fleischgenuß gesundheitsschädlich sein sollen. Und
sorgen Sie sich nicht um genügend Vitamine und Mineralstoffe in der
Nahrung – wozu gibt es schließlich Vitaminpillen? Sie brauchen keine regelmäßigen Mahlzeiten, sofern Sie sich richtig vollstopfen, wenn Sie essen.
Bedenken Sie, daß Kaffee der Schlüssel zu geistiger Frische ist und Alkohol
Sie entspannen und ihre Sorgen vergessen läßt. Und treiben Sie um Himmels
willen keinen Sport. Eine solche Lebensweise wird garantiert dazu führen,
daß Ihre Bauchspeicheldrüse jeglichen verbliebenen Rest an Gesundheit verliert und sich Ihr Bewußtsein in eine ausgesprochen unerfreuliche Richtung
verändern wird.[20]

■ Multiple Sklerose

Die heutigen Ärzte haben in ihrem Medizinstudium gelernt, daß man nichts
zur Vorbeugung der multiplen Sklerose tun kann und daß es keine erfolg-
versprechenden Behandlungsmethoden für diese Krankheit gibt. Die Mediziner sagen ihren Patienten, diese furchtbare Erkrankung sei unheilbar. Dies
ist ein weiteres tragisches Beispiel für das unnötige Leiden von Millionen
von Menschen, weil man bereits vorhandene Erkenntnisse über Ernährung
und Gesundheit ignoriert. Sollten Sie jemanden kennen, der an multipler
Sklerose leidet, sollten Sie diese Informationen nicht für sich behalten.

Multiple Sklerose tritt in der Regel in den Mittdreißigern auf. Frauen
sind etwas häufiger von dieser Krankheit betroffen als Männer. MS ist die
häufigste Erkrankung des Zentralen Nervensystems bei 20 bis 50 Jahre alten
Amerikanern. Mehr als 250.000 Amerikaner leiden unter dieser furchtbaren
Krankheit, die sich immer weiter ausbreitet.

Multiple Sklerose ist eine Erkrankung, die das Gehirn, das Rückenmark
und das Nervensystem angreift. Nach Angaben der Schulmedizin treten
diese MS-Anfälle im Laufe der Zeit mit zunehmender Häufigkeit auf, wobei
sich der Patient auf eine graduelle Verschlimmerung seines Zustandes ein-

stellen sollte. Es gibt keine Voraussagemöglichkeit darüber, wann der nächste Anfall einsetzen oder was ihn auslösen könnte. Die heutigen Ärzte sagen ihren MS-Patienten, daß man nichts gegen die schweren Schäden des Nervensystems tun könne, die durch die Anfälle hervorgerufen werden und zu deren möglichen Folgen Schwäche- und Schwindelgefühle, Taubheit verschiedener Körperregionen und/oder Erblindung gehören. Die offizielle schulmedizinische Auffassung besagt, daß die Mehrzahl der MS-Opfer innerhalb von zehn Jahren nach ihrem ersten Anfall schwere und dauerhafte Behinderungen aufweist.

Der Pessimismus der Schulmedizin ist in der Tat bei denjenigen MS-Patienten berechtigt, die sich von der amerikanischen Standardkost ernähren. Wer sich jedoch anders ernährt, für den ist eine weitaus erfreulichere Entwicklung möglich.

Während des Zweiten Weltkrieges, als die Bevölkerung in den besetzten Ländern ihren Konsum an tierischen Fetten drastisch einschränken mußte, stellten Wissenschaftler bei MS-Opfern in diesen Gebieten weniger Anfälle, seltenere erzwungene Krankenhausaufenthalte und eine gesunkene Todesrate fest. Diese Beobachtung führte zu der Durchführung von Studien, die ein weltweit stark variierendes Auftreten dieser Krankheit nachwiesen. Am häufigsten wird die multiple Sklerose in Ländern mit hohem Verzehr an tierischen Fetten registriert. Am geringsten ist die MS-Rate in Ländern mit geringem oder gar keinem Konsum an tierischen Fetten. Der durchschnittliche Pro-Kopf-Verzehr an tierischem Fett liegt bei den neun Nationen mit der höchsten MS-Rate zwischen 105 und 151 Gramm täglich. Bei den neun Ländern mit der geringsten MS-Häufigkeit liegt der Pro-Kopf-Verzehr tierischer Fette zwischen 24 und 60 Gramm täglich.

Außerdem untersuchten die Forscher Gehirngewebe von MS-Kranken und fanden darin einen über dem Wert von Gesunden liegenden Gehalt an gesättigten Fetten.[21]

Ferner entdeckten Wissenschaftler eine höhere MS-Anfälligkeit bei jenen Menschen, die im Kindesalter auf Kuhmilch basierende künstliche Säuglingsnahrung statt Muttermilch erhielten.[22] Kuhmilch enthält nur ein Fünftel der Linolensäure menschlicher Muttermilch. Magermilch ist sogar gänzlich frei von diesem überaus wichtigen Nahrungsfaktor.[23] Linolensäure ist von großer Bedeutung für das menschliche Nervensystem. Und eben dieses wird ja von MS befallen. Wissenschaftler vermuten, daß die mit Kuhmilchpräparaten ernährten Kinder im Erwachsenenalter eine höhere MS-Anfälligkeit haben, weil sie während einer kritischen Phase in der Entwicklung ihres Nervensystems zu wenig Linolensäure erhielten.

Ironischerweise werben die Fleisch-, Milch- und Eier-Industrien für den Verzehr gesättigter Fette mit der Aussage, Fette würden „essentielle Nährstoffe" enthalten. In Wirklichkeit benötigen wir aus Fett jedoch nur Linol- und Linolensäure, die in tierischen Fetten nur in bescheidenen Mengen vorkommen. Ein Eßlöffel Safloröl beispielsweise enthält ebensoviel Linolensäure wie anderthalb Becher Butter oder mehr als zwei volle Becher Rinderfett.

Die amerikanische Durchschnittsernährung – beginnend mit dem Ersatz der Muttermilch durch künstliche Kuhmilchpräparate bis hin zum Verzehr großer Mengen an tierischem Fett – ist ein geradezu idealer Nährboden für die Entstehung der multiplen Sklerose. Andere Ernährungsweisen tragen jedoch nicht nur zur Vorbeugung der MS bei, sondern haben sich sogar als überaus wirksam in der Behandlung dieser Erkrankung erwiesen. Die in wissenschaftlichen Studien gewonnenen Erkenntnisse über die Möglichkeiten, mit Hilfe der Ernährung auf diese angeblich „unheilbare" Krankheit einen positiven Einfluß zu nehmen, sind faszinierend.

Dr. Roy Swank, Leiter der neurologischen Abteilung der Oregon Universität, verordnete einer Gruppe von „unheilbaren" MS-Patienten eine sehr fettarme Ernährung.[24] In einer langfristigen Studie ließ er 146 MS-Patienten eine Kost verzehren, die nur sehr geringe Fett- (30 bis 40 Gramm täglich) und Eiweißmengen enthielt und mit geringen Zugaben der Vitamine A, C, D und des B-Komplexes ergänzt wurde. Über einen Zeitraum von 20 Jahren beobachtete Dr. Swank den Gesundheitszustand dieser Patienten.

Die Ergebnisse dieser und vergleichbarer Studien grenzen an ein Wunder. Mehr als 90 % der MS-Patienten, die mit der fettarmen Ernährung im Frühstadium ihrer Erkrankung begannen, konnten nicht nur die Verschlimmerung ihres Zustandes aufhalten, sondern verzeichneten sogar eine Besserung ihres Gesundheitszustandes während dieser zwanzig Jahre. Von denjenigen MS-Patienten, die in einem mittleren Stadium der Erkrankung ihre Ernährung umstellten, konnten 65 % das Auftreten weiterer Schäden verhindern. Auch sieben Jahre nach ihrer Ernährungsumstellung war noch keine Verschlimmerung ihres Zustandes aufgetreten. Vielleicht am eindrucksvollsten sind die Ergebnisse bei jenen Patienten, die sich bereits in einem fortgeschrittenen Stadium der Erkrankung befanden, als sie damit begannen, sich nach Dr. Swanks Richtlinien zu ernähren. Mehr als 30 % dieser

Patienten konnten der Verschlimmerung ihrer Krankheit Einhalt gebieten und ihren Zustand stabilisieren.

In dieser und ähnlichen Studien über den Einfluß der Ernährung auf die multiple Sklerose konnte nachgewiesen werden, daß durch eine fettarme Kost sowohl die Anfallhäufigkeit und der Schweregrad der Anfälle als auch die von den Anfällen hervorgerufenen Schäden und die Todesrate der MS-Patienten drastisch reduziert werden konnten.[25]

Dr. Swank hat mittlerweile über einen Zeitraum von mehr als 35 Jahren Tausende von MS-Patienten mit einer fettarmen Ernährung behandelt. Die Erfolge seiner Methode übertreffen sämtliche Erwartungen der Ärzteschaft und sind allen sonstigen bekannten Behandlungsverfahren dieser meist tödlich endenden Krankheit weit überlegen.[26]

Dr. Swank hat festgestellt, daß bei einer frühzeitigen Entdeckung der MS die Patienten eine Chance von über 95 % haben, die Fortschreitung der Krankheit aufzuhalten und der Verschlimmerung ihres Gesundheitszustandes vorzubeugen. Für viele Patienten besteht sogar die Möglichkeit der Heilung.[27]

Andere Ärzte haben die Arbeitsmethoden von Dr. Swank übernommen und ähnlich erfreuliche Resultate erzielt. In einer Klinik konnten mit Hilfe einer fettarmen, rein vegetarischen Ernährung deutliche Verbesserungen selbst bei schwersten Multiple-Sklerose-Fällen erreicht werden.[28]

■ **Geschwüre**

Peptische (Verdauungs-)Geschwüre treten auf, weil die Magensekrete buchstäblich die Schleimhäute des Magens und/oder des Zwölffingerdarms wegfressen. Voraussetzung hierfür ist eine extrem saure Magensekretion.

Über die Wirkung verschiedener Ernährungsweisen auf die überaus schmerzhaften und heutzutage sehr verbreiteten Magengeschwüre existiert eine Vielzahl von wissenschaftlichen Untersuchungen.[29] Leider ist die Aufklärung der Öffentlichkeit über die aus diesen Studien gewonnenen Erkenntnisse bislang unterblieben. Mächtige Wirtschaftszweige behindern die Verbreitung der Entdeckung, daß Magengeschwüre am häufigsten und schmerzhaftesten bei jenen Menschen auftreten, deren Ernährung besonders säurebildend, faserstoffarm und fettreich ist. Fleisch, Fisch und Eier sind die am stärksten säurebildenden Nahrungsmittel. Fleisch, Fisch, Milchprodukte und Eier enthalten keine Faserstoffe. Mit wenigen Ausnahmen sind diese Nahrungsmittel alle sehr fettreich.

Die westliche Schulmedizin behandelt Verdauungsgeschwüre traditionsgemäß mit antaziden Medikamenten und Milchprodukten. Diese Behandlungsmethode etablierte sich, nachdem Ärzte eine sofortige Schmerzreduzierung bei jenen Patienten beobachteten, die ein Antazidum eingenommen und Milchprodukte gegessen hatten. Als jedoch einige Wissenschaftler herausfinden wollten, ob eine solche Behandlungsweise außer einer kurzfristigen Symptomlinderung tatsächlich eine positive Wirkung auf diese Erkrankung hat, machten sie die Entdeckung, daß Milchprodukte keinerlei Verbesserung, sondern im Gegenteil sogar eine Verschlimmerung der Geschwüre bewirken. Durch den Kalziumgehalt der Milch kann zwar überschüssige Magensäure neutralisiert werden, was zu einer vorübergehenden Schmerzdämpfung führt. Jedoch regt Milchkonsum die körpereigene Säureproduktion an, wodurch sich die Schädigung der Magen- und Zwölffingerdarmschleimhäute verschlimmert.[30]

Die Wissenschaftler fanden noch einen weiteren guten Grund für den Verzicht auf Milch. Die Patienten, die reichhaltige Milchmengen zu sich nahmen, hatten eine um das zwei- bis sechsfach höhere Herzinfarktrate als Geschwürpatienten, die darauf verzichteten.[31]

Erfreulicherweise gibt es jedoch auch Lebensmittel, die überschüssige Magensäure neutralisieren können, ohne dabei die körpereigene Säureproduktion anzuregen und das Herzinfarktrisiko zu erhöhen. Diverse Gemüsesorten enthalten eine in der Geschwürbehandlung so wirksame Substanz, daß man diese mitunter als „Vitamin U" (von dem englischen „ulcer" = Geschwür) bezeichnet.[32] Diese Substanz kann allerdings im Körper nicht gespeichert werden, so daß es ausgesprochen wichtig ist, diese Gemüse regelmäßig zu essen.

Gründliches Zerkauen der Speisen ist in der Behandlung und Vorbeugung von Geschwüren besonders von Bedeutung, weil menschlicher Speichel sehr alkalisch ist. Der Speichel hat eine Säurepuffer-Funktion im Magen und Zwölffingerdarm und schützt somit die Schleimhäute der Verdauungsorgane vor einer zu starken Säureanreicherung. Menschen, die nur ungenügend kauen und ihre Nahrung „hinunterschlingen", begünstigen dadurch die Bildung von Geschwüren.

Übrigens hat das Hinunterschlingen der Nahrung bei Wölfen oder anderen natürlichen Fleischfressern keine Geschwürbildung zur Folge, da die anatomische Struktur der Verdauungsorgane dieser Tiere auf ein sehr saures Milieu ausgerichtet ist. Beim Menschen ist dies nicht der Fall. Der Speichel von fleischfressenden Tieren ist stark sauer, während der unsrige stark alkalisch ist. Die Magensekretionen dieser Tiere weisen gegenüber dem menschlichen Magensaft einen weit höheren Säuregehalt auf. Der Magensaft von fleischfressenden Tieren ist sogar so sauer, daß sich darin die Knochen ihrer Beutetiere auflösen. Bei natürlichen Fleischfressern ist das Hinunterschlingen der Nahrung ganz normal. Ihre Zähne sind lang und spitz, wodurch sie sich vorzüglich für das Reißen von Beutetieren eignen. Im Gegensatz dazu sind unsere Zähne für das Zermahlen und Zerkauen von Getreide, Gemüse und Obst bestimmt. Ohne Kochen und scharfe Messer würden wir uns mit dem Fleischgenuß sehr schwertun.

Daß sich Geschwüre bilden können, wenn wir unsere Nahrung hinunterschlingen, ist ein Beispiel dafür, wie Eßgewohnheiten, die unseren anatomischen Voraussetzungen widersprechen, zu Krankheiten führen. Herzinfarkte und Schlaganfälle sind weitere Beispiele. Fleischfressende Tiere können im Gegensatz zu uns problemlos Unmengen an Cholesterin vertilgen. Glücklicherweise sind Geschwüre ebenso wie die arteriosklerosebedingten Komplikationen absolut vermeidbar. In vielen Fällen kann eine natürliche und fettarme vegetarische Ernährung zu einer Heilung dieser Krankheiten führen.

■ **Verstopfung und andere Störungen der Verdauungsorgane**

Ein zuverlässiger Darm ist für den Menschen
weitaus wichtiger als ein noch so kluges Gehirn.
(Henry Wheeler Shaw)

Wir sind nicht, was wir essen.
Wir sind, was wir nicht ausscheiden.
(Hugh Romney)

Bei einer faserstoffarmen Ernährungsweise gibt es im Darm kaum etwas außer Bakterien, woraus sich der Stuhl bilden könnte. Es ist nicht unüblich, daß die Darmausscheidungen eines wenig Faserstoffe und viel Fleisch essenden Menschen bis zu 75 % aus Bakterien besteht.[33] Bei der amerikanischen Durchschnittsernährung besteht der Stuhl zur Hälfte aus Bakterien! Was wiederum Probleme nach sich zieht. Durch die fehlende Stimulierung der peristaltischen Wellen verbleiben die unverdaulichen Nahrungsreste sehr lange im Dickdarm. Je länger sie dort verweilen, desto trockener werden sie. Alter, trockener Kot wird nicht einfach problemlos ausgeschieden, sondern muß unter Anstrengung hinausgepreßt werden. Abführmittel werden häufig zur Anregung des Darms verwendet, wenn der Stuhl feststeckt. Langfristig bewirkt die Einnahme dieser Substanzen, die die Darmwände reizen, jedoch eine Verschlimmerung des Zustands. Nur mit der Umstellung auf eine fettarme und faserstoffreiche Ernährung lassen sich auf Dauer Erfolge erzielen. Menschen, die sich von Sprossen, Vollgetreide, Gemüse und Obst ernähren, haben große, weiche, feuchte und wohlgeformte Stuhlabgänge, die problemlos durch den Darm gleiten.[34]

Auch Hämorrhoiden entstehen durch eine faserstoffarme und fettreiche Ernährung. Weiße Südafrikaner konsumieren weltweit mit die höchsten Fett- und die geringsten Faserstoffmengen und haben eine der höchsten Hämorrhoidenraten der Welt. Die farbigen Südafrikaner essen demgegenüber eine weitaus fettärmere und faserstoffreichere Kost und bekommen so gut wie nie Hämorrhoiden.[35]

Die Wissenschaftler nahmen früher an, daß dies auf erbliche Faktoren zurückzuführen sei. Doch die fleischessenden farbigen Südafrikaner haben höhere Hämorrhoidenraten als die anderen Farbigen. Und amerikanische Farbige werden ebenso oft von Hämorrhoiden befallen wie weiße Amerikaner.

In den Vereinigten Staaten kaufen Millionen von Menschen rezeptfreie Medikamente gegen Hämorrhoiden. Leider wissen die meisten dieser Menschen nichts über die wahren Ursachen ihrer Leiden oder wie sie ihre Krankheit heilen könnten. Bei einer angestrengten Stuhlentleerung kommt es zu einer Erhöhung des Blutdrucks der Mastdarm- und Beinvenen. Nach einiger Zeit führt dies zur Hämorrhoidenbildung, wobei es sich eigentlich um Krampfadern des Mastdarms handelt.[36] Krampfadern der Beine entstehen ebenfalls häufig auf die gleiche Weise.

Die Anstrengung bei der Ausscheidung eines harten und festen Stuhls aus dem Darm bewirkt noch einige weitere Probleme. Dieses Pressen drückt den Magen gegen das Zwerchfell, was mit der Zeit zu einer Vergrößerung der Zwerchfellöffnung führt. Dadurch kann ein Teil des Magens durch diese Öffnung hindurchgleiten. Diesen Vorgang bezeichnet man als Hiatushernie. Es kommt zu Brustschmerzen, Verdauungsstörungen und häufigem Aufstoßen. Die dadurch hervorgerufenen Beschwerden können sehr unangenehm werden. Mit einer fettarmen, faserstoffreichen Ernährungsweise sind sie jedoch absolut vermeidbar.[37]

Ein großer Prozentsatz der älteren Bevölkerung der Vereinigten Staaten leidet unter schwer zu behandelnder Stuhlverstopfung, Blutungen und Leibschmerzen. Hervorgerufen wurde dieser Zustand durch das ständige Vorhandensein von alten trockenen Stuhlmassen im Verdauungstrakt, die über die Jahre zu einer Verformung des Dickdarms geführt haben. Diese als Divertikulose bezeichnete Erkrankung findet man kaum in Ländern, in denen sich die Bevölkerung mit einer faserstoffreichen und fettarmen Kost ernährt. Demgegenüber ist dieser Zustand in Ländern mit hohem Verzehr an Fleisch, Milchprodukten und anderen fettreichen Produkten so häufig, daß er als nahezu unvermeidbar angesehen wird.[38] In den USA leiden mehr als 75 % der über 75jährigen an Divertikulose.

Von dieser Erkrankung betroffene Menschen bekommen wiederholt Anfälle, die von einer Entzündung des Darms und Blutungen begleitet werden. Ohne Wissen um die Hintergründe dieser Vorgänge greifen viele zu Abführmitteln, die bedauerlicherweise zu einer weiteren Reizung der Darmschleimhäute führen. Nach einiger Zeit läßt sich in zahlreichen Fällen nur noch durch einen schweren operativen Eingriff, bei dem Teile des Dickdarms entfernt werden, eine Besserung erzielen.

Erfreulich ist jedoch, daß all dies vermeidbar ist. Man kann der Entstehung von Divertikulose mit einer faserstoffreichen und fettarmen Ernährungsweise nicht nur vorbeugen, sondern eine bereits bestehende Erkrankung mit einer solchen Kostform in vielen Fällen sogar heilen.[39]

Ein Beitrag im *American Journal of Digestive Disorders* berichtete von 62 Divertikulose-Patienten, die mit einer faserstoffreichen Ernährung behandelt wurden. Bei 85 % der Patienten kam es zu einem vollständigen Verschwinden der Krankheitssymptome.[40]

Im Rahmen einer weiteren Studie ernährten sich 70 Divertikulose-Patienten von einer faserstoffreichen Kost. In diesem Fall konnten 88 % ihrer Symptome gelindert oder vollkommen beseitigt werden. Die Zahl der auf Abführmittel angewiesenen Patienten ließ sich von 49 auf 7 reduzieren.[41]

Durch die Ergänzung der Nahrung mit Faserstoffpräparaten wie Weizenkleie lassen sich die mit einer natürlichen Ernährung erreichbaren Resultate nicht erzielen. Studien, in denen man es mit diesem „kurzen Prozeß" versuchte, haben sich nicht annähernd als so erfolgreich erwiesen wie die Vermeidung von faserstoffarmen und fettreichen Nahrungsmitteln.

Die häufigste von frei praktizierenden Ärzten in den USA diagnostizierte Krankheit des Magen-Darmtrakts ist das „reizbare Dickdarmsyndrom", auch „spastischer Dickdarm" genannt. Die üblichen Symptome sind Schmerzen des Unterleibs, abwechselnd Verstopfung und Durchfall, sowie mit Schleim durchsetzte kleine Stuhlmengen. Den heutigen Ärzten wurde beigebracht, die Ursache dieses Zustands in emotionalen Störungen zu sehen. Diejenigen Ärzte jedoch, die ihren Patienten eine faserstoffreiche, fettarme Ernährung verordnet haben, bezeugten immer wieder schnell einsetzende Heilungen dieses „psychischen" Problems.[42]

Die operative Entfernung des Wurmfortsatzes des Blinddarms ist die gegenwärtig am häufigsten durchgeführte Notoperation in den Vereinigten Staaten. Diese Operation ist vonnöten, wenn die Blinddarmöffnung blokkiert ist. Eine solche Blockierung verhindert die Ableitung aus dem Blinddarm, was zu einer Bakterienvermehrung und einem schmerzhaften Anschwellen des Blinddarms führt. Die Blinddarmentzündung verursacht starke akute Schmerzen, und zwar meist im rechten unteren Viertel des Unterleibs.

In vielen Fällen ist es ein kleines Stück harten trockenen Stuhls, das die Blinddarmöffnung verstopft und somit all diese Probleme hervorruft. Die Hauptursache der meisten Blinddarmentzündungen ist eine Ernährungsweise, die dazu führt, daß sich der faserstoffarme Stuhl nur sehr langsam durch den Darm bewegt. Dadurch entstehen kleine trockene Kotkonzentrationen, die sich in Dickdarmverzweigungen einnisten und die Blinddarmöffnung blockieren können.[43]

Die Häufigkeit der Fälle von Stuhlverstopfungen, Hämorrhoiden, Hiatushernien, Divertikulose, spastischem Dickdarm und Blinddarmentzündungen verlaufen genau proportional zum Faserstoff- und Fettgehalt der Ernährung. Leider wissen viele Menschen nichts von dem weitreichenden Einfluß unserer Eßgewohnheiten auf den Zustand unseres Verdauungstrakts. Der Preis für die Unkenntnis dieser Zusammenhänge ist oftmals sehr hoch – schwere Operationen und/oder permanente Schmerzen.

■ **Arthritis**

Viele ältere Menschen in den Vereinigten Staaten – und nicht wenige junge Leute – haben furchtbare Schmerzen in ihren Gelenken. Oftmals kommt es zu einer Verformung und einem Anschwellen ihrer Finger, so daß diese Menschen mitunter noch nicht einmal mehr in der Lage sind, sich eine Jacke zuzuknöpfen, ohne vorher hohe Dosierungen an anti-entzündlichen Medikamenten wie Aspirin einzunehmen. Viele dieser Menschen fühlen sich verkrüppelt und nutzlos.

Im Alter von 35 Jahren haben 35 % aller Amerikaner eine klinisch diagnostizierbare Arthritis in ihren Knien. Mindestens 85 % der über 70jährigen leiden darunter, und bei vielen ist die Krankheit besonders schlimm. Es gibt 180.000 Menschen in den USA, die aufgrund dieser Erkrankung ans Bett oder an den Rollstuhl gefesselt sind.[44]

Der offizielle Standpunkt der Arthritis-Stiftung besagt, daß die Ernährung mit Arthritis nichts zu tun habe. Doch erstaunlicherweise gibt es kaum Untersuchungen, die diese Behauptung stützen.[45] Bis jetzt wurde fast das gesamte in die Arthritis-Forschung investierte Geld für Tests von neuen Medikamenten ausgegeben.

An der Medizinischen Fakultät der Wayne-State-Universität waren jedoch einige Forscher der Ansicht, daß man das Dogma, Arthritis hätte nichts mit Ernährung zu tun, einmal hinterfragen sollte. Sie suchten sich dafür sechs Patienten mit primär chronischem Gelenkrheumatismus aus, denen sie eine fettfreie Ernährung verordneten. Die Ergebnisse waren faszinierend. Innerhalb von sieben Wochen verschwanden bei allen Versuchspersonen sämtliche Symptome. Als man wieder Fette in ihre Ernährung einführte, stellten sich die Symptome schon nach drei Tagen erneut ein.[46]

Im Jahre 1981 veröffentlichte das *British Medical Journal* eine weitere Studie, die darauf schließen ließ, daß der Standpunkt der Arthritis-Stiftung möglicherweise nicht ganz der Wahrheit entspricht.[47] Es wurde von einer 38jährigen Frau berichtet, die seit elf Jahren unter einem sich ständig verschlimmernden primär chronischen Gelenkrheumatismus litt. Drei Wochen nachdem die Ärzte alle Milchprodukte aus ihrer Ernährung gestrichen hatten, stellte sich bei ihr eine Besserung ein. Nach vier Monaten waren ihre Arthritis-Symptome gänzlich verschwunden. Sie blieb auch beschwerdefrei, bis sie aus wissenschaftlicher Neugierde abermals etwas Käse und Milch konsumierte. Am darauffolgenden Tag waren ihre Gelenke geschwollen, steif und schmerzhaft. Glücklicherweise verschwanden ihre Symptome erneut, nachdem sie sich eine Weile von Milchprodukten ferngehalten hatte.

Überall auf der Welt, wo die Menschen nur wenig Fett und Cholesterin, mäßige Eiweißmengen und praktisch keine verarbeitete Nahrung oder „junk food" essen, haben selbst alte Menschen, die ihr ganzes Leben lang schwere körperliche Arbeit verrichteten, keine Arthritis.[48] Ganz im Gegensatz zu den Vereinigten Staaten, wo so viele Menschen von dieser Krankheit befallen werden, daß man kaum einen alten Menschen finden kann, der nicht unter ihr leidet.

Eine Gruppe von Ernährungsforschern fand in einer Gemeinde von mehr als 800 farbigen Südafrikanern, die weder Fleisch noch Milchprodukte verzehren, nicht einen einzigen Fall von rheumatoider Arthritis.[49] Eine andere Studie ergab, daß farbige Südafrikaner, die große Mengen an Fleisch und anderen fettreichen Nahrungsmitteln essen, fast viermal so häufig unter Arthritis leiden wie jene Farbigen, deren Ernährung nur wenig Fleisch und Fett enthält.[50]

Arthritis-Patienten leiden üblicherweise sehr stark an Arteriosklerose. Ihre Cholesterinwerte sind in der Regel überdurchschnittlich hoch. Es gibt Beweise dafür, daß das Fett und Cholesterin, welches sich bei Arteriosklerose-Patienten an den Gefäßinnenwänden ablagert, die Sauerstoffversorgung der Gelenkgewebe behindert. Gelenkgewebe, die somit nicht genügend Sauerstoff erhalten, entzünden sich und werden arthritisch. Außerdem findet man häufig aus Cholesterin bestehende Knoten in der Nähe von arthritischen Gelenken. Zudem läßt sich bei Arthritis-Patienten oftmals eine schwere arteriosklerotische Gefäßverengung der Hauptarterie des Körpers, der Aorta, nachweisen.[51]

Selbst von der Arthritis-Stiftung wird Gicht mit der Ernährung in Verbindung gebracht. In der Tat läßt sich die Gicht von allen Krankheiten mit am besten behandeln, wenn bestimmte Richtlinien einer gesunden Ernährungsweise befolgt werden.[52]

Gicht entsteht, wenn Harnsäure im Körper nadelförmige Kristalle bildet, die sich dann in einem Gelenk ablagern. Daraus resultieren erhebliche Schmerzen und eine Schwellung des Gelenks. Sehr häufig betroffen ist die Großzehe.

Der Verzicht auf Nahrungsmittel, die reich an Purinen oder Eiweiß sind, hat sich als ausgezeichnete Maßnahme bei Gicht erwiesen.[53] Meeresfrüchte, Fisch, Geflügel, Rindfleisch, Schweinefleisch und Hülsenfrüchte sind reich an Purinen.

Einige Menschen, insbesondere Filipinos, sind besonders stark gefährdet, an Gicht zu erkranken.[54] Doch bei einer purinarmen, nur mäßige Eiweißmengen enthaltenden Ernährung tritt die Gicht selbst bei den besonders für diese Erkrankung prädestinierten Menschen so gut wie nie auf. Während des Zweiten Weltkriegs, als die Gichtkranken in den besetzten europäischen Ländern zu einer drastischen Einschränkung ihres Fleisch-

und Milchproduktekonsums gezwungen wurden, sank die Zahl der Gicht-fälle rapide ab.

Es gibt viele Formen von Arthritis, einschließlich Arthrosis deformans, primär chronischem Gelenkrheumatismus (rheumatoide Arthritis), Gicht, Erythematodes und *Spondylarthritis ankylopoetica* (Morbus Bechterew). Der Zusammenhang zwischen Ernährung und Gicht ist absolut klar, doch die Ursachen der anderen Arthritisformen sind noch nicht eindeutig geklärt. Vieles deutet darauf hin, daß man mit einer Ernährungsweise, die kaum ge-sättigte Fette, nur wenig Eiweiß, viele Faserstoffe und kein Cholesterin ent-hält, vor Arthritis weitestgehend geschützt ist und die Krankheit auf diese Weise auch bestmöglich behandeln kann.

■ **Nierensteine**

Nierensteine gelten als einer der schmerzhaftesten medizinischen Notfälle. Die durch Nierensteine verursachten Schmerzen sind jedoch absolut un-nötig und vermeidbar. Mehr als 99 % aller Nierensteine wären mit einer fett- und eiweißarmen faserstoffreichen Ernährung, die kein Cholesterin, gesät-tigtes Fett oder leere Kalorien enthält, niemals entstanden.[55]

Nierensteine unterscheiden sich voneinander durch ihre unterschiedliche chemische Zusammensetzung. Manche bestehen hauptsächlich aus Kal-ziumoxalat, andere aus Kalziumphosphat oder Harnsäure. Die Entstehung all dieser Formen von Nierensteinen läßt sich direkt auf eine viel tierisches Eiweiß enthaltende Ernährungsweise zurückführen. Je mehr tierisches Ei-weiß wir essen, desto mehr Kalzium müssen unsere Nieren ausscheiden. Wenn unser Urin viel Kalzium enthält, kann es leicht zu einer Kristallbil-dung kommen. Um diese Kristalle herum entstehen Nierensteine. Durch ei-nen verringerten Eiweißverzehr lassen sich bereits binnen weniger Stunden geringere Kalziumwerte im Urin nachweisen.

In den USA werden Fleischesser prozentual gesehen mehr als doppelt so häufig von Nierensteinen befallen wie Vegetarier.[56] Reine Vegetarier leiden so gut wie nie an Nierensteinen.

■ **Bluthochdruck**

Jedes Jahr machen die Amerikaner 275 Millionen Besuche beim Arzt. Der häufigste Grund für diese Besuche ist ein zu hoher Blutdruck – er ist für jeden elften Arztbesuch verantwortlich. Neun von zehn Menschen gehen mit einer Medikamentenverschreibung wieder nach Hause. In den Vereinigten Staaten werden mehr Rezepte für Bluthochdruck als für jede andere Krankheit ausgestellt.[57] Bluthochdruck ist mittlerweile in Amerika so weitverbreitet, daß viele von uns diese Erscheinung, ebenso wie Herzinfarkte, für den hohen Preis halten, den wir für das Älterwerden bezahlen müssen.

Ärzte verschreiben deswegen so viele Medikamente gegen Bluthochdruck, weil sie wissen, wie gefährlich diese Krankheit sein kann. Wenn Ihr Blutdruck zu hoch ist, dann haben Sie im Vergleich zu einem Menschen Ihres Alters, bei dem ein normaler Blutdruck vorliegt:

- *ein doppelt so hohes Risiko, im nächsten Jahr zu sterben;*
- *ein dreimal so hohes Risiko, an einem Herzinfarkt zu sterben;*
- *ein um das Vierfache erhöhtes Risiko, einen Herzstillstand zu erleiden;*
- *ein um das Siebenfache erhöhtes Risiko, einen Schlaganfall zu erleiden.*[58]

Eingehende Untersuchungsergebnisse von Menschen, deren Blutdruck auch im Alter noch normal ist, zeigen stets gewisse Gemeinsamkeiten auf.[59] Ihre Ernährung ist fettarm, enthält kaum Cholesterin oder Kochsalz und ist sehr faserstoffreich. Diese Menschen essen Vollkorngetreideprodukte, frisches Gemüse und Früchte und kaum einmal stark industriell verarbeitete Nahrungsmittel. Ihr Körperfettgehalt ist sehr gering, und sie treiben viel Sport.

In Ländern, in denen die Menschen nur sehr wenig Kochsalz, Fett und Cholesterin essen, tritt Bluthochdruck nicht auf.[60] In vielen Fällen ist der Blutdruck von über 80jährigen genauso hoch wie der Blutdruck von Jugendlichen. Dies sind auch jene Länder, in denen Schlaganfälle und Herzinfarkte nur extrem selten vorkommen.

Genetische Faktoren spielen hierbei keine wesentliche Rolle. Wenn Menschen aus diesen Regionen in andere Länder auswandern, in denen die übliche Ernährung viel gesättigte Fette, Cholesterin und Kochsalz enthält, so schnellt auch der Blutdruck dieser vormals beschwerdefreien Menschen rasant in die Höhe.

Kochsalz wirkt blutdrucksteigernd, indem es Wasser ins Blut zieht und somit den Druck auf die Arterienwände erhöht. Doch Kochsalz ist nicht die einzige Ursache für überhöhten Blutdruck. Wenn Sie einen Schlauch an einer Stelle mit Hilfe ihres Daumens etwas eindrücken, erhöhen Sie somit den Widerstand, gegen den das Wasser strömt. Dadurch wird das Wasser mit höherem Druck aus dem Schlauch hinausschießen. Ähnlich sind die Vorgänge in unserem Blutstrom, wenn eine Arteriosklerose besteht. Die Ablagerungen, die unsere Arterien verstopfen, verengen die Kanäle, wodurch sie den Widerstand, gegen den das Blut fließt, erhöhen, was wiederum einen Anstieg des Blutdrucks zur Folge hat.[61] Bluthochdruck ist ein Anzeichen dafür, daß das Kreislauf-System nicht in Ordnung ist. Wenn der Blutdruck besonders hoch ist, sollte man dies als ein Alarmsignal auffassen, welches auf ernsthafte und akute Störungen des Herz-Kreislauf-Systems hindeutet.

Leider besteht die übliche schulmedizinische Behandlungsweise einfach nur darin, Medikamente zum Abschalten des Alarmsignals zu verordnen, während die Ursachen selbst völlig unberücksichtigt bleiben.[62] Den Blutdruck zu senken, ohne etwas zur Verbesserung der Gesundheit des Herz-Kreislauf-Systems zu tun, ist, als würde man einen Feueralarm ausschalten und wieder zu Bett gehen, ohne sich um die alarmauslösenden Faktoren gekümmert zu haben.

Zudem haben diese Medikamente oftmals schädliche Nebenwirkungen. Beta-Blocker (Propanolol, Metoprolol, Nadolol, Atenolol etc.) erzeugen häufig Erschöpfungsgefühle und Antriebsmangel.[63] Diuretika (Hydrochlorothiazid, andere Thiazide, Chlortalidon, Furosemid, Spironolakton etc.) erhöhen den Cholesterinwert und verdoppeln das Risiko des Herzinfarkttods.[64] Die zur Erweiterung der Blutgefäße eingesetzten Medikamente (Apresolin, Hydralizin etc.) haben eine ganze Reihe von üblichen und unerwünschten Nebenwirkungen, wie z. B. das Erzeugen von Impotenz bei Männern.[65] Die Blutgefäße werden derart überdehnt, daß die Blutversorgung keine Erektion des Penis mehr hervorrufen kann. Bei Frauen, die diese Blutgefäß-Dilatatoren einnehmen, verringert sich das sexuelle Interesse, welches in manchen Fällen sogar vollständig verlorengeht.

Selbstverständlich haben diese Medikamente einen gewissen Nutzen in der Behandlung von Bluthochdruck. Sie bewirken eine Verringerung des Blutdrucks, was lebensrettend sein kann. Doch wäre es nicht besser, den Patienten zu zeigen, wie sie durch eine Umstellung ihrer Ernährung das gleiche Ergebnis ohne all die gefährlichen Nebenwirkungen erreichen könnten? In der Übergangsphase würden diese Medikamente weiterhin ihren Zweck als vorübergehende Hilfestellung auf dem Weg zu einer gesünderen Lebensführung erfüllen.

Die gleiche Ernährungsweise, die auch zu einem Anstieg des Cholesterinwerts führt, bewirkt auch eine Erhöhung des Blutdrucks. Bluthochdruck ist sogar nahezu immer an einen zu hohen Cholesterinwert gekoppelt.[66]

Und ein weiteres Mal sahen sich die Fleisch- und Milchindustrien in die Enge getrieben. Käse gehört zu den kochsalzreichsten Nahrungsmitteln; die Milchindustrie ist der zweitgrößte Verkäufer von gesättigten Fetten und wird lediglich noch von der Fleischindustrie übertroffen.

Doch wie Sie mittlerweile wissen, nahmen sich die Verantwortlichen der Milchindustrie gerne große Freiheiten im Umgang mit der Realität heraus und waren noch nie um Ideen verlegen, wenn es um die Verteidigung von Milchprodukten geht. Diesen Ruf ein weiteres Mal bestätigend, verkündete der Nationale Verband der Milchproduzenten, daß Milch- und Käsekonsum den Blutdruck senken und Kochsalzverzehr den Blutdruck nicht erhöhen würde.

Objektive Wissenschaftler waren erstaunt angesichts einer solchen Unverfrorenheit. Die Verbindung zwischen Nahrungsmitteln wie Milchprodukten, die reich an gesättigten Fetten und Cholesterin sind, und der Entstehung von Bluthochdruck ist eine durch buchstäblich Hunderte von wissenschaftlichen Studien bewiesene Tatsache.[67]

Die Milchindustrie behauptet, die in der Milch enthaltenen hohen Kalziummengen würden ein Absinken des Blutdrucks bewirken. Doch in Wirklichkeit ist ein solcher Effekt bestenfalls minimal. Außerdem würden derartig geringfügige Vorteile durch die arterioskleroseförderne Wirkung der Milchprodukte mehr als ausgeglichen.

Die Behauptung der Milchindustrie, Kochsalzverzehr würde nicht zum Anstieg des Blutdrucks führen, zeugt von dem überaus geringen Respekt, den diese Menschen für die Wahrheit und für die Gesundheit der amerikanischen Bevölkerung besitzen.

Bluthochdruckpatienten können in vielen Fällen eine sofortige Linderung einiger ihrer Symptome erfahren, wenn sie den Konsum von gesättigten Fetten und Cholesterin einstellen. Gesättigte Fette führen dazu, daß die zur Blutgerinnung erforderlichen Plättchen zusammenkleben. Oft bilden sich regelrechte Klumpen, die den Blutfluß stark verlangsamen. Diese Verklumpungen bewirken binnen weniger Stunden nach einer üppigen Mahlzeit, die viel gesättigte Fette enthielt, einen rasanten Anstieg des Blutdrucks. Damit läßt sich auch erklären, warum Herzinfarkte besonders häufig ein paar Stunden nach einem reichhaltigen Essen auftreten.[68]

Zahlreiche Studien haben den durchschnittlichen Blutdruck von Menschen mit unterschiedlichen Kostformen untersucht.[69] Sogar, wenn man die daraus gewonnenen Daten dahingehend anpaßt, daß man den Kochsalzverzehr als einflußnehmenden Faktor ausschließen kann, offenbart sich dennoch immer wieder das gleiche Muster:

Blutdruckwerte (in absteigender Reihenfolge)
1. *Fleischesser*
2. *Ovo-lakto-Vegetarier*
3. *Reine Vegetarier*

Eine im *American Journal of Epidemiology* veröffentlichte Studie ergab bei Vegetariern „deutlich niedrigere" durchschnittliche Blutdruckwerte als bei Fleischessern. Die Wissenschaftler kamen zu diesem Ergebnis, obwohl sie ihr Zahlenmaterial so korrigiert hatten, daß alle möglichen Vorteile der Vegetarier aufgrund ihres allgemein geringeren Kochsalz-, Alkohol-, Tabak-, Tee- und Kaffeekonsums nicht mehr ins Gewicht fielen.[70] Der Leiter dieser Studie sah die Ursache für die unterschiedlichen Blutdruckwerte in „der Aufnahme von tierischem Eiweiß und tierischen Fetten".

Man kann nicht gerade behaupten, daß sich diese überaus bemerkenswerten Informationen wie ein Lauffeuer in der Bevölkerung verbreiten würden. Die Fleisch- und Milchindustrien sind ganz und gar nicht begeistert von diesen Erkenntnissen und tun ihr möglichstes, um diese Tatsachen zu verbergen und zu verdrehen.

Allerdings sind es nicht nur die Fleisch- und Milchindustrien. Der Anreiz für öffentliche Aufklärungsarbeit ist gering. In einer pillenorientierten Gesellschaft, die es liebt, sofortige Resultate mit einem Minimum an Aufwand zu erzielen, ist es nicht leicht, für eine gesündere Lebensweise zu werben, die den Menschen die Umstellung so mancher liebgewonnener Angewohnheit abverlangt. Mit einem Medikament, das blutdrucksenkend wirkt, lassen sich Millionen verdienen. Doch wenn man den Menschen zeigen will, wie man sich mit gesunder Ernährung vor einem gefährlichen Anstieg des Blutdrucks schützen kann, schwindet der Enthusiasmus rasch dahin.

Millionen von Amerikanern leiden derzeit unter den gravierenden Konsequenzen eines zu hohen Blutdrucks. Dies ist besonders tragisch, weil es doch vollkommen unnötig ist.

■ Asthma

Wissenschaftler der Universitätsklinik in Linkoping, Schweden, verordneten vor einigen Jahren Bronchialasthma-Patienten, deren Erkrankung so schwerwiegend war, daß sie Cortison oder andere Medikamente benötigten, eine rein vegetarische Ernährung, also ohne Eier oder Milchprodukte. Die Resultate waren überaus vielversprechend.

Nach einem Jahr war bei mehr als 90 % derjenigen, die sich zwölf Monate von dieser Kost ernährt hatten, eine enorme Abnahme der Schwere und der Häufigkeit ihrer Asthmaanfälle eingetreten. Die Dosierung der Medikamente sank im Durchschnitt um 50 bis 90 %. Einige der Patienten konnten dank ihrer rein vegetarischen Ernährung sogar sämtliche Medikamente absetzen.[71]

■ Salmonellose

Salmonellose ist eine bakterielle Infektion, die durch den Verzehr verseuchter tierischer Nahrungsmittel entsteht. Im günstigsten Fall ist diese Erkrankung eine lästige Unannehmlichkeit; die Opfer leiden unter Übelkeit, Durchfall, Unterleibskrämpfen, Fieber und manchmal Erbrechen und Schüttelfrost. Bei älteren oder kranken Menschen, bei Säuglingen und Personen mit unzureichender Immunabwehr ist diese Krankheit jedoch sehr viel bedrohlicher; sie kann sogar tödlich enden.

Mehr als vier Millionen Fälle von Salmonelleninfektionen werden jährlich in den Vereinigten Staaten aufgedeckt. Allerdings gibt es unzählige weitere Fälle, die man als schwere Erkältung mißdeutet. Salmonellose ist jedoch weit mehr als eine bloße Erkältung. Der Forschungsausschuß der Nationalen Akademie der Wissenschaften untersuchte das „Problem der Salmonelleninfektion" und befand:

„Die Salmonellose stellt gegenwärtig in den USA eines der bedrohlichsten Probleme dar, die von übertragbaren Krankheiten ausgehen."[72]

Der amerikanische Kongreß wollte genaue Zahlen darüber in Erfahrung bringen, wie häufig das Fleisch in den USA heutzutage mit Salmonellen infiziert ist. Dazu befragten sie Dr. Richard Novick vom Volksgesundheits-Forschungsinstitut. Dieser Experte machte folgende Aussage:

„Das von uns gekaufte Fleisch ist sowohl mit Coliformbakterien als auch mit Salmonellen stark verseucht."[73]

Einer der Gründe für die starke Verseuchung der Fleischwaren mit diesen Krankheitserregern ist die schlimme Behandlung, die die Tiere in den heutigen Massentierhaltungsbetrieben über sich ergehen lassen müssen. Allesamt sind diese armen Kreaturen todkrank, und die Bedingungen, unter denen sie gehalten werden, machen sie von Tag zu Tag kränker. Die Tiere sind aufgrund ihres schlechten allgemeinen Gesundheitszustands für alle möglichen Krankheiten anfällig. Außerdem mischt man ihrem Futter Schlachtabfälle bei und zwängt sie in Käfige, Boxen, Transportfahrzeuge und Isolationsställe, in denen sich Krankheiten optimal ausbreiten können. Auch die Schlachthäuser sind geradezu ideal für die Verbreitung von Krankheiten.

Nicht nur Lebensmittelreformer oder Vegetarier sind über diese Tatsachen besorgt. Das *Journal of the American Veterinary Association* entdeckte bei der Kontrolle eines Rinderschlachthauses bei einem sehr großen Prozentsatz der Tierkadaver eine Salmonellenverseuchung.[74] Als die Reporter der Fernsehsendung *60 Minutes* im März 1987 den Vorsitzenden des Kontrolldienstes des amerikanischen Landwirtschaftsministeriums, Dr. Donald Houston, über Salmonellenverseuchung befragten, antwortete er, daß man bei dem Kauf eines Huhns in jedem beliebigen Supermarkt der USA mit einer Wahrscheinlichkeit von eins zu drei damit rechnen müsse, verseuchte Ware zu erhalten. *60 Minutes* führte daraufhin eigene Untersuchungen durch, die keine allzu beruhigenden Erkenntnisse brachten. Mehr als die Hälfte aller untersuchten Vögel waren salmonellenverseucht. Bestürzt über diese alarmierenden Entdeckungen interviewten die Reporter Fleischkontrolleure, die vor Millionen erstaunter Fernsehzuschauer zugaben, daß das Kontrollsystem dem Verbraucher keinen Schutz biete.

Sogar die Industrie erkennt diese Tatsache an. Die Geflügelbranchen-Fachpublikation *Poultry Science* berichtete von einem geflügelverarbeitenden Betrieb, in dem 90 % der Produkte mit Salmonellen verseucht waren.[75] Der Nationale Forschungsausschuß der USA konnte diese Angaben kaum glauben und führte eine eigene Untersuchung durch, die die schlimmsten Befürchtungen der Experten noch übertraf. Nicht weniger als 90 % der Geflügelprodukte eines Unternehmens, in dem regelmäßig Kontrollen durchgeführt werden, waren salmonellenverseucht.[76]

■ Auf Wiedersehen, Antibiotika

Zur gleichen Zeit wird es immer schwerer, Salmonellenvergiftungen zu behandeln. Durch die permanente Verabreichung von Antibiotika an die Nutztiere wurden resistente Bakterienstämme herangezüchtet, einschließlich Salmonellen, denen die Medikamente nichts mehr anhaben können. Während die Organismen absterben, die sehr anfällig für Antibiotika sind, vermehren sich die resistenten Bakterien in den Tieren umso schneller. Dadurch werden viele Krankheiten (einschließlich Salmonellose), die früher mit Antibiotika leicht in den Griff zu bekommen waren, immer gefährlicher und enden immer häufiger tödlich.

Tragischerweise handelt es sich bei Salmonellenbakterien nur um einen von zahlreichen krankheitserregenden Organismen, die aufgrund der routinemäßigen Antibiotika-Behandlung von Nutztieren in zunehmendem Maße resistent gegenüber diesen Medikamenten werden. Zum Beispiel waren noch vor wenigen Jahren nicht einmal 10 % der Staphylokkoken-Bakterien (die Haut-, Knochen- und Wundinfektionen ebenso wie Lungenentzündungen und Lebensmittelvergiftungen verursachen können) gegen Penizillin resistent. Gegenwärtig sind jedoch bereits über 90 % der Staphylokokken resistent gegen Penizillin.

Bedrohlicherweise berichtete eine 1987 im *New England Journal of Medicine* veröffentlichte umfangreiche Studie der amerikanischen Seuchenbehörde nicht nur die Gefahr, die von der rasant zunehmenden Antibiotika-Resistenz der Salmonellen in den heutigen Massentierhaltungsbetrieben ausgeht. Die Wissenschaftler entdeckten zudem, daß zahlreiche Bakterien auch beim Kochen in vielen Fällen nicht abgetötet werden.[77] Daher befürchten die Wissenschaftler für die Zukunft ein immer häufigeres Auftreten von Salmonellenvergiftungen, die gleichzeitig an Gefährlichkeit zunehmen. Die routinemäßige Verwendung von Antibiotika in der Nutztierzucht hat es sehr wahrscheinlich (manche sagen sogar unvermeidbar) gemacht, daß wir in den nächsten Jahren kaum therapierbare Salmonellen-Lebensvergiftungen von epidemischem Ausmaß erleben werden.

Es ist keine Übertreibung, zu behaupten, daß die unkontrollierte Anwendung von Antibiotika in den Massentierhaltungsbetrieben systematisch krankheitserregende Bakterienstämme heranzüchtet, denen die modernen Wunderdrogen nichts mehr anhaben können. Um die Tiere unter derart furchtbaren Bedingungen am Leben zu erhalten, werden ihrem Futter regelmäßig Antibiotika beigemischt. Eine Anwendung solcher Substanzen, die so zahlreiche medizinische Wunder bewirkten, führt regelrecht zu einem „Anti-Wunder". Es entsteht eine Situation, in der die Bakterien unter idealen Voraussetzungen Stämme entwickeln können, die völlig resistent gegenüber den Medikamenten sind, die Millionen von Menschen vor dem Tod an Infektionskrankheiten gerettet haben. Wenn wir die routinemäßige Anwendung der Antibiotika in der Nutztierzucht nicht unterbinden, werden diese

Lebensretter in geraumer Zeit völlig wirkungslos sein. Ärzte werden dann ein weiteres Mal, wie in der Prä-Antibiotika-Zeit vergangener Jahrhunderte, gegen viele Infektionskrankheiten hilflos sein.

Bereits heute haben viele Menschen, die die Produkte der Massentierhaltungsbetriebe verzehren, in ihrer Darmflora resistente Organismen. Allerdings ruft dies noch keine Krankheiten hervor, weil die Anzahl dieser Mikroben durch das Vorhandensein anderer normaler Bakterien in unserem Dickdarm unter der Grenze des Schädlichen gehalten wird. Doch wie Dr. Kenneth Stoller von der amerikanischen Vereinigung für wissenschaftliche Forschung und Öffentlichkeitsarbeit erklärte, könnte bei einem solchen Menschen, der aus irgendwelchen Gründen mit Antibiotika behandelt wird, eine gesundheitliche Katastrophe auftreten. Die normalen, im Dickdarm vorkommenden Bakterien, die nicht resistent gegen Antibiotika sind, werden abgetötet, wodurch sich die resistenten Keime unkontrolliert vermehren können.[78]

Die Konsequenzen sind verheerend. Ein kürzlich in der Zeitschrift *Science* erschienener Artikel berichtete, daß mittlerweile bereits mehr als vier Prozent der durch antibiotikaresistente Salmonellenstämme verursachten Infektionen tödlich enden. Auch was andere Infektionskrankheiten betrifft, verlieren die einstigen Wunderdrogen in erschreckendem Maße ihre Wirkung.

Aus diesem Grunde entschloß sich in den 1970er Jahren die Europäische Gemeinschaft zu einem Verbot der regelmäßigen Antibiotika-Verwendung in der Nutztierzucht. Doch die amerikanischen Pharma- und Tierzuchtindustrien haben ihr nicht gerade besonders reges Interesse am Gesundheitszustand der Bevölkerung bewiesen, indem sie bis zum heutigen Tage erfolgreich gegen jeden Versuch ankämpften, dem europäischen Beispiel zu folgen.

■ Von der Notwendigkeit einer Kursänderung

Wir leben in einer verrückten Zeit, in der Menschen, die sich für eine gesunde und von Mitgefühl geprägte Ernährungsweise entscheiden, oftmals als komisch angesehen werden. Demgegenüber gelten jene Menschen als normal, deren Ernährungsgewohnheiten Krankheiten verursachen und auf unglaublichem Leiden basieren.

Dennoch leben wir in einer Zeit bemerkenswerter neuer Erkenntnisse. Jeden Tag erfahren wir mehr über die Auswirkungen unserer Nahrungswahl, so daß wir immer besser in der Lage sind, weise Entscheidungen zu fällen.

Ich habe erfahren, daß die Welt, die uns alle gemeinsam beheimatet, von unseren Ernährungsgewohnheiten weit tiefgreifender beeinflußt wird, als ich es mir je erträumt hätte. Die Auswirkungen unserer Nahrungswahl gehen weit über unsere eigene Gesundheit hinaus.

In den folgenden zwei Kapiteln werden wir untersuchen, wie unsere Eßgewohnheiten nicht nur unsere Gesundheit beeinflussen, sondern ebenso unsere Kinder, unsere Gene und die Zukunft des Lebens auf der Erde. Und wir werden uns mit den jüngsten Entwicklungen beschäftigen, die allesamt aufzeigen, daß niemals zuvor in der Geschichte der Menschheit eine Kursänderung der Ernährungsgewohnheiten so dringend notwendig war.

❧

Ernährung
für ein neues
Jahrtausend

TEIL III

Die Menschheit
gleicht einer Gruppe von Leuten,
die in einem Auto,
das von einem vierjährigen Kind
gesteuert wird,
ohne Licht und mit rasanter
Geschwindigkeit bergab fährt.
Auf allen Schildern entlang des
Weges steht „Fortschritt".
Lord Dunsany

Das vergiftete Amerika

Es gibt diejenigen, die unsere Welt
in Brand stecken wollen.
Wir sind in Gefahr.
Wie haben nur Zeit, um behutsam zu arbeiten.
Wir haben keine Zeit, um nicht zu lieben.

Donna Metzger

Die im vorausgegangenen Kapitel besprochenen wissenschaftlichen Studien sind jedoch sehr problematisch. Es dauert sehr lange, bis sich degenerative Zivilisationskrankheiten entwickeln. Daher sind die Forschungsarbeiten, die den Zusammenhang zwischen Krebs, Herz-Kreislauf-Krankheiten, all den anderen weitverbreiteten Gesundheitsschäden und der konventionellen Ernährungsweise nachgewiesen haben, eigentlich bereits überholt. Die Fälle dieser Krankheiten, die von den medizinischen Studien untersucht wurden, sind hauptsächlich auf das Fleisch, die Milchprodukte und Eier vergangener Jahrzehnte zurückzuführen.

Doch die heutigen Fleisch-, Milch- und Eierprodukte sind von gänzlich anderer Qualität als die noch vor 30 Jahren erhältlichen Nahrungsmittel tierischer Herkunft.[1]

Zum einen sind sie nicht mehr die Erzeugnisse traditioneller bäuerlicher Betriebe. Statt dessen handelt es sich bei ihnen um Fließbandprodukte aus Massentierhaltungen. Die Tiere, die aus diesen Zuchtfabriken stammen, haben erheblich mehr Körperfett als die Weidetiere, da sie wenig bis gar keine Bewegungsmöglichkeiten haben und ihre Nahrung mit der Zielsetzung zusammengestellt wird, sie so schnell und billig wie möglich fett zu machen. Außerdem besteht ihr Fett zu einem weitaus größeren Prozentsatz aus gesättigten Fetten als jenes der Weidekühe.

Die Weltkonferenz der Tierproduktion brachte 1975 einen Bericht mit dem Titel „Eine Überprüfung der Nährstoffe in tierischen Produkten" heraus, der besagte, daß die Massentierhaltungskühe bis zu

30mal mehr gesättigte Fette enthalten als die Kühe aus den früher üblichen Zuchtbedingungen![2]

Obwohl sie sich als Eiweiß-Lieferanten der amerikanischen Bevölkerung ausgeben, sind die Massentierhaltungsunternehmen in Wirklichkeit Produktionsstätten von gesättigten Fetten.

So überraschend diese Zunahme an gesättigten Fetten auch erscheinen mag, sie ist fast unbedeutend im Vergleich zu den anderen noch viel bedrohlicheren Veränderungen, die sich mit den heutigen Fleisch-, Milch- und Eierprodukten vollzogen haben. In den Massentierhaltungsbetrieben sind die Tiere erheblichen Mengen an giftigen Chemikalien und künstlichen Hormonen ausgesetzt. Rückstände dieser Substanzen werden dann auf die Menschen übertragen, die ihr Fleisch essen und ihre Milch trinken. Die meisten dieser schädlichen Substanzen existierten vor der Zeit des Zweiten Weltkrieges überhaupt noch nicht. Die langfristigen Folgen des Verzehrs der Massentierhaltungsprodukte sind daher kaum absehbar. Alle Erzeugnisse dieser Betriebe enthalten zwangsläufig Rückstände von Pestiziden, Hormonen, Wachstumsstimulanzien, Insektiziden, Tranquilizern, radioaktiven Isotopen, Herbiziden, Antibiotika, Appetitanregern und Larviziden.

Es existiert jedoch ein fundiertes Wissen über die Langzeitwirkungen dieser Substanzen. Ich übertreibe nicht, wenn ich behaupte, daß es sich dabei um zutiefst erschreckende Erkenntnisse handelt.

■ Der sexuelle Alptraum

Der Autor des Buches *Modern Meat*, Orrville Schell, interviewte Dr. Carmen A. Saenz:

> *„‚Seit Jahren habe ich immer wieder Fälle verfrühter Pubertät beobachtet‘, erzählt mir Dr. Saenz, nachdem sie den letzten ihrer jungen Patienten an diesem Morgen untersucht hatte. ‚Doch 1980, als ich jeden Tag ein oder zwei dieser Kinder in meinem Wartezimmer antraf, wurde mir bewußt, daß irgend etwas ernsthaft im argen liegt. Die beobachteten Symptome ließen darauf schließen, daß die Kinder von irgendwoher hohe Dosen an Östrogen abbekamen.‘*
> *Ich bitte Dr. Saenz, diese Symptome zu beschreiben. Ohne zu antworten, reicht sie mir eine Handvoll Polaroidfotos von ihrem Schreibtisch. Auf jedem dieser Bilder sieht man den Körper eines nackten jungen Mädchens. Während ich die Fotos durchsehe, kommentiert Dr. Saenz*

jeden Fall in einer Tonart, die ihrem Gesichtsausdruck entspricht – einer Mischung aus Entrüstung, Bedauern und Entschlossenheit. Auf dem ersten Bild sieht man ein viereinhalbjähriges Mädchen mit leicht kaffeebrauner Haut und rehähnlichen braunen Augen, das mit fast vollständig entwickelten Brüsten auf der Untersuchungsbank liegt. Es lächelt mit süßer Unschuld in die Kamera, offensichtlich ohne zu wissen, welche tiefgreifenden Veränderungen sich in seinem Körper vollzogen haben. ‚Es hatte eine Zyste an den Eierstöcken‘, erklärt mir Dr. Saenz. Ein zwölfjähriger Junge steht an einer weißen Wand und schaut entgeistert in die Kamera. Er trägt ein silbernes Kreuz um den Hals, das zwischen zwei dickgeschwollenen Brüsten hängt. ‚Wir mußten ihn operieren‘, sagt Dr. Saenz nüchtern. ‚Der emotionale Streß ist für ihn fast unerträglich.‘

Ein einjähriges Mädchen, dessen Zähne noch nicht einmal vollständig entwickelt sind, liegt auf der Untersuchungsbank mit einem Zentimetermaß über seinen stark vergrößerten Brüsten. In einer Hand hält es zur Beruhigung ein kleines Spielzeug. Dr. Saenz sagt zu diesem Foto nichts und schüttelt nur den Kopf.

Ein fünfjähriges Mädchen starrt verängstigt in die Kamera, als würde man es mit einer Waffe bedrohen. Seine Brüste sind so groß wie die einer Vierzehnjährigen. Über seiner Vagina haben sich bereits Schamhaare entwickelt.

‚Dieses Kind hatte schon eine voll ausgebildete Gebärmutter und vereinzelte vaginale Blutungen‘, stellt Dr. Saenz fest. ‚Allerfrühestens im Alter von acht bis neun Jahren beobachtet man sonst derartige Entwicklungen ... Ich habe bereits Hunderte dieser Kinder gesehen und bin mir sicher, daß es viele Tausende gibt, bei denen man keine Diagnose stellt, weil dieses Problem mittlerweile so weitverbreitet ist, daß viele Ärzte es bereits als normal ansehen.‘" [3]

Anfang 1982 beschrieb Dr. Saenz die Ursachen für diese Epidemie verfrühter sexueller Entwicklung im Journal of the Puerto Rico Medical Association:

„Die detaillierte Anamnese all unserer Patienten schließt aus, daß die Verwendung östrogenhaltiger Medikamente oder Cremes zur Ursache erklärt werden kann. Ebensowenig stellten wir neurologische oder drüsenbedingte Störungen fest ... In 97 % aller Fälle standen die anormalen Brustvergrößerungen in deutlichem Zusammenhang mit dem Verzehr von Milchprodukten, Geflügel und Rindfleisch." [4]

Als Dr. Saenz befragt wurde, wie sie sich so sicher sein könne, daß diese Befunde auf Hormonrückstände aus Fleisch und Milch zurückzuführen seien, antwortete sie:

> *„Wenn unsere Patienten den Konsum von Fleisch und Milch einstellen, bilden sich ihre Symptome meist zurück.“* [5]

In Costa Rica werden die Bestimmungen über die Verwendung künstlicher Hormone in der Tierzucht sehr viel laxer gehandhabt als in den USA, wodurch sich die dortige Epidemie sexueller Frühentwicklung teilweise erklären läßt. Doch auch in der rauhen und harten Welt der amerikanischen „Cowboys" werden Grenzwertbestimmungen häufig nur belächelt, frei nach dem Motto: Je mehr man von einer bestimmten Substanz verwendet, desto besser ihre Wirkung. Daher beobachten auch amerikanische Ärzte mittlerweile eine immer früher auftretende Pubertätsphase bei Kindern. Immer häufiger tritt die Sexualentwicklung schon im Kleinkindalter auf, und es entstehen von Jahr zu Jahr mehr sexuelle Fehlentwicklungen. In anderen Ländern macht man ähnliche Beobachtungen. Ein britisches Medizinfachblatt berichtete, daß durch den Verzehr von Fleisch, das von chemisch gemästeten Tieren stammt und daher Hormonrückstände aufweist, die sexuelle Reifung bei britischen Schulmädchen mindestens drei Jahre früher stattfindet als in der Vergangenheit.[6]

Es ist fast unmöglich, festzustellen, wieviele Kinder betroffen sind, da Ärzte die Symptome hormoneller Störungen nahezu immer auf eine Fehlfunktion des endokrinen Systems zurückführen, sofern das Kind keine Hormonspritzen oder Pillen erhalten hat. Nur wenige Mediziner kommen darauf, daß die Ursache der Störung im Hormoneinsatz in der Nutztierzucht liegen könnte.

Gleichzeitig beobachtet man in unserer heutigen Gesellschaft sowohl bei Erwachsenen als auch bei Kindern zunehmend Verhaltensstörungen, die mit einer unsicheren und verwirrten sexuellen Identität im Zusammenhang stehen. Immer mehr Untersuchungen deuten darauf hin, daß eine der Ursachen für diese Entwicklungen hormonelle Störungen sind. Sexuelle Mißhandlungen von Kindern nehmen in erschreckendem Maße zu. Es gibt viele tragische Anzeichen dafür, daß das Hormonsystem vieler Menschen außer Kontrolle geraten ist.

Als Hormone nach dem Zweiten Weltkrieg in der Tierzucht eingeführt wurden, war die Fleischindustrie hellauf begeistert. Der Hersteller des Wirkstoffs Diethylstilbestrol, bekannt als DES, bezeichnete dieses Ereignis als den wichtigsten Moment in der Geschichte der Nahrungsmittelproduktion. DES wurde fortan bei mehr als 90 % der amerikanischen Rinder verwendet, da es die Fett- und Gewichtszunahme der Tiere fördert und somit der Fleischindustrie höhere Einnahmen beschert. Es wurde als „Wunder" bezeichnet.

Bei denjenigen Bauern, die versehentlich minimale Mengen dieses „Wunders" aufnahmen, einatmeten oder verschluckten, ließ die Begeisterung allerdings sehr rasch nach.

„Sie zeigten Symptome wie Impotenz, Sterilität, Gynäkomastie (erhobene und zarte Brüste) oder Veränderungen ihrer Stimmlage." [7] Erwachsene und Kinder waren hiervon gleichermaßen betroffen. Bei einigen Kindern ließ sich die Vergrößerung ihrer Brüste direkt auf die versehentliche Aufnahme von DES zurückführen.[8] Dennoch wurde dieses Hormon weiterhin tonnenweise an Tiere verabreicht, deren Fleisch und Milch für den menschlichen Verzehr bestimmt waren.

Bald darauf wurde nachgewiesen, daß DES selbst in geringsten Dosierungen Krebs erzeugt. Weniger als ein Milliardstel Gramm führte in Tierversuchen zur Krebsentstehung.[9] Die bei der amerikanischen Lebens- und Arzneimittelzulassungsbehörde tätige Biochemikerin Jacqueline Verret berichtet:

„Forscher des Nationalen Krebsinstituts versicherten vor dem Kongreß, daß es möglich ist, durch den Verzehr von einem viertel Pfund Rinderleber, in dem sich ein Molekül DES unter 340.000.000.000.000 befindet, Krebs zu bekommen ..." [10]

Nach einem langen politischen Kampf wurde es schließlich verboten, Nutztieren DES zu verabreichen. Doch die Fleischindustrie nahm von dieser Entscheidung nur wenig Notiz. Mehrere Jahre nach dem Erlaß dieses Verbots entdeckte die Lebens- und Arzneimittelzulassungsbehörde, wie sehr die Industrie ihr Gesetz respektierte. Bei nicht weniger als einer halben Million Rinder wurde die illegale Verabreichung von DES festgestellt.[11]

Auch heutzutage verwenden noch zahlreiche Massentierhaltungsbetriebe DES. Andere Betriebe setzen einfach auf die vielen anderen Sexualhormonprodukte des Marktes, deren Wirkungsweisen mit denen von DES vergleichbar sind. Auch die meisten Inhaltsstoffe sind nahezu identisch. Hormonprodukte wie Steer-oid, Ralgro, Compudose und Synovex kommen praktisch in jedem Massentierhaltungsbetrieb der USA zum Einsatz.[12]

■ Stummer Frühling

Der verantwortungslose Einsatz von Hormonen in den heutigen Tierzuchtunternehmen ist schon beängstigend genug. Allerdings existiert eine noch bedrohlichere Art der Vergiftung, der sich die Konsumenten von Fleisch, Milchprodukten und Eiern unwissentlich aussetzen.

Im Jahre 1962 verkündete Rachel Carson in ihrem Buch *Der stumme Frühling* eine fast prophetische Warnung an die Menschheit.[13] Sie schilderte, wie Pestizide zu einer erschreckenden Dezimierung der Vögel, Fische und anderer Tierbestände führen. Mitunter starben Tierarten nach nur wenigen Jahren Pestizideinsatz vollkommen aus. Der Titel des Buches bezieht sich auf die Tatsache, daß DDT und andere Pestizide die Populationen vieler Vogelarten drastisch reduzieren. Carson warnte vor dem sich anbahnenden Tag, an dem trotz Frühlingsbeginn kein Vogelgesang zu vernehmen sein würde.

> *„Es herrschte eine ungewöhnliche Stille. Wohin waren die Vögel verschwunden? Viele Menschen fragten es sich, sie sprachen darüber und waren besorgt. Die Futterstellen im Garten hinter dem Haus blieben leer. Die wenigen Vögel, die sich noch irgendwo blicken ließen, waren dem Tode nahe; sie zitterten heftig und konnten nicht mehr fliegen. Es war ein Frühling ohne Stimmen. Einst hatte in der frühen Morgendämmerung die Luft widerhallt vom Chor der Wander- und Katzendrosseln, der Tauben, Häher, Zaunkönige und unzähliger anderer Vogelstimmen, jetzt hörte man keinen Laut mehr; Schweigen lag über Feldern, Sumpf und Wald."* [14]

Das sind nicht gerade Bedingungen, die sich die meisten von uns auf diesem Planeten wünschen. Dennoch haben wir Rachel Carsons Warnung vor diesen tödlichen Giften unbeachtet gelassen.

Gegenwärtig produzieren wir 13.000mal mehr Pestizide als noch vor 35 Jahren.[15] Unsere Umwelt und unsere Nahrungsketten werden lawinenartig von Pestiziden überschwemmt. Was vor drei Jahrzehnten in einem Zeitraum von sechs Jahren hergestellt wurde, produzieren wir heute alle paar Stunden.

Es ist kaum vorstellbar, wie zerstörerisch diese Substanzen sind. Pestizide sind hochkonzentrierte wirkungsintensive Chemikalien, die für die vorsätzliche Tötung lebender Kreaturen konzipiert wurden. Einige von ihnen wurden sogar entwickelt, um menschliches Leben auszulöschen. Phosgen, das heutzutage in der Produktion chemischer Herbizide und

Insektizide Verwendung findet, war die Ursache nahezu aller durch Giftgas verursachten Todesfälle im Ersten Weltkrieg.[16] Zyklon-B, ein weiteres modernes Pestizid, benutzten die Nazis zur Herstellung von tödlichem Wasserstoff-Zyanidgas, mit dem Millionen Menschen in Auschwitz, Dachau und anderen Konzentrationslagern ermordet wurden.[17]

Viele der gegenwärtig gebräuchlichsten Pestizide – einschließlich Malathion und Parathion – stammen aus der Gruppe der Nervengifte. Parathion ist dermaßen gefährlich, daß ein Chemiker, der eine minimale Dosis von 0,00015 g davon verschluckt hatte, sofort gelähmt wurde und starb, bevor er das von ihm zuvor bereitgestellte Gegenmittel einnehmen konnte.[18]

Pestizide sind nicht gerade die Substanzen, die man sich in seiner unmittelbaren Umwelt wünscht. Doch einmal freigesetzt, bleiben sie uns lange erhalten. Die chlorierten Kohlenwasserstoffpestizide – DDT, Aldrin, Kepon, Dieldrin, Chlordan, Heptachlor, Endrin, Mirex, PCB, Toxaphen, Lindan, etc. – sind äußerst stabile Verbindungen. Bedrohlicherweise dauert es Jahrzehnte und mitunter Jahrhunderte, bis sie zerfallen.

■ **Die Nahrungskette**

Rachel Carson benannte ihr Buch *Der stumme Frühling* in Gedenken an die Singvögel, die allmählich von unserer Erde verschwinden. Vögel verschwinden von allen Tieren als erste, weil viele von ihnen Raubvögel sind, die am Ende langer Nahrungsketten stehen und dadurch extrem hohe Konzentrationen dieser Chemikalien aufnehmen.

Pestizide schädigen nämlich nicht nur jene Kreatur, die sie als erste aufnimmt. Sie reichern sich im Gewebe der Tiere an. Während ein Tier von einem anderen gefressen wird, steigt die Giftkonzentration bei jedem weiteren Glied in der Nahrungskette kontinuierlich an.

Ein in der Erde lebender Wurm speichert in seinem Gewebe all die Pestizide, die in seiner Nahrung enthalten sind, und die Substanzen, die er direkt aus der Erde in seinen Körper absorbiert. Ein würmerfressender Vogel nimmt daher all die Pestizide auf, die in den vielen Tausend von ihm verzehrten Würmern gespeichert sind. Bei jedem fortschreitenden Glied in der Nahrungskette erhöht sich die Konzentration giftiger Chemikalien beträchtlich. So wird ein Fisch in seinem Körper all die Gifte speichern, die sich in den zahllosen von ihm gefressenen kleineren Fischen befinden. Und all diese kleinen Fische nehmen ihrerseits wiederum die Gesamtheit aller toxischen Chemikalien aus den noch kleineren Fischen auf, die sie während ihres Lebens fressen. Die Pestizidkonzentration steigt exponentiell. Raubvögel, die sich von Fischen ernähren, haben daher in der Regel enorm hohe Konzentrationen dieser tödlichen Substanzen in ihrem Körper. Gleichermaßen speichert ein Huhn oder ein Schwein in seinem Organismus all die Pestizide, die es je gegessen oder anderweitig aufgenommen hat. Und Massentierhaltungstiere sind aus verschiedenen Gründen besonders hohen Dosierungen dieser chemischen Giftstoffe ausgesetzt.

1. *Sie erhalten in ihrem Futter große Mengen Fischmehl.*
2. *Ihre sonstige Nahrung wächst meist auf Böden, die mit den allergiftigsten Pestiziden behandelt werden.*
3. *Die Tiere werden in diesen Giften gebadet und damit besprüht und erhalten in ihr Futter giftige Verbindungen gemischt, mit denen unter natürlicheren Bedingungen gehaltene Tiere nie in Kontakt kommen.*

Die Gifte werden im Fettgewebe der Tiere gespeichert. Mit jedem weiteren Glied in der Nahrungskette steigt unweigerlich die Konzentration dieser tödlichsten aller Chemikalien. Der Mensch befindet sich am Ende einer sehr langen Kette, wenn er Fisch, Fleisch, Eier oder Milchprodukte verzehrt.

Das von der amerikanischen Umweltbehörde herausgegebene *Pesticides Monitoring Journal* veröffentlicht wissenschaftliche Studien und Forschungsergebnisse über diese Gifte. Die Zeitschrift bestätigte, was zahlreiche Studien herausfanden:

„*Nahrungsmittel tierischer Herkunft sind die hauptsächliche Quelle von ... Pestizidrückständen in der Ernährung.*" [19]

Kürzlich veröffentlichte Untersuchungen zeigen, daß fast alle Rückstände giftiger Chemikalien in der amerikanischen Ernährung, nämlich 95 bis 98 %, von Fleisch, Fisch, Milchprodukten und Eiern herrühren.[20] Wenn Sie Pestizide in Ihre Ernährung einbauen möchten, sind dies die zu empfehlenden Speisen. Erfreulicherweise können Sie die Aufnahme dieser Gifte jedoch drastisch reduzieren, wenn Sie sich für Produkte ohne lange Nahrungsketten entscheiden und Lebensmittel tierischen Ursprungs meiden.

■ Was für die chemische Industrie gut ist ...

Wegen ihrer hochgradig giftigen Wirkung und ihrer extremen Langlebigkeit werden die chlorierten Kohlenwasserstoffpestizide von umweltbewußten

Menschen seit vielen Jahren als große Gefahr erkannt. Es wurde gebeten, verlangt, gedrängt und gefleht, daß diese ganze Gruppe von Chemikalien verboten wird. Doch die giftigen und langlebigen Eigenschaften dieser toxischen Substanzen machten sie auch zu profitträchtigen Produkten der chemischen Industrie, die mit aggressiven Methoden für ihre Erhaltung kämpft. Um ein Verbot zu verhindern, haben die Chemiekonzerne enormen politischen und wirtschaftlichen Druck ausgeübt. Tragischerweise kommen diese tödlichen Chemikalien daher weiterhin Jahr für Jahr tonnenweise zum Einsatz.

In den 1970er Jahren setzte sich die zunehmende öffentliche Besorgnis gegen die Interessen der Chemieunternehmen durch. Das Gesetz zur Einschränkung toxischer Substanzen wurde verabschiedet. In der Praxis entpuppte sich dieses Gesetz jedoch nicht als der große Erfolg für die Umwelt, den man sich erhofft hatte. Drei Jahre, nachdem das Gesetz erlassen wurde, hatte die Behörde, die mit der Durchsetzung der Bestimmungen beauftragt war, noch nicht einmal Testuntersuchungen für auch nur eine einzige der 50.000 auf dem Markt befindlichen giftigen Chemikalien durchgeführt.[21]

Die Reagan-Regierung zeigte sich besonders aktiv in dem Bemühen, die Durchsetzung des Gesetzes zur Einschränkung toxischer Substanzen zu verhindern. Offensichtlich mit der Einstellung „was gut für die chemische Industrie ist, ist gut für Amerika" wurden die wichtigsten die Gesundheit und Umwelt betreffenden Gesetze eingeschränkt oder abgeschafft. Darunter befanden sich auch jene Bestimmungen, die die Bevölkerung vor dem Mißbrauch von Pestiziden schützen sollten.[22]

Die gegenwärtige Einstellung bezüglich giftiger Chemikalien sieht vor, daß die Chemieunternehmen praktisch tun und lassen können, was sie wollen, und nur ihrer eigenen Kontrolle unterstehen. Die Chemiekonzerne halten dies für eine grandiose Idee, obgleich sie wissen, daß sie sich nicht zu weit aus dem Fenster lehnen dürfen, um kein allzu großes öffentliches Interesse an ihrem Tun zu entfachen und damit die Verabschiedung von effektiven Gesetzen zur Einschränkung toxischer Substanzen zu riskieren. Um solche potentiell peinlichen Entwicklungen zu vermeiden, bedient sich die Industrie einer einfallsreichen Methode: Sie fördert in der Öffentlichkeit den Glauben, daß alle gefährlichen Chemikalien bereits verboten seien und es keinerlei Grund zur Besorgnis gebe, da uns die Regierung vorbildlich vor allen Gefahren beschützt.

Im großen und ganzen hat ihnen die Öffentlichkeit diese Darstellung abgekauft. Präsident Reagan ganz besonders. Er beklagte öffentlich:

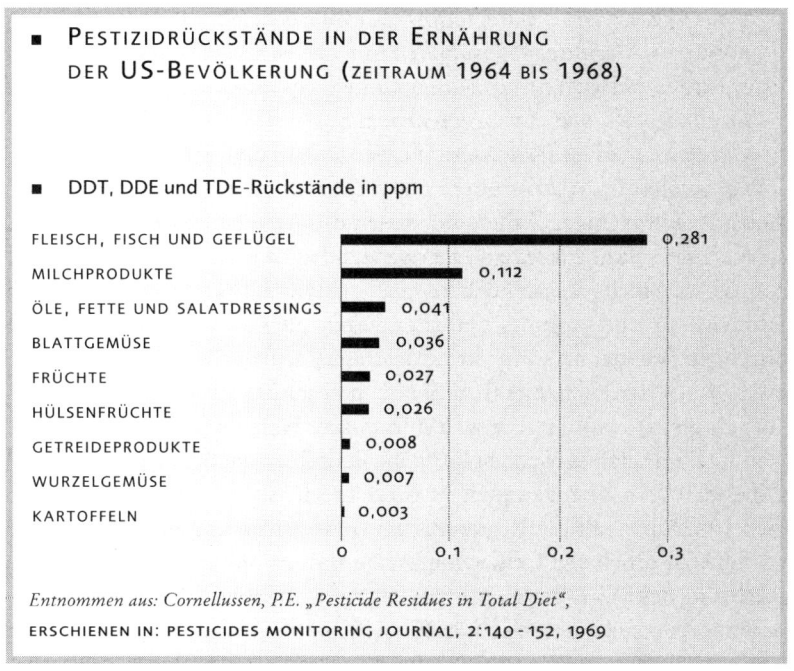

■ PESTIZIDRÜCKSTÄNDE IN DER ERNÄHRUNG
  DER US-BEVÖLKERUNG (ZEITRAUM 1964 BIS 1968)

■ DDT, DDE und TDE-Rückstände in ppm

FLEISCH, FISCH UND GEFLÜGEL	0,281
MILCHPRODUKTE	0,112
ÖLE, FETTE UND SALATDRESSINGS	0,041
BLATTGEMÜSE	0,036
FRÜCHTE	0,027
HÜLSENFRÜCHTE	0,026
GETREIDEPRODUKTE	0,008
WURZELGEMÜSE	0,007
KARTOFFELN	0,003

0   0,1   0,2   0,3

Entnommen aus: Cornellussen, P.E. „Pesticide Residues in Total Diet",
ERSCHIENEN IN: PESTICIDES MONITORING JOURNAL, 2:140-152, 1969

*„Es treten weltweit wieder von Insekten übertragene tödliche Krank-
heiten auf, weil Pestizide wie DDE voreilig abgeschafft wurden."* [23]
Doch Reagan lag damit völlig falsch.

■ **Das lange Leben der tödlichen Chemikalien**

Der Journalist und Umweltschützer Lewis Regenstein enthüllt in seinem ausgezeichneten Buch *How to Survive in America the Poisoned* die
schockierenden Tatsachen über Chemikalien in unserer Umwelt. In diesem wohldokumentierten Werk über die Anwendung und die
Auswirkungen tödlicher Chemikalien beschreibt Regenstein, wie – trotz
gegenteiliger Behauptungen der chemischen Industrie – die gefährlichsten Pestizide keineswegs aus dem Verkehr gezogen wurden:

*„Ungeachtet der überwältigenden Beweise für die krebserregende
Wirkung der Pestizide und den enormen Gefahren für Mensch und
Umwelt, die von ihnen ausgehen, wurde bislang fast keine dieser*

Chemikalien von der Regierung im eigentlichen Sinn des Wortes ‚verboten‘. In den wenigen Fällen, in denen die Anwendung einer Substanz ausgesetzt, mit Auflagen bedacht und/oder richterlich verurteilt wurde, war das Ergebnis meist nur eine Einschränkung dieser Chemikalie in einigen oder den meisten Anwendungsbereichen. Die betreffende Substanz konnte also weiterhin verwendet werden. " [24]

Selbst in den wenigen Fällen, bei denen die Anwendung eines Pestizids stark eingeschränkt wurde, verschwindet dadurch das Gift nicht einfach aus der Umwelt. Toxische Chemikalien wie DDT werden erst nach Jahrzehnten und mitunter Jahrhunderten abgebaut. Auch wenn wie durch ein Wunder ab sofort keinerlei Pestizide mehr verwendet würden, blieben uns diese Chemikalien dennoch erhalten. Sie würden weiterhin auf Jahre hinaus unsere Umwelt und unsere Nahrungsketten vergiften.

DDT war eines der ersten Pestizide. Es gehört auch zu jener Handvoll Gifte, die tatsächlich verboten wurden. Doch vier Jahre nach dem Erlaß dieses Verbots fand die Regierung bei Bodenuntersuchungen in ehemals mit DDT bearbeiteten Gebieten in Arizona noch immer keinen meßbaren Rückgang der DDT-Werte. [25] Zwölf Jahre, nachdem DDT in den USA verboten worden war, untersuchten Wissenschaftler 27 Delphine, die vor der kalifornischen Küste tot aufgefunden wurden. In jedem dieser Tiere wurden „extrem hohe" DDT-Konzentrationen nachgewiesen. [26] DDT ist eine so langlebige und stabile chemische Verbindung, daß man es noch immer in den Körpern der Pinguine und Robben der Antarktis, den Robben des arktischen Ozeans und in den Fröschen der Sierra-Nevada-Gebirgskette im Westen der USA nachweisen kann. [27]

■ Die Spitze des Eisbergs

Obgleich DDT das bekannteste und berüchtigste Pestizid ist, existieren leider noch viele andere toxische Chemikalien, die ebenso weitverbreitet und teilweise noch erheblich giftiger als DDT sind. Das Pestizid Dieldrin, zum Beispiel, ist fünfmal giftiger als DDT, wenn es verschluckt wird, und vierzigmal giftiger, wenn es durch die Haut absorbiert wird. [28] Doch als Dieldrin im Jahre 1974 endlich verboten wurde, fand die amerikanische Lebens- und Arzneimittelbehörde FDA dieses Pestizid in 95 % aller Fleisch-, Fisch- und Geflügelwaren des Landes, in 85 % aller Milchprodukte und im Gewebe von 99,5 % der amerikanischen Bevölkerung! [29] Bedauerlicherweise wird uns Dieldrin noch sehr lange Zeit erhalten bleiben. Es ist eines der biologisch stabilsten Pestizide und benötigt zu seinem Abbau viele Jahrzehnte. Außerdem zählt Dieldrin zu den wirksamsten je untersuchten Krebserregern.[30] Bei Versuchstieren erzeugte es in jeder getesteten Dosierung Krebs, einschließlich der geringsten mit modernsten Geräten noch meßbaren Konzentration. Beim Menschen verursachen minimale Mengen Dieldrin Krampfanfälle, schwerste Leberschäden und die rapide Zerstörung des Zentralen Nervensystems.[31] Als die Weltgesundheitsorganisation bei einem Programm zur Malaria-Bekämpfung Dieldrin verwendete, bekamen die damit in Kontakt gekommenen Arbeiter Schaum vor dem Mund. Kurz darauf stellten sich bei den Männern starke Krampfanfälle ein, und viele von ihnen starben. Diejenigen, die nur minimalen Dieldrin-Dosierungen ausgesetzt waren, litten monatelang an heftigen Krampfanlällen.[32]

Es hört sich nicht gerade nach einem Mittel an, das Sie besonders gern in Ihren Lebensmitteln hätten. Trotzdem wurde Dieldrin jahrelang auf praktisch allen landwirtschaftlichen Flächen der USA eingesetzt, die noch heute für den Anbau von Mais, Hafer, Gerste, Sojabohnen und Alfalfa als Futtermittel für Nutztiere verwendet werden.[33]

Im März 1974 fand das amerikanische Landwirtschaftsministerium in Mississippi fast 10 Millionen Hühner, die durch den Verzehr von Futtermitteln aus dieldrinbelasteten Anbaugebieten hohe Konzentrationen dieses Pestizids in ihrem Fleisch aufwiesen.[34] Die Hühner wurden zwar getötet, doch das Landwirtschaftsministerium gibt zu, daß es keine Vorstellung davon hat, wie häufig derartige Vorkommnisse sind. Die Behörde gesteht weiterhin, daß wir uns glücklich schätzen können, wenn es uns gelingt, auch nur einen winzigen Bruchteil dieser Fälle aufzudecken. Am 26. Juni 1980 gab das Landwirtschaftsministerium bekannt, daß die Truthahn-Produkte des *Banquet Foods*-Unternehmens gefährlich hohe Dieldrin-Rückstände enthalten. Mit einiger zeitlicher Verzögerung wurden zwei Millionen Packungen Truthahnprodukte aus dem Handel zurückgerufen.[35]

Obgleich Dieldrin heutzutage in der Landwirtschaft nicht mehr verwendet wird, befindet es sich noch immer in den Böden, die früher damit behandelt wurden. Es handelt sich dabei um die landwirtschaftlichen Nutzflächen, auf denen die Futtermittel für jene Tiere angebaut werden, deren Fleisch, Milch und Eier die amerikanische Bevölkerung konsumiert. Noch jahrelang wird Dieldrin sich weiterhin seinen Weg durch die Nahrungskette bahnen und sich im Fettgewebe der Tiere anreichern. Das einzig Erfreuliche an alledem ist, daß Sie Dieldrin zu einem großen Teil aus dem Wege gehen können, indem Sie auf Produkte am Anfang der Nahrungsketten zurückgreifen.

■ Dioxin

Während des Vietnam-Krieges sprühte die amerikanische Luftwaffe die Substanz „Agent Orange" über vietnamesische Urwälder und Anbauflächen. Den Piloten, die mit dieser Mission beauftragt waren, wurde die Harmlosigkeit dieser Substanz versichert, so daß sich die Männer mit großem Eifer ihrer Aufgabe widmeten. Ihre Sorglosigkeit gegenüber Agent Orange brachten die Soldaten mitunter dadurch zum Ausdruck, daß sie sich aus ihren Flugzeugen gegenseitig mit der Substanz besprühten. Ihr achtloses Herumspielen ist beispielhaft für die allgemein übliche Einstellung gegenüber giftigen Chemikalien.[36]

Vielen Vietnamveteranen ist das Lachen allerdings mittlerweile vergangen. Zu hoch war der Preis, den sie für ihren Kontakt mit Agent Orange bezahlen mußten. Mit Bestürzung beobachteten die Soldaten, wie ihre Kinder mit extrem hohen Mißbildungsraten geboren wurden.[37] Ein Kriegsveteran, Michael Ryan aus Long Island, sagte vor dem amerikanischen Kongreß bei einer Anhörung über Agent Orange aus. Begleitet wurde er dabei von seiner Tochter Kerrie, die mit schwersten Mißbildungen zur Welt kam. Weder in der Familie ihrer Mutter noch in der ihres Vaters waren jemals zuvor Geburtsfehler aufgetreten. Margot Hornblower von der Washington Post schrieb über dieses Ereignis:

„Während der emotionsgeladenen Anhörung starrte Kerrie, ein zartes Kind mit kurzen braunen Haaren, in ihrem Rollstuhl sitzend mit weit geöffneten Augen in die Fernsehkameras und auf die hoch über ihr sitzenden Kongreßabgeordneten und die vielen Lobbyisten und Reporter. ,Sie ist ein wunderbares Kind', erzählte ihre Mutter dem Komitee. Kerrie kam vor acht Jahren mit 18 Geburtsfehlern zur Welt: fehlende Knochen, verdrehte Beine, ein Loch in ihrem Herzen, verformte Verdauungsorgane, eine mißgebildeten Wirbelsäule, rudimentäre Finger und ein fehlender Mastdarm. Während einer Operation bildete sich ein Blutgerinnsel, und sie erlitt einen Hirnschaden. Die Ärzte sagen, daß sie niemals laufen können wird ..." [38]

Sie werden mir zustimmen, daß eine so furchtbare Kriegswaffe wie Agent Orange sicher alles andere als dazu geeignet ist, um sie auf landwirtschaftliche Nutzflächen zu sprühen. Doch die beiden aktiven Inhaltsstoffe – 2,4-D und 2,4,5-T – werden routinemäßig auf Feldern verwendet, die dem Futtermittelanbau für die Nutztierzucht dienen.[39] Tonnenweise findet dieses Mittel Verwendung, obgleich 2,4,5-T eine Substanz enthält, die so giftig ist, daß DDT vergleichsweise wie ein Glas Champagner erscheint. 2,4,5-T enthält Dioxin.

Die Leiterin der Abteilung für die Erforschung von Giftwirkungen des amerikanischen Umweltforschungszentrums, Dr. Diane Courtney, nannte Dioxin

„... mit Abstand die giftigste uns bekannte Chemikalie."[40]

Außerdem sagte sie aus, daß Dioxin in Fleisch- und Milchprodukten von Rindern vorkommt, die auf Flächen weideten, die mit 2,4,5-T behandelt wurden.

Die amerikanische Umweltbehörde EPA hat die Tatsache offiziell bestätigt, daß Rinder Dioxin in ihrem Fettgewebe speichern, wenn man sie auf Feldern weiden läßt, die mit diesem Gift gespritzt wurden.[41] Der Dow-Chemiekonzern, dem der Verkauf von 2,4,5-T große Einnahmen beschert, sieht jedoch keinen Grund zur Besorgnis. Die Meinung dieses Konzerns lautet:

„... 2,4,5-T ist ungefähr so giftig wie Aspirin."[42]

Es wäre schön, wenn dies wahr wäre, denn viele Millionen Pfund an Chemikalien, die diesen tödlichen Stoff enthielten, wurden bereits auf die Felder der USA gespritzt. Da Dioxin auf seinem Weg durch die Nahrungskette im Organismus der Tiere gespeichert und konzentriert wird, haben Kühe, Schweine und Hühner in ihrem Fleisch all die Dioxinrückstände aus sämtlichen Pflanzen, die sie jemals in ihrem Leben gegessen haben. Der Pestizidexperte Lewis Regenstein warnt:

„Menschen, die Rindfleisch essen ... können dadurch eine konzentrierte, über mehrere Jahre angereicherte Dosis an Dioxin aufnehmen."[43]

Dioxin verursacht Krebs, Mißbildungen und Fehlgeburten. Versuchstiere starben bei den geringsten noch feststellbaren Dosierungen – mitunter bei nur einem Teil pro Billion. (Anmerkung des Übersetzers: Diese Mengenangaben beziehen sich auf die Anzahl der Moleküle. In diesem Fall betrug die Dosis demzufolge ein Molekül Dioxin unter einer Billion Moleküle.) Dioxin ist sogar derart giftig, daß es in der Krebsforschung kaum tauglich ist. Die Versuchstiere sterben nämlich daran, bevor sie Tumore entwickeln können, selbst bei minimalen Dosierungen wie einigen Teilen pro Billion.[44]

Ein einziger Tropfen kann 1000 Menschen umbringen. Mit weniger als 30 g kann man 1 Million Menschen töten.[45] Und diese Substanz könnte sich in dem Fleisch, den Milchprodukten und Eiern befinden, die wir im Supermarkt kaufen.

■ Heptachlor

Als Rachel Carson die Öffentlichkeit über die enormen Gefahren der toxischen Chemikalien in unserer Umwelt wachrüttelte und darauf hinwies, daß diese Gifte sich in der Nahrungskette anreichern und konzentrieren, rief dies die Verärgerung der Chemieunternehmen hervor. Die Reaktion der Konzerne offenbarte jedoch kein allzu reges Interesse am öffentlichen Wohlergehen.

Bevor *Der stumme Frühling* als Buch erschien, wurden Auszüge daraus in der Zeitschrift *New Yorker* veröffentlicht. Der Vorsitzende des *Velsicol*-Chemiekonzerns, Louis A. McLean, nahm dies zum Anlaß, Carsons Verlag, *Houghton Mifflin, Inc.*, einen drohenden und einschüchternden Brief zu schreiben, um das Erscheinen des Buches zu verhindern. In dem Brief hieß es, Carson würde „unwahre und rufschädigende" Behauptungen über eines von *Velsicol* erfolgreichsten Produkte machen. Gegenstand dieser Auseinandersetzung war das Pestizid Heptachlor.[46]

Glücklicherweise entschied sich Houghton Mifflin dennoch dafür, das Buch zu veröffentlichen, wohlwissend, daß Rachel Carsons Behauptungen über die schädlichen Wirkungen des Heptachlors auf lebende Gewebe den Tatsachen entsprechen. Trotz dieser Enthüllungen gelang es *Velsicol*, die uneingeschränkte Verwendung ihres Produktes durchzusetzen, so daß weiterhin Millionen Hektar Anbauflächen für Tiermastfutter mit Heptachlor besprüht wurden.[47] Mit der Begründung, Heptachlor sei „eine direkte Gesundheitsgefahr für den Menschen", drängten Umweltschutzorganisationen die zuständige Umweltbehörde dazu, Heptachlor und die ihm ähnliche Verbindung Chlordan endlich aus dem Verkehr zu ziehen.[48] Im Oktober 1974 wurde festgestellt:

„Das Vorkommen von Heptachlor in menschlicher Nahrung ist derzeit in den Vereinigten Staaten sehr hoch, insbesondere in Fleisch, Geflügel, Fisch und Milchprodukten ... In Laborversuchen erwies sich Heptachlor in den geringsten meßbaren Dosierungen (ein halbes Teil pro Million) als krebserregend ..." [49]

Im November 1974 begann die amerikanische Umweltbehörde schließlich mit Anhörungen und Beratungen über ein mögliches Verbot dieser Chemikalie. Allerdings hatte Heptachlor dem *Velsicol*-Chemiekonzern bis dahin so große Profite eingebracht, daß der Konzern viele Millionen Dollar dafür ausgab, um durch das Ausschöpfen aller legalen Möglichkeiten ein Verbot zu verhindern.[50] Die Taktik des Unternehmers bestand unter anderem darin, Forschungsergebnisse zu unterschlagen, aus denen die stark krebserregende Wirkung des Heptachlors hervorging. Als dieses „unbeabsichtigte Versehen" entdeckt wurde, mußten sich dafür diverse Vorstandsmitglieder des Chemiekonzerns in einem Gerichtsprozeß verantworten.[51]

In der Zwischenzeit produzierte *Velsicol* weiterhin tonnenweise Heptachlor. Auch heute ist das Gift noch für bestimmte Anwendungsgebiete gebräuchlich. Es wird daher noch viele Jahre über die Nahrungskette in unsere Speisen gelangen und die Konsumenten von Nahrungsmitteln wie Fleisch, Milchprodukten und Eiern schleichend vergiften.[52]

■ Verseuchtes Schweinefleisch

Mehrere Jahre nach der Einschränkung von Heptachlor entdeckte das Landwirtschaftsministerium, daß im Rahmen ihres Schulessen-Programms mehr als 18.000 kg mit Heptachlor verseuchtes Schweinefleisch an Schulen in Louisiana und Arkansas geliefert wurden. Als die Behörde das Mißgeschick erkannte, hatten die Kinder bereits über 6300 kg des vergifteten Schweinefleisches konsumiert.[53]

Wenn wir den Ausdruck „vergiftetes Fleisch" hören, denken die meisten von uns an Opfer, die sofort nach dem Verzehr krank werden und Symptome wie Magenkrämpfe, Durchfall oder Fieber entwickeln, da dies die üblichen Symptome bei bakterieller Vergiftung durch Fleisch sind. Bei Pestiziden besteht aber eine lange Latenzzeit zwischen der Aufnahme dieser Verbindungen und der sehr viel später erfolgenden Manifestation von Krebs, Geburtsfehlern und anderen Schrecken. Selbstverständlich treten bei entsprechend hohen Dosierungen auch sofortige Schäden auf, bis hin zum Tod. Doch die meisten von uns sind einer schleichenden Akkumulation dieser Substanzen über lange Zeiträume ausgesetzt. Zudem entzieht sich das Problem unserer Wahrnehmung, bis zur Geburt eines mißgebildeten Kindes oder dem Auftreten einer Fehlgeburt oder der Entstehung eines Tumors. Nach so langer Zeit sind wir kaum in der Lage, die aufgetretenen Schäden mit der Aufnahme von giftigen Chemikalien in Zusammenhang zu bringen.

In Fällen wie der zuvor beschriebenen Lieferung von giftverseuchtem Schweinefleisch an Schulen hatten wir sehr viel Glück, daß die hohen Konzentrationen von Heptachlor in diesen Nahrungsmitteln gefunden wurden. Allerdings werden wir kaum mehr als einen winzigen Prozentsatz derartiger Fälle jemals aufdecken. Die für die Untersuchung der Nahrungsmittel auf Chemierückstände erforderlichen Testverfahren sind teuer, zeitaufwendig und bedürfen modernster Laborgeräte. Aus diesen Gründen werden sie nur selten durchgeführt.

Heptachlor-Katastrophen werden uns auch weiterhin noch von Zeit zu Zeit begegnen. Im Dezember 1986 gab der *Banquet Foods*-Konzern zu, daß man 200.000 Hühner in Arkansas töten mußte, die von der dem Heptachlor ähnlichen Substanz Chlordan verseucht worden waren. Im April 1986 mußte Milch mit gefährlich hohen Heptachlor-Konzentrationen in Arkansas, Texas, Louisiana, Kansas, Missouri und Oklahoma aus dem Handel zurückgerufen werden.[54] Zur gleichen Zeit mußte das amerikanische Landwirtschaftsministerium Rindfleisch, das an kalifornische Schulen geliefert worden war, ebenfalls wegen überhöhter Heptachlor-Rückstände zurückziehen.[55]

In Arkansas wurde die erschreckende Entdeckung gemacht, daß bei 70 % aller stillenden Mütter Heptachlor-Verseuchungen in ihrer Milch nachweisbar sind.[56] Man sagt uns, dies sei kein Grund zur Beunruhigung. Dabei wurde in einer auf Hawaii durchgeführten Untersuchung mit 120 Säuglingen, die mit heptachlorbelasteter Muttermilch gestillt wurden, eine erhebliche Unterentwicklung des Gehirns festgestellt.[57]

Es ist schwer, sich des Eindrucks zu erwehren, daß wir bislang kaum mehr als die Spitze des giftigen chemischen Eisbergs gesehen haben.

■ Alarm in Michigan

Einer der traurigsten Aspekte des Pestizidproblems ist die Tatsache, daß es Menschen gibt, die völlig bewußt und mit anhaltendem Erfolg die Gefahren dieser Chemikalien verharmlosen. Daher ist sich die Öffentlichkeit größtenteils noch gar nicht über die verheerenden Auswirkungen dieser Giftverseuchung bewußt.

Die Chemieunternehmen sind nicht allein in ihrem Bestreben, das zerstörerische Potential der Pestizide vor uns zu verheimlichen. Auch diverse Regierungsbeamte halten es für das beste, wenn wir möglichst wenig über die Pestizidgefahren wissen. Ein besonders dramatisches Beispiel für eine derart fehlgeleitete Einstellung ereignete sich in Michigan in den Jahren 1973/74. Es handelte sich dabei um einen der schlimmsten Fälle von Pestizidvergiftungen, die bisher aufgedeckt wurden.[58] Auslöser dieses Skandals waren polybromierte Biphenyle (PBB). Als das Fiasko sechs Jahre später vom amerikanischen Kongreß untersucht wurde, sagten verschiedene Experten als Zeugen über die PBB-Gruppe aus. Die Antworten der unabhängigen Sachverständigen klangen nicht sehr verheißungsvoll: *„Die polybromierten Biphenyle sind sehr beständig und können über viele Generationen weitergegeben werden. PBB werden im Körperfettgewebe gespeichert, wo sie sich für unbegrenzte Zeiträume halten können. Während der Schwangerschaft können die Substanzen über den Mutterkuchen auf den Fötus übertragen werden ... PBB sind ... imstande, Mißbildungen an ungeborenen Kindern hervorzurufen."* [59] Es handelt sich also nicht gerade um Substanzen, die Sie sich in ihrem Hamburger wünschen würden. Doch allein im Jahre 1976, also mehrere Jahre nach dem ersten großen PBB-Skandal, verzehrten die Einwohner Michigans mehr als 2,2 Millionen Kilogramm PBB-belastetes Hamburgerfleisch.[60]

Diese toxischen Chemikalien gelangten nämlich auf ungeklärte Weise in Tiermastfuttermittel, mit dem der ganze Staat beliefert wurde. Als man die polybromierten Biphenyle in praktisch sämtlichen Fleisch- und Milchwaren Michigans entdeckte, taten die Behörden ihr Bestes, um die Angelegenheit zu vertuschen. Durch eine rechtzeitige Aufklärung der Bevölkerung hätten viele Tragödien vermieden werden können. Doch angesichts dieses Versäumnisses bezeugen die Aussagen vom 29. März 1977 vor dem zuständigen Staatsausschuß, daß nahezu alle Einwohner Michigans gesundheitsschädigende Mengen an PBB in ihrem Körper haben.[61] Es ist sehr wahrscheinlich, daß alle Menschen, die im Staate Michigan in den Jahren 1976 oder 1977 Fleisch, Milchprodukte oder Eier aßen, seitdem erhebliche Konzentrationen dieser krebserregenden Stoffgruppe in ihren Organen speichern. Untersuchungen im Jahre 1976 ergaben, daß 96 % aller stillenden Mütter PBB über die Muttermilch an ihre Kinder weitergaben.[62]

Das Ausmaß der gegenwärtigen Vergiftung durch chemische Substanzen ist kaum erfaßbar. Ebensowenig abschätzbar ist die Gefahr, durch den Verzehr bestimmter Lebensmittel diese toxischen Stoffe hochkonzentriert aufzunehmen. Besonders tragisch ist die Tatsache, daß weiterhin diverse Interessengruppen sich anschicken, all diese Informationen von uns fernzuhalten. Diese Menschen erkennen ihren persönlichen Vorteil darin, die Bevölkerung unaufgeklärt zu lassen. Mächtige Industriezweige profitieren sowohl von dem Verkauf dieser Chemikalien als auch von unserem Konsum der hauptbelasteten, am Ende langer Nahrungsketten stehenden Lebensmittel. Es wird uns vorgegaukelt, alle gefährlichen Pestizide seien bereits verboten und die Regierung würde die Situation in unserem Interesse kontrollieren. Diese Industriezweige behaupten, es gäbe keinen Grund zur Besorgnis. Doch die Öffentlichkeitsarbeit dieser Unternehmen besteht zum großen Teil darin, uns zu belügen!

Auch in den seltenen Fällen, bei denen ein Pestizid wie DDT tatsächlich verboten wurde, bedeutet dies keinesfalls, daß man sich um diese Substanz nicht länger sorgen müßte. Die Kongreßbibliothek schätzt, daß weltweit mehr als 2,2 Millionen Tonnen DDT verwendet wurden, was mehr als einem halben Pfund für jeden Menschen dieser Erde entspricht.[63] Die Umweltschutzorganisation *Environmental Defense Fund* schätzt, daß alle Menschen in Amerika zusammengerechnet gegenwärtig circa 20 Tonnen DDT in ihren Körpern gespeichert haben, was 1½ Gramm DDT pro Person entspricht.[64]

Angesichts solch erschreckender Statistiken fühlt man sich leicht überwältigt und hilflos und möchte am liebsten alles verdrängen. Manchmal wünscht man sich fast die Naivität der Unwissenheit zurück. Doch eines ist sicher: Unwissenheit macht nicht selig, auch wenn uns dies die Konzerne, die von unserer Unwissenheit profitieren, gerne einreden würden. Die Chemieunternehmen sehen kein Problem in der Weiterverwendung dieser Gifte. Ebensowenig läßt sich die Industrie von der Tatsache beeindrucken, daß durch ihren unkontrollierten Pestizideinsatz die Bevölkerung tagtäglich der Gefahr ausgesetzt ist, durch ihre Nahrung Rückstände dieser giftigsten aller Substanzen aufzunehmen.

■ **Unser Immunsystem ist nicht „immun"**

Gegenwärtig treten zahlreiche Immunsystemerkrankungen in schockierender Häufigkeit auf; Krankheiten, die früher kein großes Problem darstellten, wie zum Beispiel Krebs, AIDS und Herpes. Einige Immunsystemkrankheiten, wie z. B. Chlamydie *Trachomatis*, sind so neuartig, daß die meisten Menschen noch nie von ihnen gehört haben. Chlamydie *Trachomatis* befiel im Jahre 1985 fast vier Millionen Amerikaner, Tendenz stark steigend.[65] Im Anfangsstadium wissen Frauen normalerweise nicht, daß sie an dieser Krank-

heit leiden. Unbehandelt breitet sich die Krankheit jedoch auf die Gebär-
mutter und die Eileiter aus, was zu Entzündungskrankheiten im Beckenbe-
reich, chronischen Schmerzen, Fieber und in vielen Fällen zu Sterilität führt.
Im Jahre 1900 war Krebs die zehnthäufigste Todesursache in den Vereinigten Staaten. 3 % aller Todesfälle wurden damals durch Krebs verursacht.
Heutzutage steht Krebs auf dem zweiten Platz und ist für etwa 20 % der
Todesfälle verantwortlich. Die Zahl der Amerikaner, die in diesem Jahr an
Krebs sterben werden, übersteigt die Zahl sämtlicher im Zweiten Weltkrieg,
dem Korea- und Vietnamkrieg gefallenen Amerikaner zusammengerechnet.[66]

Viele Wissenschaftler vertreten die Auffassung, die in unsere Körper
aufgenommenen toxischen Chemikalien seien in erheblichem Maße für
diese Epidemien verantwortlich. Ein trauriges Beispiel ist das ehemals zu
den harmlosesten schädlingsvernichtenden Verbindungen gerechnete
Hexachlorophen. Als Desinfektionsmittel wurde es in unzähligen
Krankenhäusern, Kliniken und Arztpraxen sorglos angewendet.
Neugeborene Säuglinge wurden darin gebadet, und bis zum heutigen Tag
waschen noch einige Krankenhausangestellte ihre Hände damit. Das Mittel
fand in Babyprodukten wie Creme, Öl und Puder Verwendung. Es diente
als Inhaltsstoff in vielen Haushaltsprodukten wie Mundwasser, Deodorant,
Rasiercreme, Erste-Hilfe-Taschen und rezeptfreien Medikamenten gegen
Akne und Schuppenflechte. In der amerikanischen Öffentlichkeit wurde
Hexachlorophen geradezu berühmt, als in der Seifenwerbung des *Dial*-
Konzerns die erfreuliche Neuigkeit verkündet wurde, daß die *Dial*-Seife
jetzt dieses wunderbar wirksame bakterientötende Mittel enthalte.

Seitdem hat sich allerdings herausgestellt, daß Hexachlorophen doch
nicht ganz so segensreich für die Menschheit ist, wie es der Öffentlichkeit
von den Herstellerfirmen angepriesen wurde.

1972 starben in Paris 35 gesunde neugeborene Säuglinge, nachdem sie
mit stark hexachlorophenhaltigem Puder behandelt wurden.[67] 1978
ergab eine schwedische Untersuchung, daß schwedische Kranken-
schwestern, die ihre Hände regelmäßig in Hexachlorophenlösungen
gewaschen hatten, eine außergewöhnlich hohe Zahl mißgebildeter
Kinder zur Welt brachten.[68]

Hexachlorophen, so wurde festgestellt, enthält Spuren von Dioxin.

Die Hersteller von Hexachlorophen behaupten noch immer, die Substanz sei ungefährlich. Allerdings steigt die Zahl der Beweise, daß der Dio-
xingehalt des Mittels schwere Schäden des Immunsystems verursacht.

Die am 18. April 1986 erschienene Ausgabe des *Journal of the American Medical Association* enthielt einen großen Bericht, der in Gemeinschaftsarbeit von Wissenschaftlern der amerikanischen Seuchenbehörde in Atlanta, der Gesundheitsbehörde des Staates Missouri und der Medizinischen Universität St. Louis verfaßt worden war.[69] Um den Staub auf einer Wohnmobilanlage in Missouri zu reduzieren, wurde vor einiger Zeit mit Öl vermischter Schlamm auf einer unbefestigten Straße verteilt. Ein durchaus üblicher Vorgang, allerdings mit der Ausnahme, daß in diesem Fall die verwendete Mischung aus einer hexachlorophenproduzierenden Fabrik stammte. Mit akribischer Genauigkeit verglichen die Wissenschaftler über mehrere Jahre die Bewohner der Wohnmobilanlage mit einer Kontrollgruppe von Menschen, die auf einem vergleichbaren Wohnmobilplatz lebten, auf dem eine solche Substanz nicht verwendet worden war. Die beiden miteinander verglichenen Personengruppen waren identisch in bezug auf Rasse, Arbeitsumfeld, Krankengeschichte, Pestizidverwendung und den Konsum von Tabak und Alkohol.

Die Untersuchungsergebnisse belegen, warum so zahlreiche Wissenschaftler davon überzeugt sind, daß die derzeitige Epidemie von Immunsystemkrankheiten mit giftigen Chemikalien in Zusammenhang steht. Die Forschergruppe fand

„... erhebliche Immunsystemschädigungen bei den Personen, die der Substanz ausgesetzt waren."[70]

■ AIDS

Es gibt Beweise dafür, daß Dioxin und andere toxische Chemikalien die Thymusdrüse schädigen. Dieses Organ spielt im Immunsystem unseres Körpers eine wesentliche Rolle. Aufgrund dieser Schäden könnten Menschen, die mit Chemikalien vergiftet wurden, anfälliger für bakterielle und virale Infektionen aller Art sein. Vielleicht leiden sie unter Symptomen, wie man sie bei vielen weitverbreiteten Gesundheitsstörungen findet, ohne zu wissen, daß ihre Krankheiten auf die langsam in ihrem Körper akkumulierten Pestizide zurückzuführen sind. Am allerschlimmsten ist, daß derart immungeschwächte Personen für schwerste Krankheiten wie AIDS und Krebs anfälliger werden könnten.

Über AIDS wissen wir eigentlich noch sehr wenig. Auch wenn Homosexuelle und intravenöse Drogenkonsumenten noch immer die Hauptrisikogruppen ausmachen, breitet sich die Krankheit auf andere Bevölkerungs-gruppen aus. Das Vorhandensein dieser Krankheit, über deren zukünftige Entwicklung die schockierendsten Voraussagen existieren, erfordert heutzutage die Stärke und Gesundheit Ihres Immunsystems mehr denn je zuvor. Es besteht kein Zweifel, daß die Anreicherung von giftigen Chemikalien im Körper das Immunsystem schädigt. Ebenso bekannt ist die Tatsache, daß von den Menschen, die dem AIDS-Virus ausgesetzt sind, diejenigen mit geschwächtem Immunsystem am ehesten die Krankheit bekommen. Zumindest in dieser Hinsicht betrachten viele Wissenschaftler die Verbreitung der AIDS-Epidemie als Konsequenz der schleichenden Umwelt- und Nahrungskettenvergiftung und der daraus resultierenden Speicherung der Gifte in unserem Körper.

Wichtiger denn je ist alles, was wir für die Stärkung unseres Immunsystems tun können. Aus diesem Grunde ist es besonders bedauerlich zu sehen, wie wenig die meisten Menschen über die Auswirkungen ihrer Nahrungswahl wissen. In Unwissenheit über die potentiell katastrophalen Konsequenzen ihrer Entscheidungen wählen viele Menschen Produkte mit langen Nahrungsketten und erhöhen dadurch ihr Risiko, sich unnötigerweise den schlimmsten Feinden unseres Immunsystems auszusetzen.

Angesichts der immensen Vielfalt dieser Gifte, mit denen wir die Umwelt überschwemmt haben, könnten Sie sich fragen, warum nicht noch mehr Geburtsfehler oder noch mehr Krebsfälle auftreten. Teilweise liegt die Antwort darin begründet, daß eine gewisse Latenzzeit verstreichen muß, bevor die offensichtlichsten Schäden auftreten.[71] Ein Versuchstier, dessen Lebensspanne in Monaten gemessen wird, entwickelt auch erst Monate nach dem Kontakt mit diesen Substanzen Krebs. Beim Menschen hingegen sind die Zeiträume, während der die Schäden sich allmählich entwickeln, bedeutend länger. Ein Mensch hat eine Lebenserwartung von etlichen Jahrzehnten, so daß es auch einiger Jahrzehnte bedarf, bis sich Krankheiten wie Krebs manifestieren. Erst vor verhältnismäßig kurzer Zeit begann die Überflutung unserer Umwelt mit Pestiziden, obwohl bei unseren Kindern bereits die ersten tragischen Auswirkungen dieser Vergiftung erkennbar werden. Vor vierzig Jahren war Krebs bei Kindern eine medizinische Seltenheit. Heutzutage ist Krebs die häufigste Todesursache bei Kindern.

In Laborversuchen können die Nachkommen von Tieren, die man Pestiziden ausgesetzt hat, getötet werden, um anhand einer Autopsie mögliche Geburtsfehler festzustellen. Als Ergebnis derartiger Untersuchungen ist bekannt, daß diese Substanzen in winzigen Konzentrationen bereits Mißbildungen und andere Schäden verursachen. Allerdings ist kaum ermeßbar, wieviele Kinder mit Geburtsfehlern zur Welt kommen, da die meisten Geburtsschäden nicht als offensichtliche Mißbildungen, wie etwa bei den *Contergan*-Opfern, erkennbar sind. Die meisten Schäden sind innerlich und werden anfangs gar nicht entdeckt. Kinder mit Lernstörungen, Hyperaktivität, verringertem Intelligenzquotienten, erhöhter Anfälligkeit für Krankheiten, geschwächtem Immunsystem, geschädigter Leber oder Nieren, sich genauen Diagnosen entziehenden chronischen Erkrankungen und/oder emotionalen Störungen werden kaum einmal auf die Möglichkeit hin untersucht, ob die Schäden sich während der Embryonal-Phase durch die Einwirkung toxischer Chemikalien entwickelt haben. Ich bin mir sicher, daß die Durchführung solcher Untersuchungen höchst interessante Ergebnisse zutage bringen würde.

Es ist unmöglich zu sagen, wieviele von uns von mentaler Lustlosigkeit, überreizten Nervensystemen, Verwirrung, Übererregbarkeit, emotionaler Instabilität oder einer anderen Form des Unwohlseins geplagt werden, die von chemischen Substanzen verursacht werden. Und es gibt keine Möglichkeit, die Mechanismen der Krankheitsentstehung exakt zu messen und nachzuvollziehen. Daher wissen die meisten Menschen kaum etwas von der enormen Gefahr, die von diesen Giften ausgeht. Ebensowenig ist ihnen bekannt, daß man durch die Wahl seiner Nahrungsmittel einen großen Einfluß auf den eigenen Kontakt mit schädlichen Substanzen hat.

Das Problem ist umso erschütternder, als es doch vollkommen sinnlos und vermeidbar ist. Eine Kursänderung der amerikanischen Landwirtschaftsmethoden und Ernährungsweise – und unser Immunsystem würde gekräftigt, und unsere Nachkommen könnten ein gesundes Leben mit gesunden Kindern in einer sicheren, unvergifteten Welt führen.

■ PCB

Immer wieder wurde ich verblüfft von dem Ausmaß der Vergiftung unseres Lebensraumes durch Chemikalien, die sich in unseren Nahrungsketten anreichern und konzentrieren. Die Gruppe der PCB-Verbindungen ist die wahrscheinlich am weitesten verbreitete aller toxischen Substanzen. Allein in den Vereinigten Staaten wurde fast eine Million Tonnen PCB produziert – mehr als 2,25 Kilogramm für jeden Mann, jede Frau und jedes Kind.

Aufgrund der biologischen Langlebigkeit dieser Verbindungen bleiben die giftigen Eigenschaften jahrelang in der Umwelt erhalten. PCB wurde hochkonzentriert in wilden Polarbären und Fischen aus den tiefsten und abgelegensten Regionen der Weltmeere gefunden. Es ist davon auszugehen, daß es gegenwärtig keinen Menschen auf dieser Erde mehr gibt, in dessen Organismus sich kein PCB befindet.[72]

Diese Tatsachen verheißen für unsere Gesundheit und den Zustand unserer Erde nichts Gutes. Denn gäbe es einen Wettbewerb für die giftigste Chemikalie auf der Welt, hätte PCB neben DDT, Dieldrin, Dioxin und den anderen Schreckenssubstanzen Aussicht auf einen Spitzenplatz. Konzentrationen von einigen ppb (*parts per billion*) können bei Versuchstieren Geburtsfehler und Krebs verursachen.[73] Primaten entwickelten tödlich verlaufende Krebserkrankungen und gebaren deformierte Junge nach der Einnahme so geringer Dosierungen wie einem ppm (*parts per million*).[74]

Bedrohlicherweise fand eine kürzlich von der Regierung durchgeführte Studie PCB in 100 % aller getesteten menschlichen Spermaproben.[75] Ebenso wurde ein Zusammenhang zwischen hoher PCB-Konzentration und geringem Samenzellenvorkommen im Sperma aufgedeckt.[76] PCB wird als eine der Hauptursachen für die Tatsache angesehen, daß die durchschnittliche Samenzellenkonzentration im Sperma amerikanischer Männer nur noch 70 % des Wertes von vor 30 Jahren beträgt.[77]

Untersuchungen, die an mehreren großen amerikanischen Universitäten durchgeführt wurden, ergaben, daß annähernd 25 % der heutigen Universitätsstudenten unfruchtbar sind.[78] Eine erschreckende Tendenz zeichnet sich ab. Vor nur 35 Jahren waren weniger als 0,5 % der Studenten unfruchtbar.[79]

Der vielleicht führende Experte auf diesem Gebiet ist Dr. Ralph Dougherty von der Florida-State-Universität. Er sieht als Ursache für die drastische Zunahme der Sterilitätsrate den massiven Einsatz chlorierter Kohlenwasserstoffe, die sich in unserer Nahrungskette angereichert haben und zu denen auch PCB gehört.[80]

Eingeführt wurde PCB von der Firma *Monsanto* unter dem Motto: „Ohne Chemie wäre das Leben ein Ding der Unmöglichkeit". Angesichts der Auswirkungen der PCB-Verbindungen auf die menschliche Fruchtbarkeit erscheint dieses Motto besonders lächerlich. Erst lange nachdem Monsanto begonnen hatte, PCB massenhaft zu produzieren, wurde erkannt, welche enormen Gefahren für die Menschen von diesen Chemikalien ausgehen. Drei Jahre nach Produktionsbeginn hatten sich bei 23 von 24 in der

Monsanto-Fabrik tätigen Arbeitern körperliche Verunstaltungen einge-stellt.[81] Doch *Monsanto* ließ sich davon nicht beirren. Seitdem wurden wei-tere 750.000 Tonnen dieser tödlichen Gifte produziert. Heute kann man diese Substanzen in jedem Fluß Amerikas nachweisen, im Schnee der Antarktis und des Nordpols, und wahrscheinlich auch im Gewebe eines jeden Fisches in den Gewässern dieses Planeten.

■ **Es stinkt nach Fisch**

Toxikologen sind sich einig, daß die menschliche Aufnahme von PCB hauptsächlich auf den Verzehr von Fischen aus stark PCB-belasteten Ge-wässern zurückzuführen ist.[82] Fische haben die bemerkenswerte Fähigkeit, giftige Chemikalien aus dem Wasser aufzunehmen und in ihrem Körper zu konzentrieren. Einerseits ist ihre Nahrungskette sehr lang; zunächst wird Phytoplankton von Zooplankton gefressen, welches wiederum kleinen Fischen als Nahrung dient, die ihrerseits von größeren Fischen gefressen werden usw. Noch wichtiger ist allerdings die Tatsache, daß Fische buch-stäblich das Wasser, in dem sie schwimmen, atmen. Auf diese Weise spei-chern sie kontinuierlich steigende Giftmengen in ihrem Gewebe. Daher schwimmen Fische wie eine Art Unterwassermagnet für toxische Chemikalien durch die Gewässer. Die amerikanische Umweltbehörde schätzt, daß Fische in ihrem Körper die PCB-Konzentration des Gewässers, das ihren Lebensraum ausmacht, um das Neunmillionenfache steigern können![83] Durch den Nahrungsketteneffekt können Fische somit exorbitante Konzentrationen dieser giftigen Chemikalien aufweisen.

Wasserfilternde Meeresfrüchte wie Austern, Venus- und Mies-muscheln, Jakobsmuscheln und andere Mollusken sind besonders anfäl-lig für Pestizidbefall. Eine Auster filtert bis zu 45 Liter Wasser pro Stunde. In nur einem Monat akkumuliert eine Auster die 70.000fache in ihrem Gewässer vorhandene Konzentration an toxischen Chemikalien.[84]

Obwohl unsere Seen, Flüsse und andere kontinentalen Wasserquellen am stärksten mit giftigen Substanzen belastet sind, werden leider auch die Oze-ane mit chemischen Giftstoffen überlastet. Mehr als 50 Millionen Kilogramm DDT verschmutzen die Meere Nordamerikas.[85] Tragischerweise deuten viele Beweise darauf hin, daß die hohen DDT-Konzentrationen der Ozeane zu erheblichen Schäden an einem der wichtigsten Sauerstofflieferanten der Erde geführt haben – dem mikroskopisch kleinen Phytoplankton.[86]

Die Tiere in den Massentierhaltungsbetrieben erhalten in ihrem Futter riesige Mengen Fischmehl. Die Hälfte des gesamten weltweiten Fischfangs wird als Futtermittel für Nutztiere verwendet.[87] Amerikanische Nutztiere konsumieren mehr Fisch als die gesamte menschliche Bevölkerung aller westeuropäischen Länder zusammengenommen.[88] Allerdings sollten Sie nicht allzu viel Geld darauf wetten, daß die Fleisch- und Milchindustrie freiwillig Geld dafür ausgibt, um das von ihnen verwendete Fischmehl auf Chemikalienrückstände zu untersuchen.

Wenn ein solcher Test ausnahmsweise einmal durchgeführt wird, sind die Ergebnisse nicht sehr erfreulich. Die *Ritewood Farms* in Idaho zählen zu den weltweit größten Herstellern von Geflügelprodukten. 1979 wurden in den Geflügelwaren dieses Unternehmens derart hohe PCB-Rückstände festgestellt, daß die Belastung eines Huhnes noch nicht einmal gemessen werden konnte.[89] Eier- und Geflügelprodukte im Wert von fast drei Millionen Dollar mußten vernichtet werden. Die Schätzung bleibt jedem selbst überlassen, wieviele Amerikaner aufgrund des Verzehrs von nicht untersuchten und nicht vernichteten Eiern und Fleischwaren niemals Kinder haben werden, mißgebildete Nachkommen zur Welt bringen oder Krebs bekommen. Die Auswirkungen bereits erfolgter Vergiftungen werden erst im Laufe der Jahre voll zum Tragen kommen.

Wann immer derartige Fälle aufgedeckt werden, sind die chemische Industrie und die Fleisch- und Milchindustrie äußerst besorgt über die möglichen Reaktionen seitens der Bevölkerung. Ein Vorstandsmitglied eines Geflügelunternehmens rechtfertigte die Entschlossenheit seines Unternehmens, die Angelegenheit zu vertuschen, mit der Aussage: „Es bringt nichts, die Menschen zu verunsichern. Wir haben die Verpflichtung, die öffentliche Ruhe zu wahren und der Bevölkerung das Gefühl der Sicherheit zu geben."[90] Diesen Industriezweigen fiel es im Jahre 1970 besonders schwer, ihre selbstauferlegte „Verpflichtung" zu erfüllen, als 146.000 Hühner des *Campbell Soup*-Unternehmens in New York wegen allzuhoher PCB-Konzentrationen getötet werden mußten.[91] Ebenso peinlich war die ein Jahr darauf erfolgte Vernichtung von 88.000 Hühnern und über 55.000 kg Eiern aus North Carolina.[92] Die Hühner hatten Fischmehl mit extrem hohen PCB-Belastungen erhalten. Der *Ralston Purina*-Konzern mußte 1978 1,13 Millionen Pfund bereits verkauftes Tierfuttermittel zurückrufen, nachdem mit erheblicher Verspätung gewaltige PCB-Konzentrationen in den Produkten gefunden wurden.[93] Millionen Eier und nahezu eine halbe Million Hühner mußten vernichtet werden, weil die Vögel das Futter bereits gefressen hatten. Es kann für die betroffenen Firmen nicht leicht gewesen sein, der Öffentlichkeit ein Gefühl der Sicherheit zu vermitteln, nachdem die Lebens- und Arzneimittelzulassungsbehörde FDA bekanntgab, keinerlei Vorstellung darüber zu haben, wieviele hochbelastete Hühner und Eier bereits verzehrt worden waren.

Der Pestizidexperte Lewis Regenstein schreibt über solche Vorfälle: *„Es kann davon ausgegangen werden, daß diese Beispiele nur einen kleinen Bruchteil der tatsächlichen Fälle wiedergeben und daß die meisten Fälle von PCB-Vergiftungen unentdeckt und/oder unveröffentlicht bleiben. Daraus folgt, daß die meisten PCB-belasteten Nahrungsmittel von der Bevölkerung konsumiert werden."* [94]

■ Etwas leiser bitte ... es könnte jemand mithören

Es ist bemerkenswert, wie gleichgültig die Unternehmen, die von diesen Substanzen profitieren, nicht nur gegenüber dem Gesundheitszustand der Bevölkerung, sondern auch gegenüber ihren eigenen Angestellten sein können. Im Jahre 1974 begann eine Fabrik in Virginia mit der Herstellung des Pestizids Kepon. Nach drei Wochen litten die Arbeiter unter Zitter- und Schwindelgefühlen sowie Nervosität. Die daraufhin erfolgte medizinische Versorgung ließ einiges zu wünschen übrig. Vielen Arbeitern wurden Tranquilizer verschrieben. Ein Mann wurde sogar an den Psychiater überwiesen. [95]

Ein Jahr danach entdeckten Behörden des Staates Virginia, daß über 70 Arbeiter sowie 10 Ehepartner und Kinder starke Keponvergiftungen erlitten hatten. Viele von ihnen wurden unfruchtbar. [96]

All dies konnte *Life Sciences, Inc.*, eine Tochtergesellschaft des *Allied Chemical*-Konzerns, nicht daran hindern, in den 1970er Jahren große Mengen Kepon in den James River in Virginia zu schütten. [97] Sie taten dies, obwohl sie wußten, daß diese tödliche Chemikalie Krebs, Mißbildungen und neurologische Störungen verursacht. Sie ließen sich von ihrem Tun auch nicht durch die Tatsache abhalten, daß ein Viertel aller in Amerika verzehrten Austern aus dem James River stammen. [98] Wahrscheinlich gelangte das Kepon auch in die Chesapeake-Bucht, aus der 90 % aller amerikanischen Krabben, 40 % aller Austern, 15 % aller Venusmuscheln und ein großer Prozentsatz des amerikanischen Fischfangs stammen.

Erst nach Jahren wurde diese Vergiftung entdeckt und der *Allied Chemical*-Konzern als Verursacher ausgemacht. Als ihre Verbrechen aufgedeckt wurden, wies das Unternehmen rigoros jegliche Schuldzuweisungen von sich.

Senator Patrick Leahy, Vorsitzender eines vom Senat mit der Untersuchung der Vorfälle betrauten Komitees, sagte über das Verhalten des Konzernvorstandes:

> „Allied Chemical *vertrat eine Position, die Pontius Pilatus wie Mutter Theresa von Kalkutta erscheinen läßt. Und das auch nur, wenn man dem Konzern gegenüber sehr wohlgesinnt ist.*" [99]

Aufgrund der enorm hohen Giftbelastung mußte das gesamte Gebiet für den Fischfang geschlossen werden. Auf Druck der Fischerei-Industrie wurde das Gebiet jedoch schon nach wenigen Jahren wieder freigegeben, trotz nach wie vor gefährlich hoher Kepon-Konzentrationen. [100] Heutzutage essen viele von uns Fisch aus dem James River und der Chesapeake-Bucht, obwohl Experten sagen, daß diese Gewässer für die nächsten zwei Jahrhunderte stark keponvergiftet sein werden! [101]

In den USA ist es sicher am schwierigsten, unbelastete Fische zu finden. Die Vereinigten Staaten können sich mit der zweifelhaften Errungenschaft rühmen, der Welt größter Pestizidhersteller zu sein. In den USA werden jährlich eine halbe Milliarde Kilogramm Pestizide eingesetzt – etwa 2,25 kg pro Einwohner. Diese Menge macht 30 % des Pestizideinsatzes auf der ganzen Welt aus. [102] Sie mögen sich fragen, welche Fische von diesen Giften unberührt sind. Leider ist es noch nicht einmal mehr für wissenschaftliche Zwecke möglich, in amerikanischen Gewässern Fische ohne toxische Chemikalien zu finden. Lewis Regenstein berichtet:

> „*Vom Standpunkt der Gesundheit aus betrachtet sind die Fische, deren Verzehr mit dem geringsten Risiko verbunden ist, kleinere, aus tiefen Meeresschichten stammende Fische, die weitab von Küstengebieten ihren Lebensraum finden, wie zum Beispiel Kabeljau oder Heilbutt, oder aber Fische aus hochgelegenen Gebirgsflüssen, die nicht von industriellen oder landwirtschaftlichen Betrieben vergiftet werden. Doch selbst diese Fische enthalten Rückstände schädlicher Substanzen. Leider muß man feststellen, daß unbelastete Fische oder andere tierische Nahrungsmittel ohne Giftverseuchung heutzutage nicht mehr existieren.*" [103]

Eine umfassende Studie, die im *Diet and Nutrition Letter* der Tufts Universität veröffentlicht wurde, verglich die Babys von 242 Frauen, die unterschiedliche Mengen Fisch aus dem Lake Michigan gegessen hatten. Je mehr Fisch die Mütter verzehrt hatten, desto häufiger zeigten ihre Kinder anormale Reflexe, allgemeine Schwäche, langsamere Reaktionen auf Reize und verschiedene Anzeichen von Depressionen. Selbst Mütter, die nur zwei- bis dreimal im Monat Fisch gegessen hatten, brachten Kinder zur Welt, die bei der Geburt durchschnittlich 200 bis 250 g weniger wogen und kleinere Köpfe hatten.[104]

Eine 1986 durchgeführte Nachuntersuchung warf ein noch weniger positives Licht auf die aus dem Lake Michigan stammenden Fische. Es wurde ein eindeutiger Zusammenhang zwischen der von den Müttern verzehrten Fischmenge, auch wenn sie nur einmal im Monat Fisch aßen, und der späteren Gehirnentwicklung ihrer Kinder festgestellt. Mit den Kindern wurden Tests durchgeführt, die als genaue Anzeichen des zukünftigen verbalen Intelligenzquotienten anerkannt sind. Die Ergebnisse waren umgekehrt proportional zu der von ihren Müttern verzehrten Fischmenge. Je mehr Fisch ihre Mütter gegessen hatten, desto schlechter schnitten die Kinder ab.[105]

Immer wieder wird uns versichert, daß wir uns nicht sorgen müßten. Derartige Verharmlosungen sind lächerlich, da es noch nicht zu spät ist, die Schäden zu reparieren. Unsere Urenkel könnten noch immer in einer gesunden Welt aufwachsen, in der sich die Menschen in einer klaren Nacht, um ein gemütliches Lagerfeuer versammelt, von vergangen Zeiten erzählen und darüber lachen, wie die Menschen einst so dumm sein konnten, ihren eigenen Lebensraum zu vergiften. „Glücklicherweise", werden sie vielleicht mit Erleichterung sagen können, „haben wir den Unsinn dieses Treibens rechtzeitig erkannt."

■ **Das pharmazeutische Arsenal**

Eine solch glückliche Zukunft werden wir bei dem Konsum der Produkte heutiger Massentierhaltungsbetriebe nicht erleben. Die Nutztiere erhalten nicht nur enorme Mengen von vergifteten Fischprodukten zugefüttert, sondern sind einer wahren Lawine toxischer Chemikalien ausgesetzt. Rinder, Schweine, Schafe und andere der Nahrungserzeugung dienende Tiere werden routinemäßig mit der Substanz Toxaphen behandelt, um die in den überfüllten und unhygienischen Zuchthallen massenhaft auftretenden Parasiten abzutöten.[106] Diese Chemikalie zählt zu den chlorierten Kohlenwasserstoffen, der tödlichen Gruppe von Verbindungen, der auch DDT, Kepon,

Dieldrin, Heptachlor und PCB angehören. Ebenso wie diese anderen Substanzen ist auch Toxaphen biologisch sehr stabil, fettlöslich und ein tödliches Gift. Bereits in minimalen Dosierungen verursacht es Krebs, Geburtsfehler und bei Versuchstieren die Auflösung von Knochensubstanz.[107] Selbst einige Teile pro Billion stören die Fortpflanzung bei Fischen; einige Teile pro Milliarde können ihre Gräten zerstören.[108] Dennoch wird diese Chemikalie in den Vereinigten Staaten tagtäglich in Massentierhaltungsbetrieben den Tieren verabreicht, deren Fleisch und Milch die Bevölkerung konsumiert.

Gäbe es einen Wettbewerb für die giftigste Substanz der Welt, würde Toxaphen dabei sicher gut abschneiden. Dieser Meinung wäre wahrscheinlich auch Dr. Adrian Gross, der leitende Wissenschaftler der Abteilung für die Beurteilung möglicher Gefahren der amerikanischen Umweltbehörde EPA. Dieser Experte von weltweitem Ruf auf dem Gebiet toxischer Chemikalien ist der ehemalige Vorsitzende des Büros für wissenschaftliche Forschung der Lebens- und Arzneimittelbehörde. Seine Meinung über Toxaphen ist ziemlich unmißverständlich:

„(Es ist) eindeutig erwiesen, daß Toxaphen ein hochwirksamer Krebserreger ist ... Ich bin noch nie einer vorsätzlich in die Umwelt freigesetzten Substanz begegnet ..., deren krebserregende Eigenschaften derart offensichtlich und tiefgreifend waren." [109]

Trotzdem werden in den USA jährlich mehr als eine Million Rinder mit etlichen Millionen Litern Toxaphenlösung gebadet oder besprüht, um die in Massentierhaltungsbetrieben allgegenwärtigen Parasiten abzutöten.[110] Diese Maßnahmen werden durchgeführt, obwohl bekannt ist, daß Toxaphen, ebenso wie die anderen chlorierten Kohlenwasserstoffe, von den Tieren über die Haut absorbiert und in ihrem Fleisch gespeichert wird. Im Dezember 1978 waren Tierärzte der kalifornischen Nahrungsmittel- und Landwirtschaftsbehörde über die Räude in der 850 Tiere umfassenden Herde des in Chico ansässigen Bauern George Neary besorgt. Neary bat darum, kein Toxaphen einzusetzen, doch die Veterinärmediziner versicherten, daß sie genau wüßten, was sie täten, und bestanden auf der Anwendung dieser Substanz. Nach einigen Wochen waren fast 100 Kühe verendet. Fünfhundert weitere Kühe erlitten entweder Fehlgeburten oder brachten Kälber zur Welt, die kurz nach der Geburt starben. Ein Hund, der etwas Fleisch von einer verendeten Kuh fraß, fiel Sekunden später tot um.[111]

Die Verantwortlichen dieser Toxaphen-Anwendung schlössen daraus, daß sie eine zu konzentrierte Lösung verwendet hatten. Tut uns leid, George!

In modernen Massentierhaltungsbetrieben wimmelt es oftmals so von Fliegen, daß die Angestellten die Scheibenwischer an ihren Autos betätigen müssen, um von ihrem Arbeitsplatz nach Hause zu fahren. Die Fliegen machen die Arbeiter fast wahnsinnig. Diese wiederum lassen nahezu nichts unversucht, um das Ungeziefer zu töten. Viele der gebräuchlichen Sprays, mit denen Fliegen in Tierzuchtbetrieben getötet werden (einschließlich *Fly-Die, Duo-Kill, Vapona* u. a.), enthalten als Hauptinhaltsstoff eine Substanz, die ebenfalls recht gute Aussichten bei einem Wettbewerb der tödlichsten Gifte hätte – Dichlorvos.[112]

Dichlorvos ist so toxisch, daß die Weltgesundheitsorganisation die noch tolerierbare Menge, die man am Tag davon aufnehmen kann, bei 0,004 mg/kg festgelegt hat. Diese Dosis wird bereits von einer Person überschritten, die sich für neun Stunden in einem Raum aufhält, in dem ein kleiner dichlorvoshaltiger fliegentötender Streifen hängt.[113]

Trotz all dieser Tatsachen lassen sich die Verantwortlichen der Fleischindustrie nicht davon abbringen, den Rindern, Hühnern, Schweinen und Ochsen in den heutigen Massenzuchtbetrieben eine Fülle von Dichlorvos-Produkten angedeihen zu lassen.

In dem ewigen Kampf gegen die Fliegen mischen die Arbeiter oftmals toxische Larvenvertilgungsmittel in das Tierfutter. Diese Substanzen gelangen durch das Maul der Tiere in deren Verdauungstrakt und kommen schließlich am anderen Ende wieder heraus, wodurch die Exkremente für die Fliegen giftig werden. Ein Bauer sagte mir, diese Larvenvertilgungsmittel seien eine „tolle" Idee. Als ich ihn darüber aufklärte, daß das populärste dieser Mittel, *Rabon*, als Hauptinhaltsstoff eine Substanz enthält, die schon in geringsten Dosierungen enorme Schäden des menschlichen Nervensystems und schwerste Krampfanfälle hervorrufen kann, lachte er nur. Er zog rasch eine Werbebroschüre hervor, in der *Diamond Shamrock*, der Hersteller von *Rabon*, verkündet, man müßte sich keinerlei Sorgen machen über eventuelle Rückstände im Fleisch oder der Milch von Tieren, denen man Rabon verabreicht. Das Unternehmen empfiehlt, ihr Gift an Milchkühe während des Melkens und an Rinder bis unmittelbar vor der Schlachtung zu verfüttern.

Wie glaubwürdig sind derartige Behauptungen der Chemiekonzerne? Als der Manager der Forschungsabteilung von Diamond Shamrock über Probleme mit *Rabon* befragt wurde, lautete seine Antwort, daß es damit nur ein Problem gegeben hätte, nämlich „von der Umweltbehörde eine Zulassungsgenehmigung für die Substanz zu bekommen".[114]

■ **Die Regierung als Verbündeter**

Noch vor 20 Jahren war die Menge an toxischen Stoffen, die in der Tierzucht verwendet wurden, kaum erwähnenswert im Vergleich zu der heutigen Flut von Giften. Doch selbst damals konnte das Landwirtschaftsministerium bei einer Kontrolluntersuchung von 2600 Geflügelprodukten aus allen staatlich getesteten Betrieben des Landes nicht ein einziges Produkt finden, bei dem keine Rückstände toxischer Chemikalien vorhanden waren.[115] Im Jahre 1966 wurde in Anhörungen vor dem amerikanischen Kongreß zugegeben:

„Keine auf dem gesamten Markt der Vereinigten Staaten erhältliche Milch ist frei von Pestizidrückständen."[116]

Bedauerlicherweise hat sich die Situation seitdem stetig verschlechtert. Die meisten von uns sind in ihrer Meinung so manipuliert, daß sie glauben, die Fleischkontrolluntersuchungen der Regierung würden uns bestens beschützen, da die Behörden niemals den Verkauf von Produkten kranker Tiere an die Verbraucher gestatten würden. Doch diese Annahme ist reines Wunschdenken. Die Tiere werden meist mit rasanter Geschwindigkeit an den kontrollierenden Beamten vorbeigefahren. Bei der Begutachtung von mehr als einem Tier pro Sekunde besteht kaum die Möglichkeit, selbst die frappierendsten Schäden auszumachen. Der Nachweis giftiger Chemikalien erfordert jedoch modernste Laborausstattungen, eine Menge Zeit und viel Geld.

Tatsächlich untersucht das amerikanische Landwirtschaftsministerium nur eines aus jeder viertel Million geschlachteter Tiere auf Rückstände toxischer Chemikalien.[117] Und selbst dann wird nur auf weniger als 10 % aller bekanntermaßen in Fleischwaren vorkommenden giftigen Substanzen getestet.[118] Im Jahre 1976 wurden weniger als 150 Tiere in den USA aufgrund von Arzneimittelrückständen aus dem Verkehr gezogen; 57 wurden wegen Pestizidrückständen eliminiert und 29 aufgrund diverser sonstiger Rückstände. Das ergibt zusammen weniger als 300 Tiere von insgesamt 119 Millionen – Geflügel nicht mitgerechnet.[119]

Die amerikanischen Fleischkontrollstandards sind so unzureichend, daß Begutachter der Europäischen Gemeinschaft 1984 elf der größten Fleischproduzenten der USA die Genehmigung für den Export ihrer Waren nach Europa entzogen.[120]

Die Chemiekonzerne würden uns allzu gerne glauben machen, daß wir vor den gefährlichen chemischen Rückständen sicher seien und die

Regierung alles unter Kontrolle habe. Doch unabhängige Wissenschaftler sehen die Sache etwas anders. Lewis Regenstein schreibt:

„Die Betrachtung der Regierungsrichtlinien für die Festlegung und Durchsetzung von Grenzwerten für toxische Pestizide führt unausweichlich zu der Schlußfolgerung, daß das Programm hauptsächlich dem Zweck dient, der Bevölkerung den Schutz vor gefährlichen chemischen Rückständen vorzutäuschen. Das Programm bewirkt mit den derzeitigen Richtlinien weder eine Reduzierung noch eine Überwachung der Giftmengen in unserer Nahrung. Es dient ausschließlich den Interessen der Verwender und Hersteller von Pestiziden und nicht denen der Bevölkerung ...“

Die vorrangige Quelle für toxische Pestizide und andere Chemikalien sind für die meisten Amerikaner Nahrungsmittel mit hohem Fettgehalt, wie zum Beispiel Fleisch und Milchprodukte. Eine vegetarische Ernährung oder eine nur minimale Mengen an Lebensmitteln tierischer Herkunft enthaltende Kostform kann zu einer gewaltigen Reduzierung in der Aufnahme der meisten dieser krebserregenden Chemikalien führen.“ [121]

Der Zusammenhang zwischen giftigen Chemikalien und Fleisch wurde auf ironische Weise am 5. April 1973 dokumentiert. An diesem Tag beschloß die Lebens- und Arzneimittelbehörde nach langen Diskussionen endlich das Verbot des künstlichen Farbstoffs Violet No. 1 wegen dessen krebserregenden Eigenschaften. Bis dahin wurde dieser Farbstoff vom amerikanischen Landwirtschaftsministerium für das Stempeln von Fleisch mit dem Gütesiegel dieser Behörde verwendet. Für mehr als 20 Jahre hatte das Landwirtschaftsministerium den Verbrauchern den Gesundheitswert ihres Fleisches versichert, indem sie es mit einem krebserregenden Färbemittel stempelte.[122]

■ Erfreuliche Neuigkeiten

Glücklicherweise gibt es Alternativen zu Pestiziden. Landwirtschaftsmethoden wie der biologische Anbau oder IPM (Integrated Pest Management) erfreuen sich immer größerer Beliebtheit. Bei diesen Verfahren macht man sich zum Beispiel das Ansiedeln der natürlichen Freßfeinde der Schädlinge, das Wetter, regelmäßige Fruchtwechsel, die Verwendung von schädlingsresistenten Kulturen, das Ausbringen von Insektenfallen, schonende Humusbearbeitung und andere umweltverträgliche Möglichkeiten der Schädlingsbekämpfung zunutze. Im IPM-System werden Chemikalien im Bedarfsfall zwar angewendet, doch orientiert man sich an der Einsicht, daß ein begrenztes Vorkommen von Schädlingen als Nahrungsquelle für gutartige Insekten durchaus wünschenswert ist. Die IPM-Methode und der biologische Anbau haben erkannt, daß die „Kontrolle" von Schädlingen durch Vergiftung nicht gerade die beste Strategie ist. Selbst wenn man nur die kurzfristigen Erträge und schädlingsbedingten Verluste berücksichtigt, sind Pestizide keineswegs der große Segen, wie er uns von den Herstellerfirmen angepriesen wird. Im Jahre 1970 wurden von den 25 meistverbreiteten Arten des Schädlingsbefalls 24 teilweise oder ausschließlich durch Pestizidanwendungen hervorgerufen.[123] Trotz der enormen Zunahme der verwendeten Pestizidmengen verdoppelten sich zwischen 1950 und 1974 die durch Insekten verursachten Ernteverluste, und zwar größtenteils wegen der tiefgreifenden Beeinträchtigung des ökologischen Gleichgewichts durch die Chemikalien.

Die Chemieunternehmen versuchen uns einzureden, daß ihre Produkte die Nahrungsmittelerträge steigern würden. In ihrer fundierten Untersuchung der Ursachen des Welthungers stellten Frances Moore Lappe und Joseph Collins allerdings das Gegenteil fest. In ihrem Buch *Food First* heißt es: *„In jedem Land vollzieht sich die gleiche Entwicklung. In den ersten Jahren (nach der Einführung von Pestiziden) können die Schädlinge zu vernünftigen Kosten kontrolliert und die Erträge gesteigert werden. Die Landwirte, die die Insekten vor ihren Augen tot von den Pflanzen fallen sehen, fühlen, wie die Pestizide ihnen Macht über Kräfte verleihen, die sie bislang nicht beeinflussen konnten. Mit der Zeit entwickeln die verschiedenen Schädlingsarten jedoch durch natürliche Ausleseprozesse resistente Stämme.*

Es ist unwahr, daß nur tote Insekten gute Insekten sind. Einige Insekten sind Parasiten oder fleischfressende Insekten, die sich von den Pflanzenschädlingen ernähren. Manche von ihnen fressen nur bestimmte Teile der Pflanzen. Untersuchungen belegen, daß die allermeisten Insektenarten nie Schäden verursachen, die die hohen Kosten der Insektizidverwendung rechtfertigen würden. Ihre Ausbreitung wird durch die Aktivitäten der Parasiten und fleischfressenden Insekten unter der Gefahrengrenze gehalten. Doch wenn einige dieser nützlichen Insektenarten durch Insektizide dezimiert werden, können normalerweise unbedeutende Schädlinge sich erheblich schneller vermehren."[124]
Ein Beispiel hierfür ist die Spinnenmilbe:

„Noch vor 25 Jahren war die Spinnenmilbe ein unbedeutender Schädling. Fortgesetzte Pestizidanwendungen, die eigentlich gegen andere Schädlinge gerichtet waren, führten jedoch zu einer drastischen Dezimierung der natürlichen Freßfeinde der Spinnenmilbe. Heutzutage ist die Milbe der für die Landwirtschaft weltweit bedrohlichste Schädling ... Die Ironie ... ist: Je effektiver ein Insektizid die anfälligen Individuen einer Schädlingsart abtötet, desto schneller vermehren sich die resistenten Individuen." [125]

Glücklicherweise sind Pestizide nicht notwendig. Der biologische Landbau und das IPM-System sind nicht nur umweltschonende Alternativen, sondern funktionieren selbst in Fällen, bei denen auch die stärksten Pestizide wirkungslos bleiben. Einer der von Landwirten meistgefürchteten Schädlinge ist der Maiswurzelwurm, dessen Bekämpfung mittels Chemikalien kaum Erfolge brachte. Diese Wurmart hat eine nahezu vollkommene Resistenz gegen die meisten Pestizidarten entwickelt. Das IPM-System löste das Problem einfach durch regelmäßige Fruchtwechsel. Der Maiswurzelwurm kann sich nämlich nicht von Sojapflanzen ernähren. Daher bietet eine Nutzfläche, auf der Sojabohnen im Wechsel mit Mais angebaut werden, dem Wurzelwurm keinen geeigneten Lebensraum. Die Sojabohnenpflanzen haben außerdem noch den Vorteil, den Boden mit Stickstoff zu versorgen, womit der Düngerbedarf für die folgende Aussaat verringert wird. [126]

Leider entstehen allerdings für die pestizidsüchtige Landwirtschaft einige Probleme, wenn nach Jahren der Pestizidanwendung plötzlich Fruchtwechsel eingeführt werden. Einige der Unkrautvertilgungsmittel, die heutzutage im Maisanbau Verwendung finden, verbleiben im Boden und töten andere Pflanzen. Sojapflanzen gehen ein, wenn man sie auf Böden anbaut, die mit derartigen Chemikalien belastet sind. Landwirte, die ständig mit Pestiziden arbeiteten, gelangen somit in einen Teufelskreis. Möglicherweise haben sie ihren fruchtbaren Boden so manipuliert, daß dort außer Mais nichts mehr wächst. Dadurch sind sie gezwungen, Jahr für Jahr Mais-Monokulturen anzubauen, die allen möglichen Schädlingen und Unkraut optimale Vermehrungsmöglichkeiten bieten.

Earl Butz, amerikanischer Landwirtschaftsminister unter Präsident Nixon, pflegte zu sagen, daß erst entschieden werden müßte, welche 50 oder 60 Millionen Amerikaner man verhungern lassen wolle, bevor die Vereinigten Staaten den biologischen Landbau in Betracht ziehen könnten. Seine Einstellung war ein Paradebeispiel für die in der Vergangenheit von der Regierung und der Landwirtschaft stets vertretene Position: Der biologische Anbau sei ein Luxus, den wir uns nicht leisten könnten, und wir brauchten diese Chemikalien, um uns zu ernähren. Die Chemieunternehmen, wie Sie sich vielleicht vorstellen können, haben Millionen dafür ausgegeben, um diese Denkweise zu fördern.

Allerdings ist diese Betrachtungsweise völlig falsch.

Bis zum Zweiten Weltkrieg erzielten amerikanische Landwirte auch ohne Pestizide riesige Erträge. Heutzutage könnten wir dank unseres verbesserten Verständnisses von IPM-Methoden noch erheblich bessere Ernten erzielen. Zum Beispiel ist es heute möglich, eine große Anzahl steriler männlicher Insekten zu züchten, die man dann in einem Gebiet freisetzt, in dem diese Insektenart ein Problem darstellt. Die sterilen Männchen paaren sich daraufhin mit den Weibchen, was schon bald zu einer drastischen Reduzierung der Insektenpopulation dieser Art führt. Außerdem können große Mengen an nützlichen Insekten gezüchtet werden, die man als natürliche Freßfeinde der schädlichen Arten in den von diesen befallenen Gebieten freisetzt.[127]

Wir könnten auch ohne Pestizide bessere Erträge als je zuvor erzielen, dank unseres seit dem Zweiten Weltkrieg enorm gestiegenen Wissens über Umweltsysteme und die damit verbundenen Erfahrungen in der Landwirtschaft. Wir wissen zwar, daß Insekten häufig eine Resistenz gegen Pestizide entwickeln, aber kein Insekt wird jemals gegen Vögel resistent. Vögel sind nämlich ausgesprochen fleißig in der Vertilgung von Insekte. Eine Spottdrossel kann 6180 Insekten pro Tag fressen. Eine Schwalbe vertilgt 1000 Grashüpfer in 12 Stunden. Ein Zaunkönig füttert seine Jungen an einem Sommernachmittag mit 500 Spinnen und Raupen. Für zwei nordamerikanische Goldspechte sind 5000 Ameisen eine kleine Zwischenmahlzeit. Ein Baltimorevogel vertilgt 17 Raupen in einer Minute.[128]

Regierungsstudien über die Durchführbarkeit des biologischen Landbaus erbrachten stets hoffnungsvolle Resultate. Im Jahre 1979 kam ein Ausschuß von Wissenschaftlern und Wirtschaftsexperten des Landwirtschaftsministeriums zu

> *„positiven Schlußfolgerungen über die Wichtigkeit des biologischen Anbaus und seinen potentiellen Beitrag für die Landwirtschaft und die Gesellschaft.“*[129]

Der Ausschuß des Landwirtschaftsministeriums ermittelte, daß bei manchen Landwirten überhaupt keine Ertragsreduzierung auftritt, wenn sie die Verwendung von Chemikalien einstellen. Selbst die Landwirte, deren Erträge etwas zurückgingen, machten größere Profite als zuvor, da sie kein Geld für teure Chemikalien ausgeben mußten.

Das wahrscheinlich umfangreichste Forschungsprojekt über die Möglichkeiten der biologischen Landwirtschaft wurde vom Zentrum für die Erforschung biologischer Systeme der Washington-Universität in St. Louis durchgeführt. Diese Studie verglich eine Gruppe von Betrieben gleicher Größe mit ähnlichen Bodenbedingungen und identischen Anbauerzeugnissen, von denen die Hälfte Chemikalien verwendete und die andere Hälfte auf diese verzichtete. Bei der Auswertung der Ergebnisse stellte der Leiter des Zentrums fest:

„Im Fünf-Jahres-Durchschnitt erzielten die biologischen Betriebe, gemessen an Dollar pro Hektar, genau die gleichen Gewinne. In bezug auf die Erträge lagen die biologisch anbauenden Unternehmen etwa um 10 % zurück. Dennoch waren die Einnahmen gleich hoch, da die durch den Verzicht auf Chemikalien erzielten Einsparungen diese Differenz ausglichen." [130]

Nun könnten Sie annehmen, daß eine zehnprozentige Ertragsminderung zu verheerenden Nahrungsmittelengpässen führen würde. Sie sollten sich vergegenwärtigen, daß die Mehrheit der Anbauerzeugnisse der amerikanischen Landwirtschaft gar nicht der menschlichen Ernährung zugute kommt. Statt dessen werden die Produkte an Nutztiere verfüttert, deren Fleisch, Milch und Eier wir konsumieren. Die meisten Nahrungsmittel werden also genaugenommen in Tierkot verwandelt, der auch nicht wiederverwendet werden kann, da er nicht direkt auf den Boden fällt, um diesem dadurch als Dünger zu dienen. Vielmehr konzentrieren sich die tierischen Exkremente in gewaltigen Mengen in Massenzuchtbetrieben und landen schließlich in unserem Wasser, das bereits reichliche Giftmengen enthält.

Würden wir statt dessen Lebensmittel direkt für Menschen anbauen, läge unser Bedarf bei weniger als 30 % der Erträge, die wir gegenwärtig unseren landwirtschaftlichen Nutzflächen abverlangen. Wir könnten unsere Erträge um die Hälfte reduzieren und hätten noch immer weit mehr als genug Nahrung. Da außerdem die Umstellung auf IPM-Methoden oder andere dem biologischen Anbau ähnliche Verfahren nicht zwangsläufig Ertragseinbußen mit sich bringt, könnten wir die ganze Weltbevölkerung ernähren. Es wären nur Vorteile damit verbunden, Lebensmittel direkt für die menschliche Ernährung anzubauen, anstatt mit unseren Landwirtschaftsprodukten Fabriken zu beliefern, die hauptsächlich Tierkot und gesättigte Fette produzieren. Dadurch würden wir auch der Überflutung unseres Lebensraumes mit tödlichen Giften Einhalt gebieten. Unsere Kinder könnten noch immer in einer sicheren und sauberen Umwelt leben.

■ Wie Sie Ihre Pestizidaufnähme verringern können

Die effektivste Weise, um Ihre Aufnahme an toxischen Chemikalien zu reduzieren, besteht darin, Ihren Verzehr von Fleisch, Fisch, Milchprodukten und Eiern einzuschränken oder aufzugeben. Die Auswahl biologisch angebauter oder ungespritzter Produkte wäre der nächste Schritt. Es ist ebenfalls hilfreich, Ihren Konsum an importierter Ware wie Kaffee, Zucker, Tee und Bananen einzuschränken, da die Landwirte in Ländern wie Ecuador, Mexiko, Guatemala und Costa Rica sogar noch wesentlich größere Pestizidmengen einsetzen als die US-Landwirtschaft. Die Pestizide kaufen diese Länder meist von US-Chemieunternehmen. Die Gifte werden in der Regel auch in den Vereinigten Staaten hergestellt.[131] Ferner empfiehlt es sich, bei importierten Früchten und Gemüsen vorsichtig zu sein. Am sichersten ist der Verzehr saisongemäßer, regional angebauter Obst- und Gemüsesorten. Die amerikanischen Pestizidbestimmungen sehen viele Ausnahmen für Hawaii vor, so daß aus Hawaii stammende Früchte ebenso stark belastet sein können wie Produkte aus Lateinamerika. Zu den allerschlechtesten Nahrungsmitteln gehören Fast-Food-Hamburger, da diese häufig aus importiertem mittelamerikanischem Rindfleisch hergestellt werden.

Manche Menschen glauben, der Verzehr von „biologisch erzeugtem" Rindfleisch und Geflügel könne zu einer verringerten Pestizidaufnahme beitragen. Trotz der möglicherweise besseren Qualität der als „biologisch" oder „ökologisch" ausgewiesenen Fleischwaren enthalten diese Produkte noch immer die konzentrierten Gifte aus all dem Futter, das die Tiere in ihrem Leben konsumiert haben. Diese tödlichen Chemikalien reichern sich im Fettgewebe der Tiere in wesentlich höheren Konzentrationen an als in Obst oder Gemüse. Der Pestizidexperte Lewis Regenstein schreibt:

Fleisch enthält schätzungsweise 14mal mehr Pestizide als pflanzliche Nahrung; Milchprodukte enthalten 5½mal mehr. Daher nimmt man durch den Verzehr von Lebensmitteln tierischer Herkunft hochkonzentrierte Mengen gefährlicher Chemikalien zu sich. Die Analyse verschie-

dener Produkte durch die Lebens- und Arzneimittelzulassungsbehörde ergab, daß Fleisch, Geflügel, Fisch, Käse und andere Milchprodukte häufiger und in größeren Mengen als andere Nahrungsmittel Pestizidrückstände aufweisen." [132]

Im Jahre 1975 schloß der Ausschuß für Umweltqualität eine umfangreiche Analyse des Problems der Pestizidrückstände in unseren Nahrungsmitteln mit dem Ergebnis ab, daß Fleisch- und Milchprodukte für mehr als 95 % der DDT-Mengen, die die Bevölkerung aufnimmt, verantwortlich sind. [133] Der gleiche Prozentsatz gilt auch für die anderen Pestizide. Leider essen die Menschen, denen diese Tatsachen unbekannt sind, weiterhin viele Produkte aus dieser meistbelasteten Nahrungsgruppe und setzen sich damit Tag für Tag enormen Mengen der giftigsten Substanzen aus. Erfreulicherweise gibt uns jedoch das Wissen um diese Tatsachen die Möglichkeit, etwas dagegen zu tun. Eine neue Richtung in Amerikas Landwirtschaft und Ernährungsweise würde es auch unseren Kindern und Enkelkindern ermöglichen, bei bester körperlicher Gesundheit in einer gesunden Umwelt zu leben.

▓ Vergiftete Muttermilch

Bedrohlicherweise werden die in unserem Körper gespeicherten Gifte hauptsächlich über die Muttermilch abgegeben. Ebenso wie Milchkühe häufig die in ihrem Gewebe gespeicherten giftigen Substanzen in ihre Milch abgeben, wird auch menschliche Muttermilch durch die im Körperfett der Mutter angereicherten Gifte belastet. Die tragischen Auswirkungen hiervon wurden vom Ecology Action Center auf einem Poster dargestellt, auf dem eine nackte schwangere Frau zu sehen ist, über deren Brüsten ein Schild hängt mit der Aufschrift: „Warnung – Von Kindern fernzuhalten". [134]

Leider ist dieses Poster nicht als Witz gemeint. Der Körper einer stillenden Mutter bedient sich seines Fettreservoirs, um Milch zu erzeugen. Im Fettgewebe der Frau sind praktisch alle toxischen Chemikalien gespeichert, die sie jemals aufgenommen, eingeatmet und durch die Haut absorbiert hat. Diese Gifte gehen nunmehr in ihre Milch über. Gestillte Babys können somit enormen Mengen der gefährlichsten aller bekannten Chemikalien ausgesetzt sein. [135]

Muttermilch enthält in der Regel so hohe Konzentrationen an DDT, PCB, Dieldrin, Heptachlor, Dioxin usw., daß die Lebens- und Arzneimittelzulassungsbehörde sie bei einem Verkauf über eine Staatsgrenze konfiszieren und vernichten müßte.[136]

Die amerikanische Umweltbehörde fand 1976 extrem hohe DDT- und PCB-Mengen in mehr als 99 % der Muttermilchproben aus allen Teilen der USA.[137] Andere Untersuchungen haben diese Werte bestätigt.[138] Der vom amerikanischen Präsidenten beauftragte Ausschuß für Umweltqualität fand 1975 DDT-Rückstände in 100 % aller getesteten Muttermilchproben.[139] Die anderen Gifte, die sich über die Nahrungskette konzentrieren, waren ebenso allgegenwärtig.

Die US-Umweltbehörde stellte fest, daß die maximal zulässige Aufnahmemenge an Dieldrin, einem der wirksamsten Krebserreger, vom durchschnittlichen gestillten amerikanischen Baby um das Neunfache überschritten wird.[140] Die Behörde fügte noch hinzu, daß Muttermilch im Schnitt das Zehnfache der von der Lebens- und Arzneimittelbehörde festgesetzten maximalen täglichen Dosis an PCB enthält.[141] Im Jahre 1981 wurde die Milch von mehr als 1000 Müttern aus dem Staat Michigan auf PCB-Belastungen getestet. In jedem Fall wurden Rückstände dieser Chemikalie gefunden, die so giftig ist, daß sie bei Versuchstieren in einer Dosierung von einigen ppm (parts per million) Geburtsfehler und Krebs hervorruft.[142]

Einige Mütter sind von diesen beängstigenden Tatsachen so alarmiert, daß sie sich dazu entschließen, ihre Kinder nicht mehr zu stillen. Dies ist allerdings in der Regel aus mehreren Gründen keine gute Entscheidung:

1. *Menschliche Muttermilch ist aus ernährungsphysiologischer Sicht weitaus hochwertiger als alle auf Kuhmilch basierenden Produkte.*
2. *Die künstliche Babynahrung ist höchstwahrscheinlich ebenfalls stark mit toxischen Chemikalien belastet.*
3. *Menschliche Muttermilch enthält Antikörper, die für das Neugeborene von unschätzbarem Wert sind.*
4. *Das Stillen fördert die Mutter-Kind-Beziehung und ist sowohl körperlich als auch emotional von enormer Bedeutung für das Wohlergehen von Mutter und Kind.*

Glücklicherweise können Frauen, die sich Kinder wünschen, das Risiko für ihr Kind wesentlich reduzieren. Viele Untersuchungen belegen den direkten Zusammenhang zwischen der Menge an tierischen Fetten in der Ernährung der Mütter und der Konzentration der in ihre Milch übergehenden Rückstände. Je weniger Fleisch, Butter, Eier, Käse, Milch, Geflügel und Fisch eine Frau verzehrt, desto weniger toxische Chemikalien gelangen in ihre Milch."[143]

Im Jahre 1976 testete die amerikanische Umweltbehörde die Muttermilch vegetarisch lebender Frauen. Bei ihnen wurde eine weit unter dem Durchschnitt liegende Pestizidkonzentration in der Milch nachgewiesen.[144] Eine im *New England Journal of Medicine* veröffentlichte Untersuchung ergab:

„Die höchsten Giftrückstände in der Muttermilch der Vegetarier waren niedriger als die niedrigsten Giftrückstände ... (bei) nicht-vegetarischen Frauen ... Im Schnitt lagen die Vegetarier-Werte bei nur einem oder zwei Prozent der durchschnittlichen Konzentrationen in den USA.„[145]

Das ist eine enorm wichtige Statistik. Die Muttermilch der durchschnittlichen vegetarisch lebenden und stillenden Mutter in den Vereinigten Staaten enthält nur ein oder zwei Prozent der Pestizidrückstände des nationalen Durchschnitts. Vergleicht man den nationalen Durchschnitt der Giftrückstände in der Muttermilch mit dem Gewicht eines mittelgroßen Autos (725 kg), so entspricht der Durchschnittswert bei Vegetariern nur dem Gewicht einer kleinen Tasche (7 bis 15 kg). Meines Wissens gibt es noch keine Untersuchungen über die Muttermilch vegan lebender Frauen. Doch alles deutet darauf hin, daß ihre Milch noch um ein Vielfaches besser ist.

Frauen, und sogar kleine Mädchen, die vielleicht irgendwann einmal ein Kind zur Welt bringen und stillen möchten, sollten sich schon jetzt Gedanken darüber machen, wie sehr die Lebensmittel, die sie heute essen, die Gesundheit ihres zukünftigen Kindes beeinflussen werden. Jede Chemikalie, die sie jetzt aufnehmen, wird in ihrem Gewebe gespeichert und später in ihre Muttermilch abgegeben. Da Muttermilch oftmals die einzige Nahrung des Säuglings ist, ist die Pestizidkonzentration in der Milch von entscheidender Bedeutung. Die Umweltschutzorganisation *Environmental Defense Fund* hat nachgewiesen, daß der durchschnittliche gestillte amerikanische Säugling, auf sein Körpergewicht bezogen, mehr als 100mal mehr PCB aufnimmt als der durchschnittliche Erwachsene.[146] Außerdem ist die wirksame Dosis noch weitaus toxischer, weil die noch unausgereifte Leber eines Neugeborenen nicht in der Lage ist, diese Chemikalien zu entgiften. Es ist überaus wichtig, daß junge Frauen erkennen, wie ihre Ernährung von heute die Qualität ihrer Muttermilch von morgen beeinflußt.

Wir wissen genug, um den richtigen Weg einzuschlagen. Noch könnten die Mütter der Zukunft ihre Babys in der wunderbaren Gewißheit stillen, daß ihre Milch gesund und unbelastet ist. Noch besteht die Möglichkeit, daß zukünftig stillende Mütter nur noch eine vage Erinnerung an die Zeiten haben werden, in denen Muttermilch eine Gefahr darstellte.

Auch Männer, die eventuell eines Tages ein Kind zeugen möchten, sollten darüber nachdenken, daß die toxischen Chemikalien, die sie heute aufnehmen, einschließlich der besonders das Sperma schädigenden Substanzen, sich in großen Mengen in den männlichen Fortpflanzungsorganen anreichern.[147] Daher ist eine sehr große Zahl von Geburtsfehlern auf die Chemikalienaufnahme des Vaters zurückzuführen. Die Kinder von Vietnamveteranen, die mit Agent Orange in Kontakt kamen, hatten außergewöhnlich hohe Mißbildungsraten. Ebenso ermittelte eine an der Medizinischen Universität Südkaliforniens durchgeführte Studie, daß ein eindeutiger Zusammenhang zwischen Gehirntumoren bei Kindern und der Menge an toxischen Chemikalien besteht, der ihre Väter ausgesetzt waren.[148]

Doch selbst wenn ein Mann sich keine Kinder wünscht, gibt es Anlaß zur Besorgnis. Seine Samenzellen speichern nämlich diese Chemikalien, und während des Sexualverkehrs werden sie auf die Frau übertragen.[149] Die Frau nimmt die Substanzen über ihre Scheidenschleimhaut auf und speichert sie dann in ihrer Gebärmutter. Wie eine Art biologische Zeitbombe verbleiben diese Chemikalien in ihrem Körper, um später Geburtsfehler und Krebs hervorzurufen.

Zum Glück können wir durch eine weise Nahrungsauswahl schon jetzt viel dazu beitragen, die Gesundheit der noch Ungeborenen zu schützen.

■ Das genetische Material

Es ist kaum möglich, die tiefgreifenden, von toxischen Chemikalien ausgehenden Gefahren für die Menschheit zu übertreiben. Diese Gifte können selbst die Grundlage des Lebens an sich schädigen – das DNS-Molekül.[150] Daher sehen wir gegenwärtig eine Epidemie von Zellentartungsprozessen, die als Krebsfälle in die Statistik eingehen. Ebenso läßt sich damit die rasante Zunahme der Sterilitätsraten und der Anzahl der Geburtsfehler erklären.

Das menschliche genetische Material läuft Gefahr, irreparabel beschädigt zu werden. Unsere Gene sind die Kulmination von mindestens drei Milliarden Jahren Evolution; sie sind die Quelle der menschlichen Art. Fehler in der DNS-Struktur verursachen Krankheiten, die fortan weitervererbt werden. Diese Tragödien werden sich dann über unzählige Generationen in der Zukunft fortsetzen. Wissenschaftler berichten:

„Veränderungen in den Chromosomen der Samenzellen oder der Vorläuferzellen könnten auf alle zukünftigen Generationen der Menschheit übertragen werden. Die Vererbung des Menschen, sein größter Schatz, ist dadurch in Gefahr. Bereits irreversibel beschädigte Chromosomen können durch keine uns bekannten Maßnahmen wieder repariert werden." [151] Der mutationsauslösende Effekt dieser Chemikalien manifestiert sich frühestens in der folgenden Generation. Allerdings wurden erst in der jetzigen Generation die Biosphäre und die Nahrungskette mit giftigen Chemikalien überflutet. Wir haben noch immer nicht die vollen Auswirkungen der bereits erfolgten Schäden gesehen. Doch wie Red Skelton immer sagte: „Wenn wir nicht die von uns eingeschlagene Richtung verändern, werden wir dort ankommen, wohin wir uns derzeit bewegen."

■ **Vermeidbare Tragödien**

Angesichts dieser bedrohlichen Zukunftsaussichten stellten sich bei mir viele Emotionen ein. Ich war schier überwältigt von der unglaublichen Menge dieser Substanzen, die wir produziert haben; überwältigt von den unfaßbaren, bereits durch minimale Dosierungen verursachten Schäden. Und ich war voller Zorn über die Menschen, die uns belügen und von diesen Schandtaten profitieren. Es ist nicht leicht für mich, einen Mann wie Paul Oreffice, den Präsidenten des *Dow*-Chemiekonzerns, in der *NBC Today Show* zu sehen und seine Behauptungen mitanzuhören, daß „es absolut keine Beweise dafür gibt, daß Dioxin für den Menschen schädlich ist". Er sagt dies, obwohl er weiß, daß die Dioxinmenge, die für das Töten von zehn Millionen Menschen erforderlich ist, auf einer Fläche kleiner als eine menschliche Hand Platz hätte.

Ich denke, niemand, der sich dieser Tatsachen bewußt wird, kann sich dem Gefühl des Schmerzes entziehen, wenn er an die Zukunft unserer Welt denkt. Dieser Schmerz geht über das Persönliche, über das unser individuelles Leben Betreffende hinaus. Es geht um die Zukunft der Menschheit.

Manchmal wünschte ich mir, einfach meine Augen verschließen und dadurch all das Unheil zum Verschwinden bringen zu können. Ich versuchte mir einzureden, daß die Politiker und andere mächtige Menschen die völlige Vergiftung unserer Welt niemals zulassen würden, wenn die Situation allzu brenzlig wird. Wann immer meine Verdrängungs- und Betäubungsversuche fehlschlugen und ich mir abermals die drohende Gefahr vor Augen hielt, fühlte ich andere Formen des Kummers. Ich war wütend, daß wir dabei zusehen müssen, wie unser Leben und das unserer Kinder durch solch vermeidbare Tragödien beeinträchtigt wird. Ich fühlte mich schuldig, da ich als Mitglied dieser Gesellschaft auch in dieses große Unglück mitverwickelt bin. Ich hatte Angst vor dem, was uns erwartet. Größtenteils jedoch fühlte ich Trauer. Sich dieser tiefgreifenden Geschehnisse bewußt zu werden, kann ein unbeschreibliches Leiden auslösen.

Dieses Leiden verteilt sich auf uns alle. Es ist nicht etwas, vor dem wir uns fürchten müssen. Denn in der Tiefe unseres geteilten Schmerzes erfahren wir unser geteiltes Mitgefühl, unsere geteilten Hoffnungen und Gebete und unsere Fähigkeit, gemeinsam gegen diese Bedrohung vorzugehen. Der Schmerz bewirkt das Aufbrechen der Mauern, führt zur Erkenntnis, daß wir die Macht zur Veränderung besitzen. Etwas sehr Wertvolles kann in einer solchen Zeit entstehen.

Der Schmerz, den wir spüren, entspringt unserem Mitgefühl, nicht nur für uns selbst und unsere Kinder, sondern für die ganze Menschheit und alles Lebendige. Unsere Sorge ist ein Ausdruck unserer Verbundenheit mit allen Wesen. Es geht hier um etwas weitaus Größeres als unser individuelles Selbst und unsere persönliche Zukunft. Unsere Sorge ist ein dringender Hilfeschrei aus der Tiefe unseres Wesens, daß diese furchtbare Verschmutzung der Erde nicht länger geduldet werden darf. Es ist das Erwachen der unserem individuellen und gemeinschaftlichen Bewußtsein entspringenden Fähigkeit, unser Leben in eine bessere Richtung zu lenken.

Diese Heilung ist kein isolierter oder vorübergehender Abschnitt in unserem Leben. Die erforderlichen Veränderungen lassen sich nicht einfach durch den Verzicht auf Fleisch oder das gelegentliche Diskutieren, Demonstrieren oder Spenden erzielen. Es wird alle Bereiche unseres Lebens umspannen, und zwar in einem Ausmaß, das wir uns kaum vorstellen können.

Wir werden diese Herausforderung annehmen, weil etwas Heiliges in uns, nämlich unser Bewußtsein, uns sagt, daß dies unsere Aufgabe ist.

Ich blicke hinaus in die Welt und sehe eine dunkle Nacht voller unfaßbarer Grausamkeit und Verblendung. Unbeirrt schaue ich jedoch in die menschlichen Herzen und sehe dort die Liebe und das Mitgefühl, die strahlend in das dunkle Universum hinausleuchten. In diesem inneren Licht fühle ich die Träume und Gebete aller Wesen. In diesem strahlenden Licht fühle ich unsere Hoffnungen auf eine bessere Zukunft. In der Güte des menschlichen Herzens liegt die Kraft, um zu tun, was getan werden muß.

Alle Dinge

sind miteinander verbunden

Das Schicksal, oder Karma, ist davon abhängig,
was die Seele hinsichtlich der Dinge,
die ihr bewußt wurden, getan hat.

Edgar Cayce

E s gibt eine alte Geschichte von einem Mann, der ein langes und rechtschaffenes Leben führte. Als er starb, sagte Gott zu ihm: „Komm, ich werde dir die Hölle zeigen." Der Mann kam in einen Raum, in dem eine Gruppe von Leuten um einen Topf voller Suppe saß. Jeder dieser Menschen hielt einen Löffel in der Hand, der zwar den Topf erreichte, doch einen so langen Stiel hatte, daß man ihn sich nicht in den eigenen Mund führen konnte. Jeder der dort Versammelten war hungrig und verzweifelt; das Leiden war entsetzlich.

Nach einiger Zeit sagte Gott: „Komm, jetzt zeige ich dir den Himmel." Der Mann kam in einen anderen Raum. Überrascht stellte er fest, daß dieser Raum mit dem zuvor völlig identisch war – eine Gruppe von Leuten saß um einen großen Topf, und jeder von ihnen hielt einen langen Löffel in der Hand. Doch hier waren alle wohlgenährt und glücklich, und der Raum war voller Freude und Heiterkeit.

„Ich verstehe nicht", sagte der Mann. „Alles ist gleich, aber hier sind alle glücklich, und in dem anderen Raum herrscht Elend. Wie kommt das?"

Gott lächelte. „Ah, du übersiehst etwas – hier haben sie gelernt, sich gegenseitig zu füttern."

■ Die Verschwendung unserer Nahrung

Die Nutztierpopulation in den Vereinigten Staaten konsumiert gegenwärtig eine Menge an Getreide und Sojabohnen, die ausreichen würde, um mehr als die fünffache menschliche Bevölkerung des Landes zu ernähren.[1] Wir verfüttern mehr als 80 % unserer Maisernte und über 95 % der Haferernte an diese Tiere.[2]

Es ist kaum zu glauben, wie verschwenderisch eine fleischorientierte Ernährungsweise ist. Durch die Umwandlung des Getreides in tierische Nahrungsmittel bleibt für die menschliche Ernährung nur 10 % der Kalorienmenge, die wir beim direkten Verzehr des Getreides zur Verfügung hätten.[3]

Weniger als die Hälfte der landwirtschaftlichen Nutzflächen in den USA wird dazu verwendet, Lebensmittel direkt für den menschlichen Verzehr anzubauen. Der größte Teil der Anbauflächen dient dem Anbau von Nutztierfutter. Dies ist eine völlig unökonomische Nutzung unseres fruchtbaren Bodens. Von 16 Pfund Getreide und Sojabohnen, die wir an Rinder verfüttern, bekommen wir nur ein Pfund in Form von Fleisch auf unseren Teller zurück. Die restlichen 15 Pfund gehen uns verloren, das meiste davon mit den Tierexkrementen.

Leider dienen wir in dieser Hinsicht den Entwicklungsländern als Vorbild. Die Menschen dort assoziieren Fleischessen mit dem wirtschaftlichen Status der Industrienationen, nach dem sie streben. Diejenigen, die sich Fleisch leisten können, kaufen es sich, während viele ihrer Landsleute hungrig zu Bett gehen und Mütter dabei zusehen müssen, wie ihre Kinder verhungern.

Um zu verstehen, wie verschwenderisch das Verfüttern unseres Getreides an Rinder ist, stellen Sie sich folgendes vor: Sie legen 1000 Dollar bei Ihrer Bank an. Ein Jahr später heben Sie Ihr Geld wieder ab und erwarten, daß Sie zusätzlich zu Ihrem angelegten Betrag auch noch Zinsen kassieren werden. Doch statt dessen überreicht man Ihnen nur 100 Dollar und sagt Ihnen, das sei alles, worauf Sie Anspruch hätten. Der Restbetrag ist verschwunden. Sie haben auf Ihr angelegtes Geld nicht nur keine Zinsen erhalten, sondern noch dazu 90 % Ihres Anlagebetrages verloren.

Diese Geldanlage ist immer noch ertragreicher als eine auf Fleisch basierende Ernährungsweise. Wir verlieren mehr als 90 % der Proteine, die wir mit dem Futter in Nutztiere investieren. Rindfleisch bringt die größten Verluste – wir verlieren 94 % der Proteine, die wir an die Rinder verfüttern. Milchkühe bringen zwar die geringsten Einbußen – doch auch hier verlieren wir noch immer 78 % der investierten Proteine. Dazwischen liegen Schweine und Hühner: Wir verlieren 88 % des an Schweine verfütterten Eiweißes und 83 % unserer Protein-Investition in Geflügel.[4]

Vierzigtausend Kinder verhungern täglich auf diesem Planeten.

(Amerikanisches Institut
für Ernährungs- und Entwicklungspolitik)

Um einen fleischessenden Menschen ein Jahr lang zu versorgen, benötigt man 1,5 Hektar Land. Um eine ovo-lakto-vegetarisch lebende Person ein Jahr zu ernähren, bedarf es einer Fläche von 0,2 Hektar. Und um einen reinen Vegetarier zu versorgen, reichen 0,07 Hektar. Mit anderen Worten, eine gegebene Anbaufläche kann zwanzigmal mehr Menschen ernähren, wenn diese sich rein vegetarisch ernähren und nicht nach typisch amerikanischer Art.[5]

Lester Brown vom amerikanischen Entwicklungsausschuß schätzt, daß eine Reduzierung des Fleischkonsums allein in den USA um nur 10 % mehr als 12 Millionen Tonnen Getreide für die menschliche Versorgung freisetzen würde. Allein diese Maßnahme würde genügen, um jeden der 60 Millionen Menschen ausreichend zu ernähren, die in diesem Jahr weltweit verhungern werden.[6]

Ich weiß, was es bedeutet, hungrig zu sein,
doch ich ging immer sofort ins nächste Restaurant.

(Ring Lardner)

Indem wir unser Getreide an Nutztiere verfüttern, verlieren wir nicht nur 90 % der Proteine; außerdem gehen uns 96 % der Kalorien, 100 % der Faserstoffe und 100 % der in den Ausgangsprodukten enthaltenen Kohlenhydrate verloren.

Unterernährung ist die Haupttodesursache bei Säuglingen und Kindern in Entwicklungsländern. In vielen Nationen sterben mehr als 25 % der Menschen, bevor sie vier Jahre alt werden. In Guatemala sind 75 % der unter fünf Jahre alten Kinder unterernährt. Doch Jahr für Jahr exportiert Guatemala über 18 Millionen Kilogramm Fleisch in die USA.[7] Es grenzt an Kriminalität!

Viele von uns denken, daß Menschen auf dieser Erde hungern müssen, weil wir nicht genug Nahrung für alle hätten. Frances Moore Lappe und die Organisation *Food First*, die sich für die Bekämpfung des Hungers einsetzen, haben allerdings aufgezeigt, daß die wahre Ursache des Hungers nicht der Mangel an Nahrung, sondern der Mangel an Gerechtigkeit ist. In den USA wird täglich genug Getreide in der Tierzucht verschwendet, um damit jeden Menschen dieser Erde mit zwei Brotlaiben versorgen zu können.

Der Hunger ist in Wirklichkeit ein gesellschaftliches Phänomen, das durch ungerechten, unökonomischen und verschwenderischen Umgang mit den Lebensmitten verursacht wird. In Costa Rica vervierfachte sich die Rindfleischproduktion zwischen 1960 und 1980. Doch nahezu das gesamte dort hergestellte Rindfleisch wird in die USA exportiert und das im Lande verbleibende Fleisch von einer winzigen Minderheit verzehrt. Obwohl mehr und mehr Landflächen Costa Ricas für die Fleischproduktion genutzt werden, stehen dadurch der einheimischen Bevölkerung keine größeren Fleischmengen zur Verfügung. Eine durchschnittliche Familie in Costa Rica ißt weniger Fleisch als eine durchschnittliche amerikanische Hauskatze.

Das Gesetz, in seiner majestätischen Gleichheit, verbietet den Reichen ebenso wie den Armen, unter Brücken zu schlafen, in den Straßen zu betteln und Brot zu stehlen.
(Anatole France)

Allein der weltweite Rinderbestand, Schweine und Hühner außer acht gelassen, konsumiert eine Nahrungsmenge, die dem Kalorienbedarf von 8,7 Milliarden Menschen entspricht – das Anderthalbfache der derzeitigen menschlichen Bevölkerung auf der Erde.[8]

Er verstreute täglich Krümel für die Spatzen der Nachbarschaft. Er bemerkte, daß ein Spatz verletzt war und sich kaum bewegen konnte. Doch mit Erstaunen entdeckte er, wie die anderen Spatzen, offensichtlich in allgemeiner Übereinstimmung, ihrem verletzten Kameraden die in seiner Nähe liegenden Krümel überließen, so daß auch er ungestört zu seinem Anteil kam.
(Albert Schweitzer)

Nach Angaben des amerikanischen Landwirtschaftsministeriums kann man auf einem Hektar Land 22.000 Kilogramm Kartoffeln anbauen. Verwendet man die gleiche Fläche, um Futtermittel für Nutztiere anzubauen, erhält man dadurch nur 185 Kilogramm Nahrungsmittel in Form von Rindfleisch.[9]

In einer Welt, in der alle zwei Sekunden ein Kind verhungert, ist es eine Blasphemie, dieses Landwirtschaftssystem, das unserer Fleischgier dient, aufrecht zu erhalten. Doch es wird so lange bestehen bleiben, wie wir es fördern. Diejenigen, die von diesem System profitieren, sind nicht darauf angewiesen, daß wir ihre Produktionsmethoden billigen. Der einzige Zuspruch, den sie benötigen, ist unser Geld. Solange genug Menschen ihre Produkte kaufen, verfügen sie über die finanziellen Möglichkeiten, um Reformen zu bekämpfen, Millionen von Dollar in „Aufklärungs"-Propaganda an unseren Schulen fließen zu lassen und sich selbst gegen wissenschaftliche und ethische Tatsachen zu verteidigen.

Zunehmend mehr Amerikaner entziehen diesem wahnsinnigen System die Unterstüzung, indem sie auf Fleisch verzichten. Die neue Richtung in der Ernährungsweise ist für diese Menschen ein Ausdruck ihres Protests gegen ein System, das horrende Mengen an Lebensmitteln verschwendet, während andere Menschen auf der Welt hungern müssen.

Der Tag, an dem der Hunger von der Erde verschwindet, wird die größte spirituelle Explosion auslösen, die die Welt je gesehen hat. Die Menschheit kann sich das Ausmaß der Freude nicht vorstellen, die am Tage dieser wunderbaren Revolution die Welt ergreifen wird.

(Frederico Lorca)

■ Krieg ist die Hölle

Durch die Unmengen an Ressourcen, die wir in der Tierzucht verbrauchen, gelangen wir in eine Situation, in der nicht mehr genug Nahrung für alle Menschen vorhanden ist. In diesem Dilemma kursiert allerorts die Angst, daß vielleicht einst wir diejenigen sein werden, die Mangel erleiden. Daher müssen wir alle in Angst leben, solange noch Menschen auf diesem Planeten verhungern.

Aus solchen Ängsten resultieren Kriege. Konflikte, die konkurrierenden Gebietsansprüchen entspringen, werden häufiger und intensiver. Menschliche Grundbedürfnisse werden Besitzansprüchen untergeordnet. Wir sehen in anderen und andere sehen in uns Gegner und Feinde.

Angst ist die wirkliche Krankheit. Die Atomwaffen sind nur Symptome. Ist es nicht die Angst, die uns erst diese schrecklichen Waffen bauen und horten läßt? Was immer wir tun können, um Ängste abzubauen, reduziert gleichzeitig die Wahrscheinlichkeit eines Krieges. Wir sind bereits auf dem richtigen Wege, wenn wir erkennen, daß unsere täglichen Lebensgewohnheiten einen enormen Einfluß auf das Ausmaß der Angst in der Welt haben.

Das Verständnis, daß Fleischkonsum Nahrungsmittelknappheit hervorruft, uns dadurch zu Konkurrenten unserer hungernden Mitmenschen macht und somit Kriegen Vorschub leistet, ist nicht neu. Die Bibel enthält zahlreiche Beispiele derartiger Konflikte, die aus den miteinander konkurrierenden Landansprüchen von Tierzüchtern resultieren.[10] Die Weltgeschichte ist voller Kriege, die geführt wurden, weil fleischessende Gesellschaften mehr Land für ihre Nutztiere benötigten.

In unserem Jahrhundert sprach Gandhi zu uns: „Lebt einfach, so daß andere einfach nur leben können." Auch seine Botschaft war nicht neu. Vor über 2000 Jahren sagte ein ähnlich weiser Mann, Sokrates, mit anderen Worten das gleiche. In Platons *Der Staat* spricht Sokrates über den Frieden und das Glück, welches den Menschen zuteil wird, die sich vegetarisch ernähren. In seinem Dialog mit Glaukon sagt Sokrates:

„Und so werden sie ein friedliches Dasein führen bei voller Gesundheit, wie zu erwarten, und in hohem Alter sterben und ein ebensolches Leben ihren Nachkommen hinterlassen."[11]

Doch Glaukon ist skeptisch. Er sagt Sokrates, daß sich die Menschen mit einem derart einfachen Leben nicht zufriedengeben werden; sie würden Schweinefleisch essen wollen. Sokrates antwortet, daß solche Gelüste nicht gut seien, da die Menschen Dinge vermeiden sollten, die nicht für die Befriedigung ihrer natürlichen Bedürfnisse erforderlich sind. In seiner Beschreibung des Unglücks, welches die Menschheit befallen wird, wenn sie Fleisch ißt, schildert Sokrates in weiser Voraussicht sowohl die gesundheitlichen Konsequenzen des Fleischverzehrs, die wir erst heute zu erkennen beginnen, als auch die Kriege, die über die Jahrtausende im Gefolge der unersättlichen Landansprüche geführt wurden:

Sokrates	*Ferner werden wir auch Schweinehirten brauchen. Denn Schweinezucht gab es nicht … (bei vegetarisch lebenden Menschen), da wir sie nicht brauchten. (Wenn die Menschen Fleisch essen wollen) … werden wir aber diese nicht entbehren können, ebensowenig wie vieles andere Weidevieh, das zur Nahrung dient. Nicht wahr?*
Glaukon	*Zweifellos.*
Sokrates	*Also auch Ärzte werden wir viel eher nötig haben bei dieser Lebensweise als bei der früheren?*
Glaukon	*Allerdings.*
Sokrates	*Und auch das Gebiet, das ehedem hinreichte zur Ernährung der damaligen Bewohner, wird nun unzulänglich und zu klein werden? Oder wie denkst du?*

Glaukon	*So wie du.*
Sokrates	*Also müssen wir das Gebiet der Nachbarn beschneiden,*
	wenn wir genügenden Grund und Boden haben wollen zu
	Viehweide und Ackerland, und jene hinwiederum das unsere,
	wenn auch sie sich dem Trieb nach angemessenem Erwerb
	von Hab und Gut hingeben, die Grenzen des Notwendigen
	überschreitend.
Glaukon	*Ohne Widerrede, mein Sokrates.*
Sokrates	*So werden wir denn den Krieg haben, mein Glaukon.*
	Oder wie? [12]

Sokrates lebte in einer Zeit, in der Kriege grausam und unbarmherzig geführt wurden. Dennoch sind die zerstörerischen Waffen der damaligen Zeit mit unseren heutigen atomaren Sprengköpfen nicht zu vergleichen. Niemals zuvor war es so notwendig, zwischen den menschlichen Grundbedürfnissen und den übertriebenen Gelüsten zu unterscheiden. Niemals zuvor war es so wichtig, die Ängste der Menschen, aus denen sich Kriege entwickeln, zu verstehen und zu zerstreuen. Wenn nur ein Mensch auf der Welt hungert, fühlen wir es alle.

Fleischnahrung fördert die Ängste auf der Welt, da es uns in eine Position bringt, in der wir nicht genügend Nahrung für alle haben. Doch dies ist noch nicht alles. Fleischesser verzehren Rückstände der biochemischen Reaktionen der Tiere auf den Horror des Schlachthauses. Millionen Jahre Evolution haben die Tiere darauf programmiert, in lebensgefährlichen Situationen zu kämpfen oder zu fliehen. Durch die panische Angst, die die Tiere im Schlachthaus durchmachen, entstehen in ihren Körpern hochwirksame biochemische Substanzen, die über die Blutbahn in ihr Fleisch gelangen, um ihnen die Energie für den Kampf oder die Flucht zu geben. Wie schrille Luftsirenen lösen diese körpereigenen Substanzen instinktive Panik aus. Die heutigen Schlachthausbedingungen garantieren förmlich, daß die Tiere in entsetzlicher Todesangst sterben.

Einige indianische Stämme aßen kein Fleisch von Tieren, die in Angst gestorben waren, weil sie nicht die Furcht eines solchen Tiers in sich selbst aufnehmen wollten. Wenn wir das Fleisch von Tieren, die auf grausame Weise gestorben sind, verzehren, essen wir dadurch buchstäblich ihre Angst. Wir konsumieren biochemische Substanzen, die von der Natur dazu gemacht wurden, ein Tier in Todesangst zu versetzen, um es zum Kämpfen oder Fliehen zu veranlassen. Beim Verzehr dieser Tiere übernehmen wir ihre Panik in unser eigenes Leben und bringen sie in unseren Kriegen und in unserem Alltag zum Ausdruck.

Eine neue Richtung innerhalb der amerikanischen Ernährungsweise wäre ein wichtiger Schritt in Richtung einer gewaltlosen Welt. Die Nahrungswahl ist eine Möglichkeit, um zu sagen: „Möge Friede auf Erden herrschen, und möge er bei mir beginnen." Eine gewaltlose Welt hat ihre Wurzeln in einer gewaltlosen Ernährung.

■ **Der Boden unter unseren Füßen**

Aus Staub sind wir entstanden und zu Staub werden wir zurückkehren. Archäologen behaupten, die Bodenerosion hätte beim Aufstieg und Fall vieler großer Zivilisationen eine entscheidende Rolle gespielt, einschließlich jener des alten Ägyptens, Griechenlands und der Maya-Indianer. In ihrem Buch *Topsoil and Civilization* berichten Vernon Carter und Tom Dale, wie jene Zivilisationen, die durch Bodenerosion ihrer fruchtbaren Grundlage beraubt wurden, niedergegangen sind.[13]

Der Humus ist die dunkle, nährstoffreiche und feuchtigkeitsspeichernde Bodenschicht, die uns ernährt, indem sie unsere Pflanzen gedeihen läßt. Er ist die grundlegendste Basis unserer Nahrungsversorgung auf dieser Erde.

Vor zweihundert Jahren enthielten die meisten amerikanischen Felder eine über 50 cm dicke Humusschicht. Heute findet man in der Regel etwa 15 cm, bei immer höher werdenden Humusverlustraten.[14] Wir haben bereits 75 % unserer wahrscheinlich wertvollsten Bodenressource verloren.[15] Als Resultat dieser Entwicklung, so das US-Landwirtschaftsministerium, ist die Produktivität der amerikanischen Anbauflächen um 70 % gesunken. Riesige Flächen stehen kurz davor, zu unfruchtbarem Ödland zu verkommen.[16]

Das Landwirtschaftsministerium gesteht ein, daß dies ein unvergleichliches Desaster sei. Dennoch behauptet die Behörde:

„... *das Aufhalten der Bodenerosion und der Fruchtbarkeitsverluste wäre mit untragbaren Kosten verbunden.*"[17]

Solange wir der Landwirtschaft die Befriedigung unseres Verlangens nach Fleisch abverlangen, ist diese Aussage zweifellos richtig. Doch eine veränderte Ernährungsweise würde weitaus geringere Anforderungen an unsere Anbauflächen stellen. Wir könnten auf Kunstdünger verzichten, der nur nötig ist, um die überhöhten Ansprüche an den Boden zu erfüllen, die die

Fütterung unzähliger Nutztiere mit sich bringt. Mit einer veränderten Ernährungsweise würde es uns überhaupt nichts kosten, die Bodenerosion aufzuhalten. Die Regeneration der Humusschicht wäre eine logische Folge schonender Bodenbearbeitungsmethoden. Mit unserem derzeitigen Landwirtschaftssystem gleichen wir einem kranken Mann, der mehr und mehr Pillen schluckt, um seine Symptome zu kaschieren, obwohl ihn die Pillen immer kränker machen. Es ist uns gelungen, den erschreckenden Fruchtbarkeitsverlust unserer Böden durch ständig steigende Mengen an Kunstdünger und Pestiziden zu kompensieren. Amerikanische Landwirte verwenden mehr als 20 Millionen Tonnen Kunstdünger pro Jahr, eine Menge, die das gesamte Gewicht aller in den USA lebenden Menschen übersteigt.

Obgleich wir geradezu vom Kunstdünger abhängig geworden sind, haben diese chemischen Stoffe nichts dazu beigetragen, die Bodenerosion aufzuhalten. Ganz im Gegenteil, sie haben den Humusschwund sogar noch verstärkt.

Die Natur benötigt 500 Jahre, um 2½ cm Humus aufzubauen.[18] Zur Zeit verlieren wir alle 16 Jahre 2½ cm Humus.[19] In der Natur dauert es ein Jahrhundert, bis auf einem Hektar Anbaufläche 120 Tonnen Humus entstanden sind. Aber durch die landwirtschaftlichen Verfahren, mit denen wir gewaltige Mengen Tiermastfutter anbauen, kann eine solche Humusmenge durch starke Regenfälle oder Windböen binnen weniger Stunden abgetragen werden.[20]

Der US-Bodenbewahrungsausschuß berichtet, daß in Amerika jährlich mehr als 1,6 Millionen Hektar fruchtbares Land der Erosion zum Opfer fallen.[21] Dies gleicht einer Fläche von der Größe des Staates Connecticut. Der jährliche Humusschwund beläuft sich auf 7 Billionen Tonnen. Dies entspricht mehr als 27.000 Kilogramm für jeden Einwohner.

Von diesen unglaublichen Humusverlusten gehen 85 % direkt auf Kosten der Nutztierzucht.[22]

Ohne eine Veränderung unserer Ernährungsweise sind wir auf dem bestem Wege, zu verlieren, was viele Wissenschaftler für die Grundlage der Stärke unserer Nation halten. Sollte die gegenwärtige Humusschwundrate sich auch zukünftig fortsetzen, ist es nur eine Frage der Zeit, bis die Menschen der Vereinigten Staaten, die Erben der weltweit fruchtbarsten Landflächen, von Fremdimporten abhängig sein werden. Vorausgesetzt natürlich, daß diese auch erhältlich sind.

Bereits jetzt ist unsere Agrarwirtschaft auf Fremdimporte angewiesen, um den massiven Kunstdüngereinsatz zu ermöglichen, der durch unsere Gewohnheit, Fleisch zu essen, erforderlich wird. Die USA importiert 85 % ihres Pottaschebedarfes und drastisch steigende Mengen an Stickstoff und Phosphor.[23]

Eine neue Richtung der amerikanischen Eßgewohnheiten könnte diese Entwicklung stoppen. Die Abhängigkeit von fremden Düngerprodukten würde reduziert, was wiederum die Wahrscheinlichkeit militärischer Interventionen der USA in die Belange anderer Nationen verringern würde. Wir könnten unsere eigene Bevölkerung ernähren, ohne dabei unseren fruchtbaren Boden zu zerstören. Wir könnten den Humusschwund aufhalten und eine neue, sichere und umweltschonende Landwirtschaft aufbauen.

Wir erben das Land nicht von unseren Vorfahren,
wir borgen es von unseren Kindern.
(Sprichwort aus Pennsylvania)

Es ist geradezu faszinierend, wie sehr wir von einer Veränderung unserer Ernährungsweise profitieren würden. Rein vegetarische Lebensmittel verlangen dem Boden weniger als 5 % von dem ab, was für Fleischnahrung erforderlich ist.[24] Durch diese drastisch geminderte Bodenbeanspruchung könnte eine neue Ernährungsform unsere Abhängigkeit von Kunstdünger und Pestiziden brechen. Wir könnten den unglaublichen Mißbrauch der Stickstoffdüngemittel beenden, die an der Zerstörung der Ozonschicht beteiligt sind. Wir könnten damit aufhören, die Erde, die uns ernährt, zu vergewaltigen. Unsere Kinder könnten noch immer über fruchtbare Böden verfügen, die sie mit gesunden Lebensmitteln versorgen.

■ Mutter Erde

Vor mehr als 100 Jahren stand der große Indianerhäuptling Seattle vor dem Verlust des Landes, auf dem sein Stamm seit Generationen gelebt hatte. Er sprach aus seiner Liebe und seinem Respekt für die Erde diese herzergreifenden Worte:

„Wir sind ein Teil der Erde und sie ist ein Teil von uns.
Die lieblich duftenden Blumen sind unsere Schwestern;
das Reh, das Pferd, der große Adler,
dies sind unsere Brüder.

Die steinigen Gebirgskämme, die saftigen Wiesen,
die Körperwärme des Ponys und der Mensch –
alle gehören derselben Familie an.

Wenn also der große Häuptling in Washington sagt,
er wolle unser Land kaufen, verlangt er sehr viel von uns ...

Nehmen wir sein Angebot an, dann nur unter einer Bedingung:
Der weiße Mann muß die Tiere dieses Landes
wie seine Brüder behandeln.
Ich bin ein Wilder und verstehe keine andere Lebensweise.
Ich habe Tausende von verrottenden Büffeln gesehen,
die vom weißen Mann aus einem vorbeifahrenden Zug
erschossen wurden.
Ich bin ein Wilder und verstehe nicht, wie das rauchende Stahlpferd
wichtiger sein kann als der Büffel,
den wir nur töten, um uns ernähren zu können.

Was wäre der Mensch ohne die Tiere?
Wenn die Tiere verschwinden, sterben auch die Menschen
an der Vereinsamung ihrer Seele.
Denn was auch immer mit den Tieren geschieht,
geschieht bald auch den Menschen.
Alle Dinge sind miteinander verbunden.
Dieses wissen wir.
Die Erde gehört nicht den Menschen;
die Menschen gehören zur Erde.
Dieses wissen wir.
Alle Dinge sind miteinander verbunden
wie das Blut, das eine Familie vereint.
Alle Dinge sind miteinander verbunden.
Was immer der Erde geschieht, geschieht auch den Kindern dieser Erde.
Der Mensch hat das große Netz des Lebens nicht geschaffen,
er ist lediglich ein Teil darin.
Was immer er dem Netz antut,
tut er sich selbst an. " [25]

■ Holz!

Das gegenwärtige Landwirtschaftssystem, ausgerichtet auf die Fleischversorgung der Bevölkerung, verschwendet den Großteil der Erträge durch die Verfütterung an Nutztiere, anstatt damit die Menschen direkt zu versorgen. Dies führt zu einem enormen Leistungsdruck, dem Boden ständig die höchstmöglichen kurzfristigen Erträge abzuverlangen, ohne dabei die ökologischen Kosten zu berücksichtigen. Als Ergebnis dieser Entwicklung haben wir Hunderte von Millionen Hektar durch Bodenerosion verloren.

Um diesen massiven Verlust an fruchtbaren landwirtschaftlichen Flächen auszugleichen, haben wir eine weitere schwere ökologische Katastrophe ausgelöst: die Zerstörung der Wälder. Die Vereinigten Staaten haben etwa 105 Millionen Hektar Wald in agrarwirtschaftliche Nutzflächen verwandelt, die dazu benötigt werden, jene verschwenderische Ernährungsweise zu ermöglichen, die die meisten Amerikaner als selbstverständlich ansehen.[26]

Seit 1967 wurde alle zwölf Sekunden ein Hektar der amerikanischen Wälder abgeholzt.

Sie nahmen alle Bäume
und brachten sie in ein Baummuseum.
Dann verlangten sie von all den Menschen
anderthalb Dollar, nur um sie zu sehen.
Sie betonierten das Paradies zu und errichteten Parkplätze ...
(Aus einem Lied von Joni Mitchell)

Obwohl Joni Mitchell die rasante Abholzung unserer Wälder richtig erkannte, lag sie mit der Annahme falsch, daß die Zerstörung unserer Bäume auf die Städteentwicklung zurückzuführen sei. Für jeden Hektar des amerikanischen Waldes, der für den Bau von Parkplätzen, Straßen, Gebäuden, Einkaufszentren etc. abgeholzt wird, werden sieben Hektar Wald in Weideflächen für Nutztiere oder in Anbauflächen für Tierfuttermittel verwandelt.[27]

Die Abholzung der Wälder dient der Landbeschaffung für die Fleischproduktion. In Recherchen über den Zweck der Wälderzerstörung kamen Wissenschaftler zu dem Ergebnis:

„Aus ehemaligen Waldgebieten stammt mehr als dreimal soviel Fleisch ...
als aus natürlichen Weidegebieten. Dieses Verhältnis steigt jedes Jahr an,
da immer größere Landflächen der Bodenerosion und den Fruchtbarkeits-

verlusten zum Opfer fallen, während gleichzeitig immer mehr Waldflächen umgewandelt werden in ... Land (für die Fleischproduktion)."[28]
Leider tun auch die US-Waldbehörde und das Büro der Landverwaltung alles, was in ihrer Macht steht, um die Fleischindustrie zu unterstützen. Riesige Flächen staatlicher Waldbestände werden jährlich an Rinderzüchter verpachtet, und zwar zu einem Zehntel des Preises, den sie für das Weiden ihrer Herden auf Privatland bezahlen müßten. Obendrein dürfen die Rinderzüchter auch noch all die Wälder auf dem von ihnen gepachteten staatlichen Land abholzen.

Wälder gehören übrigens zu den wenigen Gegenden des Landes, in denen der Humusschwund nicht auftritt. Doch nach der Umwandlung in Weide- und Tierfutteranbauflächen setzt auch in den ehemaligen Waldgebieten der rasante Verlust an fruchtbarem Boden ein.

Die Käufer von Holzprodukten mußten in den letzten Jahrzehnten einen gewaltigen Anstieg der Holzpreise verschmerzen. Allerdings ist dies erst der Anfang, wenn sich die derzeitige Entwicklung fortsetzt. Die für die amerikanische Holzindustrie wichtigsten Holzbestände verzeichneten zwischen 1952 und 1977 einen Rückgang um 41 %. Zunehmend mehr Holz wird aus Kanada in die USA importiert, so daß mittlerweile selbst in Kanada, einem Land mit scheinbar endlosen Waldbeständen, die Auswirkungen dieses Raubbaus erkennbar werden. Nach Angaben der Vereinten Nationen und der kanadischen Waldbehörde könnte das Reservoir der wichtigsten kanadischen Holzarten in 40 Jahren erschöpft sein.[29]

Ein Gedicht, so lieblich wie ein Baum,
gibt es einfach nicht ...
(Joyce Kilmer)

Bei der gegenwärtigen Abholzungsrate der amerikanischen Waldbestände wird es nicht sehr lange dauern, bis wir überhaupt keine Bäume mehr haben. Ich war entsetzt zu erfahren, daß bei unserer derzeitigen Abholzungsgeschwindigkeit die USA in 50 Jahren all ihre Wälder verloren haben wird![30]

■ Unsere Sauerstoff-Partner

Wir brauchen unsere Wälder. Unter anderem deshalb, weil sie wichtige Sauerstoffquellen für uns sind. Die Wälder regulieren unser Klima, verhindern Überschwemmungen, reinigen unser Wasser und sind der beste Garant für die Vermeidung der Bodenerosion. Die Wälder bieten Millionen von Pflanzen und Tieren ein Zuhause. Sie sind eine Quelle der Inspiration, der Schönheit und des Trostes für Millionen von Menschen.

Die für die Landverwaltung und die Waldbestände zuständigen Behörden behaupten, es gäbe nichts, was wir zur Verhinderung dieser tragischen Zerstörung unserer Wälder tun könnten. „Die Menschen müssen schließlich essen", sagte ein Beamter mit leichtem Kopfschütteln. Und er hat recht – wenn wir weiterhin auf unseren Fleischkonsum nicht verzichten, haben wir keine Möglichkeit, die Wälder zu retten. Doch eine veränderte Ernährungsweise könnte nicht nur die derzeit notwendige Abholzung der Wälder aufhalten, sondern würde sogar wieder zu einer Vermehrung der Waldbestände führen. Von den 105 Millionen Hektar amerikanischer Wälder, die man in Landwirtschaftsflächen verwandelte, könnten mehr als 80 Millionen Hektar wieder in Waldgebiete zurückverwandelt werden. Die Voraussetzung hierfür ist, daß die Amerikaner die Nahrungsmittelerzeugung für die Tierzucht einstellen und statt dessen Lebensmittel direkt für Menschen anbauen.[31] Der unmittelbare Zusammenhang zwischen der Fleischproduktion und der Wälderabholzung veranlaßte die Wirtschaftswissenschaftler David Fields und Robin Hur von der Cornell Universität zu der Schätzung, daß für jede Person, die sich zu einer rein vegetarischen Kostform entschließt, eine Waldfläche von 4000 Quadratmetern pro Jahr verschont bleibt.[32] Eine ovolakto-vegetarische Ernährung trägt auch wesentlich zur Walderhaltung bei, besonders wenn Eier- und Milchprodukte nur in mäßigen Mengen verzehrt werden.

Eine neue Richtung in der amerikanischen Ernährungsweise könnte nicht nur maßgeblich zur Rettung unserer Wälder und der Aufforstung der bereits zerstörten Waldgebiete beitragen. Durch diese Umstellung könnten auch unsere Kinder zukünftig noch in einer Welt mit reichhaltigen Baumbeständen leben. Die Ernährungsumstellung ist die wahrscheinlich effektivste Maßnahme, die die meisten Menschen gegenwärtig zur Aufhaltung der Umweltzerstörung und zur Erhaltung unserer wertvollen natürlichen Ressourcen ergreifen können.

■ Bedrohung des Regenwaldes und Artensterben

Es sind jedoch nicht nur die Waldbestände der USA, die für unseren Fleischkonsum zerstört werden. Eine zunehmend steigende Menge des in den Vereinigten Staaten verzehrten Rindfleisches wird aus Mittel- und Südamerika importiert. Um Weideland für Rinder zu schaffen, zerstören diese Länder ihre kostbaren tropischen Regenwälder.

Es bedarf einer immensen Anstrengung des Vorstellungsvermögens, um zu ermessen, wie rasant die Regenwälder Mittelamerikas vernichtet werden, damit Amerikaner scheinbar billige Hamburger essen können. Im Jahre 1960, als die USA erstmals Fleisch importierte, verfügte Mittelamerika über 330.000 Quadratkilometer unberührten Regenwald. Doch heute, nur 25 Jahre später, verbleiben weniger als 200.000 Quadratkilometer.[33] Bei gleichbleibender Geschwindigkeit wird in weiteren 40 Jahren der gesamte Regenwald Mittelamerikas verschwunden sein.

Die tropischen Regenwälder zählen zu den wertvollsten natürlichen Ressourcen der Welt. Obgleich sie nur 30 % des weltweiten Waldbestandes ausmachen, enthalten sie 80 % der Landvegetation und sind für einen erheblichen Prozentsatz der Sauerstoffversorgung der Erde verantwortlich.

Diese Wälder sind die ältesten Ökosysteme der Welt und verfügen über eine erstaunliche ökologische Vielfalt. Die Hälfte aller Arten dieser Erde lebt in den feuchten tropischen Regenwäldern.

Allerdings werden diese Juwelen der Natur mit rasanter Geschwindigkeit zerstört, um Weideland für Rinder zu schaffen, mit deren Fleisch der amerikanische Fast-Food-Markt beliefert wird. Nach Angaben des US-Verbandes der Fleischimporteure werden derzeit 10 % des in den USA verzehrten Rindfleisches importiert, von denen 90 % aus Mittel- und Lateinamerika stammen.[34] Im Jahre 1985 importierte die USA mehr als 100.000 Tonnen Fleisch aus Costa Rica, El Salvador, Guatemala, Honduras, Nicaragua und Panama. Der Verband der Fleischimporteure berichtet, daß nahezu all dieses Fleisch der Hamburgerproduktion von Fast-Food-Restaurants dient.

Interessanterweise nehmen die schnellwachsenden Bäume und Pflanzen des mittel- und lateinamerikanischen Regenwaldes praktisch sämtliche Bodenmineralien in sich auf. Weit mehr als dies bei nördlicheren Wäldern der Fall ist, speichern tropische Regenwälder ihre Nährstoffe in den Bäumen und Pflanzen und nicht im Boden. Das Ergebnis: Dieses „Weideland" ist nicht mit dem Weideland anderer Regionen vergleichbar. Der Boden ist so arm an Mineralien, daß die Vegetation kaum wieder nachwachsen kann. Weiterhin können aufgrund der fehlenden Pflanzenschicht heftige Regenfälle eine rasant verlaufende Bodenerosion hervorrufen. Unmittelbar nach der Abholzung kann man mit einem Hektar ehemaliger Regenwaldfläche einen

Mastochsen versorgen. Doch nach wenigen Jahren braucht man wegen der fortschreitenden Erosionsverluste bereits 5 Hektar für einen Ochsen. Nach zehn Jahren ist das Land so verödet, daß man oftmals für einen Ochsen eine Fläche von 8 Hektar benötigt.

Der amerikanische Fleischkonsum verwandelt die üppigen tropischen Regenwälder in Wüsten, die selbst für die Rinderzucht nutzlos sind.

Gleichzeitig ist dieser Raubbau mit unvorstellbarem Leiden für die einheimische Bevölkerung verbunden. Die Verwendung fruchtbarer Anbauflächen für die Tierfutterproduktion bewirkt eine Preissteigerung und Knappheit der regionalen Lebensmittel, so daß diese Produkte für viele Menschen unerschwinglich werden. Als Folge dieser Entwicklung müssen viele von ihnen hungern und verhungern. Obendrein häufen sich die Überschwemmungen, und es mangelt den Menschen an Brennholz. Die in den Regenwäldern heimischen Völker werden durch die Zerstörung ihres Lebensraumes Schritt für Schritt vernichtet.

Was von den Regenwäldern noch übrig ist, enthält noch immer einige der wertvollsten Schätze der Welt. Obwohl ein Drittel der Fläche Costa Ricas aus Weideflächen für Rinder besteht, leben in dem restlichen Gebiet dieses winzigen Landes mehr Vogelarten als in den gesamten Vereinigten Staaten.[35] Doch die fortgesetzte Zerstörung der Regenwälder gefährdet den Weiterbestand zahlreicher Tier- und Pflanzenarten sowie der menschlichen Bevölkerung, deren natürlicher Lebensraum in rasantem Tempo vernichtet wird.

Die Dezimierung mittelamerikanischer Regenwälder führt zum Verlust der Winterheimat vieler unserer Zugvögel, die dadurch vom Aussterben bedroht sind. Dies ist nicht nur tragisch, weil die Vögel eine wunderschöne Bereicherung unserer Umwelt darstellen. Zudem sorgen die Vögel auch für die Eindämmung schädlicher Insekten in den USA. Die Abholzung dieser Regenwälder führt somit zu einem gesteigerten Pestizideinsatz in den USA.

Diese Zerstörung erfolgt gerade zu jener Zeit, in der wir der Möglichkeit gewahr werden, mit *Integrated Pest Management*-Programmen, die die selektive Züchtung von bestimmten Insektenarten vorsehen, Pestizide für die Schädlingsbekämpfung ersetzen zu können. Ironischerweise beruhen zahlreiche der vielversprechendsten biologischen Kontrollprogramme auf einem Import von nützlichen Insekten aus den tropischen Regenwäldern.[36] Bei der derzeitigen Abholzungsgeschwindigkeit werden jedoch viele der potentiell nützlichen Insektenarten nebst ihren Lebensräumen ausgerottet sein, bevor wir sie anstelle der Pestizide in unsere Landwirtschaft integrieren können.

Es ist geradezu beängstigend zu erfahren, daß gegenwärtig weltweit 1000 Arten pro Jahr aussterben. Diese Entwicklung ist hauptsächlich auf die Abholzung der tropischen Regenwälder und der Wälder anderer Tropengebiete zurückzuführen.[37] Während sich die Zerstörung dieser Regionen fortsetzt, steigt die Rate der aussterbenden Arten kontinuierlich an. Setzen sich die derzeitigen Entwicklungen fort, werden in den 1990er Jahren jährlich 10.000 Arten aussterben (mehr als eine Art pro Stunde). In den nächsten 30 Jahren werden über eine Million Arten für immer von der Erde verschwinden.

Wir wissen noch immer nur sehr wenig über die natürlichen Schätze der tropischen Regenwälder. Dennoch ist es gesichert, daß der Erhalt dieser Wälder für das ökologische Gleichgewicht, nicht nur unserer Hemisphäre, sondern der ganzen Welt, von größter Bedeutung ist. Ein Viertel unserer Medikamente stammen aus Rohmaterialien der tropischen Regenwälder. Dank den aus der rosablühenden Immergrün-Regenwaldpflanze gewonnenen alkaloidalen Wirkstoffen Vincristin und Vinblastin hat heute ein an Leukämie erkranktes Kind eine von 20 % auf 80 % gestiegene Überlebenschance. Da bislang erst weniger als 1 % der in den tropischen Regenwäldern vorkommenden Pflanzenarten auf eventuelle medizinische Wirkungsweisen getestet wurden, vertreten viele Forscher die Auffassung, daß hier die Heilmittel der Zukunft zu suchen sind.

So eindeutig sind die Beweise für die Schuld amerikanischer Hamburgerketten an der Zerstörung der Regenwälder, daß die Umweltschutzorganisation Rainforest Action Network in den gesamten USA eine Burger-King-Boykottkampagne ausgerufen hat. Die Organisation nannte den Hamburgerkonzern eine „treibende Kraft hinter diesem Umweltdesaster" und veröffentlichte in auflagenstarken Zeitschriften Aufklärungsanzeigen, in denen die Bevölkerung über den versteckten Preis informiert wird, den wir für dieses Fleisch bezahlen:

„Bevor der Regenwald niedergewalzt und verbrannt wurde, bot er Tausenden von seltenen und exotischen Tieren eine Heimat. Nachdem die Rinder kamen und gingen, ist das Land kahl und verödet, nahezu vollkommen leblos ... Umweltschützer in mehr als einem Dutzend Nationen schlagen zurück – für die Jaguare, die Orchideen und die Affen. Und für die Millionen von Menschen, die auf die lebendigen Regenwälder für ihr physisches und kulturelles Überleben angewiesen sind."

Eine Kursänderung der amerikanischen Eßgewohnheiten könnte wesentlich dazu beitragen, die noch verbliebenen tropischen Regenwälder zu retten, und die zahllosen dort beheimateten Arten vor dem Aussterben zu bewahren. Die Regenwälder sind maßgeblich an der Sauerstoffversorgung der Erde beteiligt. Eine Veränderung der amerikanischen Ernährungsweise könnte unseren Kindern eine Welt erhalten, in der es reichlich Sauerstoff zum Atmen gibt.

■ **Der Brunnen des Lebens**

Das Leben auf der Erde begann im Wasser und war stets auf eine ausreichende Wasserversorgung angewiesen. Mit Hilfe des Wassers kann das Leben gedeihen; Wüsten können in Gärten, üppige Wälder oder Weltstädte wie Tel Aviv und Los Angeles verwandelt werden. Ohne Wasser würde alles Leben verschwinden.

Viele von uns haben sich so an eine ausreichende Wasserversorgung gewöhnt, daß wir sie für selbstverständlich halten. Bedauerlicherweise befinden wir uns auf einem Kurs, der uns schon sehr bald den unschätzbaren Wert dieser natürlichen Ressource auf eine höchst unangenehme Weise lehren wird. Mit alarmierender Geschwindigkeit verringern sich unsere Wasservorräte.

Die Ursache dieser bedrohlichen Entwicklung läßt sich direkt auf unseren Fleischkonsum zurückführen.

Mehr als die Hälfte des gesamten Wasserverbrauchs in den Vereinigten Staaten dient der Bewässerung von landwirtschaftlichen Flächen, auf denen Futtermittel für Nutztiere angebaut werden.[38] Außerdem werden enorme Wassermengen dazu verwendet, die Exkremente der Tiere fortzuschwemmen. Es ist kaum möglich, sich eine Ernährungsweise auszudenken, bei der noch mehr Wasser verschwendet wird als bei jener Kostform, die die meisten von uns als völlig normal ansehen.

Um in den USA ein Kilogramm Fleisch zu produzieren, werden durchschnittlich über 20.000 Liter Wasser verbraucht – ebensoviel, wie eine typische amerikanische Familie für sämtliche Haushaltsvorgänge im Verlauf eines ganzen Monats benötigt.[39]

Um einen Fleischesser für nur einen einzigen Tag mit seiner üblichen Kost versorgen zu können, werden im Schnitt über 15.000 Liter Wasser verbraucht; für die Versorgung eines Ovo-lakto-Vegetariers benötigt man knapp über 4500 Liter und für einen reinen Vegetarier nur etwas über 1100 Liter.

Einen reinen Vegetarier ein ganzes Jahr lang mit Lebensmitteln zu versorgen, verbraucht weniger Wasser, als einen Fleischesser für nur einen Monat mit seiner üblichen Nahrung zu beliefern.[40] Für die Produktion von einem Pfund Fleisch bedarf es bis zu der hundertfachen Wassermenge, die für die Produktion eines Pfunds Weizen notwendig ist.[41] Der Reisanbau verbraucht von allen Getreidesorten am meisten Wasser. Doch selbst beim Reis ist pro Pfund nur ein Zehntel der bei der Fleischproduktion verbrauchten Wassermenge erforderlich.

Es ist nicht einfach, sich vorzustellen, welche riesigen Wassermengen in der Fleischherstellung eingesetzt werden. Das Magazin *Newsweek* lieferte für diese Situation einen bildhaften Vergleich:

„In dem Wasser, welches für einen 1000 Pfund schweren Mastochsen verbraucht wird, könnte ein Zerstörer schwimmen." [42]

Der Verbrauch von solch enormen Wassermengen hat ernsthafte wirtschaftliche und ökologische Konsequenzen. Die wirtschaftlichen Kosten bleiben uns verborgen, weil die Regierung den Wasserverbrauch der Fleischindustrie bei jedem Produktionsschritt subventioniert. Würden diese Kosten nicht unwissentlich von den Steuerzahlern getragen, sondern müßten statt dessen von den Konsumenten an der Supermarktkasse bezahlt werden, wäre die Fleischindustrie schon längst bankrott. Gäbe es für die Fleischproduktion keine Subventionen für den Wasserverbrauch, würde das billigste Hamburgerfleisch mehr als 35 Dollar pro Pfund kosten!

Die Wirtschaftswissenschaftler David Fields und Robin Hur von der Cornell-Universität haben die finanziellen Auswirkungen der Wassersubventionen an die Fleischindustrie eingehend untersucht:

„Berichte des Finanzministeriums, der Rand Corporation und des Wasser-Ressourcen-Ausschusses belegen eindeutig, daß die den Tierzüchtern zugestandenen Bodenbewässerungs-Subventionen wirtschaftlich höchst unproduktiv sind. Für jeden Dollar, den die Tierzüchter von der Regierung in Form von Bewässerungssubventionen erhalten, müssen die Steuerzahler in Wirklichkeit mehr als sieben Dollar in Form von verlorenen Arbeitslöhnen, höheren Lebenshaltungskosten und verringerten Geschäftseinnahmen bezahlen ... Die 17 westlichen Bundesstaaten der USA haben nur geringe Niederschlagsmengen. Dennoch sind ihre Wasserquellen ausreichend, um eine im Vergleich zu den heutigen Zahlen doppelt so große Wirtschaft und Bevölkerung zu versorgen. Allerdings wird der Großteil des Wassers, entweder direkt oder indirekt, für die Nutztierzucht

verwendet. Daher gefährden die derzeitigen Wasserverbrauchsformen die Wirtschaft eines jeden Staates in dieser Region. " [43] Als ich das erste Mal derartige Aussagen hörte, konnte ich sie kaum glauben. Ich konnte mir einfach nicht vorstellen, wie Wassersubventionen an Tierzuchtunternehmen die Wirtschaft aller westlichen US-Bundesstaaten gefährden könnten. Ich dachte, daß diese Autoren übertrieben hätten, doch je mehr ich mich mit dem Thema beschäftigte, desto klarer wurden mir die finanziellen Auswirkungen der durch unseren Fleischkonsum bedingten Verschwendung von solch unglaublichen Wassermengen.

So dient zum Beispiel in den nordwestlichen Pazifikstaaten Oregon, Washington und Idaho mehr als die Hälfte des gesamten Wasserverbrauchs der Fleischerzeugung.[44] Trotz ihres überproportionalen Wasserverbrauchs sind die Fleischproduzenten dieser Staaten allerdings nicht allzu produktiv. Die Region muß den Großteil ihres Fleisches importieren.

Sie mögen denken, daß diese nordwestlichen US-Bundesstaaten über genügend Regenwasser und Flüsse verfügen. Die Menschen dieser Region müssen jedoch einen erdrückenden Preis für den Verbrauch von so viel Wasser für so wenig Fleisch bezahlen. Dieser Preis ist in den rasant steigenden Elektrizitätskosten verborgen. Die drei Staaten beziehen über 80 % ihrer Elektrizität aus Wasserkraftwerken, von denen viele entlang des Snake Rivers in Idaho und des Columbia Rivers in Washington liegen.[45] Das Wasser dieser Flüsse dient wesentlich zur Elektrizitätserzeugung in diesen Staaten. Allerdings stammt auch das Wasser, das in den nordwestlichen Pazifikstaaten für die Tierzucht verwendet wird, aus eben diesen Flüssen. Die für den Tierfutteranbau und sonstige Fleischproduktionsverfahren den Flüssen entnommenen Wassermengen sind so enorm, daß dadurch die Wassermengen, die für die Elektrizitätserzeugung verbleiben, erheblich reduziert werden. Die Elektrizitätserzeugung wird teurer, die Preise steigen, und die Regierung muß sich nach anderen Energiequellen umsehen. Daraus resultiert der Bau von Atomkraftwerken in dieser Region.

Die Nutztierzüchter behindern nicht nur die Elektrizitätsproduktion der Staaten, indem sie Wasser verschwenden, welches ansonsten der Energieerzeugung zugute käme. Sie verbrauchen außerdem noch gewaltige Elektrizitätsmengen, um das Wasser aus den Flüssen zu den Einsatzflächen zu pumpen. Alles in allem kalkulieren Volkswirtschaftler, daß diese drei Staaten 17 Milliarden Kilowatt-Stunden Elektrizität im Jahr durch den verschwenderischen Wasserverbrauch der Tierzüchter verlieren.[46] Diese Elektrizitätsmenge würde ausreichen, um jedes Haus in den gesamten USA für anderthalb Monate zu beleuchten.

Der enorme Elektrizitätskraftverlust der nordwestlichen Pazifikstaaten durch die Fleischindustrie war einer der Hauptgründe für den Bau zweier Atomkraftwerke in der Nähe von Hanover, Washington. Sie wurden errichtet, obwohl die damit verbundenen Kosten geradezu wahnwitzig hoch waren und kaum jemand von der Sicherheit dieser Reaktoren überzeugt ist.[47] Die Anwohner dieser Region mußten bereits 4000 Dollar pro Haushalt für das zweifelhafte Privileg bezahlen, im Schatten dieser Atomkraftwerke wohnen zu dürfen. Derzeitige Schätzungen besagen, daß zur Zeit der Inbetriebnahme der Reaktoren jeder Haushalt weitere 3000 Dollar bezahlt haben wird. Diejenigen, die nicht bezahlen können, müssen Schulden machen, was bei vielen bereits der Fall war.

Wegen ihres exorbitanten Wasserverbrauchs sind die Nutztierzüchter der nordwestlichen Pazifikstaaten für den Verlust von mehr Energie verantwortlich, als die Atomkraftwerke liefern werden.

Weiter südlich befindet sich das sonnige Kalifornien. Kalifornien ist für seine riesigen Weinberge, seine üppigen Erdbeer- und Artischockenfelder, seinen Salat- und Brokkolianbau sowie für seine endlosen Orangen-, Zitronen- und Avocadoplantagen bekannt. Dennoch sind die Tierzüchter auch in Kalifornien die größten Wasserverbraucher.

Sie mögen annehmen, daß der Einsatz all dieser Wassermengen wenigstens Arbeitsplätze schafft. Jedoch schafft kein amerikanischer Industriezweig auch nur annähernd so wenig Arbeitsplätze pro Liter Wasserverbrauch wie die Fleischindustrie. In Kalifornien werden auf jeden in der Tierzucht geschaffenen Arbeitsplatz jährlich mehr als 110 Millionen Liter Wasser verbraucht, was jede andere Industrie bei weitem übertrifft.[48]

Der Wirtschaftswissenschaftler Douglas McDonald schätzt, daß eine Abschaffung der Wassersubventionen für kalifornische Nutztierzüchter das Einkommen der anderen Industrien und Arbeiter dieses Staates auf mehr als 10 Milliarden Dollar steigern würde.[49] Diverse Volkswirtschaftsexperten haben die Bewässerungssubventionen für die Fleischindustrie als Ursache für die steigenden Wasserkosten und die damit verbundenen höheren Mietpreise im Staate Kalifornien entlarvt. Fields und Hur beziffern die Gesamtkosten der Wassersubventionen an die kalifornische Fleischindustrie auf 24 Milliarden Dollar. Dies entspricht 1000 Dollar für jeden Einwohner Kaliforniens – eines Staates, der den größten Teil seines Fleisches importiert.

Obwohl die wirtschaftlichen Auswirkungen der Wassersubventionen an Tierzüchter für die uninformierte Bevölkerung nicht erkennbar sind, betreffen sie dennoch jeden Bürger der gesamten USA. Die Wirtschaftswissenschaftler Fields und Hur schlußfolgerten, daß sich die Fleischindustrie, die sich mit Vorliebe der Öffentlichkeit als Grundlage der amerikanischen Wirtschaft präsentiert, in Wirklichkeit eine erdrückende Last darstellt.

Die Hälfte des US-Rindfleisches, das von Tieren stammt, die mit Getreide gefüttert wurden, wird in den Hochebenen der Staaten Kansas, Nebraska, Oklahoma, Colorado und New Mexico produziert. Die enormen Wassermengen, die für die Erzeugung des Löwenanteils der amerikanischen Fleischproduktion erforderlich sind, entstammen einer einzigen Quelle – dem Ogallala Aquifer.

Vor fünfzig Jahren war der riesige Ogallala Aquifer praktisch unberührt. Die geringen Wassermengen, die zur damaligen Zeit aus diesem gigantischen Reservoir abgepumpt wurden, spielten kaum eine Rolle. Doch die Einführung der Massentierhaltung führte zu einem drastischen Anstieg der aus dem Ogallala entnommenen Wassermengen. Gegenwärtig werden jährlich aus dieser gewaltigen Quelle mehr als 49 Billionen Liter Wasser abgepumpt, die zum größten Teil der Fleischproduktion dienen. Jedes Jahr wird dem Ogallala Aquifer mehr Wasser entnommen, als für den Anbau sämtlicher Obst- und Gemüseprodukte in den gesamten USA notwendig ist.[50]

Die Natur benötigte Millionen von Jahren, um den riesigen Ogallala Aquifer entstehen zu lassen. Noch immer enthält diese Quelle so viel Wasser wie jeder der im Nordosten der USA gelegenen Great Lakes. Doch der amerikanische Fleischkonsum fordert von diesem kostbaren Naturwunder seinen Tribut. Die Wassermengen verringern sich mit rasanter Geschwindigkeit. Viele Brunnen trocknen aus. Wasserexperten schätzen, daß bei einer Fortsetzung des gegenwärtigen Wasserverbrauchs der Ogallala Aquifer bereits in 35 Jahren ausgetrocknet sein könnte.[51] Wenn dies geschieht, würden die Hochebenen der Vereinigten Staaten für Menschen völlig unbewohnbar.

Der Frosch trinkt den Teich nicht leer, in dem er lebt.
(Buddhistisches Sprichwort)

Überall in den USA verursacht die unglaubliche Verschwendung der Wasservorräte durch die Fleischindustrie den Rückgang dieser wichtigsten natürlichen Ressource. Immer tiefere Brunnen müssen gebohrt werden, was enorme Geldbeträge verschlingt und außerdem zu eskalierenden Kosten beim Abpumpen des Wassers führt. In vielen Regionen müssen die Anwohner und Industrie sich mit Wasser von immer schlechterer Qualität begnügen und dafür zunehmend höhere Preise bezahlen.

Allein in den letzten 20 Jahren verbrauchte Texas ein Viertel seines gesamten Grundwasservorkommens. Der Großteil dieses Wassers wurde für den Rinderfuttermittelanbau eingesetzt.

Eine neue Richtung in der amerikanischen Ernährungsweise – und der immense Verlust unserer Wasservorräte könnte gestoppt werden! Diese wichtigste aller Ressourcen würde unseren Kindern erhalten bleiben, so daß auch sie zukünftig noch über genügend Trinkwasser verfügen könnten.

■ Ein ganz schöner Haufen

Die typisch amerikanische Kostform verschwendet nicht nur riesige Wassermengen, sie führt auch zur Verschmutzung des übriggebliebenen Wassers.

Vor fünfzig Jahren wurde mit den Exkrementen der Tiere der Boden gedüngt. Doch heutzutage sind Tausende von Tieren in monströsen Zuchthallen auf engstem Raum zusammengepfercht, so daß keine finanziell tragbare Möglichkeit besteht, die tierischen Ausscheidungen in den natürlichen Kreislauf zurückzuführen. Daraus resultiert eine ständige Abnahme der Bodenfruchtbarkeit, eine immer stärker werdende Abhängigkeit von Kunstdünger und Pestiziden sowie ein alarmierender Humusschwund. Dieses Landwirtschaftssystem hat nichts mehr mit den natürlichen Erdzyklen zu tun, in denen tierische Exkremente dem Boden die Nährstoffe für den Anbau des Folgejahres lieferten.

Anstatt sie als Düngemittel dem Boden zugute kommen zu lassen, landen diese Exkremente leider allzu oft in unserem Wasser. Diese Tatsache ist besonders erschreckend, weil die damit verunreinigten Wassermengen so gewaltig sind. Es ist eine große Herausforderung an unser Vorstellungsvermögen, zu ermessen, welche enormen Ausscheidungsmengen von den Tieren produziert werden, deren Fleisch, Milchprodukte und Eier wir verzehren. Alle 24 Stunden produzieren die für die Gaumenfreuden der amerikanischen Bevölkerung bestimmten Tiere mehr als 9 Milliarden Kilogramm Exkremente. Dies entspricht 113.000 kg pro Sekunde.

Die Nutztiere der Vereinigten Staaten produzieren zwanzigmal so viel Exkremente wie die gesamte menschliche Bevölkerung der USA![52] Mehr als die Hälfte dieser unglaublichen Menge – über eine Milliarde Tonnen pro

Jahr – stammt aus Massentierhaltungsbetrieben, aus denen die Tierausscheidungen nicht wiederverwertet werden können.

Eine typische Eierfabrik, in der 60.000 Hennen untergebracht sind, produziert wöchentlich 75.000 kg Exkremente.[53] Allerdings sind diese Mengen geradezu bescheiden im Vergleich zu den Exkrementmengen eines relativ kleinen Schweinemastbetriebes mit etwa 2000 Tieren. Hier nämlich beträgt die tägliche Ausscheidungsmenge 4 Tonnen Kot und 5 Tonnen Urin.[54] Doch selbst diese Zahlen sind nicht besonders beeindruckend, wenn man sie mit den Verhältnissen in der Rinderzucht vergleicht.

Eine Kuh produziert so viele Ausscheidungen wie 16 Menschen.
Mit 20.000 Tieren in unseren Hallen haben wir
ein ebenso großes Problem wie eine Stadt mit 320.000 Einwohnern.
(Harry J. Webb, Vorsitzender der
Blair Cattle Company in Blair, Nebraska)

Die größten Massentierhaltungsbetriebe beherbergen 100.000 Rinder und haben damit ein ebenso großes „Problem" wie die bevölkerungsreichsten amerikanischen Großstädte. Im Gegensatz zu den Einwohnern von New York, Los Angeles und Chicago zahlen die Bewohner der Massenzuchthallen allerdings keine Steuern, mit denen Abwässer- und Kanalisationssysteme gebaut werden könnten.

Deswegen landen ihre Exkremente in der Regel in unserem Wasser.

Tierische Ausscheidungen sind reich an Stickstoff, wodurch sie sich hervorragend als Düngemittel eignen, wenn man sie dem Boden zurückgibt. Unterbleibt jedoch diese Form der Nutzung, wandelt sich ein Großteil des Stickstoffs in Ammoniak und Nitrate um. Die Verschmutzung unserer Gewässer mit Ausscheidungen, die aus der Nutztierzucht stammen, ist einer der Gründe für die gefährlich hohen Nitratmengen im Trinkwasser vieler Regionen. Dies ist eine bedrohliche Entwicklung, denn Nitrat im Trinkwasser kann bei Säuglingen Gehirnschäden und sogar den Tod verursachen.

Es mag Ihnen erscheinen, als würde die Verschmutzung unserer Gewässer mit gewaltigen Mengen tierischer Ausscheidungen ökologisch keinen Sinn ergeben. Dennoch riet das amerikanische Landwirtschaftsministerium den Rinderzüchtern noch vor einiger Zeit dazu, ihre Betriebe auf flußnahe gelegenen Hügeln zu errichten, um die Einleitung der Exkremente in das Flußwasser zu erleichtern.[55]

Tierzuchtbetrieben wird mittlerweile nicht mehr empfohlen, ihre tierischen Ausscheidungen einfach in unsere Gewässer einzuleiten. Trotzdem landet der Kot und Urin dieser Tiere meist in unseren Wasserquellen. Das Resultat hiervon ist eine Algenüberwucherung und eine drastische Minderung der Sauerstoffversorgung der Gewässer. Viele unserer Flüsse, Bäche und Seen können Fischen und anderen Tieren kaum noch einen geeigneten Lebensraum bieten.

Als das Magazin *Newsweek* Dr. Harold Bernard über die von Tierzuchtbetrieben verursachte Wasserverschmutzung befragte, sagte dieser Landwirtschaftsexperte der amerikanischen Umweltbehörde, die Massentierhaltungsabfälle seien

> *„… zehn bis mehrere hundert Mal so konzentriert wie übliche Haushaltsabwässer … Wenn diese hochkonzentrierten Abfälle in einen Fluß eingeleitet werden, sind die Resultate oftmals katastrophal. Die Menge an gelöstem Sauerstoff in dem Gewässer wird erheblich reduziert, während die Konzentration an Ammoniak, Nitraten, Phosphaten und Bakterien drastisch steigt.“* [56]

Ich muß gestehen, daß es mir anfangs sehr schwergefallen ist, das Ausmaß der durch die Nutztierzucht verursachten Wasserverschmutzung in den Vereinigten Staaten zu ermessen. Die tierischen Exkremente verursachen eine zehnmal stärkere Wasserverschmutzung als alle menschlichen Abfälle der gesamten Bevölkerung der USA zusammengenommen! [57] Nahezu unfaßbar ist die Tatsache, daß die Fleischindustrie für eine dreimal so starke Wasserverschmutzung mit schädlichen organischen Stoffen verantwortlich ist wie alle übrigen Industrien zusammengerechnet! [58]

Eine Kursänderung der amerikanischen Eßgewohnheiten würde mehr zur Reinhaltung und Säuberung unseres Wassers beitragen als jede andere einzelne Maßnahme. Jede Familie, die aufhört, Fleisch zu essen, erspart unseren Wasservorräten weitere Verschmutzungen. Eine neue Richtung in der amerikanischen Ernährungsweise würde bewirken, daß auch unsere Kinder zukünftig noch über sauberes Wasser verfügen könnten.

■ Energiekrise und Atomkraftwerke

Bei dem Stichwort Energiekrise denken die meisten von uns daran, die Heizungen etwas herunter zu drehen, die Fenster und Türen geschlossen und dicht zu halten und unnötige Lichter auszuschalten. Wir denken an Autos mit geringem Benzinverbrauch, an OPEC und an fluktuierende Ölpreise.

Einige von uns erinnern sich vielleicht noch an lange Warteschlangen vor den Tankstellen und die Angst vor Ölengpässen mit den damit erzwungenen volkswirtschaftlichen und privathaushaltlichen Einschränkungen. Manche befürchten, daß unsere Abhängigkeit von importiertem Öl uns zu militärischen Interventionen im Persischen Golf zwingen könnte.

Nur die wenigsten Menschen wissen, wie sehr unsere Nahrungswahl all diese Aspekte beeinflußt.

Um jegliche Art von Lebensmitteln anzubauen und sie in unsere Haushalte und Restaurants zu transportieren, braucht man Energie. Einige Lebensmittel erfordern jedoch den Einsatz von sehr viel mehr Energie als andere. Die Verarbeitung der Ernteerträge eines Weizenfeldes in *Twinkies* (*Anmerkung des Übersetzers: Twinkies* sind eine sehr beliebte amerikanische Süßigkeit) bedarf eines wesentlich größeren Energieeinsatzes als die Umwandlung der Weizenerzeugnisse in Vollkornbrot. Das Raffinieren und Verarbeiten von Lebensmitteln verbraucht stets mehr Energie als der Verzehr dieser Produkte in ihrem natürlichen Zustand. In einem benachbarten Lebensmittelgeschäft kostet eine Packung *Wheaties* (*Anmerkung des Übersetzers: Wheaties* sind ein aus Weizen hergestelltes Gebäck) 1,65 Dollar, obwohl sie nur Weizen im Wert von 0,06 Dollar enthält. Sogar das Verpackungsmaterial kostet mehr.

Was die Verschwendung von natürlichen Ressourcen und Energie anbetrifft, ist jedoch die Fleischindustrie eine Klasse für sich.

Wissenschaftler errechnen die Energiekosten eines Lebensmittelprodukts anhand des Preises der Rohmaterialien, die für die Herstellung dieses Produktes verwendet wurden. Frances Moore Lappe berichtet:

„Eine detaillierte, im Jahre 1978 veröffentlichte Studie des Innenministeriums und des Handelsministeriums ergab die erschreckende Erkenntnis, daß der Wert der Rohmaterialien, die für die Herstellung von Nahrungsmitteln tierischer Herkunft eingesetzt werden, höher ist als der Wert der gesamten Öl-, Kohle- und Erdgasmengen, die in diesem Land verbraucht werden.“ [59]

Dieselbe Studie offenbarte die ebenso schockierende Erkenntnis, daß die Produktion von Fleisch, Milchprodukten und Eiern für ein Drittel des gesamten Rohstoffverbrauchs in den USA verantwortlich ist.

Im Gegensatz dazu ist der Anbau von Getreide, Gemüse und Obst geradezu vorbildlich sparsam und macht zusammengerechnet weniger als 5 % des Rohstoffverbrauchs der Fleischproduktion aus.

Eine Veränderung der amerikanischen Eßgewohnheiten würde die Einsparung von mehr als 30 % sämtlicher in den USA verbrauchten Rohstoffe bewirken.

Eine weiteres Verfahren, mit dem Wissenschaftler die Energiekosten verschiedener Lebensmittel bestimmen, ist die Berechnung der fossilen Brennstoffe, die in der Herstellung dieser Produkte verwendet wurden. Der amerikanische Wissenschaftler David Pimental errechnete, daß die gesamten Erdölreserven des Planeten in 13 Jahren erschöpft wären, wenn die ganze Weltbevölkerung sich mit den Landwirtschaftsmethoden der USA ernähren würde.[60]

Es ist wirklich kaum zu glauben, wie energieverschwendend die amerikanische Standard-Ernährung ist. Selbst das Fahren von treibstoffintensiven Luxusautos kann energiesparender sein als das Laufen – dann nämlich, wenn die beim Laufen verbrannten Kalorien aus der amerikanischen Standardkost stammen![61] Dies resultiert daraus, daß die erforderliche Energiemenge für die Herstellung der Nahrungsmittel, deren Kalorien beim Gehen einer bestimmten Strecke verbrannt werden, jene Energiemenge übersteigt, die für das Fahren eines Autos über die gleiche Distanz notwendig ist, sofern das Auto 9,8 Liter oder weniger pro 100 Kilometer verbraucht. Diese bemerkenswerte Tatsache beruht nicht darauf, daß unsere Automodelle eine Goldmedaille für geringen Benzinverbrauch verdienen. Dies ist nämlich keineswegs der Fall. Vielmehr verbrauchen unsere Autos alle 6,5 km so viel Energie, daß man damit eine Brücke in die Luft sprengen könnte.[62] Doch das heutige Fleischproduktionssystem gleicht aus der Sicht eines jeden energiebewußten Menschen einem entsetzlichen, wahrgewordenen Alptraum.

Auf einer traditionellen Farm bleiben Schweine und Hühner im Winter warm, indem sie sich in Stroh und andere natürliche Materialien kuscheln. In der Sommerhitze kühlen sie sich durch Wälzen in der schattigen feuchten Erde ab. In den heutigen Massentierhaltungsbetrieben gibt es jedoch weder Heu noch kühle Erde. Um die Gewichtszunahme der Tiere unter diesen Bedingungen zu maximieren, müssen die Temperaturen künstlich kontrolliert werden, was wiederum Energie verbraucht.

Weitere Heizkosten entstehen dadurch, daß man die jungen Tiere allzu früh der Körperwärme ihrer Mütter entreißt. Die Babys der Tiere sind von Natur aus sehr kälteempfindlich, wodurch es für sie besonders schlimm ist, von ihren Müttern getrennt und auf kalten Zement- oder Metallplankenböden untergebracht zu werden.

Außerdem wird Energie dabei verbraucht, die Futtermittel zu den Tieren zu transportieren. Dann benötigt man Energie, um die Ausscheidungen der Tiere zu entsorgen. Der gesamte Fließbandprozeß in den Massentierhaltungsbetrieben ist darauf ausgerichtet, die erforderliche menschliche Arbeit soweit wie möglich zu reduzieren und statt dessen energieverbrauchende Maschinen einzusetzen.

Daraus ergibt sich, daß diese Fabriken kaum Arbeitsplätze bieten, wenn man die Größe der Unternehmen in Betracht zieht. Die Massentierhaltungsbetriebe vergeuden unsere begrenzten Vorräte an fossilen Brennstoffen, als gäbe es keine Zukunft. Angesichts der enormen Verschwendung durch diese Betriebe ist dies sogar gar nicht so unwahrscheinlich.

Agrarwirtschaftsingenieure der Ohio-State-Universität verglichen die Energiekosten der Produktion von Geflügel, Schweinefleisch und anderen Fleischsorten mit den bei der Erzeugung von Sojabohnen, Mais und anderen pflanzlichen Lebensmitteln anfallenden Energiekosten. Die Studie ergab, daß selbst die Produktion des mit dem größten Energieverbrauch verbundenen pflanzlichen Produkts noch immer nahezu zehnmal weniger Energie verbraucht als die Herstellung der mit dem geringsten Energieeinsatz produzierbaren tierischen Lebensmittel:

„Sogar der effektivste der untersuchten Tierzuchtbetriebe bringt es nur auf eine Umwandlung von 34,5 % der investierten fossilen Energieträger in nutzbare Nahrungsenergie, während sogar das am wenigsten effektive der fünf getesteten Ernteunternehmen uns 328 % ihrer eingesetzten Energie in Form von Nahrungsenergie zurückgibt." [63]

Andere Untersuchungen belegen diese Aussage. Mais oder Getreide liefern 22mal mehr Eiweiß pro Kalorie eingesetzter fossiler Brennstoffe als Rindfleisch aus der Massentierhaltung. Sojabohnen sind sogar 40mal effektiver als dieses Rindfleisch! [64]

Dadurch wird verständlich, warum ein Artikel im *Scientific American*, der sich mit der Energiekrise beschäftigte, warnte:

„Die Entwicklungen des Fleischkonsums und des Energieverbrauchs sind auf einem Kollisionskurs." [65]

Eine Richtungsänderung in der amerikanischen Ernährungsweise könnte immense Energieeinsparungen bewirken. Wenn wir unseren Fleischkonsum aufgeben würden, bräuchten wir keine Atomkraftwerke. Unsere Elektrizitätskosten würden sich enorm verringern. Unsere Abhängigkeit von importiertem Öl wäre erheblich reduziert. Wir hätten die Zeit und die Ressourcen, um Solarenergie und andere umweltverträgliche Energiequellen zu entwik-keln. Dadurch könnten auch unsere Kinder später einmal in einer Welt mit reichhaltiger Energieversorgung leben.

■ Hartgesottene Geschäftsleute

Immer wieder stelle ich mir vor, welche Möglichkeiten sich aus einer Verän-derung der amerikanischen Eßgewohnheiten ergeben würden. Und immer wieder war ich erstaunt von den großartigen Resultaten, die sich mit einer solchen Kursänderung erzielen ließen. Ich erkannte, wie hilfreich dieser Schritt dabei sein könnte, den Hunger auf der Welt zu reduzieren und welt-weite Ängste abzubauen, die die Gefahren eines Krieges in sich bergen. Un-ser kostbarer fruchtbarer Boden und unsere Wälder könnten uns erhalten bleiben, Tausende von Arten in den tropischen Regenwäldern würden vor dem Aussterben bewahrt, und unsere Wasservorräte würden weniger ver-schmutzt und sparsamer verwendet werden. Ich war bewegt von der Er-kenntnis, wieviel Leid den Tieren erspart bliebe, wie sehr unsere Gesundheit von dieser Umstellung profitieren würde und wie wir unseren Verbrauch von giftigen Chemikalien, die die Zukunft der Menschheit ernsthaft gefähr-den, wesentlich verringern könnten.

Es gibt sogar noch einen weiteren Aspekt, der uns in die gleiche Rich-tung führt und vielleicht sogar die Aufmerksamkeit der hartgesottensten amerikanischen Geschäftsleute erwecken kann: die verblüffende Feststel-lung, welche enorm positiven Auswirkungen ein Kurswechsel der Eßge-wohnheiten auf die Wirtschaft dieses Landes hätte.

Die Wirtschaftswissenschaftler Fields und Hur berichten:

„Eine landesweite Umstellung auf eine Kostform, die hauptsächlich aus Vollgetreide und frischem Obst und Gemüse besteht – plus einer Export-beschränkung von unnötigen fetthaltigen Nahrungsprodukten – würde unseren Bedarf an importiertem Öl um über 60 % senken. Außerdem würde unser Vorrat an erneuerbaren Energiequellen, wie Holz und Was-ser, um 120 bis 150 % steigen." [66]

Von diesen Energieeinsparungen ausgehend, haben Fields und Hur die Kon-sequenzen einer solchen Ernährungsumstellung auf die Volkswirtschaft ana-lysiert. Die Möglichkeiten, die sie aufzeigen, sind beeindruckend.

Die Ökonomen erwarten von diesem Schritt eine erhebliche Steigerung der privaten Ersparnisse durch verringerte Ausgaben für Nahrungsmittel, ärztlich verschriebene Medikamente, medizinische Versorgungsleistungen und Krankenversicherungsbeiträge. Und nach einiger Zeit, so ihre Voraussage, würden die privaten Vermögen noch schneller wachsen, und zwar durch die Einsparungen bei den Mietpreisen, den Energiekosten und den Transport- und Kleidungsausgaben. Ihr Resümee besagt daher:

„Ein durchschnittlicher Drei-Personen-Haushalt könnte kurzfristig mit Einsparungen von 4000 Dollar jährlich rechnen. Wenn sie davon 30 % anlegen – es ist durchaus realistisch, daß sie sogar die Hälfte dieses Betrages anlegen könnten – würde die verleihbare Geldmenge um 50 % steigen." [67]

Diese Zunahme an verleihbaren Geldmengen wäre enorm wichtig für die Volkswirtschaft. Private Ersparnisse sind die wichtigste Grundlage für das Wirtschaftswachstum. Ein Anstieg dieser Geldmengen würde die Zinsraten für geliehenes Geld senken.

Es gibt noch einen weiteren Faktor, der zu einem Absinken der Zinsen führen würde. Die durch die verringerten Energieimporte zu erzielenden Einsparungen würden den Druck auf die Staatsverschuldung vermindern. Dadurch müßte der Staat nicht fortlaufend enorm hohe Kredite in Anspruch nehmen. Zur Finanzierung der Staatsverschuldung muß die amerikanische Regierung die Hälfte der ihr zur Verfügung stehenden Geldmengen angreifen, also hauptsächlich private Ersparnisse, die die treibende Kraft des Wirtschaftswachstums sind. Die Kombination von gesteigerten Privatvermögen und einer verminderten Kreditaufnahme des Staates könnte laut Fields und Hur einen „Doppelschlag gegen hohe Zinsraten" bewirken. [68]

Die Senkung der Zinsraten würde eine wahre Lawine von wirtschaftlichen Vorteilen für die USA auslösen. Zudem würde eine fleischlose Ernährungsweise enorme Geldbeträge einsparen, die derzeit für medizinische Versorgungsleistungen ausgegeben oder der Volkswirtschaft durch krankheitsbedingte Arbeitsausfälle verlorengehen. Fields und Hur schreiben:

„Allein die Einsparungen im Bereich der medizinischen Versorgungsleistungen könnten binnen fünf Jahren die 100-Milliarden-Dollar-Grenze erreichen." [69]

Die verminderten Energieausgaben würden einen gewaltigen wirtschaftlichen Aufschwung auslösen. In zahllosen Bereichen könnten enorme Einsparungen erfolgen. Die notwendige Kreditaufnahme des Staates zu hohen Zinssätzen würde verringert. Etliche Milliarden Dollar würden jährlich durch die Abschaffung der Wassersubventionen an die Fleischproduzenten eingespart.

Fields und Hur errechneten, daß binnen fünf Jahren die jährlichen Einsparungen 80 Milliarden Dollar betragen könnten. Ihren Schätzungen zufolge würden diese Einsparungen nach 20 Jahren 200 Milliarden Dollar pro Jahr ausmachen.

Gegenwärtig sind wir auf dem besten Wege, durch die unvermindert fortschreitende Staatsverschuldung der Zukunft unserer Kinder große Steine in den Weg zu legen. Unser Erbe an sie ist ein so enormer Schuldenberg, daß viele Wirtschaftsexperten keine Möglichkeit sehen, wie diese Kredite jemals zurückgezahlt werden könnten. Doch wenn die von Fields und Hur angestellten Berechnungen stimmen, wäre die Regierung der USA dank der Einsparungen durch die Ernährungsumstellung in der Lage, sämtliche Staatsschulden zu begleichen.

Noch liegt es in unseren Händen, den zukünftigen Generationen eine intakte und glückliche Welt zu hinterlassen.

■ Der unvergeßliche Traum

In der heutigen Zeit sind sich nur die wenigsten von uns bewußt, wie sehr unsere Ernahrungsgewohnheiten die Welt beeinflußen. Wir sehen nicht, wie mit jedem verzehrten Big Mac ein weiterer Teil des tropischen Regenwaldes vernichtet und wie mit jeder Milliarde verkaufter Burger weitere hundert Arten für immer ausgerottet werden. Wir sehen nicht, wie im Brutzeln unseres Steaks das Leiden der Tiere steckt, der Verlust unserer fruchtbaren Böden, das Abholzen unserer Wälder, die Schädigung unserer Wirtschaft und die schleichende Zerstörung unserer Gesundheit. Wir hören in diesem Brutzeln nicht die Schreie der Millionen hungernden Menschen, die bei einer anderen Verteilung der Lebensmittel wohlgenährt sein könnten. Wir sehen nicht die gefährlichen Gifte, die sich in der Nahrungskette anreichern und unsere Kinder und unsere Erde für viele zukünftige Generationen vergiften.

Doch wenn wir uns dem Einfluß unserer Ernährungsweise auf die Zustände in der Welt bewußt werden, können wir dies niemals wieder wirklich vergessen. Wir können es natürlich verdrängen und müssen dies manchmal vielleicht sogar tun, um das Ausmaß dieser Tragödie ertragen zu können.

Wir werden aber immer wieder durch die Welt, in der wir leben, durch unsere Kinder, die Tiere und die Wälder, den Himmel und die Flüsse daran erinnert, daß wir ein Teil dieser Welt sind und sie ein Teil von uns ist. Alle Dinge sind miteinander verbunden. Die Entscheidungen, die wir in unserem täglichen Leben treffen, haben einen enormen Einfluß, nicht nur auf unsere eigene Gesundheit und Lebensfreude, sondern auch auf das Leben anderer Wesen und das Schicksal allen Lebens auf der Erde.

Glücklicherweise haben wir sogar allen Grund dazu, dankbar zu sein – denn was für uns persönlich das beste ist, ist auch für andere Lebensformen das beste und gleichermaßen für die Lebensgrundlagen, auf die wir alle angewiesen sind.

Die Indianer, die über unzählige Jahrhunderte ihre Heimat in dem Gebiet hatten, das wir heute die Vereinigten Staaten von Amerika nennen, lebten in Harmonie mit dem Land und der Natur. Ihre Gesellschaftsstrukturen waren alle einzigartig, doch alle basierten auf der Ehrfurcht vor dem Leben, die die Bewahrung der Natur statt ihre Zerstörung vorsieht. Alle diese Kulturen lebten im Einklang mit dem, was wir heute als Ökosystem bezeichnen. Für sie war alles das Werk Gottes. Jede glänzende Kiefernnadel, jede sandige Bucht, jedes Nebelfeld in den dunklen Wäldern, jedes summende Insekt war ihnen heilig.

Als der weiße Mann sie dazu zwang, das schwerste Opfer zu bringen und ihr Land zu verkaufen, sprach der große Häuptling Seattle für sein Volk. Er hatte nur einen Wunsch. Er bat nicht um etwas für sich selbst oder für sein Volk oder für alle indianischen Menschen. Natürlich gab es viele Dinge von enormer Wichtigkeit, an die er in dieser Situation gedacht haben muß. Er hätte nach mehr Decken, Pferden oder Nahrungsmitteln verlangen können. Er hätte fordern können, daß die Grabstätten ihrer Vorfahren respektiert werden. Er hätte um viele Dinge für sich selbst oder für sein Volk bitten können. Weitaus wichtiger als alles andere war ihm jedoch die Beziehung zwischen den Menschen und den Tieren. Sein einziger Wunsch war ebenso prophetisch wie auch einfach:

„Wir stellen eine Bedingung.
Der weiße Mann muß die Tiere dieses Landes
wie seine Brüder behandeln.
Denn was auch immer mit den Tieren geschieht,
geschieht bald auch den Menschen.
Alle Dinge sind miteinander verbunden."

Häuptling Seattle sprach für ein Volk, dessen Verbundenheit mit der Natur eine für uns kaum ermeßbare Tiefe besaß. Doch von den Weißen wurden sie als Wilde bezeichnet, und der von ihnen geäußerte Wunsch wurde verspottet und belächelt. Die Massentierhaltungsbetriebe der Gegenwart sind die besten Beweise für die völlige Mißachtung der einzigen von ihnen gestellten Bedingung.

Der weiße Mann hielt Häuptling Seattle für einen ungebildeten Wilden. Doch er war ein Prophet, dessen Weisheit und Beredsamkeit seinem engen Kontakt mit der Schöpfung entsprangen. Und seine Worte weisen eine verblüffende Ähnlichkeit mit denen eines vor langer, langer Zeit geschriebenen Buches auf. Auch die Bibel erzählt uns, wie das Schicksal der Menschen und das Schicksal der Tiere eng miteinander verknüpft sind.

Denn jeder Mensch unterliegt dem Geschick,
und auch die Tiere unterliegen dem Geschick.
Sie haben ein und dasselbe Geschick.
Wie diese sterben, so sterben jene.
Beide haben ein und denselben Atem.
Einen Vorteil des Menschen gegenüber dem Tier gibt es da nicht.
(Das Buch Kohelet, 3,19)

Häuptling Seattle wußte nicht, daß vor vielen Jahrhunderten ein Buch, das man die Bibel nennt, Worte gebrauchte, die mit den seinen fast identisch sind. Er sprach für das Leben auf dieser Erde, und die Weisheit der Jahrtausende prägte seine Worte. Heutzutage, wo wir uns so weit von einer ethischen Beziehung zu anderen Lebensformen und dem Wohle unserer Heimat, der Erde, entfernt haben, bleibt uns seine Botschaft als ein Licht von unbeschreiblichem Glanz erhalten. Niemals zuvor war die Wahrheit in seinen Worten so offenkundig:

„Eines wissen wir:
Unser Gott ist derselbe.
Diese Erde ist Ihm kostbar.
Dieses wissen wir:
Die Erde gehört nicht den Menschen,
die Menschen gehören zur Erde.
Dieses wissen wir:
Alle Dinge sind miteinander verbunden
wie das Blut, das eine Familie vereint.
Alle Dinge sind miteinander verbunden.
Was immer der Erde geschieht,

geschieht auch den Kindern dieser Erde.
Der Mensch hat das große Netz des Lebens nicht geschaffen.
Er ist lediglich ein Teil darin.
Was immer er dem Netz antut,
tut er sich selbst an."

❧

von Dr. med. Werner Hartinger

Erstmals in der Menschheitsentwicklung ist das Verhalten des Menschen zu seiner Mitwelt heute zu einer Frage von existentieller Bedeutung für die ganze Erde geworden. Ausschlaggebend dafür sind einerseits die fulminante Entwicklung der Naturwissenschaften und der Technik und andererseits eine anthropozentrische Ausbeutungsmentalität auf dem Boden eines rigorosen Gewinnstrebens.

Die mittlerweile fast weltweite Verbreitung einer Denkweise, die den Menschen als „Krone der Schöpfung" sieht, wurde nicht nur durch kirchliche Institutionen begründet, sondern auch durch die Einflußnahme von Wirtschaftsinteressen auf politische und gesetzgeberische Entscheidungsprozesse untermauert. Eine entsprechend wenig verbraucher- und umweltfreundliche Rechtsprechung, die Dominanz der Wirtschaft in den Medien (durch deren Abhängigkeit von Werbeeinnahmen) sorgten in Verbindung mit einem weit verbreiteten Egoismus und Desinteresse der Menschen am Leid und der Not anderer zu dem gegenwärtigen beschämenden Zustandsbild der Welt.

Wegen der Bedeutung dieser Entwicklung und ihren unabsehbaren Folgen für alles Lebende sollen im folgenden die Tendenzen unserer Wissenschaft und ihre Verbindungen mit der Wirtschaft kompromißlos aufgezeigt sowie die allgemeine ethische Ansprechbarkeit der Menschen etwas objektiver analysiert werden, als es gewöhnlich in den Medien zu lesen, zu hören oder zu sehen ist. Denn man kann sich des Eindruckes nicht erwehren, daß uns eine Zukunft bevorsteht, wie sie schon vor langer Zeit von Christian

Morgenstern beschrieben wurde: „Es gibt für Unzählige nur ein Heilmittel – die Katastrophe." Ich bezweifele, daß jeder sich darüber im klaren ist, wie wir gerade dabei sind, diese pessimistische Weltsicht des Dichters zu bestätigen. Seit der Mensch denken kann, beschäftigt er sich mit seinem Verhältnis zur Mitwelt, mit den Naturgesetzen und seiner Stellung im Kosmos. Solche Betrachtungen sind von persönlicher Geisteshaltung, Sachkenntnis und Kultureinflüssen geprägt. Damit sind unterschiedliche Auffassungen und Zielsetzungen vorprogrammiert. Doch eine Demokratie lebt ebenso wie die Wissenschaft von unterschiedlichen Meinungen und Betrachtungspunkten, die alle auf der Wahrheitsebene zusammenfinden müssen.

In den letzten Jahrhunderten wurde zunehmend die „Denklogik", auf dem Boden der „realen Materie" Beurteilungsgrundlage dieser Mitwelterforschung, und es entstand eine Naturbetrachtung, die alle materiellen Erscheinungsformen nach dem Physik-Idiom eines „ausreichenden Grundes für die Interpretation toter Dinge" bewertet.

Vielfach wird der Philosoph Immanuel Kant als Begründer dieser Forschungsweise angeführt, weil er den Wissensstand des Menschen unter Ausklammerung ethischer, religiöser, weltanschaulicher, moralischer und geisteswissenschaftlicher Erkenntnisgrundlagen auf die eine Frage reduzierte: „Was kann der Mensch von sich aus wissen!?"

Auf dieser Eliminierung anerkannter Wissensquellen entwickelte er seine „Real-Philosophie". Darauf aufbauend entstanden die Naturwissenschaften heutiger Prägung, die alles Seiende anhand seiner Meßbarkeit, Reproduzierbarkeit und Verwertbarkeit beurteilen. Unter dieser anthropozentrischen Denkweise erfolgte dann auch die Bewertung des so erarbeiteten Wissens nach Richtig oder Falsch.

Ganzheitliche Aspekte spielten dabei ebensowenig eine Rolle wie die Bereitschaft, die erhaltenen Ergebnisse durch andere Wissenschaftsdisziplinen prüfen und absichern zu lassen. Dieser Mangel an selbstkritischer Betrachtung führt bei manchen Naturwissenschaftlern zu einer erstaunlichen Verwechslung der Begriffe „Naturwissenschaft" und „Wissenschaft". Sie erklären alleine ihre materiebezogene Form der Naturerforschung als „wissenschaftlich" – obwohl es „naturwissenschaftlich" heißen müßte – und setzen ihre realistische Erkenntnismethode an die Stelle des umfassenderen Begriffes „Wissenschaft". Solch unberechtigter Alleinvertretungsanspruch auf Wissenschaftlichkeit wird vielfach zur Disqualifizierung anderer Denkweisen und Forschungsmethoden mißbraucht, obwohl die Naturwissenschaft wegen ihrer selbstgewollten Begrenzung von Forschungsweg und -ziel nur als Teil des Gesamtbegriffes Wissenschaft bezeichnet werden kann. Dieser Teil ist eben dadurch definiert, daß er sich auf die chemisch-physikalisch nachweisbaren Phänomene des Lebens und die daraus induzierten Ableitungen beschränkt.

Die Unbescheidenheit im Denken geht so weit, daß im bedeutenden „Kosmos-Lexikon der Naturwissenschaften" das Wort „Wissenschaft" gar nicht zu finden ist, obwohl Forschungsebene und Erkenntnisziel der Naturwissenschaft wie folgt definiert werden: „Auf den Gesetzen von Logik und Kausalität, von Raum und Zeit sich gründende Erforschung der Natur. Die dabei angewendeten Methoden beruhen auf Analyse, Synthese, Induktion und Deduktion. Vorausgesetzt ist die Existenz einer realen Außenwelt und die Wirklichkeit der Natur."

Somit will die Naturwissenschaft nur die materiellen Erscheinungsformen unserer Welt nach physikalischer Erfaßbarkeit und menschenbezogener Zweckmäßigkeit auf dem Boden ihrer „Realität und Wirklichkeit" erforschen.

Nun hat zwar alles in unserer Welt materielle Strukturen, unterliegt aber nicht alleine den bekannten naturwissenschaftlichen Gesetzmäßigkeiten. Besonders die Lebewesen sind in ihrer noeso-psycho-somatisch gesteuerten Funktionalität mit solcher „Kausalanalyse" nicht einmal grundsätzlich zu erfassen und noch weniger zu qualifizieren. Auch erschöpft sich die menschliche Denk- und Erkenntnisfähigkeit nicht mit dieser „realistischen Naturbetrachtung", sondern enthält die Totalität aller denkbaren, vorstellbaren und aufnahmefähigen Wirklichkeiten. Dazu zählt auch alles bisher noch nicht geistiges oder forscherisches Allgemeingut gewordenes Wissen. Darum muß der Begriff Wissenschaft bedeutend weiter angesetzt werden als die Forschungskriterien der Naturwissenschaften, wie sie in die biologische und medizinische Denkweise eingeführt wurden. Solche Vorstellungen haben zur Folge, daß der Mensch auf sein physikalisch-biologisches System reduziert wird und seine maßgebenden sozialen, seelischen und geistigen Bezugsebenen ausgeklammert werden.

Die Lebensvorgänge eines Organismus sind Gesetzmäßigkeiten, die aus verschiedenen Perspektiven beschrieben werden können. Gelangen die Kriterien der Naturwissenschaften zur Anwendung, ist dies erkenntnistheoretisch und wissenschaftlich nur vertretbar, wenn man sich ihrer Interpretationsgrenzen bewußt ist und diese auch respektiert. Diese Naturbetrachtung ist aber nicht die einzig mögliche, auch wenn sich mancher Forscher keine andere Wissenschaft als die seine vorstellen kann.

Chemie und Physik sind nicht die Natur selbst, sondern nur ein Beschreibungsversuch und damit von der Erkenntnisqualität des Wissenschaftlers abhängig. Fortschritte beruhen auf seiner Wissenszunahme, denn es ändern sich nicht die Naturgesetze, sondern nur deren Beschreibungsfähigkeit. Es ist also nicht ausreichend, chemisch-physikalisch zu denken, vielmehr muß über die Aussagegrenzen der Naturwissenschaften nachgedacht werden. Dann würde bemerkt werden, daß es in der biologischen Medizin astronomische Wissensdistanzen gibt. Kein Mensch zweifelt an den gewaltigen technischen Leistungen, doch damit kann keine einzige Schmetterlingsart wieder hervorgerufen werden, die durch Insektizide vernichtet wurde!

Schon lange vor dieser von Kant initiierten Naturbetrachtung verwies der große Arzt Paracelsus auf die Zusammenhänge von Körper, Seele und Geist als unerläßlicher Grundlage der Naturerkenntnis – und wurde unverstanden verlacht und ausgestoßen. Seine Überlegungen hat die Paracelsus-Gesellschaft wie folgt festgehalten: „Für Paracelsus waren Erde, Kosmos, Mensch und Tier eine Einheit. Allem Physischen entspräche ein Seelisches und Geistiges, die aber nicht getrennt vom Menschen existieren, sondern mit dem körperlichen in unentwegter Wechselwirkung stehen. Aus solchen Vorstellungen leitete er alle seine Erkenntnisse und vor allem seine erfolgreichen Therapien ab, mit denen er immer das ganze Menschenwesen erfaßte und im Zusammenhang mit der Umwelt betrachtete."

Seinen Erkenntnissen stand man damals mit ähnlicher Ablehnung gegenüber, wie heute die Forschung die Wechselwirkung von Geist, Seele und Körper und deren Einfluß auf Gesundheit und Krankheit negiert. Dabei hat die Theoretische Physik als Wissensgrundlage jeder Naturerkenntnis bereits vor einigen Jahrzehnten ein Tor geöffnet, das den Weg zur Beantwortung vieler noch ungelöster Fragen freigibt, die Ontologie. Dieses Wissen existiert schon seit Jahrtausenden in elementarer Form und wurde jüngst von einigen der berühmtesten Physikern unserer Zeit bestätigt, analysiert und qualifiziert.

Da wäre zunächst die Feststellung des bekannten Physikers Werner Heisenberg anzuführen: „Die Voraussetzung für ein Verständnis der Naturwissenschaften ist eine grundsätzliche Änderung der Struktur des Denkens!" Was er damit meint, geht aus den Worten des ebenso bekannten Nobelpreisträgers Max Planck hervor: „Als Physiker, der sein ganzes Leben lang der nüchternsten und schwierigsten Wissenschaft gedient hat, nämlich der Erforschung der Materie, kann ich sicher nicht für einen Schwärmer gehalten werden. Nach meinen so erarbeiteten Kenntnissen sage ich: ‚Es gibt keine Materie an sich!'" Einstein ergänzt: „Die uns als Materie erscheinenden Atome sind eine Konzentration von Energie!"

Max Planck erläutert weiter: „Alle Materie entsteht und besteht nur durch eine Kraft, welche das Atom als winzigstes Sonnensystem zusammenhält. Da es aber im Weltall keine Kraft an sich gibt, müssen wir hinter dieser Energieform einen bewußten und intelligenten Geist annehmen. Dieser ist der Urgrund der Materie!"

Werner Heisenberg wird noch deutlicher: „Nach der Quanten-Kosmologie besteht die Welt des Seins und alle materiellen Erscheinungen nach einer höheren Ordnung durch die ontologischen Implikations-Zyklen. Sie erfolgen in einer sehr hohen Frequenz, so daß für uns der Eindruck einer Stetigkeit resultiert. Das Atom ist aber kein Ding, keine Sache und kein Gegenstand."

Der auf diesem Gebiet wohl bekannteste, 1992 verstorbene Physiker David Bohm erklärt die Unterschiede: „Wenn die uns als Materie vertrauten Energie-Einheiten eine bestimmte Größe unterschreiten, entziehen sie sich nicht nur der sinnlichen Wahrnehmung, sondern auch der naturwissenschaftlichen Beweisbarkeit. Mit einer Teilchengröße unterhalb der Naturkonstanten 10^{13} kann ein Vorgang mit physikalischen Methoden und Analyseverfahren nicht mehr erfaßt werden! Das heißt, er verliert für uns seine materielle Qualität!"

Im Gegensatz zu der in der naturwissenschaftlichen Biologie und Medizin noch üblichen Denkweise auf der Grundlage von zwei Seins-Formen – nämlich Materie und Geist – definiert die Ontologie alles wirklich Existierende nach drei Seins-Formen: die Materie als das Grobstoffliche, die energetische Substantialität als das Feinstoffliche und den Geist als das Unstoffliche.

Mit diesen Feststellungen unserer berühmtesten Naturforscher wird die Aussage über die Notwendigkeit einer Änderung der Denkstruktur verständlich. Ja, damit erhalten selbst die manchmal etwas unklaren philosophischen und religiösen Begriffe einen verstehbaren Inhalt: Die in den Religionswissenschaften gelehrte „Trichotomie" des Menschen (Geist, Seele und Körper) ist also identisch mit den jüngsten und bedeutsamsten Erkenntnissen der Physik, der Ontologie.

Unabhängig von der materiebegrenzten Erkenntnisebene der Naturwissenschaften für Lebensprozesse und ihrer ontologischen Fragwürdigkeit muß doch jeder mit vorgefertigten Denkschablonen sich nicht zufriedengebende Mensch bei kritischer Situationsanalyse unserer Forschung und Wissenschaft unweigerlich auf zwei erstaunliche Umstände stoßen. Der erste ist, daß die Wissenschaftler sich mit Händen und Füßen gegen eine moralische Beurteilung ihrer Tätigkeiten sträuben und immer von eine „wertfreien" Wissenschaft reden. Zweitens, daß sie jegliche Verantwortung für die Anwendungsfolgen ihrer Forschungserkenntnisse ablehnen. Sie schieben diese Verantwortlichkeit anderen zu, wie z. B. den Politikern, die ihrerseits dann von einem Handlungszwang sprechen, um auch sich aus der Verantwortung zu stehlen.

Doch selbst in Forscherkreisen bestehen begründete Zweifel an einer unabhängigen Wissenschaft. Der Freiburger Physiker und Biologe Prof. H. Mohr stellt in seinem Buch *Structure und Significance of Science* fest, daß besonders die Naturwissenschaften keineswegs wertneutral einzustufen seien. Der Einfluß wirtschaftlicher Kreise auf die Forschung ginge so weit, daß nicht nur zahlreiche Universitätsinstitute direkt von Industrie und Wirtschaft unterhalten oder mitfinanziert werden, sondern auch Wissenschaftsredaktionen der Print- und TV-Medien.

Da solche „Unterstützungen" anwendungs- und profitorientiert seien, würden nur ökonomisch aussichtsreiche Forschungsprojekte und -disziplinen gefördert, während die anderen Sparten ums Überleben kämpfen müssen. Die meisten Wissenschaftler seien bestrebt, so bald und so viel Kapital wie möglich aus ihrem Wissen zu ziehen. So entstünde eine geldwertorientierte Wissenschaft auf dem Boden einer Mitweltausbeutung und zweckbezogenen Ergebnisinterpretation. Die Risikoforschung neuer Technologien werde unterdrückt, und mangels entsprechender Kenntnisse sei man nicht in der Lage, deren Gefahren und Folgen abzuschätzen … und habe auch gar kein Interesse daran, ergänzt der Biologe und Theologe Prof. G. Altner in einem Interview. Die meisten Forscher stünden im Dienste der Nutzungsinteressenten und ihr Paradigma sei kaum zu übersehen: „Wes Brot ich eß, des Lied ich sing!" Leider hätten die Kirchen als Bremsklotz gegen solche Nutzungsbegehren versagt. Sie hätten bei den wirtschaftlichen Erfolgen umgesetzter Naturwissenschaften auch einen schweren Stand. Man verdränge also lieber die gepredigte Ehrfurcht vor dem Leben, als Anhänger zu verlieren.

Unsere Wissenschaftler fordern so einen Freibrief für ihre Forschertätigkeit, lehnen eine moralische Bewertung ihrer Arbeit ab, wollen für die Folgen der Ergebnisse nicht verantwortlich sein, aber auf die riesigen Gewinne daraus auch nicht verzichten.

In unseren Zeiten der lächerlichsten Formen eines „Fachmanntums" will eben jeder Berufsstand eine Spezialethik haben. So wird es nicht mehr lange dauern und auch die Börsenmakler, die Taschendiebe, die Lebensmittelproduzenten, die Banker und die Politiker beanspruchen ebenfalls diese Pauschal-Absolution zur gewinn- und vorteilbringenden „Nutzung" der Mitwelt. Damit die Westen der Forscher trotzdem weiß erscheinen, wurde die sogenannte „Bioethik" ins Leben gerufen, um diesen Forderungen den Anstrich von Wissenschaftlichkeit und Moral zu geben und sie gegenüber der Öffentlichkeit zu rechtfertigen.

Auch mit diesen Worten wurde ein weltbekannter Wissenschaftler zitiert, nämlich der in Amerika lebende Genforscher und Biochemiker Prof. E. Chargaff in seinem Buch *Armes Amerika – arme Welt*. Er mißtraut den bioethischen Moral-Experten und sieht eine fortschreitende Entwicklung der Forschung, die vom Bezugsverlust zur Wirklichkeit über eine Ethikunterdrückung bis zur Brutalität der Mitweltausbeutung fortschreitet. Bedauerlicherweise bereitet es heute auch keine Schwierigkeiten, für jede noch so ausgefallene Wissenschafts-Theorie und Fakten-Interpretationen einen professoralen Gutachter zu finden, der sie „wissenschaftlich" untermauert. Solche Gutachten sind natürlich aufwendig und entsprechend teuer – aber sie scheinen sich auszuzahlen. Deshalb kursiert im Volksmund der etwas abgewandelte Spruch: „Irren ist menschlich – vertuschen wissenschaftlich!"

Doch die „käufliche Wissenschaft" ist nicht nur ein Gutachterproblem. Ihre Einflußnahmen auf Entscheidungen über unseren Lebensstil und Umweltbelastung beginnen schon mit der Berufung der „Wissenschafts-Experten" in die angeblich unabhängigen Gremien. Gelegentlich können dem verantwortlichen Politiker auch dem Bürgerwohl entgegenstehende Wirtschaftsbegehren Kopfschmerzen bereiten. Nicht deren Legalisierung wohlgemerkt, sondern die Frage: „Wie sage ich es meinem Kinde?" Was tun? Er ruft eine weitere Fachkommission in Leben. Damit hat er seinen Kopf aus der Schlinge der Verantwortung für unpopuläre Maßnahmen gezogen, die ökonomischen Interessen von Wirtschaft, Naturwissenschaft und Industrie nicht behindert und das „Beratungsergebnis" nicht aus der Hand gegeben. Denn – meist unerwähnt – behält er sich sowohl die personelle Besetzung als auch die rechtliche Kompetenz dieser Kommission vor. So schlägt er mehrere Fliegen mit einer Klappe: 1. Durch entsprechende Auswahl der Mitglieder bestimmt er im voraus ihre „Beschlüsse", 2. er hängt ihnen das Mäntelchen von Wissenschaftlichkeit und Objektivität und Demokratie um, sowie 3. er erscheint nicht als Initiator von Entscheidungen gegen das Wählerinteresse und behält 4. das Image des unbeugsamen Vertreters des Bürgerwohles und nicht zuletzt ist er 5. für die getroffenen Maßnahmen nicht verantwortlich ...

Vom Unkundigen auf den ersten Blick in ihren Konsequenzen kaum zu durchschauen, gibt es noch weitaus subtilere Methoden, Wirtschaftsinteressen über Politik und Legislative zu realisieren: Bei Vermögens- und Gesundheitsschäden des Bürgers durch Umweltvergiftungen galt früher das „Verursacherprinzip". Das heißt, daß der Verursacher für eingetretene Schäden aufkommen und den Betroffenen entschädigen mußte. Daß dieser Grundsatz meistens nicht angewendet wurde und der Geschädigte als Steuerzahler zu seinem Schaden vielfach auch noch für die Sanierung der angerichteten Umweltschäden, wie industrieverseuchte Böden und belastete Gewässer, aufkommen mußte, sei hier nur am Rande erwähnt.

Tatsache ist, daß die Bundesregierung 1973 das Verursacherprinzip für die hochgiftigen Pestizide in der Land-, Wasser- und Forstwirtschaft aussetzte und zum sogenannten „Fundamentalprinzip" erklärte. Damit geht es in diesem wirtschaftlich ungeheuer interessanten Bereich nicht mehr darum, Schäden zu vermeiden, vielmehr muß nun der Betroffene nach erfolgter Gesundheits- oder Vermögensschädigung die Schuld des Verursachers beweisen. Das ist sowohl juristisch als auch wissenschaftlich kaum möglich. Diese unauffällige Änderung bedeutet außerdem, daß jetzt die Giftsubstanzen so lange in den Verkehr gebracht werden dürfen, bis die Gesundheitsschäden eingetreten und bewiesen sind. Auf diese Weise schaltete man jegliche Vorsorgeverpflichtung tatsächlich sowie die Produzentenhaftung praktisch aus. Es muß nun zugewartet werden, bis die meist bekannt schädlichen, giftigen und krebserregenden Substanzen ihre Wirkung bei Mensch und Umwelt zeigen. Damit wurde – erstmals öffentlich dokumentiert – der Mensch zum Gegenstand experimentellen Giftigkeitsnachweises gemacht. Also ein legalisierter Menschenversuch größten Ausmaßes. Die Schäden nahmen daraufhin so zu, daß der „Rat der Sachverständigen" 1987 die Regierung dringend ermahnte, wieder auf das Vorsorgeprinzip umzustellen. Die Kenntnislücken beim Konsumenten und die methodischen Probleme dürften nicht zu Lasten der Bevölkerung gehen. Das sei aber der Fall, ließe man die Insektizid-Exposition weiter so lange zu, bis ein wissenschaftlich und juristisch anerkannter Nachweis ihrer Gesundheits-Schädlichkeit erbracht sei!

Es geht nicht darum, Leistungen in Abrede zu stellen oder pauschal die Naturwissenschaften zu verteufeln. Vielmehr soll zum Schutze von Mensch, Tier und Umwelt der Mißbrauch in ihrem Namen aufgezeigt werden. Alle erwähnten Aspekte sind jedem bekannt, der sich eingehender mit der Materie befaßt, oder sollten es zumindest sein. Die Entscheidungen über unseren Lebensstil werden nicht nach objektiven Wissenschaftskriterien getroffen, sondern nach sogenannten „Sachzwängen" auf politischer, wirtschaftlicher und parteistrategischer Ebene ohne persönliche Haftung der Entscheidenden.

Die amerikanische Umweltbehörde (EPA) veröffentlichte kürzlich eine in Auftrag gegebene Studie. Danach sei die Mehrzahl der Amerikaner bereits so hoch mit Umweltgiften wie Dioxin belastet, daß schon von Vergiftungen gesprochen werden müsse. Darin wurden erstmals auch die dioxinähnlichen, aber ebenso gefährlichen Stoffe wie die polychlorierten Biphenyle (PCB) sowie die weit verbreiteten zahlreichen Furane und Propione in die Untersuchung mit einbezogen. Sie ergaben, daß bereits geringste Konzentrationen dieser Gifte sich schädigend auf den Gesundheitszustand der Menschen auswirken. Schon Spuren eines oder gar mehrerer dieser Fremdstoffe riefen im menschlichen Organismus auffällige krankhafte Veränderungen im Zellstoffwechsel hervor. Dadurch würden Krebs ausgelöst, Störungen des Immunsystems verursacht oder die Produktion von Sexualhormonen beeinträchtigt. Man vermute weiterhin Spätschädigungen des Nervensystems, die noch in Langzeitstudien genauer untersucht werden sollen.

Durch die nunmehr festgestellten massiv schädigenden Folgen müßten nicht nur die festgelegte Gefährdensbeurteilung dieser Chemikalien neu bewertet werden, sondern auch für ihre Produktion und Entsorgung schärfere Bestimmungen gelten. Diese Ergebnisse sind im Prinzip nichts Neues, sondern nur differenzierter, zeigen die Konsequenzen auf und fordern entsprechende Maßnahmen. Bereits 1977 veröffentlichten die amerikanischen Toxikologen E. L. Wynder und G. B. Gori, daß ein hoher Prozentsatz der menschlichen Krebserkrankungen durch chemische Fremdsubstanzen ausgelöst würden, die mit der Nahrung, durch Medikamente, am Arbeitsplatz, über Körperpflegemittel, Kleidung und Umwelteinflüsse an und in den Körper gelangen. Das ist kaum verwunderlich, denn der Mensch wird lebenslang mit ca. 80.000 solcher Substanzen kontaminiert, von denen lediglich ca.

5000 wirkungsbekannt sind. Über ihre Kumulation im Organismus ist genauso wenig bekannt wie über ihre gegenseitigen Reaktionen im biologischen System.

Auf Tierexperimentbasis errechnete man für diese Giftsubstanzen eine „höchste unwirksame Dosis" und nannte sie NEL *(No Effect Level)*. Diese Dosis würde auch bei laufender Einnahme keine Gesundheitsschäden verursachen. In gleicher Weise bestimmte man eine „höchste duldbare Tagesdosis" (ADI = *Acceptable Daily Intake)*, die dem Menschen lebenslang gefahrlos zugemutet werden dürfe.

Zum Zwecke einer weiteren Herstellung, Verkauf und Anwendung dieser Fremdstoffe unterstellt man einfach, daß es im menschlichen Organismus eine Wirkungsschwelle gäbe, unterhalb der sie keine gesundheitsschädigende Wirkung hätten, und daß eine Konzentration errechnet werden könne, die dem Körper laufend ohne Gefährdung zugemutet werden dürfe. Doch alle kompetenten Wissenschaftler sind der begründeten Meinung, daß es solche Wirkungsschwellen in keinem biologischen Organismus gibt und keine noch so kleine Dosis einer Fremdsubstanz existiert, die im Körper ohne Wirkung sei. Trotzdem wurden diese „Meßwerte" anerkannt und als Maßstab der Umweltverschmutzung angenommen, die dem Konsumenten laufend zugemutet werden könne. Oder haben E.L. Wynder und G.B. Gori doch recht mit ihrer Warnung!?

Mit solchen Entscheidungen und Verfahrensweisen wird das größte Gut des Menschen, seine Gesundheit, tangiert. Sie wird aber nicht nur durch diese Umweltgifte bedroht, sondern ebenso durch eine ständig propagierte naturwissenschaftliche Medizinauffassung. Wohl in keinem Bereich unseres Lebens gibt es so viel Sachunkenntnis und Informationsdefizit wie in unserem sogenannten Gesundheitswesen. Seitdem sich eine Tierversuchsmedizin für den Menschen entwickelte, sind die Folgen dieser Forschungsmethode auf chemisch-physikalischer Basis mit Analogieschlüssen von einem Tierexperimentergebnis auf den menschlichen Organismus unabsehbar. Entgegen einer eher unkritischen und desinformierten Öffentlichkeit ist die Auffassung der Fachleute über diese Medizinforschung am Tier für den Menschen nicht nur aus wissenschaftlichen Gründen, sondern auch aus moralisch-ethischen Erwägungen sehr umstritten.

Die neuen Wissenschaftsdisziplinen der Gentechnologie und der Forschung an lebenden menschlichen Embryonen begründen ihre Notwendigkeit immer mit der Unvergleichbarkeit tierischer und menschlicher Reaktionen. Anwendungssicherheiten und Ursachenerkenntnisse menschlicher Krankheiten seien nicht im Tierversuch, sondern nur am Menschen zu erhalten.

Die Tierversuchproblematik für humanmedizinische Erkenntnisse ist ebenso wie ihre wissenschaftliche und juristische Legitimierung vielschichtig und für den Laien schwer durchschaubar, weil sich hier die unterschiedlichsten beruflichen, wirtschaftlichen, wissenschaftlichen, persönlichen und politischen Interessen überlagern. Die Politik legalisiert diese quälend-tödliche Experimentverwertung unserer Mitgeschöpfe, kirchliche Institutionen liefern die moralische Rechtfertigung, die Wissenschaft erklärt sie „zum Wohle des Menschen", die Medien propagieren sie als alleinige Forschungsmethode, die Wirtschaft hält sie für unverzichtbar, und alle befürworten sie interessenkonform. Dabei macht sich kaum jemand klar, daß er durch die Medien darüber nur das erfährt, was diese Interessengemeinschaft ihn wissen lassen will.

Doch wie man die Auslassungen eines Metzgermeisters über den vegetarischen Lebensstil nicht unkritisch übernimmt, sollte man sich auch über die Tierexperimente und ihre wissenschaftliche Verwertbarkeit sowie die darin zum Ausdruck kommende Einstellung zu den Mitgeschöpfen eine eigene Meinung bilden. Dazu müssen drei Hauptaspekte abgeklärt werden:

1. Ist der Mensch berechtigt, zu seinem Vorteil und Gewinn Milliarden unserer Mitgeschöpfe leidvoll leben zu lassen, nicht artgerecht zu halten und zu ernähren sowie qualvoll zu töten, und worauf sollte diese Berechtigung beruhen?

2. Können die unumstrittenen Medizinerrungenschaften der letzten Zeit wirklich auf die Tierversuche zurückgeführt werden, und sind diese überhaupt in der Lage, Wissen über menschliche Erkrankungen und deren Heilung mit Hilfe der getesteten Wirkstoffe sowie über deren Anwendungssicherheit zu vermitteln?

3. Kann eine naturwissenschaftlich ausgerichtete Tierversuchsmedizin mit der ihren Vorstellungen zugrundeliegenden Chemotherapie langfristig zu einer Verbesserung des allgemeinen Gesundheitsstandards und zu einer Eindämmung der Krankheitsentstehung führen? Ist es überhaupt möglich, eine durch Fehlverhalten, ungeeignete Ernährung, falsche Lebensweise und durch Umweltgifte entstandene Erkrankung mit einer chemischen Monosubstanz ursächlich zu heilen?

Nirgends heiligt der Zweck die Mittel, auch nicht in der Wissenschaft. Die

Wege und Schritte zum erstrebenswerten Ziel müssen auch hier jederzeit verantwortbar sein. In allen Religionen und Moralphilosophien wird das Quälen und leidvolle Töten der Mitgeschöpfe als unmoralisch bezeichnet und untersagt. Eine unmoralische Handlung wird aber nicht dadurch moralisch, indem man sie mit einem Gewinn oder Vorteilserhalt begründet. Es kommt auch nicht darauf an, ob der Experimentator seine Tätigkeit mit seinem Gewissen vereinbaren kann, sondern ob die Allgemeinheit sie dulden darf. Wenn jede mit dem eigenen Gewissen zu vereinbarende Handlungsweise automatisch auch integer wäre, müßte jede Gesetzesübertretung akzeptiert werden. Hier ist der Betreffende ja auch der Meinung, seine Taten mit seinem Gewissen vereinbaren zu können. Man sollte dann auf jede Gesetzgebung verzichten und verließe sich auf das Gewissen der Mitmenschen!

In einem 750 seitigen Werk hat die WHO mehr als 7500 chemische Substanzen aufgeführt, die weltweit seit 1965 wegen schwerster und vielfach tödlicher Nebenwirkungen beim Menschen vom Markt genommen oder mit strengsten Anwendungsauflagen belegt werden mußten. *(Consolidated list of products whose consumption and/or sale have been banned, withdrawn, severly restricted or not approved by Governments).* Jeder dieser Wirkstoffe wurde vor seiner Zulassung jeweils an Tausenden der verschiedensten Labortiere auf seine Verträglichkeit für den Menschen „getestet" und für „unbedenklich" erklärt … Wen wundert da der ständig sinkende Gesundheitsstandard?

Wenn trotz milliardenfacher Tierversuche „zum Wohle der Menschen", diese aber ständig kranker werden, wenn die bösartigen Tumore und tödlichen Herz-Kreislauf-Erkrankungen seit langem jährlich um 4 bis 5% zunehmen und zur Zeit mehr als ⅔ aller Todesursachen stellen, wenn eine stetig steigende Zahl an therapieunfähigen Allergiekrankheiten leidet, wenn die asthmoide Bronchitis laufend zunimmt und jedes zehnte Kind am Pseudo-Krupp erkrankt, wenn die kindlichen Leukämien und Krebserkrankungen sich zur häufigsten Todesursache der Jugendlichen bis zwölf Jahre entwickelten, wenn laut Statistik der AOK in den letzten zehn Jahren die Herz-Kreislauf-Erkrankungen um 41%, die Tumore aller Arten um 80%, die Krankenhausbehandlungen um 82%, die rheumatischen Krankheiten um 114% und die Krankheiten um Schwangerschaft, Geburt und Wochenbett um 227% zunahmen, dann haben ganz offensichtlich die unzähligen unfreiwilligen Tieropfer keine erfolgreichen Ergebnisse gezeigt oder wurden falsch interpretiert!?

Lange Zeit blieben die ernährungsbedingten Krankheitsursachen unbeachtet und entsprechende Erkenntnisse wurden unter Verschluß gehalten. Da die streng diätetische Ernährung und insbesondere die Ablehnung tierischer Nahrung meist auf weltanschaulichen, religiösen oder ethischen Motiven beruhte, maß man diesen Lebensstilen keine wissenschaftliche Relevanz bei. Erst unter dem Druck eines ständig sinkenden Gesundheitsstandards trotz ebenso steigender Krankheitskosten rückten die ökotrophologischen Aspekte mehr und mehr in das Medizininteresse. Man erkannte zunehmend die Bedeutung der Nahrung und der Nahrungsmitelqualität für alle Lebensfunktionen eines Organismus, ohne allerdings entsprechende Konsequenzen daraus zu ziehen.

Sein ganzes Leben lang muß der Mensch essen und trinken, um seinen Körper mit der Energie zu versorgen, die er zur Aufrechterhaltung seiner Lebensfunktionen und Leistungsfähigkeit benötigt. Er lebt also nicht, um zu essen, sondern die Nahrungsaufnahme soll ihn in die Verfassung versetzen, den irdischen Aufgaben aus physischer und geistiger Sicht gerecht zu werden. Jede Ernährung ist deshalb fehlerhaft und folgenschwer, die nicht zur Erreichung dieser Ziele beiträgt.

Noch vor 80 Jahren waren Getreide, Gemüse, Hülsenfrüchte, Kartoffeln, Obst und gelegentlich auch Milchprodukte überwiegend die Grundlagen unserer Ernährung. Mit steigendem Lebensstandard und entsprechender Werbung wurden sie zunehmend durch Fleisch, Fisch, Eier, gekochte und sterilisierte Milchprodukte und vitalstoffarme Nahrungsmittel ersetzt. So verzehrten die Amerikaner und Westeuropäer gegenüber dem Jahre 1900 rund 33 % mehr Milchprodukte, 50 % mehr Fleisch, 72 % mehr Fisch, 190 % mehr Eier und 280 % mehr Geflügel. Diese Entwicklung hatte nicht nur gesundheitliche Folgen für den Konsumenten, sondern auch erhebliche Auswirkungen auf die Landwirtschaft. Die Agrarflächen wurden weltweit zunehmend für die Tierhaltung und Futterproduktion verwendet, die heute mehr als 64 % der gesamten Anbauflächen beanspruchen. Die Masttiere fressen 49 % der Getreide-Welternte und mehr als 90 % aller angebauten Soja-Bohnen. Ihre Exkremente sind für die Grundwasserverseuchung mitverantwortlich, ihre Darmgase zu fast 40 % für die Zerstörung der Ozonschicht.

Alleine in den USA werden jährlich mehr Tiere geschlachtet, als die ganze Erde Einwohner hat. Wenn dort nur 10% weniger tierisches Eiweiß verzehrt würde, könnte durch den Getreideanbau auf den frei werdenden Flächen mehr als 1 Milliarde Menschen ernährt werden. Doch gegenwärtig sterben weltweit täglich 38.000 Kinder an Unterernährung und 1991 sind mehr als 20 Millionen Menschen verhungert. (laut *EarthSave-Foundation*).

Um die riesigen Futtermengen zu erzeugen, werden jährlich mehrere Millionen Tonnen Pestizide auf die Felder gestreut. Diese Mengen verseuchen zusätzlich die Trinkwasserqualität und würden ausreichen, die ganze Weltbevölkerung den Gifttod sterben zu lassen.

Schon die Namen „Pestizide", „Vermizide", „Fungizide" und „Insektizide" sind eine desinformative Namensgebung. Solche Gifte wirken keineswegs nur auf die so angesprochenen „Schädlinge". Sie sind ganz einfach „Biozide", also Lebensgifte, die konzentrationsabhängig jeden biologischen Organismus bis zu seinem Tode schädigen, auch den Menschen. Sie gleichen darin den chemischen Kampfstoffen, die weder zwischen groß oder klein noch Freund oder Feind unterscheiden.

Dieser enorme Pestizideinsatz führt zu einer Kumulation der Giftstoffe in der Nahrungskette und damit im Körper des Menschen. So haben 97 % der fleischessenden Frauen in ihrer Muttermilch erheblich erhöhte DDT-Werte, obwohl schon seit Jahren ein Anwendungsverbot besteht.

Bei den vegetarisch lebenden Müttern fanden sich nur in 8 % erhöhte Konzentrationen und bei den veganen Frauen lediglich in 1,1 %. Die Pestizidbelastung der Muttermilch war bei den mischkostessenden Frauen also durchschnittlich 35 mal größer.

In dem beschriebenen Zeitraum der Ernährungsumstellung auf tierisches Eiweiß von rund 80 Jahren stiegen die tödlichen Herz-Kreislauf-Erkrankungen und die Krebsfälle, die Tumorbildungen nahmen bei Kindern und Erwachsenen erschreckend zu und die Allergiekrankheiten, die Rheumaerkrankungen und die polyarthritischen Gelenkkrankheiten explodierten zahlenmäßig in den westlichen Ländern.

Obwohl hinlänglich belegt ist, daß die Vegetarier von dieser Entwicklung trotz ihrer höheren Lebenserwartung am geringsten betroffen sind, wird gelegentlich von Wissenschaftlern impliziert, daß die vegetarisch lebenden Menschen unterernährt, infektanfällig, krankheitsdisponiert, schwächlich seien und unter Vitaminmangel leiden würden. Unbeschadet gegenteiliger Beweise des eindeutigen Gesundheitsvorteils durch den vegetarischen Lebensstil geben Interessengruppen Millionen für sogenannte Ursachenforschung dieser Krankheiten aus. Anstatt magisch mit den Risikofaktoren der Gesundheit zu jonglieren, wäre es erfolgversprechender, auf die Selbstverantwortung im Hinblick auf Ernährung und Lebensstil zu verweisen.

Die Ergebnisse zahlreicher renommierter deutscher Institute kamen nahezu übereinstimmend zu den Schlußfolgerungen, daß bei den Vegetariern die geringste Krankheitsanfälligkeit, das normalste Körpergewicht, die besten Laborparameter, die günstigsten Blutdruckwerte bestehen und daß trotz bedeutend längerer Lebenserwartung eine signifikant geringe Krebshäufigkeit auftritt. Die Überlebenszeiten bei Krebsbefall seien selbst dann deutlich verlängert, wenn erst nach Ausbruch der Krankheit auf vegetarische Kost umgestellt wurde.

Die unbewiesene, aber trotzdem vielfach zu hörende Behauptung, Vegetarier würden unter Vitamin-B$_{12}$-Mangel leiden, veranlaßte, auch dieser Frage nachzugehen. Solch angeblicher Vitaminmangel würde dadurch entstehen, daß es eine Eigenproduktion dieses Vitamins beim Menschen nicht gäbe, in den Pflanzen sei es nicht vorhanden und seine Zufuhr könne nur durch tierische Nahrung erfolgen. Deshalb ist es von besonderer Bedeutung, daß bei allen Vegetariern und auch bei den Veganern Normwerte des Vitamin B$_{12}$ festgestellt wurden. Entgegen anderslautenden Meinungen muß es also eine Eigenproduktion geben. Die deutschen Untersuchungsergebnisse stehen in völliger Übereinstimmung mit den Resultaten der kalifornischen Mormonenstudie an mehr als 10.000 lebenslang vegetarisch lebenden Probanden. Gleichwertige Ergebnisse zeigte auch die norwegische Interventionsstudie an 1232 männlichen Vegetariern, die amerikanische Fitneß-Studie an 13.344 sich fleischfrei ernährenden Männern und Frauen sowie die Osloer Rheuma-Studie. Mit ihr wurde der Beweis geführt, daß die vegetarische Kost auch als Therapie eingesetzt werden kann und nicht nur subjektive, sondern auch objektiv meßbare bleibende Besserungen rheumatisch-entzündlicher Gelenkerkrankungen verursacht.

Seit einigen Jahren läuft von Deutschland aus eine europaweite Studie über vegetarisch lebende Kinder. Es ist bekannt, daß ernährungsbedingte kindliche Mangelzustände sich in erster Linie am Wachstum bemerkbar machen. Die ersten Ergebnisse zeigen, daß selbst bei vegan ernährten Kindern keine Wachstums- oder Entwicklungsstörungen zu beobachten waren. Auch die allgemein bekannten „Wachstumsschübe" fanden sich bei ihnen in gleicher Häufigkeit wie bei den Kindern der mischkosternährten Vergleichsgruppe. Auch hier konnten die in der Literatur gelegentlich auftauchenden Behauptungen „ernährungsbedingter Mangelzustände" oder Blutbildveränderungen entkräftet werden.

Mit dieser Situationsanalyse und Offenlegung der Mitwelt-Problematik unserer Zeit wird das Informationsdefizit des Menschen augenscheinlich, das ihm eine sachgerechte und integere Entscheidung über seinen Lebensstil bis zur Unmöglichkeit erschwert. Durch alle dargelegten Fakten und Umstände zieht sich der Faden einer deinformatorischen Tendenz des Triumvirates Wirtschaft-Wissenschaft-Politik aus ökonomischen Motiven. Höchst bedauerlich dabei ist, daß auch die Institutionen versagt haben, die sich für die ethisch-moralischen Aspekte unseres Lebens zuständig erklären.

Daß es in einer christlichen Gesellschaft überhaupt notwendig ist, ein Gesetz zum Schutze der Mitgeschöpfe zu erlassen, ist schon beschämend genug. Daß dieses darüber hinaus durch juristisch eingebaute Gesetzes-„Lükken" fast jede Art der wirtschaftlichen Nutzung und Ausbeutung der Tiere erlaubt, ist eine Schande. Oder entspricht die Kälbermast, die Anbindehaltung der Schweine, die Legebatterieneinrichtung der Hühner, die unnatürliche Masternährung und Haltung der Rinder, die Genehmigung zum betäubungslosen Kastrieren und Schächten, zur Kürzung der Schnäbel, zum Absägen der Hörner, zum Ausbrechen der Schweinezähne und Kupieren der Schwänze, um das Abbeißen bei den haltungsbedingten psychotischen Störungen zu verhindern, und vieles andere mehr dem Sinn des Tierschutzgesetzes oder gar dem Inhalt seines §1, keinem Tier ohne vernünftigen Grund Leiden, Schmerzen oder Schäden zuzufügen?

Zweck des Gesetzes sei, aus der Verantwortung des Menschen für das Tier als Mitgeschöpf dessen Leben und Wohlbefinden zu schützen, wird in der Präambel behauptet! Gerade im Hinblick auf die jüngsten ergänzenden Gerichtsentscheidungen, daß die im Grundgesetz verankerten Freiheiten von Forschung, Wissenschaft, Kunst und Religion durch kein anderes Gesetz eingeschränkt werden dürften, entlarvt sich das Tierschutzgesetz als politisches Alibi gegenüber den Wähler.

Um so erfreulicher ist es für alle, die das Mensch-Tier-Verhältnis endlich auf eine mitgeschöpfliche Basis stellen wollen, die fundierten und mutigen Informationen von John Robbins in seinem jetzt endlich im Deutschen vorliegenden Buch „Ernährung für ein neues Jahrtausend" lesen zu können. Auch wenn er die Verhältnisse in den USA beschreibt, darf nicht angenommen werden, daß diese bei uns wesentlich anders oder gar besser seien.

Dr. med. Werner Hartinger,
im Frühjahr 1995

Quellenangaben

KAPITEL 1   ALLE GESCHÖPFE GOTTES HABEN IHREN PLATZ IN DER SCHÖPFUNG

1   Bericht entnommen aus Fox, M.: „Returning to Eden". Viking Press, 1980, S. 3 und aus Amory, C.: „Animail". Windmill Books, 1976, S. 34–35
2   Bericht entnommen aus Henkin, B.: „Eight Unusual Dolphin Incidents" in Wallace, I. und Mitarbeiter: „Book of Lists # 2". Bantam Books, 1980, S. 107–108; und Amory, C., siehe oben, S. 14–15
3   Amory, C., s.o., S. 193
4   Ogonyok, zitiert in: „The Extended Circle". Wynne-Tyson, J. (Herausgeber), Centaur Press, 1985, S. 230; und Amory, C., s.o., S. 188
5   Kellert, Stephen R. und Felthous, Alan R.: „Childhood Cruelty Toward Animals Among Criminals and Noncriminals", Human Relations, Volume 38, Nr. 12, S. 1113–1120
6   Amberson, R.: „Raising Your Cat". Crown Publishers, 1969
7   Carson, G.: „Men, Beasts and Gods – A History of Cruelty and Kindness to Animals". Charles Scribner's Sons, New York, 1972, S. 65; Harwood, D.: „Love for Animals – How It Developed in Great Britain". New York, 1928, S. 13-14 Fußnote Morris, D.: „The Human Zoo". New York, 1969, S. 76. Papst Pius XII, zitiert in Quinn, J.: „A Proper Respect for Men and Animals". U.S. Catholic, Juni 1965
8   Schweitzer, A., Brief an die japanische Tierschutzgesellschaft, 1961
9   Schweitzer, A., zitiert in „The Extended Circle", siehe unter 4.
10 Schweitzer, A.: „The Animal World of Albert Schweitzer". Beacon Press, 1951
11 Henkin, B., siehe unter 2.
12 s.o.
13 Bericht entnommen aus Quaker Quats Co. Ken-L-Ration „Dog Hero of the Year Award" in Wallace, A. und Mitarbeiter: „Book of Lists # 3". Bantam Books, 1983, S. 124–128
14 s.o.
15 Amory, C., siehe unter 1., S. 18
16 Carson, G.: „Men, Beasts and Gods – A History of Cruelty and Kindness to Animals". Charles Scribner's Sons, New York, 1972, S. 65
17 "Henry Bergh's Story", erschienen in: Philadelphia Press, 22.9.1884 ASPCA First Annual Report, New York, 1867, S. 5–8. Coleman: „Humane Society Leaders". S. 42–43
18 siehe unter 17.
19 Amory, C., siehe unter 1., S. 31–32
20 Henkin, B., siehe unter 2.
21 s.o.
22 s.o.
23 Fox, M., siehe unter 1., S. 4
24 Amory, C., siehe unter 1., S. 185
25 Dickson, L.: „Wilderness Man". First American Edition, Atheneum Press, New York, 1973

26 Amory, C.: „*Man Kind? – Our Incredible War on Wildlife*". Harper and Row, New York, 1974
27 Helfer, R., zitiert in Amory, C., siehe unter 1., S. 92–93
28 Descartes, R.: „*Discourse on the Method of Rightly Conducting the Reason, and Seeking Truth in the Sciences*". Engl. Übersetz. John Veitch, Chicago, 1920, S. iv
29 s.o., S. 5
30 Carson, G., siehe unter 16., S. 64
31 Serjeant, R.: „*The Spectrum of Pain*". Hart-Davis, 1969, S. 72
32 Amory, C., siehe unter 1., S. 59–60
33 Montagu, A.: „*Touching*". Columbia University Press, 1971
34 Regenstein, Lewis: „*The Politics of Extinction*". MacMillan Publishing Co., New York, 1975, S. 52–59
35 s.o., S. 163–185
36 Rasmussen, R.K., in Wallace, I., siehe unter 2., S. 270
37 s.o.
38 s.o.
39 s.o.
40 s.o., S. 271
41 s.o.
42 s.o.
43 Fox, M., siehe unter 1., S. 10–11
44 Amory, C., siehe unter 1., S. 12
45 s.o.
46 Burnford, S.: „*The Incredible Journey*". Little and Brown, New York, 1961
47 Fox, M.: „*Understanding Your Cat*". Coward, McCann & Geoghegan, New York, 1974, S. 78
48 Amory, C., siehe unter 1., S. 28–29
49 Carter, K., zitiert in Amory, C., siehe unter 1., S. 190–192

KAPITEL 2   DAS SCHICKSAL DER HÜHNER

1 Smith, P. und Daniel, C.: „*The Chicken Book*". Little, Brown and Co., S. 51–124
2 s.o.
3 Watson, E.L.G.: „*Animals in Splendour*". Horizon Press, 1967, S. 88
4 siehe unter 3., S. 89
5 s.o.
6 Juvenal, zitiert in „*The Chicken Book*", siehe unter 1., S. 160
7 Vegetarian Times, Januar 1984, S. 64
8 Singer, P.: „*Befreiung der Tiere – Eine neue Ethik zur Behandlung der Tiere*". Deutsche Übersetz. Elke vom Scheidt, F. Hirthammer Verlag, München, 1982
9 Farmer and Stockbreeder, 30.1.1962
10 Mason, J. und Singer, P.: „*Animal Factories*". Crown Publishers, 1980, S. 5
11 Wall Street Journal, 9.8.1967
12 Morris, D.: „*The Clockwork Egg*", verteilt vom Food Animals Concern Trust (FACT, Inc.), Februar 1983
13 Duncan, I.: „*Can the Psychologist Measure Stress?*" in New Scientist, 18.10.1973
14 „*How Egg Industry Changed During the Last 20 Years*", in Poultry Digest, Juli 1978, S. 232
15 Farming Express, 1.2.1962

16 Singer, P., siehe unter 8.

17 s.o.

18 Angstrom, C.I.: „Mechanical Failures Plague Cage-Layers" in Onondaga County Farm News, Dezember 1970, S. 13

19 Singer, P., siehe unter 8.

20 s.o., S. 97

21 Reed, H., persönliche Kommunikation mit dem Autor

22 Mason, J. und Singer, P., siehe unter 10., S. 5

23 Harrison, R.: „Animal Machines", Vincent Stuart Ltd., 1964, S. 147

24 Singer, P., siehe unter 8.

25 Poultry Tribune, März 1974

26 Bedicheck, R.: „Adventures with a Texas Naturalist". University of Texas Press, 1961

27 Upstate, 5.8.1973

28 siehe unter 26.

29 Poultry Tribune, Februar 1974

30 Singer, P., siehe unter 8., S. 125

31 siehe unter 27.

32 McWhirter, N.: „Guiness Book of World Records". Bantam Books, 1982, S. 377

33 National Geographic, Februar 1970

34 North, J.: „Catching Up on Smaller Profit Leaks", in Broiler Industry, Juni 1976, S. 41

35 Mason, J. und Singer, P., siehe unter 10., S. 42

36 Gowe, R.S., Leiter des Animal Research Institute, Agriculture Canada, auf einer Konferenz über „Livestock Intensive Methods of Production", Ottawa, 6.–7.Dezember 1978

37 „Naked Chick Gets Serious Attention", in Broiler Industry, Januar 1979, S. 98

38 Dendy, M.: „Broiler ,Flip – Over' Syndrome Still a Mystery", in Poultry Digest, September 1976, S. 380

39 Wilson, W.: „Poultry Production", in Scientific American, Juli 1976, S. 58

40 Reed, H., persönliche Kommunikation mit dem Autor

41 Mason, J. und Singer, P., siehe unter 10., S. 29

42 s.o.

43 Wall, R.: „Cage Layer Fatigue", in Poultry Digest, Januar 1976, S. 23

44 Mason, J. und Singer, P., siehe unter 10., S. 29

45 s.o.

46 Singer, P., siehe unter 8.

47 Shurter, D. und Walter, E.: „The Meat You Eat", in The Plain Truth, Okt. – Nov. 1970

48 Poultry Tribune, Januar 1974

49 Hightower, J.: „Eat Your Heart Out". Crown Publishers, 1975

50 Stadelman, W.: „Old-Time Flavor: New Injectables Possible", in Broiler Industry, April 1975, S. 79

51 Leonardos, G.: „Brand Life May Depend on Unique Flavors", in Broiler Industry, Oktober 1976, S. 33

52 Babcock, M.: „Shrinking Egg Market is Our Own Fault", in Egg Industry, Januar 1976, S. 29–30

53 Mason, J. und Singer, P., siehe unter 10., S. 8

1   Hudson, W.H.: „*The Book of a Naturalist*". George Duran Publishers, 1919, S. 295–302

2   Watson, E.L.G.: „*Animals in Splendor*". Horizon Press, 1967, S. 43–47

3   Hudson, W.H., siehe unter 1.

4   „*The Animal World of Albert Schweitzer*". Joy, C. (Herausgeber),
    Beacon Press, 1950, S. 114–115

5   s.o., S. 116–117

6   Schell, O.: „*Modern Meat*". Vintage Books, 1985, S. 59

7   s.o., S. 61–62

8   Brynes, J.: „*Raising Pigs by the Calendar at Maplewood Farm*", in Hog Farm Management,
    September 1976, S. 30

9   Hall, M.: „*Heating Systems for Swine Buildings*". Hog Farm Management,
    Dezember 1975, S. 16

10 Black, N.: „*Let's Give USDA to Do – Gooders, Gardeners*", in National Hog Farmer,
    August 1976, S. 26

11 Farm Journal, August 1966

12 s.o.

13 s.o.

14 Farm Journal, November 1968

15 s.o.

16 Mason, J. und Singer, P.: „*Animal Factories*". Crown Publishers, 1980, S. 30

17 Singer, P.: „*Befreiung der Tiere – Eine neue Ethik zur Behandlung der Tiere*".
    Deutsche Übers. Elke vom Scheidt, F. Hirthammer Verlag, München, 1982

18 Farm Journal, Mai 1973

19 Farmer and Stockbreeder, 11.7.1961

20 Messersmith, J., persönliche Kommunikation mit dem Autor

21 Taylor, L., in National Hog Farmer, März 1978, S. 27

22 Farm Journal, April 1970

23 Singer, P., siehe unter 17

24 zitiert in Singer, P., siehe unter 17.

25 s.o.

26 Mason, J. und Singer, P., siehe unter 16., S. 30–31, 42

27 Mason, J. und Singer, P., siehe unter 16., S. 42

28 s.o.

29 Schell, O., siehe unter 6., S. 186

30 Ainsworth, E.: „*Revolution in Livestock Breeding on the Way*", in Farm Journal,
    Januar 1976, S. 36

31 Messersmith, J., persönliche Kommunikation mit dem Autor

32 Mason, J. und Singer, P., siehe unter 16., S. 45

33 „*Scientist Studies ,Test Tube Pig'*", in Hog Farm Management, April 1975, S. 61

34 „*New Treatment Boosts Pigs Per Litter*", in Farm Journal, März 1976, S. Hog-2

35 s.o.

36 Mason, J. und Singer, P., siehe unter 16., S. 23–24

37 „*Tail-Biting is Really Anti-Comfort Syndrome*", in Hog Farm Management, März 1976, S. 94

38 Sterkel, H.: „*Cut Light and Clamp down on Tail-Biting*", in Farm Journal, März 1976, S. Hog-6

39 Singer, P., siehe unter 17.

40 Butler, F., persönliche Kommunikation mit dem Autor

41 Mason, J. und Singer, P., siehe unter 16., S. 45

42 Byrnes, J.: „Stacking 3 Decks of Pigs", in Hog Farm Management, Januar 1978, S. 16

43 „An Enquiry into the Effects of Modern Livestock Production on the Total Environment",
   in The Farm and Food Society, London, 1972, S. 12

44 Koltveit, A.: „Confinement", Nov. – Dez. 1976, S. 3

45 Schell, O., siehe unter 6., S. 95

46 Mason, J. und Singer, P., siehe unter 16., S. 63

47 s.o., S. 49

48 s.o.

49 „Pig's Health Losses Total $ 187 Million", in Farm Journal, September 1978, S. Hog-2

50 „Pseudorabies Eradication Plan Drafted", in National Hog Farmer, März 1977, S. 136

51 Byrnes, J.: „Demand Grows for PRV Vaccine", in Hog Farm Management, Mai 1977, S. 18–20

52 „Area Depopulation Plan Suggested for Dominican", in National Hog Farmer,
   Dezember 1978, S. 34

53 Rhodes, R.: „Watching the Animals", in Harper's, März 1970

KAPITEL 4   HEILIGE KUH

1 entnommen aus Grant, J.: „Lord of the Horizon". Avon Books, 1969, S. 73–75

2 s.o., S. 79

3 entnommen aus Grant, J.: „Winged Pharoah". Ariel Press, 1985, S. 78

4 Hudson, W.H.: „Afoot in England", zitiert in „The Extended Circle". Wynne-Tyson, J.
   (Herausgeber), Centaur Press, 1985, S. 130

5 Ovid: „Metamorphoses", zitiert in Wynne-Tyson (Herausg.), siehe unter 4., S. 232

6 „Livestock Auction – An Arena of Animal Abuse", in Mainstream, Frühjahr 1985, S. 16

7 Singer, P.: „Befreiung der Tiere". F. Hirthammer Verlag, München, 1982, S. 163

8 „Official Proceedings", 58. Annual Meeting Livestock Conservation, Inc., Omaha, Nebraska,
   Mai 1974, S. 44, 93

9 s.o.

10 Wallace, I. und Mitarbeiter: „The Book of Lists # 2". Bantam Books, 1979, S. 240

11 „Chloramphenicol Use by Cattlemen Said to be Dangerous", in Vegetarian Times, S. 6

12 Singer, P., siehe unter 7., S. 165

13 Battaglia und Mayrose: „Handbook of Livestock Management Techniques".
   Burgess Publishers, 1981

14 Pig Farming, September 1973

15 Battaglia und Mayrose, siehe unter 13.

16 s.o.

17 Smith, R., zitiert in Farm Journal, Dezember 1973

18 Schell, O.: „Modern Meat". Vintage Books, 1985

19 Singer, P., siehe unter 7.

20 Giehl, D.: „Vegetarianism". Harper and Row, 1979, S. 119–120
   Hightower, J.: „Eat Your Heart Out". Crown Publishers, 1975, S. 99
   Hunter, B.: „Consumer Beware". Simon and Schuster, 1971, S. 113–114
   Lappe, F.M.: „Die Öko – Diät: wie man mit wenig Fleisch gut ißt und die Natur schont".
   Fischer Taschenbuch Verlag, Frankfurt a. M., 1978

Schell, O., siehe unter 18., S. 125–126, 137, 143, 148–149, 167, 179–180
Singer, P, siehe unter 7.
Mason, J. und Singer, P.: „Animal Factories". Crown Publishers, 1980, S. 29–30, 48–49, 72
Sussman, V.: „The Vegetarian Alternative". Rodale Press, 1978, S. 173–174
21 „What Tells the Cattle to Stop Eating?", in Beef, November 1976, S. 33
22 Farm Journal, Dezember 1971
23 Beard, J.: „American Cookery". Little, Brown and Co., 1972, S. 331–332
24 zitiert in Singer, P., siehe unter 7., S. 141
25 Food Animal Concern Trust (FACT, Inc.) Newsletter
26 „Sentenced for Life to a Factory Farm", Food Animals Concern Trust newsletter
27 Food Animals Concern Trust, FACT-Blatt Nr. 55, Juni 1984
28 s.o.
29 s.o.
30 Food Animals Concern Trust, FACT-Blatt Nr. 23, 15.8.1982

KAPITEL 5 WURST BLEIBT WURST

1   Kupfer, E.: „Animals My Brethren", zitiert in Braunstein, M.: „Radical Vegetarianism".
    Panjandrum Books, 1981, S. 133–135
2   Braunstein, M., siehe unter 1., S. 113
3   Meat Board Report 1974–1975, National Livestock and Meat Board, 1975, S. 23
4   Salt, H.: „Seventy Years Among Savages". George Allen and Unwin, 1921, S. 9
5   Singer, I.B.: „The Slaughterer", aus „The Seance". Avon Books, 1969, S. 24
6   Gullo, K.: „An Inside Look at the American Meat-Packing Industry", in Vegetarian Times,
    September 1983, S. 46–47, basierend auf einem fünfteiligen Beitrag von Ackland, L.,
    erschienen in der Chicago Tribune, 5. – 9.Juni 1983
7   s.o.
8   Schell, O.: „Modern Meat". Vintage Books, 1985, S. 308–309
9   Gullo, K., siehe unter 6.
10 „Official Proceedings", 58. Annual Meeting, Livestock Conservation Inc., Omaha, Nebraska,
    Mai 1974, S. 49–50
11 Poultry World, 14.6.1962
12 Singer, P.: „Befreiung der Tiere". Hirthammer Verlag, 1982
13 s.o., S. 170
14 s.o., S. 170
15 s.o., S. 171
16 Braunstein, M., siehe unter 1., S. 92
17 Rhodes, R.: „Watching the Animals", in Harper's, März 1970, S. 91

KAPITEL 6 ES IST AN DER ZEIT UMZUDENKEN

1   Kapleau, Philip: „To Cherish All Life". Harper and Row, San Francisco, 1981, S. 59
2   McDougall, John: „The McDougall Plan". New Century Publishers, 1983, S. 7
3   Williams, Roger J.: „Nutrition Against Disease". Bantam Books, 1973, S. 12
4   s.o., S. 189

5   eines von vielen Beispielen ist zu finden im Journal of the American Medical Association
     vom 29.6.1979, S. 2833
6   persönliche Kommunikation mit dem Autor
7   Hindhede, M.: „The Effect of Food Restrictions During War on Mortality in Copenhagen", im
     Journal of the American Medical Association, 74 (6):381, 1920
8   s.o.
9   Strom, A. und Jensen, R.A.: „Mortality From Circulatory Diseases in Norway 1940–1945",
     in Lancet, 260:126–129, 1951
10   Sussman, Vic: „The Vegetarian Alternative", Rodale Press, Emmaus, Pa., 1978, S. 55
11   siehe unter 9., S. 67
12   s.o.
13   Hur, Robin: „Food Reform: Our Desperate Need". Heidelberg Publishers, 1975, S. 95
14   s.o., S. 2, 95–96
15   Leaf, A., in National Geographic, 143:93, 1973
16   siehe unter 21., S. 95
17   Fisher, Irving: „The Influence of Flesh Eating on Endurance", im Yale Medical Journal,
     13(5):205–221, 1907
18   s.o.
19   s.o.
20   Ioteyko, J. und Mitarbeiter: „Enquete scientifique sur les vegetariens de Bruxelles".
     Henri Lamertin, Brüssel, S. 50
21   Astrand, Per-Olaf, in Nutrition Today 3:no.2, 9–11, 1968
22   Schouteden, A., Ann de Soc. Des Sciences Med. et Nat. de Bruxelles I
23   Weil, A.: „Health and Healing". Houghton Mifflin Co., Boston, 1983, S. 87–88
24   Diamond, E.G. und Mitarbeiter: „Comparison of Internal Mammary Artery Ligation and
     Sham Operation for Angina Pectoris", in American Journal of Cardiology 5 (1960), 483
25   s.o.

KAPITEL 7   DER GROSSE EIWEISS-MYTHOS

1   Hausman, Patricia: „Jack Sprat's Legacy". Richard Marek Publishers, 1981, S. 16–17, 25–39
2   Reuben, D.: „Everything You Always Wanted to Know About Nutrition". Avon Books,
     1978, S. 154–155
3   Osborn, T.: „Amino Acids in Nutrition and Growth", in Journal of Biological Chemistry
     17:325, 1914
4   Rose, W.: „Comparative Growth of Diets ... ", in Journal of Biological Chemistry 176:753, 1948
5   Sanchez, A. und Mitarbeiter: „Nutritive Value of Selected Proteins and Protein Combinations",
     in American Journal of Clinical Nutrition, vol. 13, Nr. 4, Okt. 1963, S. 247
     McDougall, J.: „The McDougall Plan". New Century Publishers, 1983, S. 96
6   Vaghefi, S.B. und Mitarbeiter: „Lysine Supplementation of Wheat Proteins", in American
     Journal of Clinical Nutrition, 27:1231, 1974
7   Lappe, F.M.: „Die Öko-Diät: Wie man mit wenig Fleisch gut ißt und die Natur schont". Fischer
     Taschenbuch Verlag, Frankfurt a. M., 1978
8   Pritikin, Nathan, zitiert in Vegetarian Times, Ausgabe 43, S. 22
9   Lappe, F.M.: „Diet For A Small Planet". Ballantine Books, 1982
10   s.o., S. 162, 172

11   Editorial in *The Lancet*, London, 2:956, 1959

12   Hardinge, M. und Mitarbeiter: „*Nutritional Studies of Vegetarians: Part V, Proteins ...* ", in Journal of the American Dietetic Association, Vol. 48, Nr. 1, Jan. 1966, S. 27

      Hardinge, M. und Mitarbeiter: „*Nutritional Studies of Vegetarians: Part II ...* ", in Journal of Clinical Nutrition, Vol. 2, Nr. 2, März/April, 1984, S. 81

      Hausman, P.: „*Protein: Enough is Enough* ", in Nutrition Action, Okt. 1977, S. 4

13   Food and Nutrition Board: „*Vegetarian Diets* ", Washington, D.C.: National Academy of Sciences, 1974, S. 2

14   Hegsted, D., zitiert in Register, U.D. und Mitarbeiter: „*The Vegetarian Diet* ", in Journal of the American Dietetic Association, 62 (3):255, 1973

15   Hardinge, M. und Mitarbeiter, siehe unter 25.

16   s.o.

17   Scharffenberg, J.: „*Problems With Meat* ". Woodbridge Press, 1982, S. 90

18   Pritikin, N., zitiert in *Vegetarian Times*, Ausgabe 43, S. 21

19   Hardinge, M., siehe unter 25.

20   Nicol, B. und Mitarbeiter: „*The Utilization of Proteins and Amino Acids in Diets Based on Cassava ...* ", in British Journal of Nutrition 39(2):271, 1978

21   McLaren, Zitat siehe unter 32., S. 95

      Gopalan, Zitat siehe unter 34.

      Holt, E.: „*Protein and Amino Acid Requirements in Early Life* ". Univ. Press, N.Y., 1960, S. 12

22   Schwarzenegger, A.: „*Arnold's Body – Building For Men* ". Simon and Schuster, 1981

23   National Academy of Sciences: „*Recommended Dietary Allowances* ", 8. Ausgabe, Washington, D.C., 1974, S. 43

24   Bodansky, O.: „*Biochemistry of Disease* ". McMillan, 2. Auflage, 1952, S. 784

25   Barzel, V.: „*Osteoporosis* ". Grune and Stratton, New York, 1970

26   s.o.

27   Heaney, R.: „*Calcium Nutrition and Bone Health in the Elderly* ", in American Journal of Clinical Nutrition, 36:986, 1982

      Paterson, C.: „*Calcium Requirements in Man: A Critical Review* ", in Postgrad Medical Journal 54:244, 1978

      Symposium on Human Calcium Requirements: Council on Foods and Nutrition, in Journal of the American Medical Association, 185:588, 1963

28   Johnson, N. und Mitarbeiter: „*Effect of Level of Protein Intake on Urinary and Fecal Calcium and Calcium Retention ...* ", in Journal of Nutrition, 100:1425, 1970

29   Solomon, L.: „*Osteoporosis and Fracture of the Femoral Neck in the South African Bantu* ", in Journal of Bone and Joint Surgery 50B:2, 1968

      McDougall, J.: „*McDougall's Medicine* ". New Century Publishing, 1985, S. 61–96

30   Altschuler, S.: „*Dietary Protein and Calcium Loss: A Review* ", in Nutritional Research 2:193, 1982

      McDougall, J., siehe unter 15., S. 101

31   Hegsted, M.: „*Urinary Calcium and Calcium Balance in Young Men as Affected by Level of Protein and Phosphorus Intake* ", in Journal of Nutrition, 111:553, 1981

      Anand, C.: „*Effect of Protein Intake on Calcium Balance in Young Men Given 500 mg Calcium Daily* ", in Journal of Nutrition, 104:695, 1974

      Walker, R.: „*Calcium Retention in the Adult Human Male as Affected by Protein Intake* ", in Journal of Nutrition, 102:1297, 1972

      Linkswiler, H.: „*Calcium Retention of Young Adult Males As Affected by Level of Protein and*

Calcium Intake", in Transcripts of New York Academy of Science, 36:333, 1974

32 McDougall, J., siehe unter 43., S. 67

33 Chalmers, J.: „*Geographic Variations of Senile Osteoporosis"*, in Journal of Bone and Joint Surgery, 52B:667, 1970

34 Walker, A., siehe unter 41.
    McDougall, J., siehe unter 43., S. 67

35 Pritikin, N., zitiert in Vegetarian Times, Ausgabe 43, S. 22

36 Walker, A.: „*Osteoporosis and Calcium Deficiency"*, in American Journal of Clinical Nutrition, 16:327, 1965

37 Smith, R.: „*Epidemiologic Studies of Osteoporosis in Women of Puerto Rico and Southeastern Michigan ...*", Clin Ortho 45:32, 1966

38 Solomon, L., siehe unter 43.
    Walker, A.: „*The Influence of Numerous Pregnancies and Lactations on Bone Dimensions in South African Bantu and Caucasian Mothers"*, Clinical Science, 42:189, 1972

39 Mazess, R.: „*Bone Mineral Content of North Alaskan Eskimos"*, in Journal of Clinical Nutrition, 27:916, 1974

40 s.o.

41 s.o.

42 Ellis, F. und Mitarbeiter: „*Incidence of Osteoporosis in Vegetarians and Omnivores"*, in American Journal of Clinical Nutrition, 25:555, 1972

43 American Journal of Clinical Nutrition, März 1983

44 Wachman, Amnon und Mitarbeiter: „*Diet and Osteoporosis"*, in Lancet, 4.5.1968, S. 958

45 *Vegetarian Times*, April 1984, S. 32

46 McCance, R. und Widdowson, E.: „*The Composition of Foods"*. Her Majesty's Stationary Office, 1960

47 Hur, R.: „*Food Reform: Our Urgent Need"*. Heidelberg Press, 1975, S. 98–107
    Shah, B.G. und Mitarbeiter, in Journal of Nutrition, 92(1):30, 1967

48 Hur, siehe unter 61., S. 102

49 s.o., S. 103; aus dem USDA Handbuch Nr. 8, 1963

50 Recker, R.: „*The Effect of Milk Supplements on Calcium Metabolism,...*", in American Journal of Clinical Nutrition, 41:254, 1985

51 Nilas, L.: „*Calcium Supplementation and Postmenopausal Bone Loss"*, in British Medical Journal, 289:1103, 1984

52 Wachman und Mitarbeiter, siehe unter 58.

53 Robertson, W.: „*Should Recurrent Calcium Oxalate Stone Formers Become Vegetarians?"*, in British Journal of Urology, 51:427, 1979
    Coe, F.: „*Eating Too Much Meat Called Major Cause of Renal Stones"*, in Internal Medicine News, 12:1, 1979
    „*Urinary Calcium and Dietary Protein"*, in Nutritional Review, 38:9, 1980
    Shah, P.: „*Dietary Calcium and Idiopathic Hypercalcuria"*, in Lancet, 1:786, 1981

54 Brenner, B.: „*Dietary Protein Intake and the Progressive Nature of Kidney Disease ...*", in New England Journal of Medicine, 307:652, 1982

55 Shilling, E., in Nutr Abstr and Rev 33:114, 1963

56 Walser, M.: „*Does Dietary Therapy Have a Role in the Predialysis Patient?"*, in American Journal of Clinical Nutrition, 33:1629, 1980

57 McDougall, J., siehe unter 15., S. 103

58 Ross, M.H.: „*Protein, Calories and Life Expectancy"*, Fed Proc., 18:1190–1207, 1959

Exton-Smith, A.: „*Physiological Aspects of Aging: Relationship to Nutrition*", in *American Journal of Clinical Nutrition*, 25:853–59, 1972

Krohn, P.: „*Rapid Growth, Short Life*", in Journal of the American Medical Association, 171:461, 1959

Sherman, H.: „*Chemistry of Food and Nutrition*". MacMillan Co., N.Y., 1952, S. 208

59   Krohn, P., siehe unter 72.

60   Campbell, T.C., zitiert in Lang, S.: „*Diet and Disease*", in Food Monitor, Mai/Juni 1983, S. 24

61   Winick, M., zitiert in Goodman, D.: „*Breaking the Protein Myth*", in Whole Life Times, Juli 1984, S. 26

KAPITEL 8   ERNÄHRUNG FÜR EIN GESUNDES HERZ

1   Gordon, T.: „*Premature Mortality from Coronary Heart Disease: The Framingham Study*", in Journal of the American Medical Association, 215:1617, 1971

2   Enos, W.: „*Pathogenesis of Coronary Disease in American Soldiers Killed in Korea*", in Journal of the American Medical Association, 158:912, 1955
Collens, W.: „*Atherosclerotic Disease: An Anthropologic Theory*", in Medical Counterpoint, S. 54, Dez. 1969

3   Taik Lee, Kyu: „*Chemicopathologic Studies …*", in Archives of Internal Medicine, 109:426, 1962
Hausman, P.: „*Jack Sprat's Legacy – The Science and Politics of Fat and Cholesterol*". Richard Mauk Publishers, NY, 1981, S. 28 und 196

4   Hausman, P., siehe unter 3., S. 53

5   s.o., S. 53–61, 68, 85–86

6   Marmot, M.: „*Epidemiologic Studies of Coronary Heart Disease and Stroke in Japanese Men …*", in American Journal of Epidemiology, 102:511, 1975

7   Keys, A. (Herausgeber): „*Coronary Heart Disease in Seven Countries*", in American Heart Association Monograph Nr. 29, und in Circulation, 41, Supplement 1, S. 211, 1970

8   s.o.

9   Wissler, R.: „*Studies of Regression of Advanced Atherosclerosis in Experimental Animals and Man*", in Annals of the New York Academy of Science, 275:363, 1976

10   Armstrong, M.: „*Regression of Coronary Atheromatosis in Rhesus Monkeys*", in Circ Res 27:59, 1970

11   Collens, W., siehe unter 2

12   Phillips, R.: „*Coronary Heart Disease …*", Abstract American Public Health Association Meeting, Chicago, 16. – 20.11.1975

13   Ruys, J.: „*Serum Cholesterol … in Australian Adolescent Vegetarians*", in British Medical Journal, 6027:87, 1976
Sacks, F.: „*Plasma Lipids and Lipoproteins in Vegetarians and Controls*", in New England Journal of Medicine, 292:1148, 197
Armstrong, B.: „*Blood …*", in American Journal of Epidemiology, 105:444, 1977
Sirtori, C.: „*Soybean Protein Diet …*", in Lancet, 8006:275, 1977
Phillips, R., siehe unter 12

14   Walles, C.: „*Hold the Eggs and Butter: Cholesterol is Proved Deadly and Our Diet May Never Be the Same*", in Time, 26.3.1984, S. 62

15   Norum, K.: „*What is the Expert's Opinion on Diet and Coronary Heart Disease?*", in Journal of

the Norwegian Medical Association, 12.2.1977; zitiert von Senator Edward Kennedy vor dem Senatsausschuß für Ernährung und Menschliche Bedürfnisse, 24.3.1977

16 Imperato, P. und Mitchell, G.: „Acceptable Risks". Viking, New York, 1985, S. 9–24
   Coleman, M.: „The Research Smokescreen: Moving from Academic Debate to Action on Smoking", in New York State Journal of Medicine, 13:1280, 1983
   Hartz, A.: „Smoking, Coronary Artery Occlusion ...", in Journal of the American Medical Association, 246:851, 1981

17 Koch, T.: „The Mad Nasty Book", Mad, Super-Special Winter 1985, S. 56

18 Jacobson, M., Vorwort zu Hausman, P., siehe unter 3., S. 13–19

19 Imperato, P., siehe unter 16., S. 69

20 "Hubbards Awarded for Worst Ads of the Year", Associated Press, Washington, in Santa Cruz Sentinel, 14.6.1985, S. A-6

21 Liebman, B. in „Nutrition Action", zitiert in der Vegetarian Times, Juli 1985

22 Oski, F.: „Don't Drink Your Milk". Wyden Books, 1977, S. 6

23 zitiert in Giehl, D.: „Vegetarianism". Harper and Row, New York, 1977, S. 3

24 Mayer, J.: „Eggs vs. Cholesterol Battle", in New York Daily News, 9.10.1974, S. 48

25 Hausman, P., siehe unter 3., S. 218

26 s.o.

27 s.o., S. 219

28 "Orders a Stop on Egg Claims", in New York Daily News, 12.12.1975., S. 62

29 s.o.

30 zitiert in Hausman, P., siehe unter 3., S. 219

31 Flynn, M.: „Effect of Dietary Egg on Human Serum Cholesterol and Tyglycerides", in American Journal of Clinical Nutrition, 32:1051, 1979
   Dawber, T.: „Eggs, Serum Cholesterol and Coronary Heart Disease", in American Journal of Clinical Nutrition, 36:617, 1982
   Porter, M.: „Effect of Dietary Egg on Serum Cholesterol and Triglyceride of Human Males", in American Journal of Clinical Nutrition, 30:490, 1977

32 McDougall, J.: „The McDougall Plan". New Century Publishers, 1983, S. 56

33 Roberts, S.: „Does Egg Feeding Affect Plasma Cholesterol ...?", in American Journal of Clinical Nutrition, 34:2092, 1981
   McMurry, M: „Dietary Cholesterol and the Plasma Lipids ...", in American Journal of Clinical Nutrition, 37:741, 1982

34 Hausman, P., siehe unter 3., S. 214

35 s.o.

36 Sacks, F.: „Ingestion of Egg Raises Plasma Low Density Lipoproteins in Free-Living Subjects", in Lancet, 1:647, 1984

37 U.S.-Senatsausschuß für Ernährung und Menschliche Bedürfnisse, Anhörung: „Diet Related to Killer Diseases, Vol. 6, Response Regarding Eggs", 26.7.1977

38 Hausman, P., siehe unter 3., S. 221

39 Levy, R. zitiert in Hausman, P., siehe unter 3., S. 221

40 American Society of Clinical Nutrition zitiert in Hausman, P., siehe unter 3., S. 93–94

41 Hausman, P., siehe unter 3., S. 216

42 s.o., S. 214–216

43 Roberts, S., siehe unter 33
   Connor, W.: „The Interrelated Effects of Dietary Cholesterol and Fat Upon Human Serum Lipid Levels", in Journal Clin Invest 43:1691, 1964

44 Mattson, F., siehe unter 1
45 Imperato, P., siehe unter 16., S. 65–66
46 zitiert in Hausman, P., siehe unter 3., S. 205.
47 „Milk Still Makes a Difference", National Dairy Council, zitiert in Hausman, P., siehe unter 3., S. 206
48 Jacobson, M., siehe unter 18., S. 17
49 Harty, S.: „Hucksters in the Classroom", Center for Study of Responsive Law, 1979, S. 23
50 National Dairy Council, Nutrition Education Materials, 1985 – 1986 (Katalog), S. 16–22
51 s.o., S. 16, reference Nr. 0920N
52 s.o., S. 17, reference Nr. 0921N
53 zitiert in Hausman, P., siehe unter 3., S. 207
54 Harty, S., siehe unter 49., S. 24
55 zitiert in Hausman, P., siehe unter 3., S. 207
56 zitiert in Hausman, P., siehe unter 3., S. 207
57 s.o.
58 s.o.
59 Harty, S., siehe unter 49., S. 24
60 s.o.
61 Hausman, P., siehe unter 3., S. 40–49
62 s.o., S. 44–45
63 „Myths and Facts About Meat Products", Oscar Mayer, Inc.
64 „Dietary Fitness – A Meat Lover's Guide", Oscar Mayer, Inc.
65 s.o.
66 s.o.
67 Imperato, P., siehe unter 16., S. 75
68 Hausman, P., siehe unter 3., S. 194
69 Hausman, P., siehe unter 3., S. 82
70 McDougall, J., siehe unter 32., S. 65
71 Kannel, W., siehe unter 1.
72 s.o.
73 McDougall, J., siehe unter 32., S. 117
74 Pritikin, N., zitiert in Vegetarian Times, Ausgabe 43
75 Elliot, J.: „An ,Ideal' Serum Cholesterol Level?", in Journal of the American Medical Association, 241:1979, 1979
76 zitiert in Hausman, P., siehe unter 3., S. 180
77 s.o., S. 180–181
78 Tall, A.: „Current Concepts; Plasma High-Density Lipoproteins", in New England Journal of Medicine, 299:1232, 1978
    Flanagan, M.: „The Effects of Diet on High Density Lipoprotein Cholesterol", in Journal of Human Nutrition, 34:43, 1980
79 Barndt, R.: „Regression and Progression ...", in Annals of Internal Medicine, 86:139, 1977
    Hubbard, J.: „Nathan Pritikin's Heart", in New England Journal of Medicine, 313:52, 1985
    Ornish, D., siehe unter 1.
80 Barndt, R., siehe unter 79
81 Blakesless, A. und Stamler, J.: „Your Heart Has Nine Lives". Prentice-Hall, New York, S. 67
82 Hausman, P., siehe unter 3., S. 90
83 Ellis, F. und Sanders, T.: „Angina and Vegetarian Diet", Leserbrief in Lancet, 29.5.1976

Ellis, F. und Sanders, T.: „*Angina and Vegan Diet*", in American Heart Journal, Juni 1977, 93:803

84 zitiert in Imperato, P., siehe unter 16., S. 78

85 „*Eating the Moderate Fat and Cholesterol Way*", (herausgestrichenes Kapitel), Food 2, Wash., D.C., U.S.D.A., 1982

86 Hausman, P., siehe unter 3., S. 151

87 Imperato, P., siehe unter 16., S. 70–71

88 s.o.

89 zitiert in Hausman, P., siehe unter 3., S. 203

90 siehe unter 87

91 zitiert in Hausman, P., siehe unter 3., S. 204

92 Lipid Research Clinics Program. The Lipid Research Clinics Coronary Primary Prevention Trial Results, I. Reduction in Incidence of Coronary Heart Disease, in Journal of the American Medical Association, 251:351, 1984

93 Walles, C., siehe unter 14., S. 56

94 siehe unter 92.

95 s.o.

96 Walles, C., siehe unter 14., S. 58

97 s.o.

98 Hausman, P., siehe unter 3., S. 90–91

99 zitiert in Imperato, P., siehe unter 16., S. 79

100 Gordon, T.: „*Diabetes, Blood Lipids and the Role of Obesity in Coronary Heart Disease Risk*", in Annals of Internal Medicine, 87:393, 1977

Wood, P.: „*Plasma Lipoprotein Distributions in Male and Female Runners*", in Annals of N.Y. Academy of Science, 301:748, 1977

Price, J.: „*Coronaries, Cholesterol and Chlorine*". Jove Publishers, New York, 1981.

Forde, O.: „*The Tromso Heart Study: Coffee Consumption and ...*", in British Medical Journal, 290:893, 198

Little, J.: „*Coffee and Serum Lipids in Coronary Heart Disease*", in Lancet, 1:732, 1966

Hartz, A., siehe unter 16

101 „*Diet and Stress in Vascular Disease*", in Journal of the American Medical Association, Vol. 176, Nr. 9, 3.6.1961, S. 806

KAPITEL 9 WIR VERLIEREN EINEN KAMPF, DEN WIR VERMEIDEN KÖNNTEN

1 „*85 Million for Research on Cancer*", in San Francisco Chronicle, 26.3.1986

2 Pauling, L., zitiert in Chowka, P.: „*Cancer Research – The $ 20 Billion Failure*", in Vegetarian Times, Dez. 1981, S. 32

3 Henderson, I.: „*Cancer of the Breast – The Past Decade*", Teile 1 & 2, in New England Journal of Medicine, 302:17–78, 1980

Baum, M.: „*The Curability of Breast Cancer*", in British Medical Journal, 1:439, 1976

Constanza, M.: „*Adjuvant Chemotherapy: Eight Years Later*", in Journal of the American Medical Association, 252:2611, 1984

Kerbel, R.: „*Facilitation of Tumour Progression by Cancer Therapy*", in Lancet, 2:977, 1982

Greenberg, D.: „*,Progress' in Cancer Research – Don't Say it Isn't So*", in New England Journal of Medicine, 292:707, 1975

Langlands, A.: „Long Term Survival of Patients with Breast Cancer: A Study of the Curability of the Disease", in British Medical Journal, 2:1247, 1979

McDougall, J.: „McDougall's Medicine". New Century Press, 1985, S. 6

Cancer Surveillance, Epidemiology and End Results (SEER) Program: „Cancer Patient Survival"-Bericht Nr. 5, U.S.-Gesundheitsministerium, Publikation (NIH) 77–992, 1976

Vorherr, H.: „Adjuvant Chemotherapy of Breast Cancer: Tumour Kinetics and Survival", in Lancet, 2:690, 1981

4 U.S. „War on Cancer a Failure, Says Former Scientist", in Animal's Agenda, Sep. 1985, S. 14

5 s.o.

Skrabanek, P.: „False Premises and False Promises of Breast Cancer Screening", in Lancet, 2:316, 1985

Mueller, C.: „Breast Cancer in 3558 Women ...", in Surgery, 83:123, 1978

6 McDougall, J., siehe unter 3., S. 7

7 Chowka, P., siehe unter 2

8 Aussage von Arthur Upton, Leiter des Nationalen Krebsforschungsinstituts der U.S.A., vor dem Subcommitte on Nutrition, 2.10.1972

9 Committee on Diet, Nutrition and Cancer: Assembly of Life Sciences, National Research Council: „Diet, Nutrition and Cancer". National Academy Press, Washington, D.C., 1982

„Nutrition and Cancer: Cause and Prevention", An American Cancer Society Special Report, CA 34:121, 1984

U.S. Senate Report: „Dietary Goals for the United States". Govt Printing Office, Washington, D.C., 1977

Reddy, B.: „Nutrition and Its Relationship to Cancer", in Advances in Cancer Research 32:237, 1980

Tannenbaum, A.: „The Genesis and Growth of Tumours, III: Effects of a High-Fat Diet", in Cancer Research, 2:468, 1942

„Nutrition in the Causation of Cancer", in Cancer Research, 35:3231, 1975

Armstrong, B. und Doll, R.: „Environmental Factors and Cancer Incidence and Mortality in Different Countries", in International Journal of Cancer, 15:617, 1975

10 Reddy, B., siehe unter 9

11 Gori, G., zitiert in Chowka, P., siehe unter 2., S. 34

12 Gori, G., zitiert in Sussman, F.: „The Vegetarian Alternative". Rondale Press, 1978

13 Hausman, P.: „Jack Sprat's Legacy – The Science and Politics of Fat and Cholesterol". Richard Marek Publishers, New York, 1981, S. 103–119

14 s.o., S. 116

15 Hirayama, T.: „Epidemiology of Breast Cancer with Special Reference to the Role of Diet", in Prev Med, 7:173, 1978

Wynder, E.: „Dietary Fat and Colon Cancer", in Journal of the National Cancer Institute, 54:7, 1975

Berg, J.: „Can Nutrition Explain the Pattern of International ... Cancers?", in Cancer Research, 35:3345, 1975

Mann, G.: „Food Intake and Resistance to Disease", in Lancet, 1:1238, 1980

Committee on Diet, Nutrition and Cancer, Assembly of Life Sciences, siehe unter 24

American Cancer Society Special Report, siehe unter 9

U.S. Senate Report, siehe unter 9

Reddy, B., siehe unter 9

Hill, M.: „Colon Cancer: A Disease of Fiber Depletion or of Dietary Excess", in Digestion, 11:289, 1974

Walker, A.: „Colon Cancer and Diet with Special References to Intakes of Fat and Fiber", in American Journal of Clinical Nutrition, 34:2054, 1981

Phillips, R.: „Role of Lifestyle and Dietary Habits in Risk of Cancer ...", in Cancer Research, 35:3513, 1975

Hardinge, M.: „Nutritional Studies of Vegetarians: III. Dietary Levels of Fiber", in American Journal of Clinical Nutrition, 6:523, 1958

Weisburger, J.: „Colon Cancer—Its Epidemiology ...", in Cancer, 40:2414, 1977

16 Science, Feb. 1974, S. 416

17 Reddy, B., siehe unter 9
    New York Times, 29.9.1972, S. 24

18 Journal of the National Cancer Institute, Dez. 1973, S. 1771

19 Reddy, B.: „Metabolic Epidemiology of Large Bowel Cancer", in Cancer, 42:2832, 1978
    Walker, A., siehe unter 15
    Weisburger, siehe unter 15

20 Berg, J., siehe unter 15
    Hill, M., siehe unter 15
    Walker, A., siehe unter 15
    Hardinge, M., siehe unter 15
    Liu, K.: „Dietary Cholesterol, Fat, and Fiber and Colon – Cancer Mortality", in Lancet, 2:782, 1979
    Burkitt, D.: „Some Diseases Characteristic of Modern Western Civilization", in British Medical Journal, 1:274, 1973

21 McDougall, J.: „The McDougall Plan". New Century Publishers, 1983, S. 120

22 Hepner, G.: „Altered Bile Acid Metabolism in Vegetarians", in American Journal of Digestive Diseases, 20:935, 1975
    Hill, M.: „The Effect of Some Factors on the Fecal Concentration of ...", in Journal of Pathology, 104:239, 1971
    Reddy, B., siehe unter 15

23 Hoye, Dr. Martin, persönliche Kommunikation mit dem Autor

24 siehe unter 15

25 Pearce, M.: „Incidence of Cancer in Men on a Diet High in Polyunsaturated Fat", zitiert in Hausman, P., siehe unter 13., S. 173

26 Broitman, S.: „Polyunsaturated Fats, Cholesterol and Large Bowel Tumorigenesis", in Cancer, 40:2455, 1977
    Carroll, K.: „Dietary Polyunsaturated Fat Versus Saturated Fat in Relation to Mammary Carcinogenesis", in Lipids, 14:155, 1979

27 Nestel, P.: „Lowering of Plasma Cholesterol ... with Consumption of Polyunsaturated Ruminant Fats", in New England Journal of Medicine, 288:379, 1973

28 "Meat – Packer Defends Beef", in Riverside Herald, 8.5.1976

29 Todesanzeige, S. C-11, Riverside Herald, 14.3.1982

30 Lea, A.: „Dietary Factors Associated with ...", in Lancet, 2:332, 1966
    Hirayama, T., siehe unter 15
    Morrison, A.: „Some International Differences in Treatment and Survival in Breast Cancer", in International Journal of Cancer, 18:269, 1976
    Nemoto, T.: „Differences in Breast Cancer Between Japan and the U.S.", in Journal of the National Cancer Institute, 58:193, 1977

31 Hirayama, T., Bericht auf der Conference on Breast Cancer and Diet, U.S.-Japan Cooperative Cancer Research Program, Fred Hutchinson Cancer Center, Seattle, WA, 14./15.3.1977

32 s.o.

33 Kagawa, Y.: „Impact of Westernization on the Nutrition of Japanese: Changes in Physique, Cancer ...", in Prev Med, 7:205, 1978
Hill, P.: „Diet, Lifestyle, and Menstrual Activity", in American Journal of Clinical Nutrition, 33:1192, 1980
Staszewski, J.: „Age at Menarche and Breast Cancer", in Journal of the National Cancer Institute, 47:935, 1971

34 Frommer, D.: „Changing Age of the Menopause", in British Medical Journal, 2:349, 1964
Trichopoulos, D.: „Menopause and Breast Cancer Risk", in Journal of the National Cancer Institute, 48:605, 1972

35 siehe unter 34

36 siehe unter 9

37 Hur, R.: „Food Reform, Our Desperate Need". Heidelberg Publishers, Austin, TX, 1975, S. 24

38 McDougall, J., siehe unter 3., S. 60–89

39 Zeil, H.: „Increased Risk of Endometrial Carcinoma ...", in New England Journal of Medicine, 293:1167, 1975
Smith, D.: „Association of Exogenous Estrogen and Endometrial Carcinoma", in New England Journal of Medicine, 294:1262, 1976

40 Berg, J., siehe unter 15

41 Hardinge, M., siehe unter 15
Malhotra, S.: „A Comparison of ... Diet in the Management of Duodenal Ulcer", in Postgrad Medical Journal, 54:6, 1978
Stuverdant, R.: „Increased Prevalence of Cholethiasis in Men Ingesting a Serum Cholesterol Lowering Diet", in New England Journal of Medicine, 288:24, 1973

42 Hill, P., siehe unter 34

43 Breslow, N.: „Latent Carcinoma of Prostate at Autopsy in Seven Areas", in International Journal of Cancer, 20:680, 1977

44 Virag, R.: „Is Impotence an Arterial Disorder?", in Lancet, 1:181, 1985

45 McDougall, J., siehe unter 3., S. 96–126

46 Lemon, F.: „Death from Respiratory Disease", in Journal of the American Medical Association, 198:117, 1966

47 Stamler, J.: „Elevated Cholesterol May Increase Lung Cancer Risk in Smokers", in Heart Research Letter, 14:2, 1969

48 Lemon, F., siehe unter 46

KAPITEL 10   VORBEUGEN IST BESSER ALS HEILEN

1 Walford, R.: „Maximum Life Span". Norton and Co., 1983, S. 11
Tokuhata, G.: „Diabetes Mellitus: An Underestimated Public Health Problem", in Journal of Chronic Diseases, 28:23, 1975
Kaplan, S.: „Diabetes Mellitus", in Annals of Internal Medicine, 96:635, 1982
Kannel, W.: „Diabetes and Cardiovascular Risk Factors: The Framingham Study", in Circulation, 59:8, 1975

2 s.o.
Cohen, A.: „Myocardial Infarction and Carbohydrate Metabolism", in Geriatrics, 23:158, 1968
Editorial „The Complications of Diabetes Mellitus", in New England Journal of Medicine, 298:1250, 1978

3 Hur, R.: „Food Reform: Our Desperate Need". Heidelberg Publishers, 1975, S. 67–73
McDougall, J.: „McDougall's Medicine". New Century Publishers, 1985, S. 203–230

4 Bericht des amerikanischen Diabetes-Komitees vor dem U.S.-Kongreß. Vol. III, Teil 2, 1975

5 Singh, I.: „Low-Fat Diet and Therapeutic Doses of Insulin in Diabetes Mellitus", in Lancet, 263:422, 1955

6 Kipnis, D.: „Insulin Secretion in Normal and Diabetic Individuals", in Advances in Internal Medicine, 16:103, 1970

7 Himsworth, H.: „The Physiological Activation of Insulin", in Clinical Science, 1:1, 1933
Davidson, P.: „Insulin Resistance in Hyperglyceridemia", in Metabolism, 14:1059, 1965
Olefsky, J.: „Reappraisal of the Role of Insulin in Hypertriglyceridemia", in American Journal of Medicine, 57:551, 1974
Sweeney, J.: „Dietary Factors that Influence the Dextrose Tolerance Test …", in Archives of Internal Medicine, 40:818, 1927

8 Anderson, J.: „High Carbohydrate, High-Fiber Diets for Insulin Treated Men With Diabetes Mellitus", in American Journal of Clinical Nutrition, 32:2312, 1979

9 Asmal, A.: „Oral Hypoglycaemic Agents …", in Drugs, 28:62, 1984
Kiehm, T.: „Beneficial Effects of a High Carbohydrate, High Fiber Diet on Hyperglycemic Diabetic Men", in American Journal of Clinical Nutrition, 29:895, 1976
Anderson, siehe unter 8
Simpson, R.: „Improved Glucose Control in Maturity-Onset Diabetes Treated with High-Carbohydrate Modified-Fat Diet", in British Medical Journal, 1:1753, 1979
Singh, I., siehe unter 5

10 McDougall, J., siehe unter 3., S. 210

11 Editorial „Acute Mishaps During Insulin Pump Treatment", in Lancet, 1:911, 1985

12 Anderson, J.: „Hypolipidemic Effects of High-Carbohydrate, High-Fiber Diets", in Metabolism, 29:551, 1980
Blanc, M.: „Improvement of Lipid Status in Diabetic Boys …", in Diabetes Care, 6:64, 1983
Van Eck, W.: „The Effect of a Lowfat Diet on the Serum Lipids in Diabetes", in American Journal of Medicine, 27:196, 1959

13 McDougall, J., siehe unter 3

14 Kawate, R.: „Diabetes Mellitus and Its Vascular Complications in Japanese Migrants on the Island of Hawaii", in Diabetes Care, 2:161, 1979
Trowell, H.: „Dietary Fiber Hypothesis of the Etiology of Diabetes Mellitus", in Diabetes, 24:762, 1975
Ringrose, H.: „Nutrient Intakes in an Urbanized Micronesian Population with a High Diabetes Prevalence", in American Journal of Clinical Nutrition, 32:1334, 1979

15 siehe unter 1.

16 Aussage von Snowden, D., zitiert in Vegetarian Times, Aug. 1985

17 s.o.

18 McDougall, J.: „Healthy By Choice", in Vegetarian Times, Dez. 1985

19 Sweeney, siehe unter 7.

20 Hollenbeck, C.: „The Effects of Variations …", in Diabetes, 34:151, 1985
Olefsky, J., siehe unter 7
Haber, G.: „Depletion and Disruption of Dietary Fiber, Effects on Satiety, Plasma-Glucose and Serum-Insulin", in Lancet, 2:679, 1977
Anderson, J., siehe unter 8

Miranda, P.: „*High-Fiber Diets in the Treatment of Diabetes Mellitus*", in Annals of Internal Medicine, 88:482, 1978

21 Baker, R., in Lancet, 1:26, 1963

22 Agranoff, B.: „*Diet and the Geographical Distribution of Multiple Sklerosis*", in Lancet, 2:1061, 1974

Alter, M.: „*Multiple Sclerosis and Nutrition*", in Archives of Neurology, 23:460, 1970

23 Gesundheitsministerium der U.S.A.: „*Present-Day Infant Feeding Practice Report*", Nr. 9, 1974

Agranoff, B., siehe unter 22

USDA Home Economics Report Nr. 7: „*Fatty Acids in Food Fats*" 24 – Swank, R. und Grimsgaard, A.: „*Low-Fat Diet: Reasons, Rules and Recipes*", Univ. of Oregon, 1959

24 Swank, R.: „*Multiple Sclerosis: Twenty Years on a Low-Fat Diet*", in Archives of Neurology, 23:460, 1970

25 Cheraskin, E.: „*New Hope for Incurable Diseases*". Arco, 1971, S. 32

26 siehe unter 22., 23., 24., 25

27 s.o.

28 McDougall, J.: „*Healthy By Choice*", in Vegetarian Times

29 Malhotra, A.: „*A Comparison of Unrefined Wheat and Rice Diet in the Management of Duodenal Ulcer*", in Postgraduate Medical Journal, 54:6, 1978

Rydning, A.: „*Prophylactic Effect of Dietary Fiber in Duodenal Ulcer Disease*", in Lancet, 2:736, 1982

Childs, P.: „*Peptic Ulcer, Pylorplasty and Dietary Fat …*", in Annals of the Royal College of Surgeons, 59:143, 1977

Trowell, H.: „*Definition of Dietary Fiber*", in American Journal of Clinical Nutrition, 29:417, 1976

30 Ippoliti, A.: „*The Effect of Various Forms of Milk on Gastric-Acid Secretions, Studies in Patients with Duodenal Ulcers …*", in Annals of Internal Medicine, 84:286, 1976

Hur, R., siehe unter 3., S. 118

31 Hartroft, W.: „*The Incidence of Coronary Heart Disease in Patients Treated with the Sippy Diet*", in American Journal of Clinical Nutrition, 15:205, 1964

32 Hur, R., siehe unter 3., S. 118

33 Gray, R.: „*The Colon Health Handbook*". Rockridge Publishing Co.

34 Burkitt, D., in Lancet, 2:1408, 1972

35 Burkitt, D.: „*Varicose Veins, Deep Vein Thrombosis and Haemorrhoids: Epidemiology and Suggested Aetiology*", in British Medical Journal, 2:556, 1972

36 Holt, R.: „*Hemmorrhoids*". California Health Publications, 1980

Thompson, W.: „*The Nature of Hemorrhoids*", in British Journal of Surgery, 62:542, 1975

37 Burkitt, D.: „*Hiatus Hernia: Is it Preventable?*", in American Journal of Clinical Nutrition, 34:428, 1981

38 Burkitt, D.: „*Some Diseases Characteristic of Modern Western Civilization*", in British Medical Journal, 1:274, 1973

39 Editorial „*Keep Taking Your Bran*", in Lancet, 1:1175, 1979

Robinson, C.: „*Normal and Therapeutic Nutrition*". MacMillan, 13. Auflage, 1967, S. 386

40 Berman, P., in American Journal of Digestive Disorders, 17:741, 1972

41 Painter, N.: „*Fiber Deficiency and Diverticular Disease of the Colon*", in „*Fiber Deficiency and Colonic Disorders*". Plenum Books, 1975

42 Manning, A.: „*Wheat Fiber and Irritable Bowel Syndrome*", in Lancet, 2:417, 1977
    Editorial „*Management of the Irritable Bowel*", in Lancet, 2:557, 1978
    McDougall, J., siehe unter 37., S. 119
43 Westlake, C.: „*Appendectomy and Dietary Fiber*", in Journal of Human Nutrition, 34:267, 1980
    Walker, A.: „*Appendicitis, Fiber Intake and Bowel Behavior in Ethnic Groups in South Africa*",
    in Postgraduate Medical Journal, 49:243, 1973
44 Blaw, S. und Schultz, D.: „*Arthritis*". Doubleday, 1974
    Kellgren, J.: „*Osteo-arthrosis ...*", in Annals of Rheumatic Disease, 17:388, 1958
    McDougall, J., siehe unter 3., S. 237
45 McDougall, J., siehe unter 3., S. 231–250
46 Lucas, P.: „*Dietary Fat Aggravates Active Rheumatoid Arthritis*", in Clinical Research, 29:754A,
    1981
47 Parke, A.: „*Rheumatoid Arthritis and Food ...*", in British Medical Journal, 282:2027, 1981
48 Valkenburg, H.: „*Osteoarthritis in Some Developing Countries*", in Journal of Rheumatology,
    10:20, 1983
    Solomon, L.: „*Rheumatic Disorders in the South African Negro*", Teile 1 und 2, in South African
    Medical Journal, 49:1292 und 49:1737, 1975
49 Beighton: „*Rheumatoid Arthritis in a Rural South African Negro Population*", in Annals of
    Rheumatic Diseases, 34:136, 1975
50 Solomon, L., siehe unter 55.
51 Williams, R.: „*Nutrition Against Disease*". Bantam Books, 10. Auflage, 1981, S. 134
52 Zollner, N.: „*Diet and Gout*", Proceedings of the Ninth International Congress on Nutrition,
    1:267, 1975
53 Hall, A.: „*Epidemiology of Gout and Hyperuricemia*", in American Journal of Medicine, 42:27,
    1967
54 Healey, L.: „*Hyperuricemia in Filipinos ...*", in American Journal of Human Genetics, 19:81, 1967
55 Derrick, F.: „*Kidney Stone Disease ...*", in Postgraduate Medical Journal, 66:115, 1979
56 Robertson, W.: „*Dietary Changes and the Incidence of Irinary Calculi ...*", in Journal of Chronic
    Disease, 32:469, 1979
57 Baum, C.: „*Drug Use in the U.S. in 1981*", in Journal of the American Medical Association,
    251:1293, 1984
58 Kannel, W.: „*Should All Mild Hypertension Be Treated? Yes*", in Controversies in Therapeutics,
    Lasagna, L. (Herausgeber), W.B. Saunders Co., 1980, S. 299
    McDougall, J., siehe unter 3
    Evans, P.: „*Relation of Longstanding Blood Pressure Levels to Atherosclerosis*", in Lancet,
    1:516, 1965
59 Freis, E.: „*Salt, Volume and the Prevention of Hypertension*", in Circulation, 53:589, 1976
    Editorial „*Why Does Blood Pressure Rise with Age?*", in Lancet, 2:289, 1981
60 Freis, E., siehe unter 69
61 Freis, E.: „*Hemodynamics of Hypertension*", in Physiol Review, 40:27, 1960
    Parfrey, P.: „*Relation Between Arterial Pressure, Dietary Sodium Intake ...*", in British Medical
    Journal, 283:94, 1981
62 Kaplan, N.: „*Mild Hypertension: When and How to Treat*", in Archives of Internal Medicine,
    143:255, 1985
    McAllister: „*Should We Treat ‚Mild' Hypertension?*", in Journal of the American Medical
    Association, 249:379, 1983
    Boyd, G.: „*The Pressure to Treat*", in Lancet, 2:1134, 1980

63 Editorial „*Fatigue as an Unwanted Effect of Drugs*", in Lancet, 1:123, 1985
64 Holme, I.: „*Treatment of Mild Hypertension with Diuretics ...*", in Journal of the American Medical Association, 25:1298, 1984
65 Curb, J.: „*Long-Term Surveillance for Adverse Effects of Antihypertensive Drugs*", in Journal of the American Medical Association, 253:3263, 1985
66 Stamler, J.: „*Hypertension Screening ...*", in Journal of the American Medical Association, 235:2299, 1976
    McGill, H.: „*Persistent Problems in the Pathogenesis of Atherosclerosis*", in Atherosclerosis, 4:443, 1984
67 Hartoft, W.: „*The Incidence of Coronary Heart Disease in Patients Treated with the Sippy Diet*", in American Journal of Clinical Nutrition, 15:205, 1964
    Oski, F.: „*Is Bovine Milk a Health Hazard?*", in Pediatrics 75/182, 1985
    Belizan, J.: „*Reduction of Blood Pressure with Calcium Supplementation in Young Adults*", in Journal of the American Medical Association, 249:1161, 1983
    Johnson, N.: „*Effects on Blood Pressure of Calcium Supplementation of Women*", in American Journal of Clinical Nutrition, 42:12, 1985
68 O'Brien, J.: „*Acute Platelet Changes After Large Meals of Saturated and Unsaturated Fats*", in Lancet, 1:878, 1976
69 Burr, M.: „*Plasma Cholesterol and Blood Pressure in Vegetarians*", in Journal of Human Nutrition, 35:437, 1981
    Sacks, F.: „*Blood Pressure in Vegetarians*", in American Journal of Epidemiology", 100:390, 1974
    Kaplan, N.: „*Non-Drug Treatment of Hypertension*", in Annals of Internal Medicine, 102:359, 1985
    Editorial „*Lowering Blood Pressure Without Drugs*", in Lancet, 2:459, 1980
    Rouse, I.: „*Blood Pressure Lowering Effect of a Vegetarian Diet ...*", in Lancet, 1:5, 1983
70 Armstrong, B.: „*Blood Pressure in Seventh Day Adventists*", in American Journal of Epidemiology, 105:444, 1977
71 Lindahl, O.: „*Vegan Regimen with Reduced Medication in the Treatment of Bronchial Asthma*", in Journal of Asthma, 22:44, 1985
72 Nationale Akademie der Wissenschaften: „*An Evaluation of the Salmonella Problem*". Ein Bericht an das U.S.-Landwirtschaftsministerium, National Research Council, 1980
73 Aussage von Richard Novick vor dem Ausschuß für landwirtschaftliche Forschung, 21.9.1977
74 „*Salmonellae in Slaughter Cattle*", in Journal of the American Veterinary Medical Association, 160:884, 1972
75 „*Salmonella Contamination in a Commercial Poultry Processing Operation*", in Poultry Science, 53:814–821, 1974
76 Wellford, H.: „*Sowing the Wind*". Bantam Books, 1973, S. 133, 134
77 Molotsky, I.: „*Antibiotics in Animal Feed Linked to Human Ills*", in New York Times, 22.2.1987
78 Scharffenberg, J.: „*Problems with Meat*". Woodbridge Press, 1982, S. 60
    Stoller, K.: „*Feeding an Epidemic*", in Animal's Agenda, Mai 1987, S. 32–33

KAPITEL 11   DAS VERGIFTETE AMERIKA

1   Williams, R.: „*The Trophic Value of Foods*", Proceedings of the National Academy of Science, 70:3, März 1973, S. 710–713
    Tolan, A.: „*The Chemical Composition of Eggs Produced under Battery, Deep Litter and Free*

    Range Conditions", in British Journal of Nutrition, 30:181, S. 185

2   Crawford, M.A.: „*A Re-evaluation of the Nutrient Role of Animal Products*", 3. Weltkonferenz über Nutztierproduktion, Herausgeber R.L. Reid, Sydney University Press, 1975, S. 24

3   Schell, O.: „*Modern Meat*". Vintage Books, Random House, 1985, S. 283–284

4   Saenz de Rodriguez, Dr. C.A., in Journal of the Puerto Rican Medical Association, Feb. 1982, zitiert in Schell, O., siehe unter 3., S. 286–287

5   Schell, O., siehe unter 3., S. 287

6   zitiert in „*Drugs in Animals Affect Human Growth*", in Health Bulletin, 6.11. 1965, S. 6
    Hunter, B.: „*Consumer Beware*". Simon and Schuster, New York, 1971, S. 116

7   Schell, O., siehe unter 3., S. 197

8   s.o., S. 198

9   Hadlow, W.: „*Stilbestrol-Contaminated Feed and reproductive Disturbances in Mice*", in Science, 122:3171, 1955, S. 643–644

10   Verret, J. und Carper, J.: „*Eating May Be Hazardous to Your Health*". Simon and Schuster, 1974, S. 170

11   Schell, O., siehe unter 3., S. 254

12   s.o., S. 257–268

13   Carson, R.: „Der stumme Frühling". Beck'sche Reihe, Verlag C.H. Beck, München 1990

14   s.o., S. 16

15   „*Pesticide Safety: Myths and Facts*", National Coalition Against the Misuse of Pesticides

16   Regenstein, L.: „*How to Survive in America the Poisoned*". Acropolis Books, 1982, S. 103

17   Carson, R., siehe unter 1.

18   Carson, R., zitiert in Regenstein, L., siehe unter 16., S. 106

19   Duggan, R.: „*Dietary Intake of Pesticide Chemicals in the U.S. (11), Juni 1966 – April 1968*", in Pesticides Monitoring Journal, 2:140–152, 1969

20   Balbien, J., Harris, S. und Page, T.: „*Diet as a Factor Affecting Organochlorine Contamination of Breast Milk*", Environmental Defense Fund, Washington, D.C.

21   Severo, R., in New York Times, 6.5.1980

22   Brown, M.: „*Reagan Wants to Ax Product Safety Agency*", in Washington Post, 10.5.1981
    „*Stockman Moves to Kill Consumer Safety Panel*", in New York Times, 9.5.1981

23   "*True or False*", League of Conservation Voters, Washington, D.C., 1980

24   Regenstein, L., siehe unter 16., S. 348

25   "*Environmental Quality – 1975*", 6. Jahresbericht des Ausschusses für Umweltqualität, Washington, D.C., Dez. 1975, S. 369

26   "*DDT and the Dolphin*", in Animal's Agenda, Sept. 1985

27   Longgood: „*The Darkened Land*". Simon and Schuster, 1972, S. 143

28   Carson, R., siehe unter 13
    Highland, J.: „*Corporate Cancer*", Environmental Defense Fund, Washington, D.C.

29   siehe unter 25
    „*A Brief Review of Selected Environmental Contamination Incidents ...*", Kongressbibliothek, August 1980, S. 173–174
    „*Aldrin/Dieldrin*", Forschungsbericht der U.S.-Umweltbehörde EPA, Washington, D.C., 1976

30   Highland, J., siehe unter 28

31   Regenstein, L., siehe unter 16., S. 355

32   Carson, R., siehe unter 13

33   Regenstein, L, siehe unter 16., S. 352–353

34   Boyle, R. und das Environmental Defense Fund: „*Malignant Neglect*". Alfred Knopf, 1979, S. 128

Dokument des Ausschusses für Umweltqualität aus dem Jahre 1974, Washington, D.C., Dez. 1974, S. 161

35 *Banquet Foods Recall Turkey*", in Washington Post, 27.6.1980, S. A–8

36 Cimons, M.: *„Veterans Gaining Ground in Agent Orange Struggle"*, in L.A. Times, 27.12.1979

37 Regenstein, L., siehe unter 16., S. 58
    Hornblower, M.: *„A Sinister Drama of Agent Orange Opens in Congress"*, in Washington Post, 27.6.1979

38 Hornblower, M., siehe unter 37

39 Regenstein, L., siehe unter 16., S. 19

40 Courtney, Dr. D., Aussage vor dem U.S.-Senat, 9.8.1974

41 Federal Register, 13.12.1979, S. 72, 325

42 *„A Plague ..."*, siehe unter 44

43 Regenstein, L., siehe unter 16., S. 48

44 *„Umweltqualität – 1979"*, 10. Jahresbericht des Ausschusses für Umweltqualität, Washington, D.C., Dez. 1979
    „A Plague on Our Children", NOVA, WGBH Educational Foundation, Boston, 1979
    Severo, R.: *„Two Studies for National Institute Link Herbicide to Cancer in Animals"*, in New York Times, 27.6.1980

45 Nordland, R. und Friedman, J.: *„Poison at our Doorstep"*, in Philadelphia Inquirer, 23–28.9.1979

46 Graham, F.: *„Since Silent Spring"*. Crest Books, 1970, S. 59–66

47 Denton, H.: *„Contaminated Pork Shipped to Schools"*, in Washington Post, 24.5.1980, S. A-1

48 *„Train Suspends Major Uses of Chlordane/Heptachlor ..."*, in Environmental News, U.S. Umweltbehörde, Washington, D.C., 24.12.1979

49 Butler, W. und Warren, J.: *„Petition for Suspension and Cancellation of Chlordane/Heptachlor"*, Washington, D.C., Okt. 1974

50 Regenstein, L., siehe unter 16., S. 368
    „EPA, Velsicol Chem. Co. et al, Consolidated Heptachlor/Chlordane Hearing", Federal Register, 19.2.1976

51 *„The EPA and the Regulation of Pesticides"*, Bericht an den U.S.-Senat, Dez. 1976, S. 24

52 *„EPA, Pesticide Products Containing Heptachlor or Chlordane"*, Federal Register, 26.11.1974
    Denton, H., siehe unter 47

53 Denton, H., siehe unter 47. S. A-1, A-8

54 *„New Danger in Mother's Milk"*, in Time, 7.4., 1986, S. 31

55 *„Schools Ground Beef Blocked Over Pesticides"*, in San Francisco Chronicle, 7.4.1986, S. 31

56 *„New Danger ..."*, siehe unter 54

57 *„Breast Milk Contamination"*, in Birth Defect Prevention News, Januar – März 1986

58 Mason, J. und Singer, P.: *„Animal Factories"*. Crown Publishers, 1980, S. 59–60

59 *„Corporate Crime"*, U.S.-Repräsentantenhaus, Mai 1980, S. 25–28

60 Grzech, E. und Warbelow, K.: *„Distribution Hid Facts of PBB Peril"*, in Detroit Free Press, 13.3.1977; *„How State Leaders Ducked PBB Issue"*, 15.3.1977

61 Brody, J.: *„Farmers Exposed to a Pollutant Face Medical Study ..."*, in New York Times, 12.8.1976, S. C-20
    „PBB Michigan Contamination Continues", in Guardian, 4.5.1977, S. 2
    „Corporate Crime", siehe unter 59
    „Michigan Study Indicates 97 % Have Traces of PBB", in Washington Post, 31.12.1981

62 siehe unter 61

63 Regenstein, L., siehe unter 16., S. 341

64 Longgood, siehe unter 27., S. 132–134
65 Whole Earth Review, Nr. 48, Herbst 1985, S. 51
66 *Surveillance, Epidemiology and End Results: Incidence and Mortality Data, 1973 – 1977"*, Nationales Krebsforschungsinstitut, U.S.-Gesundheitsministerium, Bethesda, Maryland, uni 1981, S. 4
67 Regenstein, L., siehe unter 16., S. 74
68 Whiteside, R.: *„The Pendulum and the Toxic Cloud"*. Yale University Press, 1979, S. 134
69 Hoffman, R., Webb, K. und Schramm, W.: *„Health Effects of Long-term Exposure to 2, 3, 7, 8 – Tetrachlorodibenzo-P-Dioxin"*, in Journal of the American Medical Association, 255:2031, 18.4.1986
70 Perlman, D.: *„New Evidence Reported on Dioxin as Health Hazard"*, in San Francisco Chronicle, 18.4.1986, S. A-1, A-4
71 British Medical Journal, 290:808, 1985
    Regenstein, Lewis, persönliche Kommunikation mit dem Autor
72 Boyle, R., siehe unter 34., S. 59, 62
    „A Plague …", siehe unter 44
    Culhane, J.: *„PCB's: The Poisons That Won't Go Away"*, in Reader's Digest, Dez. 1980, S. 113, 115
    Nader, R. und Mitarbeiter: *„Who's Poisoning America?"*. Sierra Club Books, 1981, S. 177
    „Pesticides Found in Wild Polar Bears", in Animal's Agenda, Sept. 1985
73 Culhane, J., siehe unter 72
74 Regenstein, L., siehe unter 16., S. 293
75 *„A Plague …"*, siehe unter 44
76 s.o.
77 Richards, B.: *„Drop in Sperm Count is Attributed to Toxic Environment"*, in Washington Post, 12.9.1979
    Brody, J.: *„Sperm Found Especially Vulnerable to Environment"*, in New York Times, 10.3.1981
    „Unplugging the Gene Pool", in Outside, September 1980
    Jansson, E.: *„The Impact of Hazardous Substances Upon Infertility Among Men in the U.S., and Birth Defects"*, Friends of the Earth, Washington, D.C., 17.11.1980
78 siehe unter 77
79 s.o.
80 s.o.
81 Regenstein, L., siehe unter 16., S. 295
82 *„Umweltqualität – 1979"*, siehe unter 54., S. 11, 99–100, 448–449
83 Regenstein, L., siehe unter 16., S. 298
84 Longgood, siehe unter 27., S. 132, 134
85 *„Umweltqualität – 1975"*, siehe unter 25., S. 368, 375, 387
    siehe unter 29
86 Wurster, C.: *„DDT Reduces Photosynthesis by Marine Phytoplankton"*, in Science, 1968, S. 1474–1475
    Longgood, siehe unter 27., S. 137
87 Holt, S.: *„The Food Resources of the Ocean"*, in Scientific American, 221:178–194, 1969
88 Borgstrum, G.: *„The Hungry Planet"*. Collier Books, 1967, S. 311
89 Nelson, B.: *„PCB Pollution Grave Question, US Says"*, in Los Angeles Times, 7.10.1979, Quartalszeitschrift des U.S.-Kongresses, 6.9.1980, S. 2643
    „PCB's Discovered in Foods in West", in Washington Star, 15.9.1979

90 Frederickson, G., persönliche Kommunikation mit dem Autor, 13.1.1986

91 Longgood, siehe unter 27., S. 495
    Boyle, R., siehe unter 34., S. 77

92 siehe unter 91

93 siehe unter 29

94 Regenstein, L., siehe unter 16., S. 304

95 „Toxic Chemicals ...", siehe unter 72., S. 2
    „Chemical First Strike", Editorial in der Washington Post, 17.5.1980

96 s.o.

97 „The Global Environment and Basic Human Needs", Worldwatch Institute, Washington, D.C.,
    1978, S. 20
    „EPA is Slow to Carry Out Its Responsibility to Control Harmful Chemicals", U.S. General
    Accounting Office, Washington, D.C., 28.10.1980, S. 1

98 Boyle, R., siehe unter 34, S. 7
    „Umweltqualität – 1979", siehe unter 44., S. 198

99 Grzech und Warbelow, siehe unter 60

100 Cavalieri, L.: „Carcinogens and the Value of Life", in New York Times, 20.7.1980
    Regenstein, L., siehe unter 16., S. 232

101 Boyle, R., siehe unter 34., S. 196–198

102 Pimentel, D.: „Pesticides ...", in BioScience 27, März 1977
    Turner, J.: „A Chemical Feast: Report on the FDA". Grossman, 1970
    Pimentel, D.: „Realities of a Pesticides Ban", in Environment, März 1973

103 Regenstein, L., siehe unter 16., S. 275

104 „Infant Abnormalities Linked to PCB Contaminated Fish", in Vegetarian Times, Nov. 1984, S. 8

105 Jacobson, S.: „The Effect of Intrauterine PCB Exposure on Visual Recognition Memory", in
    Child Development, Vol. 56, 1985

106 Regenstein, L., siehe unter 16., S. 233

107 „Toxaphene: Position Document 1", U.S.-Umweltbehörde, Washington, D.C., 19.4.1977,
    S. 19–20

108 s.o.

109 Taylor, R.: „Cattle Deaths Stir Pesticide Debate", in L.A. Times, 5.11.1979

110 Regenstein, L., siehe unter 16., S. 336

111 Taylor, R., siehe unter 109
    Bradley, E., in „60 Minutes", CBS News, 22.11.1981

112 Schell, O., siehe unter 3., S. 155

113 s.o.

114 s.o., S. 164–165

115 USDA Bericht, 1965, zitiert in Hunter, B., siehe unter 6., S. 155

116 „Effects, Uses, Control and Research of Agricultural Pesticides", Bericht des U.S.-Landwirt-
    schaftsministeriums an das U.S.-Repräsentantenhaus, Teil 1, S. 174

117 Mainstream, Sommerausgabe 1983, S. 17

118 s.o.

119 USDA Statistiken über Fleisch- und Geflügelkontrolluntersuchungen des Jahres 1976, Jan.
    1977, S. 3

120 „U.S. Meat Banned for Export Through the Common Market", in Vegetarian Times, Okt. 1984,
    S. 17

121 Regenstein, L., siehe unter 16., S. 86, 272

122 *„Food and Drug Administration: Meat Dye May Cause Cancer"*, in Washington Post, 6.4.1973

123 Luck, R.: *„Chemical Insect Control"*, in BioScience, September 1977

124 Lappe, F.M. und Collins, J.: *„Food First – Beyond the Myth of Scarcity"*. Ballantine Books, 1977, S. 63

125 s.o., S. 64

126 s.o., S. 71

127 Bottrell, D.: *„Integrated Pest Management"*, Ausschuß für Umweltqualität, 1980, S. iv–viii, 39, 99

128 *„What One Bird Can Do"*, Garden Club of America, entnommen aus Regenstein, L., siehe unter 16., S. 127

129 Fillip, J.: *„American Farmers and USDA Start to Take Organic Seriously"*, in Not Man Apart, September 1980

130 s.o.

131 Weir, D. und Schapiro, M.: *„Circle of Poison"*, Institut für Ernährungs- und Entwicklungspolitik, 1981

Weir, D.: *„The Boomerang Crime"*, in Mother Jones", Nov. 1979

Smith, R.J.: *„U.S. Beginning to Act on Banned Pesticides"*, in Science, 29.6.1979

132 Regenstein, L., siehe unter 16., S.273

133 *„Umweltqualität – 1975"*, siehe unter 25., S. 375

134 entnommen aus Regenstein, L., siehe unter 16., S. 250

135 siehe unter 29.

136 Boyle, R., siehe unter 34., S. 206–207

Harris, S. und Highland, J.: „Birthright Denied", EDF, 1977, S. 11

Regenstein, L., siehe unter 16., S. 297

137 *„A Brief Review ..."*, siehe unter 29., S. 289

138 Harris, S., siehe unter 20., S. 2

139 *„Umweltqualität – 1975"*, siehe unter 25., S. 375

Harris, S. und Highland, J., siehe unter 136., S. 2

140 Boyle, R., siehe unter 34., S. 206–207

141 *„A Brief Review ..."*, siehe unter 29., S. 289

142 Katz, D.: *„PCB's Found in Milk in All Michigan Mothers Tested"*, in Detroit Free Press, 1.2.1981

143 *„Umweltqualität ..."*, siehe unter 25., S. 375

144 Harris, S., siehe unter 20. und unter 177

145 New England Journal of Medicine, 26.3.1981

146 *„A Brief Review ..."*, siehe unter 29., S. 289

147 Regenstein, L., siehe unter 16., S. 255–256

148 Hilts, P.: *„Chemicals at Parent's Job May Cause Child's Tumor"*, in Washington Post, 3.7.1981

149 *„Chemical Hazards to Human Reproduction"*, Ausschuß für Umweltqualität, Januar 1981, S. II–3, 12

150 *„Politics of Poison"*, KRON-TV, San Francisco, 1979

151 Gofmann, J. und Tamplin, A., zitiert in Brand, S.: *„Human Harm to Human DNA"*, in Co-Evolution Quarterly, 1979, S. 11

1 Bralove, Mary: „The Food Crisis: the Shortages May Pit the ‚Have Nots' Against the ‚Haves'", in Wall Street Journal, 3.10.1974, S. 20

2 Maidenburg, H.J.: „The Livestock Population Explosion", in der New York Times, 1.7.1973, S. 1 des Wirtschaftsteils
Brody, Jane E.: „The Quest for Protein", aus „Give Us This Day". Arno Press, 1975, S. 222

3 Lappe, Frances Moore: „Diet For A Small Planet", Tenth Anniversary Edition. Ballantine Books, New York, 1982, S. 69
Altschul, Aaron: „Proteins: Their Chemistry and Politics". Basic Books, 1965, S. 264
Doyring, Folke: „Soybeans", in Scientific American, Februar 1974

4 „The World Food Problem", ein Bericht des President's Science Advisory Committee, Vol. II, Mai 1967

5 siehe unter 3

6 Resenberger, Boyce: „Curb on U.S. Waste Urged to Help World's Hungry", in der New York Times, 25.10.1974

7 „Acres, U.S.A.", Kansas City, Missouri, Vol. 15, Nr. 6, Juni 1985, S. 2

8 Resenberger, Boyce: „World Food Crisis: Basic Ways of Life Face Upheaval from Chronic Shortages", in der New York Times, 5.11.1974

9 siehe unter 3

10 MacKay, Alastair: „Farming and Gardening in the Bible". Spire, 1970, S. 224
Genesis 13:5–7

11 Platon: „Der Staat". Deutsche Übers. Otto Apelt, Verlag von Felix Meiner, Leipzig, 1944, S. 69

12 s.o.

13 Carter, Vernon Gill und Dale, Tom: „Topsoil and Civilization". Univ. of Oklahoma Press, 1974

14 Brune, William, vom Soil Conservation Service in Des Moines, Iowa, bei seiner Aussage vor dem Senatskomitee für Forst und Landwirtschaft, 6.7.1976
King, Seth: „Iowa Rain and Wind Deplete Farmlands", in der New York Times, 5.12.1976, S. 61
Harnack, Curtis: „In Plymouth County, Iowa, the Rich Topsoil's Going Fast, Alas", in der New York Times, 11.7.1980

15 Hur, Robin: „Six Inches from Starvation; How and Why America's Topsoil is Disappearing", in Vegetarian Times, März 1985, S. 45–47

16 s.o.

17 zitiert in Hur, siehe unter 15

18 Harnack, siehe unter 14

19 Hur, siehe unter 15
Pimental und Mitarbeiter: „Land Degradation: Effects on Food and Energy Resources", in Science, Vol. 194, Okt. 1976
National Association of Conservation Districts, Washington, D.C.: „Soil Degradation: Effects on Agricultural Productivity", Interim Report Number 4, National Agricultural Lands Study, 1980, S. 20
King, Seth: „Farms Go Down the River", in der New York Times, 10.12.1978

20 Harnack, siehe unter 14

21 Hur, siehe unter 15

22 Hur, Robin, zitiert in Lappe, siehe unter 3., S. 80
Soil and Water Resources Conservation Act – Summary of Appraisal, USDA Review Draft 1980, S. 18

Pimental, siehe unter 19

„*Soil Degradation ...*", siehe unter 19

USDA, Economics and Statistics Service: „*Natural Resource Capital in U.S. Agriculture: Irrigation, Drainage and Conservation Investments Since 1900*", ESCS Staff Paper, März 1979

23 Gagel, Medard, Cornucopia Projekt, Preliminary Report, Rodale, Inc., Emmaus, PA

Wolfbauer, C.A.: „*Mineral Resources for Agricultural Use*", in „*Agriculture and Energy*". William Lockeretz (Herausg.), New York, Academic Press, 1977, S. 301–314

U.S. Bureau of Mines: „*Facts and Problems*", 1975, S. 758–868

General Accounting Office: „*Phosphates: A Case Study of a Valuable Depleting Mineral in America*", EMD-80-21, 30.11.1979

24 siehe unter 3

25 Chief Seattles Rede aus dem Jahre 1854, zitiert in „*The Extended Circle*", Jon Wynne-Tyson (Herausgeber), Centaur Press, Fontwell Sussex, 1985

26 Hur, Robin und Fields, Dr.David: „*Are High-Fat Diets Killing Our Forests?*", in Vegetarian Times, Februar 1984

27 s.o.

28 s.o.

29 s.o.

30 siehe unter 26.

31 s.o.

32 s.o.

33 Parsons, James: „*Forest to Pasture: Development or Destruction?*", Revista de Biologia Tropical, Vol. 24, Supplement 1, 1976

Myers, Norman: „*Cheap Meat Vs. Priceless Rainforests*", in Vegetarian Times, Mai 1982

De Walt, Billie: „*The Cattle Are Eating the Forest*", Bulletin of the Atomic Scientists

The World Conservation Strategy: „*The World Conservation Strategy in Brief*", World Wildlife Fund, 1980

34 „*Acres, U.S.A.*", siehe unter 7

35 s.o.

36 s.o.

37 s.o.

38 Lappe, siehe unter 3

39 Borgstrom, Georg, Vortrag beim alljährlichen Treffen der amerikanischen Gesellschaft für den Fortschritt der Wissenschaft, 1981

40 Altschul, siehe unter 3

41 Erlich, Paul und Anne: „*Population, Resources, Environment*". W.H. Freeman, 1972, S. 75–76

42 „*The Browning of America*", in Newsweek, 22.2.1981, S. 26

43 Fields, David und Hur, Robin: „*America's Appetite for Meat is Ruining Our Water*", in Vegetarian Times, Januar 1985

44 s.o.

45 s.o.

46 s.o.

47 s.o.

48 s.o.

49 zitiert in Fields und Hur, siehe unter 44

50 Raup, Philip: „*Competition for Land and the Future of American Agriculture*", in „*The Future of American Agriculture as a Strategic Resource*", herausgegeben von Sandra Batle und Robert

Healy, A Conservation Foundation Conference, 14.7.1980, Washington, D.C.

Lagrone, William: „*The Great Plains*", in „*Another Revolution in U.S. Farming?*", Schertz und Mitarbeiter, USDA, ESCS, Agricultural Economic Report No. 441, Dez. 1979

Fields und Hur, siehe unter 44

51 Lagrone, siehe unter 51

„*Report: Nebraska's Water Wealth is Deceptive*", in Omaha World-Herald, 28.5.1981

52 Pimental, David: „*Energy and Land Constraints in Food Protein Production*", in Science, 21.11.1975

Jasiorowski, H.A.: „*Intensive Systems of Animal Production*", in „*Proceedings of the III. World Conference on Animal Production*", Herausgegeben von R.L. Reid, Sydney, Sydney Univ. Press, 1975, S. 384

Robbins, Jackie: „*Environmental Impact Resulting From Unconfined Animal Production*", Environmental Protection Technology Series, Cincinnati, U.S.E.P.A., Office of Research and Development, Environmental Research Information Center, Februar 1978, S. 9

53 Mason, Jim und Singer, Peter: „*Animal Factories*". Crown Publishers, New York, 1980, S. 84

54 Loehr, Raymond: „*Pollution Implications of Animal Wastes – A Forward Oriented Review*", Water Pollution Control Research Series, Washington, D.C.: Office of Research and Monitoring, U.S.E.P.A., 1968, S. 26, Tabelle 7, zitiert in Singer und Mason, siehe unter 54.

55 Myles, Bruce: „*U.S. Antipollution Laws May Boost Cattle-Feeders' Cost – and Meat Prices*", in Christian Science Monitor, 11.3.1974, S. 3A

56 Newsweek, 8.11.1971, S. 85

57 Borgsrum, Georg, zitiert in Lappe, 1975er Ausgabe, S. 22

58 s.o.

59 „*Raw Materials in the United States Economy 1900 – 1977*", Technical paper 47, Vivian Spencer, U.S. Department of Commerce, U.S. Department of Interior, Bureau of Mines, S. 3

60 Reid, J.T.: „*Comparative Efficiency of Animals in the Conversion of Feedstuffs to Human Foods*", in Confinement, April 1976, S. 23

61 Hur, Robin und Fields, David: „*How Meat Robs America of its Energy*", in Vegetarian Times, April 1985

62 s.o.

63 Roller, W.L. und Mitarbeiter: „*Energy Costs of Intensive Livestock Production*", American Society of Agricultural Engineers, Juni 1975, St. Joseph, Michigan, paper no. 75–4042, Tabelle 7, S. 14, zitiert in Singer und Mason: „*Animal Factories*", siehe unter 54

64 Pimental und Mitarbeiter, siehe unter 53

65 Scientific American, Februar 1974, S. 19–20

66 Hur und Fields, siehe unter 62

67 s.o.

68 s.o.

69 s.o.

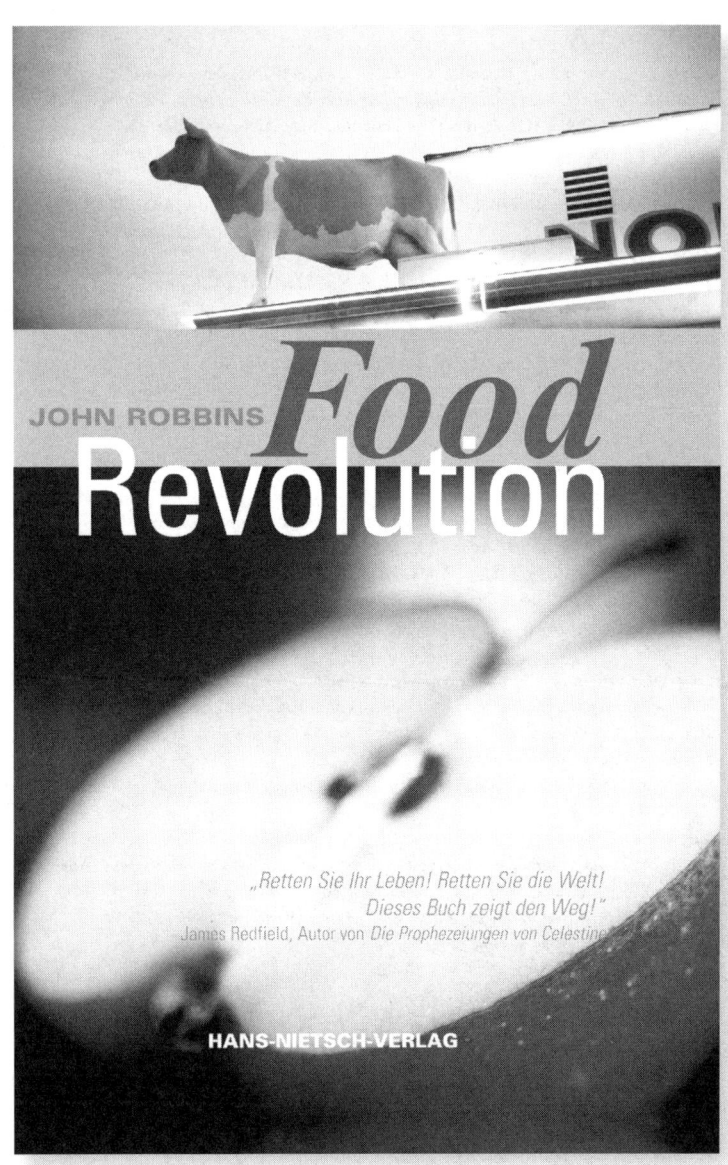

JOHN ROBBINS *Food*
Revolution

„Retten Sie Ihr Leben! Retten Sie die Welt!
Dieses Buch zeigt den Weg!"
James Redfield, Autor von *Die Prophezeiungen von Celestine*

HANS-NIETSCH-VERLAG

www.nietsch.de